Posterior Hip Disorders
Clinical Evaluation and Management

髋关节后方紊乱
临床评估与治疗

主 编 （美）哈尔·D. 马丁（Hal D. Martin）

（美）胡安·戈麦斯－霍约斯（Juan Gómez-Hoyos）

主 译 李春宝 徐雁 程徽 张晋

北方联合出版传媒（集团）股份有限公司

辽宁科学技术出版社

·沈 阳·

© 2021 辽宁科学技术出版社
著作权合同登记号：第06−2020−32号。

版权所有·翻印必究

图书在版编目（CIP）数据

髋关节后方紊乱：临床评估与治疗 /（美）哈尔·D. 马丁（Hal D.
Martin），（美）胡安·戈麦斯 – 霍约斯（Juan Gómez-Hoyos）主编；李
春宝等主译 . — 沈阳：辽宁科学技术出版社，2021.3
书名原文：Posterior Hip Disorders: Clinical
Evaluation and Management
ISBN 978−7−5591−1687−1

Ⅰ.①髋… Ⅱ.①哈… ②胡… ③李… Ⅲ.①髋关节
—关节疾病—诊疗 Ⅳ.① R684

中国版本图书馆 CIP 数据核字（2020）第 142913 号

出版发行：辽宁科学技术出版社
　　　　　（地址：沈阳市和平区十一纬路 25 号　邮编：110003）
印 刷 者：辽宁新华印务有限公司
经 销 者：各地新华书店
幅面尺寸：210mm × 285mm
印　　张：20.25
插　　页：4
字　　数：600 千字
出版时间：2021 年 3 月第 1 版
印刷时间：2021 年 3 月第 1 次印刷
责任编辑：王翀飞　吴兰兰
装帧设计：袁　舒
责任校对：黄跃成

书　　号：ISBN 978−7−5591−1687−1
定　　价：299.00 元

联系电话：024−23284372
邮购热线：024−23284357
E-mail:13194200992@163.com

译者名单

主　译

李春宝　解放军总医院第四医学中心骨科医学部
徐　雁　北京大学第三医院运动医学科
程　徽　解放军总医院第四医学中心骨科医学部
张　晋　北京积水潭医院

副主译

陈光兴　陆军军医大学第一附属医院（西南医院）
殷庆丰　山东大学第二医院
陈　刚　四川大学华西医院
沈　超　上海交通大学医学院附属新华医院
薛　静　中国人民解放军空军特色医学中心
赵永飞　解放军总医院骨科医学部第四医学中心

译　者

欧阳侃　深圳大学第一附属医院（深圳市第二人民医院）
谭洪波　联勤保障部队第九二〇医院
李海鹏　解放军总医院第四医学中心骨科医学部
刘　阳　西安市红会医院
黄添隆　中南大学湘雅二医院
陈星佐　中日友好医院
潘海乐　哈尔滨医科大学附属第二医院
董江涛　河北医科大学第三医院
时志斌　西安交通大学第二附属医院
赵　晨　浙江省人民医院
王　娟　河北医科大学第三医院
董晨辉　联勤保障部队第九四〇医院
张善星　浙江省中医院（浙江中医药大学附属第一医院）
杨　静　解放军总医院第一医学中心疼痛科
张明博　解放军总医院第一医学中心超声诊断科
李　川　解放军联勤保障部队第九二〇医院
王岩峰　中国医科大学附属第一医院
朱俊峰　上海交通大学医学院附属新华医院
李颖智　吉林大学第二医院
安明扬　解放军总医院第四医学中心骨科医学部
高　奉　国家体育总局运动医学研究所
张柏青　解放军医学院
王志学　空军军医大学唐都医院

写给那些饱受髋关节后方疼痛困扰的患者，以及那些尽心医治他们并在这一领域奋力探索的医生。

哈尔·D. 马丁

我希望这本书可以给那些求医路上迷茫的患者以及他们的医生，带去走出阴霾的光明指引。写给我的爱妻和家人，感谢他们无私的爱和无条件的支持。写给我的导师约翰尼·马尔克斯博士、海梅·加洛博士和哈尔·D. 马丁博士，感谢他们以耐心和智慧指导我。

胡安·戈麦斯－霍约斯

前　言

如果说运动医学是骨科中的"新锐"，那么髋关节镜则是运动医学中冉冉升起的"新星"。近年，髋关节镜技术作为国内外运动医学领域的最新热点，得到了蓬勃快速发展。解放军总医院骨科作为国内最早开展髋关节镜技术的单位之一，自 1998 年起就在刘玉杰教授的带领下，开展了髋关节盂唇修整、游离体取出、滑膜炎清理、股骨头坏死关节镜清理联合钻孔减压等一系列关节镜手术。在传承与发扬的同时，我们通过国内外交流，不断吸收引进最新的理念与技术，努力为国内髋关节镜事业的发展贡献微薄力量。

髋关节位于人体运动核心区域，它不仅解剖结构复杂，还与下腰部、骨盆互为一体，共同发挥核心稳定性作用。在这一整体中任一结构的异常均可造成髋部疼痛，这为髋关节疾病的诊断蒙上了一层神秘的面纱，也是髋关节镜医师诊疗中的主要困惑。因此，如何建立医生和患者的信心，进一步提高髋关节镜诊疗效果，一直是我们面临的最大挑战。

第一次看到《髋关节后方紊乱：临床评估与治疗》原著，我就被其所涵盖的全新诊疗理念和知识所吸引，该书系统全面地介绍了髋关节后方疾病最新的诊疗理念与技术，很好地回答我们在临床中遇到的问题与困惑，对提高髋部疾病诊疗水平大有裨益。为此，我有幸邀请到了活跃在国内髋关节镜、保髋、骨科脊柱、疼痛、超声影像等相关领域的专家，大家充分发挥各自专业的深厚造诣，齐心协力，深入研讨，严谨求实，认真完成了本书的翻译工作。

在本书翻译过程中，刘玉杰教授、陈世益教授、王健全教授、李众利教授等中国运动医学开拓者和引领者给予了我们有力的支持和帮助，并在百忙之中为本书作序。王雪松、陈疾忤、王志刚三位教授也不辞辛苦为我们审稿把关。在此请允许我代表各位译者，向以上尊敬的老师们致以最诚挚的敬意和感谢！

因能力有限，仓促之中我们对于本书的部分新理念和新技术，还存有理解不深、翻译不到位的问题，敬请各位读者朋友及同仁多批评指正，我们将及时修改。最后，希望本书的面世，能为国内髋关节镜事业的发展贡献一点儿我们年轻学者的微薄力量，祝愿我们的事业蒸蒸日上！

李春宝

2020 年 9 月 10 日

序 1

1931 年 Burman 首次进行了髋关节镜检查，1939 年 Takagi 首次报道了髋关节镜这一新的技术。由于髋关节疾病发病率较膝、肩和踝关节低，且髋关节的解剖结构复杂，血管神经丰富，髋关节镜的学习曲线相对较长，操作比较困难，髋关节镜技术一度发展滞后。自 20 世纪 80 年代初，髋关节镜技术进展加快，手术病例呈现逐渐上升的趋势。

进入 21 世纪，由于人口老龄化和运动人群损伤增多，医生们希望借助计算机影像学和髋关节镜技术，对髋关节软骨损伤、髋关节撞击综合征、盂唇损伤、髋关节圆韧带损伤、髋关节游离体和髋关节异物等疾病能够进行精准诊疗。

但是，髋关节的疼痛并非都由髋关节的疾病引起，所以髋关节镜术后的疗效并非都很满意。有些下腰椎退变、骶髂关节疾病、腰椎间盘突出和坐骨神经痛以及腹股沟区和腹膜后及腹腔疾病均可诱发髋关节的疼痛。因此，如何帮助医生特别是年轻医生拓宽诊疗思路，加深对髋关节疾病的鉴别诊断能力，提高对髋关节疾病的认识水平非常重要。但是，目前国内外有关系统性地介绍髋部疾病鉴别诊断的专著相对较少。

李春宝教授多年来一直致力于运动损伤和髋关节领域的修复与重建工作，近几年他完成了大量髋关节损伤疾病的镜下手术治疗。在完成大量临床、教学、科研和公益工作的同时，他积极组织了国内一批致力于髋关节专业的中青年学者，共同翻译了《髋关节后方紊乱：临床评估与治疗》这部专著。

该书系统、详尽地介绍了髋关节后方疾病的诊断要点和鉴别诊断，汇集了国际最新的相关文献资料，在提升医者髋关节疾病的诊疗水平和相关诊断知识方面具有重要的参考价值。本书图文并茂，资料丰富，内容翔实，语言流畅，具有可读性、创新性、科学性和实用性。该书的出版定会对髋关节镜微创事业的发展具有推动作用。

刘玉杰 教授

解放军总医院骨科医学部

2020 年 6 月 26 日

序 2

近年，髋关节镜技术作为国内外运动医学领域中的最新热点，在中国也得到快速普及和发展。与此同时，一批朝气蓬勃、勇于拼搏的运动医学青年学者，也开始涌现并涉足髋关节镜技术这一较新的领域。

在过去的十几年中，许多医生通过应用髋关节镜对髋关节疾病进行了诊治，并对髋臼－股骨撞击综合征有了深入的认识，取得了显著的临床疗效。但是髋关节与下腰椎、骨盆互为一体，构成人体运动的核心部位，此关节异常并不是引起髋关节后方疼痛的唯一原因，包括下腰椎、骶髂关节、坐骨神经等解剖结构的异常也能造成髋部疼痛，进而影响了髋关节镜手术的整体疗效，这也是广大髋关节镜医师临床中经常遇到的主要诊疗困惑。

《髋关节后方紊乱：临床评估与治疗》的翻译出版，紧紧把握了髋关节镜技术的国际热点，系统全面地介绍了引起髋关节后方疼痛疾病的诊断与治疗，作为这一领域的第一本专著，它传递了全球同步的髋关节镜知识，一定能够帮助有志于髋关节镜事业的运动医学医生拓宽视野，加深对髋关节疾病的认识，提升应用髋关节镜的诊疗水平。

李春宝医生作为中华医学会运动医疗分会青年委员会副主任委员，能够积极响应医学会的号召，组织国内髋关节镜领域的中青年医生共同翻译了本书原著，在此，感谢各位译者在繁忙的临床实践工作之余，不辞辛劳出色地完成了翻译工作。相信该书的出版会对中国髋关节镜事业的发展起到积极的推动作用。

祝愿大家，阅读愉快，开卷有益。

陈世益 教授
中华医学会运动医疗分会主任委员
中国骨科医师协会运动医学专业委员会主任委员

序 3

近年来髋关节镜微创治疗技术取得了很大的发展和进步，效果满意，已成为国内外运动医学领域中的最新热点。一些新的疾病，髋臼－股骨撞击综合征、髋关节臼唇损伤、圆韧带损伤等被大家认识，但是也常常被误诊，甚至导致错误的手术。实现对髋关节疾病的准确诊断，是解决上述问题的关键所在。

然而，髋关节作为人体最大的负重关节，它与下腰椎、骨盆及其周围的神经、血管、软组织结构有着复杂的关系。髋关节被肥厚的肌肉覆盖，相关结构的异常导致的疾病均可造成髋部疼痛，因此，髋关节疾病的准确诊断并不容易，一直是运动医学领域最具挑战的部分，也是国际上研究的热点。随着对髋部解剖形态和生物力学异常的不断深入研究，许多概念不断地被厘清和提出。

国内对于这方面的研究还比较少，还缺少介绍这方面研究的书籍，国内许多医生还不能准确诊断和治疗髋部疾病。李春宝医生领衔主译的《髋关节后方紊乱：临床评估与治疗》一书，汇集了国际上关于髋关节后方疾病的诊断与治疗的最新研究成果，这将对国内从事髋关节疾病研究的医生起到很大的帮助，进一步推动中国髋关节诊疗事业的繁荣发展。

王健全 教授

北京大学第三医院 运动医学研究所

序 4

近年，髋关节镜技术在国内发展迅速。2018 年解放军总医院骨科运动医学中心举办的髋关节镜学习班有多达 540 余名同道参与，反映出有越来越多的医生希望投入到髋关节疾病的诊疗中来。由于髋关节解剖及结构特点，髋部疼痛、不适的原因比较复杂，除髋关节本身疾病外，下腰椎、骶髂关节，甚至腹股沟疝等腹腔疾病都可能是病因。因此帮助广大医生拓宽思路，加深对髋部疾病的认识，重视诊断和鉴别诊断，选择合适的治疗是当务之急。

随着微创关节镜、影像技术的发展及对功能解剖研究的深入，目前国内外对髋关节疾病的认识不断加深，观念亦在发展变化，但有关介绍髋部疼痛疾病的相关专著则较少。我中心李春宝副主任医师联合国内髋关节镜领域的中青年医生，共同翻译的《髋关节后方紊乱：临床评估与治疗》是一部很难得的系统性介绍髋关节后方疾病的专著。该书汇集了全球最新的相关文献和理论，旨在为有志于开展髋关节疾病治疗的骨科医师打开视野，提升其髋部疾病的诊疗水平，并希望推动髋关节外科的发展。

本书内容丰富，图文并茂，通俗易懂，具有较高的学术水平，在创新性、科学性和实用性方面都具有很强的参考价值。

李众利 教授

解放军总医院骨科医学部

2020 年 7 月 5 日

原书前言

《髋关节后方紊乱：临床评估与治疗》是一本新颖的著作，它的目标读者是所有从事髋关节后方疼痛临床诊疗的人员。近年来，对于髋关节后方疾病的关注日益增加，相关研究和理论相继出现。最新的研究显示，本书提到的很多诊断，并非少见而是以往被忽视和遗漏了。认识髋后疼痛的病因，并结合最新研究更新诊疗理念，这对髋关节后方疾病的临床诊治至关重要。

关于髋关节后方疼痛的评估，应当针对髋关节周围所有结构，并通过系统的病史采集、详细的查体以及特殊的试验开展评估。这些结构可以分为5个层次：骨质，关节囊盂唇，肌肉肌腱，神经血管，运动链。很长时间以来，生物力学异常引起髋关节病理学改变，这一理论未受到重视。但是最近的研究进展表明，人体是一个整体，某一关节活动度的变化可能导致该关节的邻近关节产生代偿。生物力学的复杂性还包括解剖结构、神经肌肉活动和关节活动，这些因素能够相互作用。除了对特定疾病的解剖结构进行阐述外，我们认为在髋后慢性疼痛治疗中，也应当认识到身心精神协同因素的影响。如果无法及时发现髋关节后方疼痛的病理生理原因，也未能注意到内在的身心精神协同因素，则可能造成患者疼痛加重，生活质量变差，期望值降低。

本书呈现了该领域最新的查体方法、诊断工具、治疗方法，这些来自世界各地的对医生非常有价值的信息，最终会给我们的患者以新的希望。我们相信这本关于髋关节后方疾病诊疗的著作将为"以人为中心"的髋关节医疗实践提供更多理论知识和可操作的经验。

美国得克萨斯州达拉斯　Hal D. Martin，DO
美国得克萨斯州达拉斯 / 哥伦比亚麦德林　Juan Gómez–Hoyos，MD

原书序

所谓的天才就是，能把复杂的问题简单化

——阿尔伯特·爱因斯坦

就是这样

——Bill Belichick，五届超级碗冠军教练

以上两句名言非常契合本书的作者和内容，哈尔·D. 马丁（Hal D. Martin）和胡安 – 戈麦斯·霍约斯（Juan Gomez-Hoyos）在此书中汇聚了一些才华横溢的"头脑"，他们对髋关节后方区域，这一肌骨系统最难理解的部分进行了深入浅出的讲解。该书有很多精美彩图、新鲜尸体解剖图以及真实病变照片，这使得复杂的深层的解剖学和病理学奥秘得以简化呈现。但请不要误会我的意思，这本书仍是很有深度的，其丰富的内容并不是读者一边喝着雪利酒随意读读，就能了解的。新英格兰爱国者队的教练 Belichick 可能会说，"解剖就是它的本质"；我们需要知道解剖的差异和变异，本书呈现的许多诊断可能解释那些我们所见而困惑的临床病症。

在外科医生的认识当中，狭义的髋关节指髋的球窝关节结构，广义的髋关节是指整个身体的侧面位于下肢和腰部之间的部分。本书两位主编巧妙地规避了这个语义问题。但无论如何定义，并不影响我们对此区域疼痛的解剖因素进行阐述。在我们对此部分的疾病进行深入研究前，Martin 和 Gómez-Hoyos 在该书中展现的工作为我们奠定了解剖学基础。

如我们所见，从胸部到大腿的整个身体躯干都还没有被深入研究，这促使我计划出版一本介绍人体核心部分的书。Martin 和 Gómez-Hoyosy 主编的这本书让我欢欣鼓舞。感谢 Martin 和 Gómez-Hoyos 对人体核心的解剖知识的阐述，这消除了我的最大困扰。你们的工作对每一个想要了解人体核心功能的研究者是一种帮助，同时也帮助了许多患者。

美国宾夕法尼亚州 William C. Meyers

编者名单

Bernardo Aguilera-Bohórquez, MD Orthopaedics and Traumatology,Centro Médico Imbanaco de Cali, Young Adult Hip Arthroscopy andPreservation Unit, Cali, Colombia

Lorena Bejarano-Pineda, MD Duke University Health System, Department of Orthopaedic Surgery, Durham, NC, USA

Srino Bharam, MD Orthopaedic Surgery, Mount Sinai School of Medicine, Lenox Hill Hospital, New York, NY, USA

Valerie L. Bobb, PT, DPT, WCS, ATC Women's and Men's Health Pelvic Therapy, University of Washington Medical Center, Seattle, WA, USA

Joshua S. Bowler, MD Baylor University Medical Center, Department of Orthopedic Surgery, Dallas, TX, USA

Karen K. Briggs, MPH Center for Outcomes-Based Orthopaedic Research (COOR), Steadman Philippon Research Institute, Vail, CO, USA

Alexander Ortiz Castillo, MD Hip Arthroscopy and Sports Medicine, Hospital Clínica Mompía, Orthopedic Surgery Department, Santander, Cantabria, Spain

Luis Cerezal, MD, PhD Diagnóstico Médico Cantabria (DMC), Department of Radiology, Santander, Cantabria, Spain

Timothy S. Clark, PhD Comprehensive Interdisciplinary Program, Baylor University Medical Center, Center for Pain Management, Dallas, TX, USA Hermelinda Fernandez Escajadillo, RN Clínica Mompia, Orthopedic Department, Santa Cruz de Bezana, Cantabria, Spain

Frank Feigenbaum, MD, FAANS, FACS Feigenbaum Neurosurgery, Dallas, TX, USA

Ana Alfonso Fernández, MD, PhD Hospital Sierrallana, Orthopedic Surgery, Torrelavega, Cantabria, Spain

Elan Jack Golan, MD Maimonides Medical Center, Department of

Orthopaedic Surgery, Brooklyn, NY, USA

Juan Gómez-Hoyos, MD International Consultant, Hip Preservation Center / Baylor Scott and White Research Institute, Baylor University Medical Center, Dallas, TX, USA

Department of Orthopaedic Surgery - Health Provider, Clínica Las Américas / Clínica del Campestre, Medellín, Antioquia, Colombia Professor - School of Medicine - Sports Medicine Program, Universidad de Antioquia, Medellín, Antioquia, Colombia

Carlos A. Guanche, MD Southern California Orthopedic Institute, Los Angeles, CA, USA

Manu Gupta, MD Division of Neuroradiology, Baylor University Medical Center—Dallas, Department of Radiology, Dallas, TX, USA

Lorien Hathaway, PT, DPT, WCS, BCB-PMD Baylor Scott & White Institute for Rehabilitation (a Division of Select Medical), Outpatient Services – Plano Alliance, Plano, TX, USA

Moisés Fernández Hernando, MD Diagnóstico Médico Cantabria (DMC), Musculoskeletal Radiology, Santander, Cantabria, Spain

Cyndi Hill, PT, DPT Kinetic Physical Therapy, Chester Springs, PA, USA **Anthony Nicholas Khoury, PhD** Hip Preservation Center, Baylor University Medical Center, Baylor Scott and White Health, Dallas, TX, USA Bioengineering Department, University of Texas at Arlington, Arlington, TX, USA

Benjamin R. Kivlan, PhD, PT, OCS, SCS Department of Physical Therapy, Rangos School of Health Sciences, Duquesne University, Pittsburgh, PA, USA

Nucelio L. B. M. Lemos, MD, PhD University of Toronto, Women's College Hospital and Mount Sinais Hospital, Department of Obstetrics and Gynecology, Toronto, ON, Canada

Jennifer Marland, DPT Intermountain Healthcare, Department of Orthopedics, Murray, UT, USA

William Henry Márquez-Arabia, MD Clínica Las Americas, Orthopaedic Surgery, Medellin, Antioquia, Colombia Sports Medicine Program, School of Medicine, Medellin, Antioquia, Colombia

Hal D. Martin, DO Medical and Research Director, Hip Preservation Center, Baylor University Medical Center, Dallas, TX, USA

RobRoy L. Martin, PhD, PT, CSCS Department of Physical Therapy, Rangos School of Health Sciences, Duquesne University, Pittsburgh, PA, USA Centers for Sports Medicine, University of Pittsburgh, Pittsburgh, PA, USA Contributors xv

Ryan P. McGovern, MS, ATC Rangos School of Health Sciences, Rehabilitation Sciences, Duquesne University, Pittsburgh, PA, USA

Justin J. Mitchell, MD The Steadman Clinic/Steadman Philippon Research Institute, Vail, CO, USA

Francisco Javier Monsalve, MD Orthopedic Department, Medellin, Antioquia, Colombia

Ivan Saenz Navarro, MD University of Barcelona, Funacio Hospitalaria de Mollet, Department of Anatomy and Human Embriology/Trauma and Orthopaedic Surgery, Mollet Del Valles, Spain

Miguel Eduardo Sánchez Otamendi, MD Orthopaedics and Traumatology, Centro Médico Imbanaco de Cali, Young Adult Hip Arthroscopy and Preservation Unit, Cali, Colombia

Andrew E. Park, MD Orthopaedic Surgery, Texas A&M Health Science Center, Bryan, TX, USA

Baylor University Medical Center, Dallas, TX, USA Department of Orthopaedic Surgery, Methodist Hospital for Surgery, Addison, TX, USA

Luis Pérez-Carro, MD, PhD Clínica Mompia, Orthopedic Surgery Department, Santa Cruz de Bezana, Cantabria, Spain

Marc J. Philippon, MD The Steadman Clinic/Steadman Philippon Research Institute, Vail, CO, USA

Jeremy A. Ross, MD UMass Memorial Health Care, Orthopaedics and Physical Rehabilitation, Worcester, MA, USA

Ricardo Gonçalves Schröder, PT Hip Preservation Center, Baylor University Medical Center, Dallas, TX, USA

Luke Spencer-Gardner, MD Baylor University Medical Center, Hip Preservation Center, Dallas, TX, USA

Leon R. Toye, MD Radsource, Brentwood, TN, USA

David Vier, MD Baylor University Medical Center, Department of Orthopedic Surgery, Dallas, TX, USA

Hugh S. West Jr., MD Intermountain Healthcare, Department of Orthopedics, Murray, UT, USA

Sung-Jung Yoon, MD, PhD Chonbuk National University Hospital, Department of Orthopedic Surgery, Jeonju, South Korea

目　录

第1章 髋关节后方结构与关节镜下解剖

Luis Pérez-Carro, Moisés Fernández Hernando, Hermelinda Fernandez
Escajadillo, Luis Cerezal, Ivan Saenz Navarro, Ana Alfonso Fernández,
Alexander Ortiz Castillo, William Henry Márquez-Arabia

陈星佐，赵晨　译

1.1 简介

臀区深部间隙是指位于臀部中层与深层筋膜之间的空隙，其内由结缔组织和脂肪组织充填。该间隙位于臀大肌的深部，前方至股骨颈的后缘，外侧至股骨粗线，内侧至骶结节韧带与镰状韧带，上方至坐骨切迹下缘，下方至腘绳肌的起点（图1.1）。臀区深部间隙的下方边界与大腿后方间隙相延续，外侧边界为股骨粗线，与臀部中深层筋膜相延续，并通过髂胫束与阔筋膜张肌相连。前方边界为股骨颈后缘和大、小转子（表1.1）。在此间隙内由上至下包含了梨状肌、上孖肌、闭孔内肌、下孖肌以及股方肌。内侧边界由坐骨大孔与坐骨小孔构成（图1.2）。坐骨大孔以骶骨外缘、坐骨大切迹（上）和骶棘韧带（下）为界。坐骨小孔则以坐骨小切迹（外）、骶棘韧带下缘（上）和骶结节韧带上缘（下）为界。

表 1.1 臀区深部间隙的边界与内部结构

边界
- 后界为臀大肌
- 前界为股骨颈后缘和大、小转子
- 外侧界为股骨粗线，与臀部中深层筋膜相延续，最终通过髂胫束（ITT）与阔筋膜张肌相连
- 内侧界：骶结节韧带与镰状韧带
- 上界：坐骨切迹下缘
- 下界：腘绳肌起点

内部结构
- 臀上、下神经
- 血管，旋股内侧动脉
- 坐骨
- 骶结节韧带、骶棘韧带
- 坐骨神经
- 梨状肌
- 闭孔内、外肌
- 孖肌
- 股方肌
- 腘绳肌

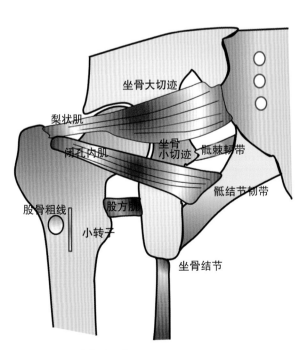

图 1.1 臀区深部间隙示意图

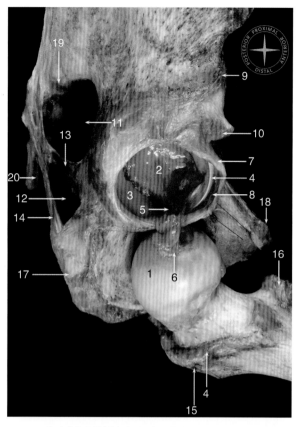

图 1.2　髋关节解剖（侧方）。（1）股骨头，（2）髋臼窝或杯状窝，内含滋养血管，（3）月状关节面，（4）髋臼盂唇，（5）圆韧带，（6）股骨头凹，（7）髋关节囊（切除），（8）盂唇旁沟、盂唇–关节囊沟或盂唇旁隐窝，（9）髂前下棘，（10）切断的股直肌肌腱（股直肌肌腱的反折头和直头），（11）坐骨大孔，（12）坐骨小孔，（13）骶棘韧带，（14）骶结节韧带，（15）大转子，（16）小转子，（17）坐骨结节，（18）耻骨结节，（19）骶髂关节，（20）尾骨

1.2　韧带

　　在臀区深部间隙内，主要的韧带结构包括骶结节韧带、骶棘韧带、坐股韧带和股骨弓状韧带（轮匝韧带）。

　　坐股韧带起自髋臼坐骨缘，止于股骨颈后部（图 1.3）。由于位于髋关节后方，其主要功能是限制髋关节屈曲位时的内旋内收动作。股骨弓状韧带（轮匝韧带）起源于大转子，走行于坐股韧带的深部，环绕股骨颈后部并止于小转子。其作用是在髋关节极度屈曲和伸展时拉紧关节囊。由于韧带纤维走行方向的原因，该韧带曾经被命名为"轮匝韧带"。

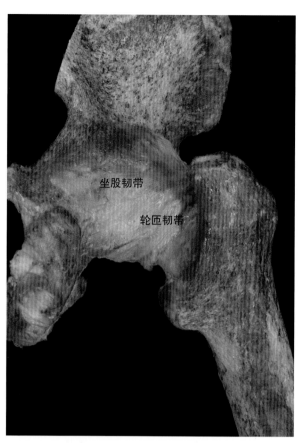

图 1.3　右髋关节后方

　　骶结节韧带和骶棘韧带（图 1.4）参与构成坐骨大孔和坐骨小孔，将臀区深部间隙与真骨盆和坐骨肛肠窝相连。

　　骶棘韧带（SSL）由致密的结缔组织组成，这有利于骨盆的稳定。它连接坐骨棘的外侧缘与骶骨、坐骨下部的内侧缘。阴部内血管与臀下血管、坐骨神经以及骶神经丛的分支在坐骨棘与SSL的近端穿过坐骨大孔。

　　骶结节韧带内上附着面较广（包含髂嵴后部、下方 3 节骶骨和尾骨），其纤维汇聚后向下外侧并稍向前走行，最终连接于坐骨结节。许多韧带和肌肉结构都与骶结节韧带有关。骶结节韧带通常由 2 部分组成：1 个纤维条带状结构和 1 个膜性镰状突起。骶棘韧带和骶结节韧带在解剖学上毗邻阴部神经，这可能导致对阴部神经的卡压。

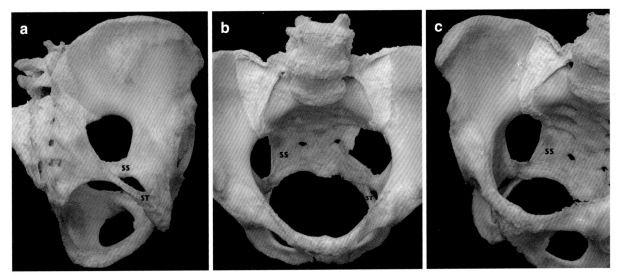

图 1.4　（a～c）骶结节韧带和骶棘韧带。骶棘韧带（SSL）：连接坐骨棘的外侧缘与骶骨及坐骨下部的内侧缘。骶结节韧带（STL）：内上附着面较广（包含髂嵴后部、下方 3 节骶骨和尾骨），其纤维汇聚后向下外侧并稍向前走行，最终止于坐骨结节

1.3　肌肉

　　髋关节后方肌群可分为浅、深两层。浅层由臀大肌构成，其连同阔筋膜和阔筋膜张肌形成一个连续的纤维肌鞘，因为它就像三角肌覆盖着肩部一样覆盖着臀部，因此被 Henry 称为"骨盆三角肌"（图 1.5）。深层由髋关节短外旋肌群构成，包含梨状肌、上孖肌、闭孔内肌、闭孔外肌、下孖肌和股方肌。臀中肌和臀小肌则是覆盖了骨盆外侧，止于大转子，它们的主要作用是控制髋关

节的外展（图 1.6）。

　　臀中肌有 3 组走行不同的纤维，它们以不同的方式作用于髋关节：前部纤维主要作用为控制髋关节的外展和内旋，后部纤维的主要作用为控制髋关节的外展和外旋，而中间纤维则只有控制髋关节外旋的作用。臀中肌的止点也可根据其作用的不同分为 3 个部分。

　　• 肌腱主体起源于肌肉的中后部，止于大转子的后上方。肌腱主体厚度不均，内侧部分相较外侧更厚。

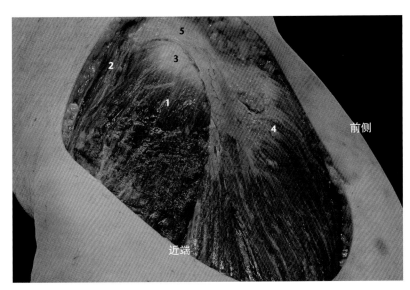

图 1.5　右臀区后方。切除部分臀大肌后可看到臀中肌在大转子的附着区，肌腱主体位于大转子的后上方。（1）臀中肌，（2）臀大肌，（3）大转子，（4）阔筋膜张肌，（5）髂胫束

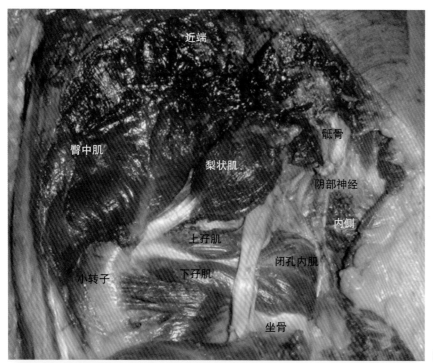

图 1.6　髋关节短外旋肌群

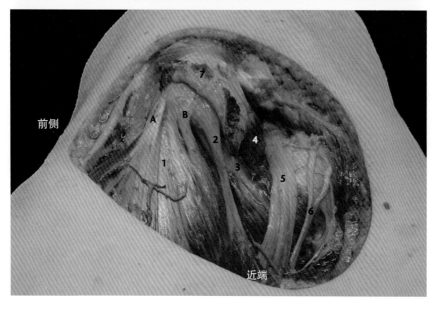

图 1.7　臀小肌止点俯视图。包含两种不同结构：（A）肌腱主体附着在大转子的前面；（B）其他部分附着在髋关节囊上。（1）臀小肌，（2）梨状肌肌腱，（3）闭孔内肌与孖肌肌腱，（4）股方肌，（5）坐骨神经，（6）股后皮神经，（7）臀中肌（切除）

　　• 肌腱的外侧部分来源于臀中肌的下表面，通常很薄。它止于大转子的侧面，并向前覆盖臀小肌肌腱的止点。

　　• 肌腱的前部纤维与臀小肌相互交融。

　　由臀中肌覆盖的臀小肌通过两种不同的方式止于大转子（图 1.7，图 1.8）。肌腱主体位于大转子的前面（侧方和下方）。构成肌腱主体的肌纤维来自肌肉前部。臀小肌的其余部分则通过肌纤维与髋关节囊的前部和上部相连。

　　股方肌（QFM）是一块扁平的四边形肌肉，位于髋关节深部。其纤维沿横向走行，外观则呈条纹状。它在股骨端肌肉纤维排列较为致密，在坐骨端则更为松散且有更多的脂肪组织分布。79.4% 的人支配股方肌的神经起源于 L4、L5 和 S1 的腹侧支。它通过坐骨大切迹离开骨盆，在孖肌与闭孔内肌的前侧向下走行，并在股方肌的

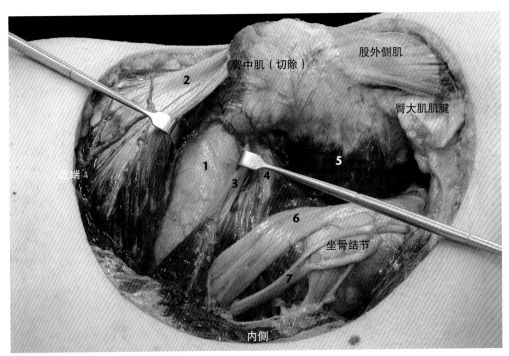

图 1.8 髋关节囊与梨状肌。（1）髋后方关节囊，（2）臀小肌，（3）梨状肌，（4）闭孔内肌与孖肌，（5）股方肌，（6）坐骨神经，（7）股后皮神经

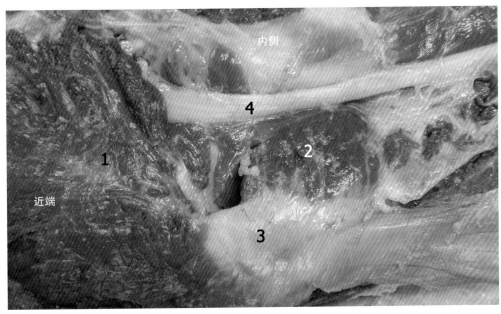

图 1.9 股方肌。（1）臀中肌，（2）股方肌，（3）大转子，（4）坐骨神经

前方进入肌肉。QFM 的前界为闭孔外肌、髂腰肌肌腱远端、小转子和股骨后内侧转子区，后界为臀区深部间隙内脂肪、腘绳肌和臀大肌前方，上界为闭孔内肌 - 孖肌复合体，下界为大收肌（图 1.9）。QFM 的作用是控制大腿的内收和外旋。

闭孔内肌起自闭孔膜的骨盆面及周围骨质。向外与孖肌肌腱相互融合并止于大转子的内侧面，其作用与上孖肌相同。它由来自骶神经丛的

L5 ～ S2 的脊神经纤维所支配。闭孔内肌肌腹位于骨盆内，当它通过坐骨小孔离开骨盆时，通常会转变为腱性结构。虽然上、下孖肌和闭孔内肌通常是分开单独走行的，不过由于它们有一个共同的止点，因此也可以被视为一块肌肉的 3 个头，类似于肱三头肌（图 1.10）。

闭孔外肌近端起自闭孔，向外下方走行并经过股骨颈后止于转子窝。闭孔外肌肌腱部分与髋

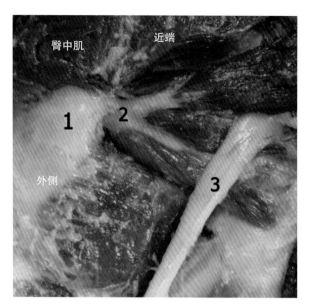

图 1.10 上孖肌、下孖肌与闭孔内肌。因为它们存在一个共同的止点，因此可将其视为一块肌肉的 3 个头，类似于肱三头肌。（1）大转子，（2）闭孔内肌，（3）坐骨神经

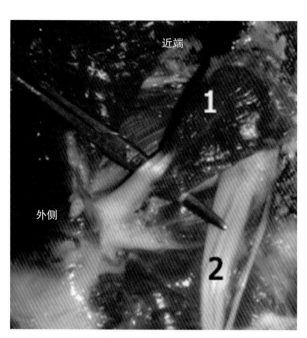

图 1.11 梨状肌。肌腱止于股骨大转子内侧的梨状窝，与闭孔 / 孖肌肌腱复合体相互融合。（1）梨状肌，（2）坐骨神经

关节囊相连。理论上讲，由于其神经支配来自闭孔神经后支，闭孔外肌应属于大腿内侧肌群，但由于其与短外旋肌群的共同功能，所以一般仍视其为臀区的短外旋肌。

上孖肌起自坐骨棘，止于大转子内侧面，其肌腱部分与闭孔内肌相互融合。上孖肌的主要作用是外旋大腿，当髋关节屈曲时，它有助于大腿外展。上孖肌的神经支配来自支配闭孔内肌神经的一个分支，起自骶丛 L5 ~ S2 脊神经。上孖肌的变异较多，其可能存在缺如、体积变小的变异，或者以双肌腱的方式与髋关节囊相连，也可能与梨状肌或臀小肌相融合。

下孖肌起自坐骨结节，同样止于大转子内侧面，其肌腱部分与闭孔内肌相互融合。作用与上孖肌相同。下孖肌的神经支配来自支配股方肌的神经的一个分支，起自腰神经丛与骶神经丛 L4 ~ S1 脊神经。下孖肌可能存在双肌腱形式但很少缺如，也可能与股方肌相融合。

梨状肌在臀区占据中心位置，是辨别神经血管结构在其上方或下方走行的重要解剖标志。梨状肌起自骶椎 S2 ~ S4 的腹侧面、髂骨的背侧面

以及骶髂关节囊。它向外侧穿过坐骨大孔转为腱性成分，最终止于股骨大转子内侧的梨状窝，其肌腱与闭孔 / 孖肌肌腱复合体相互融合（图 1.11）。梨状肌的远端为短外旋肌群：上孖肌、闭孔内肌、下孖肌和股方肌。L5、S1 和 S2 脊神经的分支支配梨状肌。

坐骨神经与梨状肌之间存在 6 种可能的解剖变异类型（图 1.12）：①A 型，坐骨神经穿过梨状肌下方；②B 型，坐骨神经呈两束分别穿过梨状肌肌腹和下方；③C 型，坐骨神经呈两束分别穿过梨状肌肌腹和上方；④D 型，坐骨神经呈两束分别穿过梨状肌的上方和下方；⑤E 型，坐骨神经穿过梨状肌肌腹；⑥F 型，坐骨神经穿过梨状肌上方。在一个纳入 120 例尸体解剖的研究中，Beason 和 Anson 发现最常见的解剖变异类型为 A 型（84%），其次是 B 型（12%）。在另一个纳入 130 例尸体解剖的研究中，Pecina 发现 78% 的解剖变异类型为 A 型，21% 的解剖变异类型为 B 型。他同时也描述了高位置（如骨盆水平）分叉的坐骨神经和腓总神经在通过梨状肌时的解剖类型。

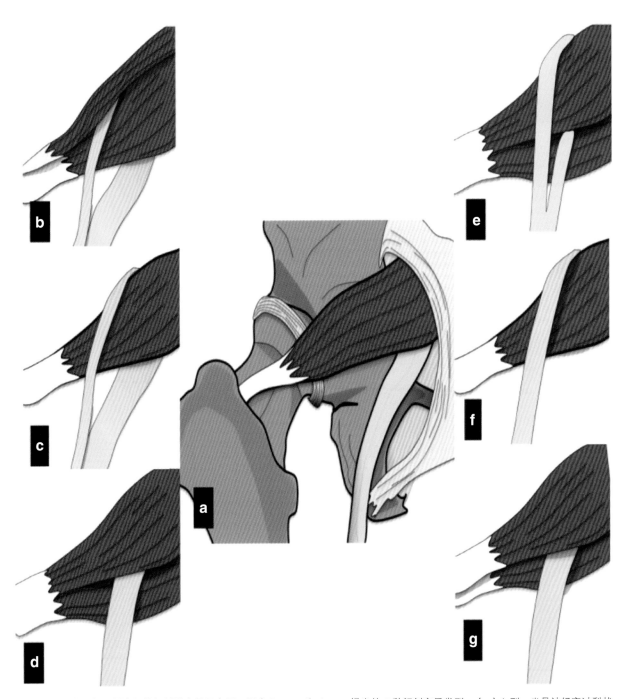

图 1.12　梨状肌与坐骨神经的解剖学变异示意图，即由 Beaton 和 Anson 提出的 6 种解剖变异类型。（a）A 型，坐骨神经穿过梨状肌下方。（b）B 型，坐骨神经呈两束分别穿过梨状肌肌腹和下方。（c）C 型，坐骨神经呈两束分别穿过梨状肌肌腹和上方。（d）D 型，坐骨神经穿过梨状肌肌腹。（e）E 型，坐骨神经呈两束分别穿过梨状肌的上方和下方。（f）F 型，坐骨神经穿过梨状肌上方。（g）未报道的 B 型变异，包含了具有独立肌腱的副梨状肌（AP）

功能

　　梨状肌不仅在髋关节外旋时起作用，当髋关节处于屈曲时梨状肌还有限制股骨头后移的作用。髋关节屈曲、内收和内旋时会牵拉梨状肌，从而导致梨状肌下缘、上孖肌和骶结节韧带之间的间隙缩小。

1.3.1 腘绳肌

股二头肌长头（BFlh）和半腱肌（ST）以联合腱的形式共同起自坐骨结节，在平均距离坐骨结节 9.1 ± 2.3cm 的位置分成了两个独立的肌腱（图 1.13）。其结果与 Miller 等和 Garrett 的研究结果相一致，他们分别测量分离位置距离坐骨结节平均为 9.9 ± 1.5cm 和约 10cm。半膜肌起自坐骨外侧，相比于联合腱，其起点位置更靠远端和后方。半膜肌肌腱近端与 BFlh/ST 联合腱相连，在距离坐骨结节平均 2.7 ± 1.0cm 的位置分开。Garrett 等的测量结果则更偏远端，半膜肌肌腱大约在距离坐骨结节 5cm 处分开。

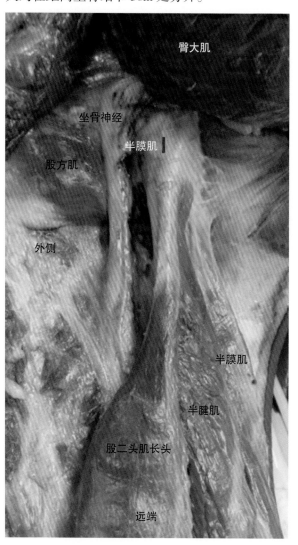

图 1.13　腘绳肌肌腱。股二头肌长头和半腱肌以联合腱的形式共同起自坐骨结节，并最终分为两个独立肌腱

1.3.2 股骨转子周围解剖：股骨近端

大转子的典型解剖形态是为了实现髋关节外展所形成的。Pfirrmann 等描述了大转子所存在的 4 个不同的侧面。

• 前侧面为大转子的前外侧面，是臀小肌肌腱的附着点，呈椭圆形，其与转子间线共用一个内侧边界。前侧边界由股骨转子间线形成，位于髋关节囊止点的后方。

• 上后侧面位于大转子顶部，方向为倾斜横向，是臀中肌肌腱的止点。

• 外侧面呈倒三角形，其后上缘与上后侧面相连。外侧面同样为臀中肌肌腱的止点。

• 后侧面位于大转子的后方，其通过上缘与上后侧面和外侧面相连。后侧面被转子下滑囊所覆盖，表面无肌腱附着。

1.4 髋关节滑囊复合体

髋关节转子周围存在若干滑囊，3 个最重要的是：转子下滑囊、臀中肌下滑囊和臀小肌下滑囊。"滑囊复合体"的概念由 Pfirrmann 等提出。

• 转子下滑囊是髋关节的最大滑囊，位于臀大肌和髂胫束的深部，功能是覆盖大转子的后侧面、臀中肌肌腱和股外侧肌的近端起点。

• 臀中肌下滑囊位于臀中肌肌腱外侧的深部。

• 臀小肌下滑囊位于臀小肌肌腱内上位置的深部，覆盖了部分的髋关节前关节囊。

1.5 神经

共 7 根神经通过坐骨大切迹离开骨盆：股后皮神经（支配臀区、会阴、大腿后部和腘窝的感觉）、臀上神经（支配臀中肌、臀小肌和阔筋膜张肌的运动）、臀下神经（支配臀大肌的运动）、支配闭孔内肌的神经（支配上孖肌和闭孔内肌的运动）、支配股方肌的神经（支配下孖肌、股方肌的运动神经和支配髋关节囊的感觉）、阴部神经（支配会阴肌、尿道外括约肌、肛门外括约肌的运动和支配会阴、外生殖器的感觉）、坐骨神经（支配半腱肌、股二头肌、半膜肌、大收肌伸肌部分的运动和支配除隐神经分布区域之外的腿和足的感觉）。与神经伴行的是臀上血管、臀下血管和阴部内血管。要特别注意区分正常在臀区深部间隙走行的神经血管束和独立走行的神经，不要与纤维血管束相混淆。

臀上神经由 L4、L5 和 S1 的后根组成，在梨状肌上方通过坐骨大孔（坐骨切迹）离开骨盆（有时臀上神经可穿过梨状肌）。它于臀中肌和臀小肌之间，与臀上动脉伴行（图 1.14）。其在坐骨大切迹位置分为上支和下支，分离位置并不固定。也有部分研究人员认为其存在 3 个分支。上支与深部臀上动脉的上支伴行，支配臀小肌、臀中肌和阔筋膜张肌。下支与臀上动脉的下支伴行穿过臀小肌，支配臀中肌和阔筋膜张肌。下支通常较上支更粗。

臀下神经是臀大肌的主要运动神经，由 L5、S1 和 S2 的背支组成，通过坐骨大切迹离开骨盆，走行于梨状肌的下方和坐骨神经的内侧。当它从梨状肌下方通过后即分成多条分支，这些分支从后方进入臀大肌（进入臀大肌的分支数量为 3 ~ 7 个）。Apaydin 等测量离大转子最近的分支与大转子之间的平均距离，结果为 0.8cm（0 ~ 2.2cm）。Ling 和 Kumar 的研究发现臀下神经从股骨大转子尖端约 5cm 处进入臀大肌深面，位于臀大肌肌腹的下 1/3 区域。股后皮神经也由该神经发出。

1.5.1 坐骨神经

坐骨神经是骶神经丛的终支，在梨状肌前走行并通过坐骨大切迹离开骨盆。关于梨状肌与坐骨神经之间解剖关系的研究较少。坐骨神经由 L4 ~ L5 和 S1 ~ S3 脊神经的腹支构成。L4 腹支的一部分与 L5 腹支相连成腰骶干并与 S1 ~ S3 腹支相连，共同构成坐骨神经。该神经由两部分组成：胫神经（内侧），由 L4 ~ L5 和 S1 ~ S3 的前支构成；腓总神经（外侧），由 L4 ~ L5 和 S1 ~ S2 的后支构成。不过在臀区和大腿近端，坐骨神经包含 3 个部分，其常常位于神经的最内侧，作用为支配腘绳肌的运动。坐骨神经在骨盆内即可分为腓总神经和胫神经。通过尸体研究总结的 Meta 分析报道这种情况的发生率为 16.9%，在已发表的手术病例中发生率则为 16.2%。坐骨神经通过坐骨大孔出骨盆时已分成胫神经与腓总神经，不过两者通常被包绕在一个共同的神经鞘内。然而，在坐骨神经从骨盆到腘窝的走行过程中，这两根神经很容易分开并独立走行，这并不罕见（10% ~ 15% 的发生率）。在这种情况下，腓总神经通常会穿过梨状肌，而不是从其下方通过。这种变异通常被称为坐骨神经的“早期分裂”，并被认为是这两根神经的过早分离。解剖结果显示无论其是伴行还是分开走行，这两根神经总是在一个共同的鞘管内从梨状肌下缘到腘窝共同走行。

Beaton 和 Anson 在 1938 年首次报道了梨状肌和坐骨神经之间的 6 种解剖变异类型。Smoll 则通过研究 6000 多个尸体标本统计了这 6 种解剖变异类型的发生率，其中解剖变异类型 A 型、B 型、C 型、D 型、E 型和 F 型的发生率分别为 83.1%、13.7%、1.3%、0.5%、0.08% 和 0.08%。因此，除了 A 型（最为常见）外，最多见的解剖变异类型是 B 型梨状肌 - 坐骨神经解剖变异。此外，还存在一种未报道的 B 型变异，它包含了一块具有独立肌腱的副梨状肌。腓总神经和胫神经的神经纤维成分在这些分支和坐骨神经中保持分离的状态。坐骨神经通常在大腿远端分离成为胫神经与腓总神经，不过分离位置在不同研究对象中并不固定，从骨盆到腘窝平面均可发生。通常情况下神经分离是斜行发生的，因此在单平面 MRI 视图中可能看不到。坐骨神经的神经纤维不会因为神经的分离而发生变化。坐骨神经由神经纤维组织和非神经组织构成。神经纤维与非神经组织的比例从梨状肌层面的 2 : 1 变为股骨中部层面的 1 : 1，并且随着坐骨神经向远端移动，非神经组织的含量逐渐增加。

在穿出梨状肌后，坐骨神经在闭孔内肌 - 孖肌复合体和股方肌后方走行。它在靠近髋关节关节囊后方走行于坐骨结节和大转子之间（图 1.15）。Miller 等通过尸体研究发现坐骨神经与坐骨结节最外侧面之间的平均距离为 1.2 ± 0.2 cm，其与腘绳肌近端起点关系密切，这与臀下神经和动脉情况类似。此后，坐骨神经以较大弧度向坐骨结节方向走行。当达到坐骨结节突起的侧面时，坐骨神经改变方向并几乎垂直向下延伸到大腿。坐骨神经由臀下动脉、旋股内侧动脉和大腿穿动脉（通常为第一支和第二支）的分支提供血供，静脉回流在大腿层面通过穿静脉进入股深静脉系统，在腘窝层面则回流至腘静脉。

在正常情况下，坐骨神经能够伸展和滑动，这主要是为了适应与关节运动相关的中度应变或受压。在伸膝直腿抬高至髋关节屈曲 70° ~ 80° 时，坐骨神经近端位移可达到 28.0mm。

功能

大部分坐骨神经为运动和感觉神经，主要支配膝关节以下部位。不过，许多来自坐骨神经的重要分支在经过臀区深部间隙和大腿时已经发出。坐骨神经的作用包括支配大腿后侧的屈曲肌群和几乎所有膝关节下方的感觉和运动功能。胫神经支配小腿后室肌群和足底屈曲肌群，腓总神经则支配小腿前室和外侧室肌群。

解剖学研究表明，成人坐骨神经位于距臀部中线约 10cm 处。在此位置坐骨神经进入大腿深部至股二头肌。在该区域相对于臀部而言，神经是否位于中线的位置既受髋关节外展程度的影响，也受大腿内侧脂肪堆积的影响。

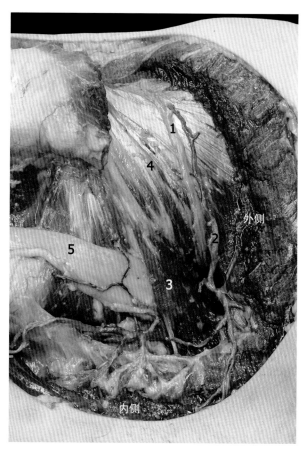

图 1.14 左髋后方，显示臀上神经和动脉走行（臀大肌和臀中肌已切除）。（1）臀上神经，（2）臀上动脉，（3）梨状肌，（4）臀小肌，（5）坐骨神经

1.5.2 股后皮神经

股后皮神经（PFCN）发自 S1 神经的背支和 S2、S3 神经的腹支。虽然在臀中区它与坐骨神经关系密切，但它并不是坐骨神经的一个分支（图 1.16）。它通过坐骨大孔出骨盆，先向内侧走行后转向坐骨神经的浅面（解剖位置更靠后），最后在坐骨远端大腿后外方穿入阔筋膜（深筋膜）成为浅层皮神经。会阴支支配大腿近端内侧，向前在坐骨结节下方穿过腘绳肌，最终穿过阔筋膜和会阴浅筋膜支配男性阴囊和女性阴唇周围的皮肤感觉。它与阴部神经的直肠下支和阴囊后支相

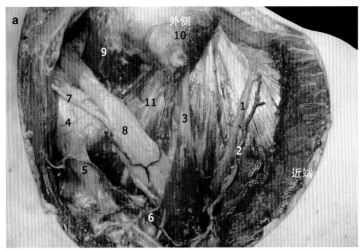

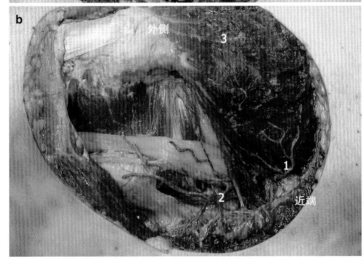

图 1.15 （a）坐骨神经，左髋后方 1。（1）臀上神经，（2）臀上动脉，（3）梨状肌，（4）坐骨结节，（5）骶结节韧带，（6）臀下动脉，（7）股后皮神经，（8）坐骨神经，（9）股方肌，（10）切除的臀中肌，（11）闭孔内肌。（b）坐骨神经，左髋后方 2。（1）臀上动脉，（2）臀下动脉，（3）臀中肌

交通。会阴支发出许多分支到大腿内侧、近端以及腘窝后方的皮肤，并支配相应区域以及臀下部区域的感觉。在臀下褶皱的层面，这根感觉神经与坐骨神经被阔筋膜分隔开，这也解释了为什么臀下入路阻滞坐骨神经并不能完全麻醉大腿后方区域。臀下动脉向下延伸与股后皮神经（PFCN）伴行，供应大腿后方表层的血流。

1.5.3 阴部神经

阴部神经起源于骶神经丛，它绕过坐骨棘并通过坐骨小孔再次进入盆腔。然后它从提肛肌下方闭孔内肌上穿过，在坐骨直肠窝中发出细小的直肠下分支和 1 或 2 个会阴分支。随后，它从骶棘韧带和骶结节韧带之间通过臀区分布于闭孔内肌的内表面（图 1.17）。

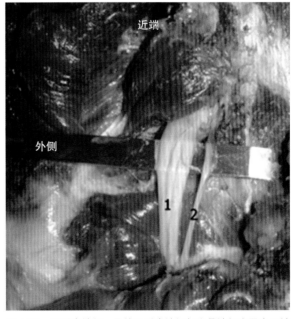

图 1.16 股后皮神经。虽然股后皮神经与坐骨神经在臀中区域关系密切，但是股后皮神经并不是坐骨神经的一个分支。（1）坐骨神经，（2）股后皮神经

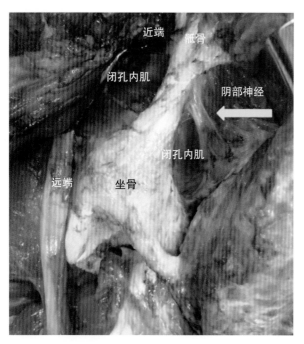

图 1.17 阴部神经。该神经从骶棘韧带和骶结节韧带之间通过臀区分布于闭孔内肌的内表面

1.6 血管

臀上动脉（SGA）、臀下动脉（IGA）和旋股内侧动脉（MCFA）在臀区深部有交通支，臀上血管、臀下血管和阴部内血管与相应的神经伴行通过坐骨大切迹穿出骨盆。臀大肌是第三类肌肉，由两根主要动脉供血，包括臀上动脉（SGA）和臀下动脉（IGA），此外还由旋股内、外侧动脉，股动脉的第一穿支，阴部内动脉和腰动脉的分支供血。臀上动脉与臀上神经从梨状肌上方经坐骨大切迹出盆腔进入臀区。臀下动脉则与臀下神经伴行进入臀区深部间隙供应臀大肌血运（图1.18）。这条动脉有一个浅动脉分支从坐骨神经外侧、梨状肌和上孖肌间穿过。另一个分支是下行分支，一项尸体解剖研究认为，它与股后皮神经伴行的概率为72%。

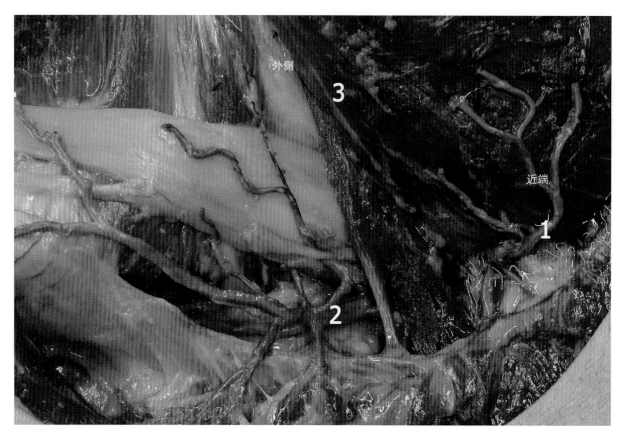

图 1.18 臀上动脉、臀下动脉的毗邻结构。臀上动脉（1）与臀上神经伴行出盆腔进入臀区分布于梨状肌（3）上，臀下动脉（2）则与臀下神经伴行进入臀区深部间隙供应臀大肌血运

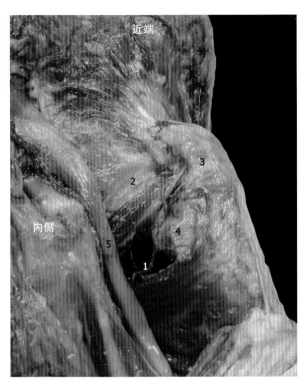

图 1.19　左髋后方骨盆转子区肌肉后方。切除部分股方肌后，可以看到旋股内侧动脉的升支。（1）旋股内侧动脉，（2）髋关节囊，（3）大转子，（4）小转子，（5）坐骨神经

旋股内侧动脉沿闭孔外肌的下边界跨过其肌腱在外旋肌和梨状肌下方走行（图 1.19）。它由股动脉在耻骨肌和髂腰肌肌腱之间向内侧发出，与臀下动脉常存在着一些吻合支。股骨头的血供主要来自旋股内侧动脉（MFCA）及其分支。MFCA 起源于股深动脉（83%）或股动脉（27%）。MFCA 通常有 5 个分支：升支、降支、髋臼支、浅支和深支。MFCA 的深支是股骨颈血供的主要来源，位于外旋肌群的深面。

1.7　臀区深部间隙的镜下解剖和手术技术：臀区深部间隙入路

详尽的术前计划、准确的入路、对解剖学和潜在并发症的认识和有序的内镜检查是施行关节镜／内镜手术的关键。对于内镜检查来说，臀区深部间隙是一个近年新定义的解剖区域。臀区深

部间隙是后部股骨转子周围间隙的延伸，所以要进入臀区深部间隙，则需要通过位于大转子和髂胫束之间的转子周围间隙来建立手术入路。在大多数情况下，在该区域行内镜手术通常采用仰卧位，如果有指征，可与髋关节镜检查一起进行。

Voos 等描述了臀部转子周围间室的镜下解剖：它的边界为外侧的阔筋膜张肌和髂胫束，上内侧的外展肌肌腱，下内侧的股外侧肌，上方的臀大肌和后方的臀大肌肌腱。在这个间隙里有转子滑囊以及附着在大转子上的臀中肌和臀小肌肌腱。

转子周围间室的入路很多，一般来说，可以分为两种：①标准入路，包括前外侧入路、前方入路、后外侧入路；②其他入路，包括近端前外侧辅助入路、远端前外侧辅助入路、转子周围间隙入路、附加后外侧入路（图 1.20）。转子周围间隙入路位于改良近端前中入路的水平，在髂前上棘外侧 1cm，阔筋膜张肌（外侧）和缝匠肌（内侧）之间。该入路从髂胫束深面及股外侧肌前缘水平进入间隙，建立入路时需注意避免意外穿刺过深而穿透股外侧肌或臀中肌。近端前外侧辅助入路位于近端前中入路的后方 3～4cm，通过臀大肌和阔筋膜张肌延续形成髂胫束的区域进入转子周围间隙。远端前外侧辅助入路位于转子周围间隙入路远端，这两个入路之间的距离和近端前外侧入路与转子周围间隙入路之间的距离相等，其通过髂胫束前缘进入间隙。它是唯一一个存在血管损伤风险的入路，旋股外侧动脉的横穿支紧邻这个入路并在其近端进入股外侧肌。Robertson 等研究发现，这根动脉与该入路内侧平均距离为 23.4mm（17～40mm）。

手术技术

完成中央间室和外周间室的处理后，松牵引，保持髋关节外展 15°～20°、内旋 20°～40°，以打开大转子和髂胫束之间的间隙。研究人员一般用 70° 的关节镜来进行手术，对于一些肥胖或者体格较大的患者，则需要使用

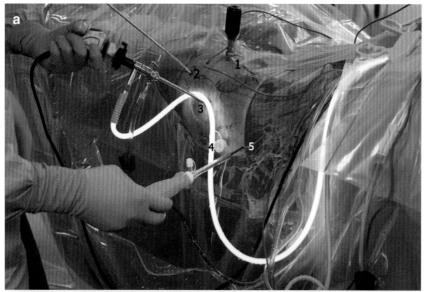

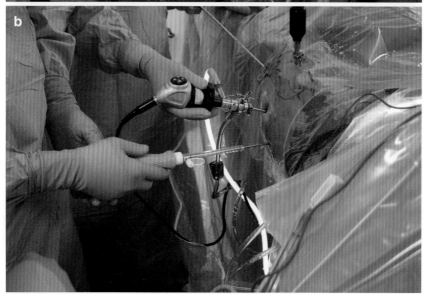

图 1.20 （a、b）左髋关节镜入路。
（1）近端前中入路，（2）远端前外
侧辅助入路，（3）前外侧入路，（4）
后外侧入路，（5）附加后外侧入路

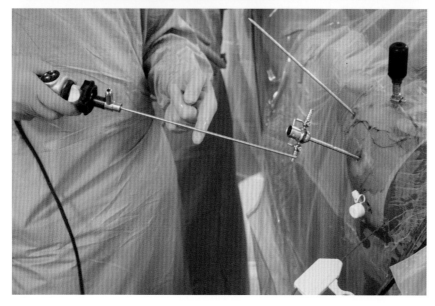

图 1.21 关节镜设备。关节镜与腿部
成 70° 夹角来做髋关节镜手术，有些
情况下比如治疗一些体格较大的患者
时，需要使用加长的镜头

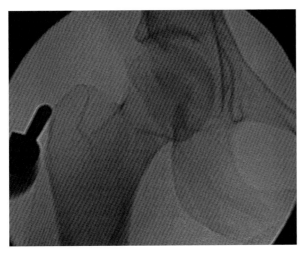

图 1.22　右侧髋关节。从股外侧肌边缘进入，避免不小心穿刺过深损伤到股外侧肌或臀中肌

加长的关节镜（图 1.21）。在建立转子周围间隙入路时，首先将一个 5.0mm 的金属套管置于髂胫束和大转子外侧之间，向近端和远端行钝性分离，确认间隙正确，也可以用 X 线透视来确认套管紧贴大转子外侧（图 1.22）将关节镜垂直于患者，并向远端方向观察，可以看到臀大肌肌腱至后方股骨粗线附着点，应用前外侧辅助入路、远端前外侧入路和后外侧入路作为工作通道进行间隙探查。镜检首先从臀大肌粗线止点开始，一般通过转子周围间隙入路进行观察（图 1.23）。通常需要先清理间隙中的纤维束带以找到交通处（coalescence），在这个结构后方能看到坐骨神

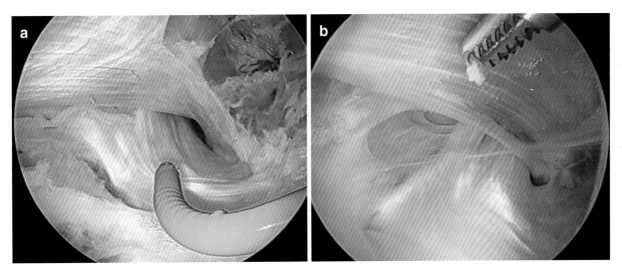

图 1.23　右髋镜下观。通过转子周围间隙入路进行观察，首先从臀大肌止点股骨粗线处开始镜检。（a）臀大肌。（b）股外侧肌

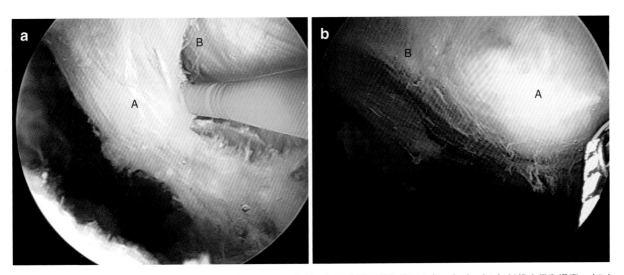

图 1.24　右髋镜下观。转子周围滑囊的纤维束带清理后可以更好地显露臀中肌及其大转子止点。（a）：（A）纤维束带和滑囊，（B）股外侧肌边缘。（b）：（A）大转子，（B）臀中肌

经穿出臀区深部间隙。向近端观察，可以看到股外侧肌的肌纤维止于臀肌粗隆止点，再向前上方观察，可以在前方看到臀小肌肌腱，在臀小肌前方可以看到臀中肌附着于股骨大转子，转子周围滑囊的纤维束带清理后可以更好地显露臀中肌及其大转子止点（图1.24）。轻轻旋转镜头可以看到后方的髂胫束，为了能更好地评估坐骨神经，可以将观察通道换至前外侧入路，然后清理异常的滑囊组织，就能看到坐骨神经在臀大肌止点后方3～6cm处穿出臀区深部间隙。大多数情况下可以通过前外侧入路和后外侧入路来评估坐骨神经，但有时也需要建立附加后外侧入路。这个

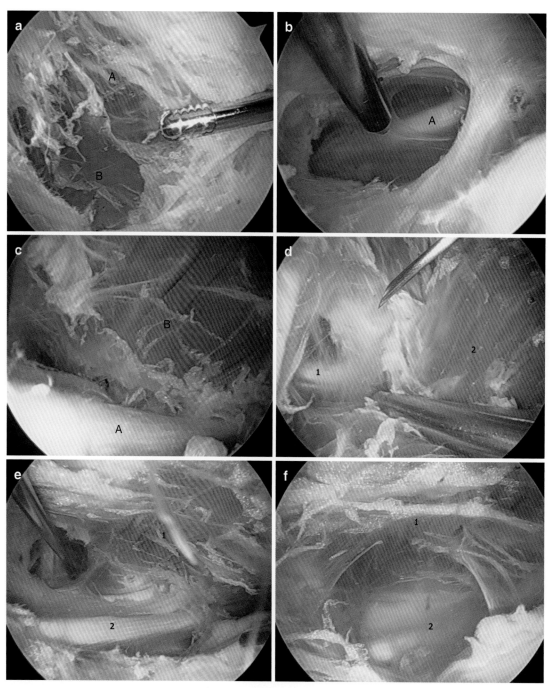

图1.25　左髋镜下观，从股方肌开始探查。（a）：（A）股方肌，（B）坐骨神经探查窗。（b）：（A）坐骨神经。（c）：（A）坐骨神经，（B）股方肌。（d）：（1）股动脉第一穿支（股方肌远端），（2）股方肌。（e、f）：（1）股方肌，（2）坐骨神经

入路位于大转子向后 3cm 向上 3cm 的位置，通过它可以获得更好的视野来观察坐骨神经至坐骨切迹的部分。如果套管穿入臀中肌过深，会有损伤臀上神经的风险。

从股方肌远端开始探查坐骨神经（图 1.25），可以看到它位于股方肌后方，注意它的色泽、周

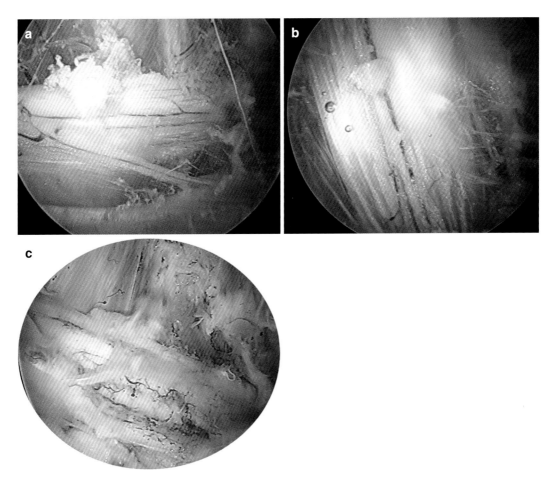

图 1.26　（a～c）坐骨神经血管分布。正常的坐骨神经周围有明显的脂肪组织和血运，而异常的坐骨神经则发白，呈现出缺血的状态

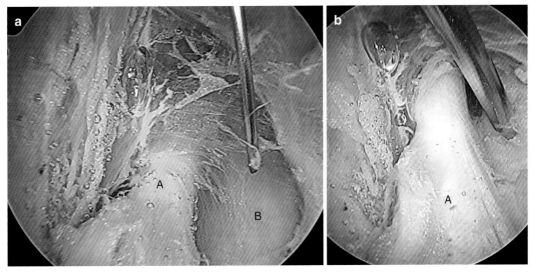

图 1.27　（a、b）右髋镜下向远端观察坐骨通道。（A）坐骨神经，（B）腘绳肌肌腱

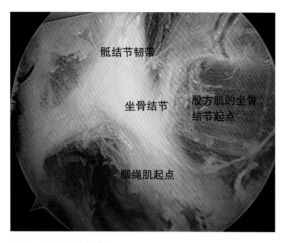

图 1.28　左侧髋关节

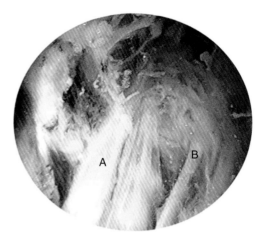

图 1.29　右髋镜下向远端观察。（A）坐骨神经，（B）股后皮神经

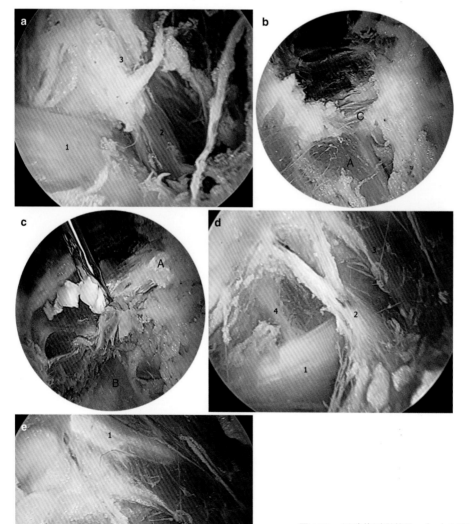

图 1.30　近端找到梨状肌。（a）左髋：（1）坐骨神经，（2）梨状肌，（3）梨状肌肌腱。（b）右髋：（A）坐骨神经，（B）梨状肌，（C）梨状肌肌腱。（c）右髋：（A）松解后的梨状肌肌腱，（B）坐骨神经。（d）左髋：（1）坐骨神经，（2）臀下动脉分支，（3）梨状肌，（4）孖肌和闭孔内肌。（e）：（1）梨状肌肌腱，（2）梨状肌，（3）臀下动脉分支，（4）坐骨神经

围血运以及脂肪。正常的坐骨神经周围有明显的脂肪组织和血运，而异常的坐骨神经则发白，呈现出缺血的状态（图 1.26）。很多病例的神经周围脂肪会减少甚至完全消失，注意在分离时保留尽可能多的神经周围脂肪垫。探针或其他钝性分离器械可以用来暴露坐骨神经并判断它的张力。股方肌周围解剖结构探查完成后继续向远端分离减压。探查坐骨通道（图 1.27）、腘绳肌起点以及骶结节韧带（图 1.28），松解坐骨神经周围的所有异常纤维组织，通过评价其内外侧边界来确认坐骨神经远端是否彻底松解，并可以找到股后皮神经（图 1.29）。远端组织清理后，再将镜头转向近端，进行转子滑囊切除，但应小心让咬切钳远离臀中肌，而且在其近端可能会看到坐骨神

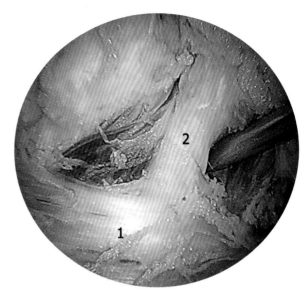

图 1.31　右髋关节。（1）坐骨神经，（2）闭孔内肌

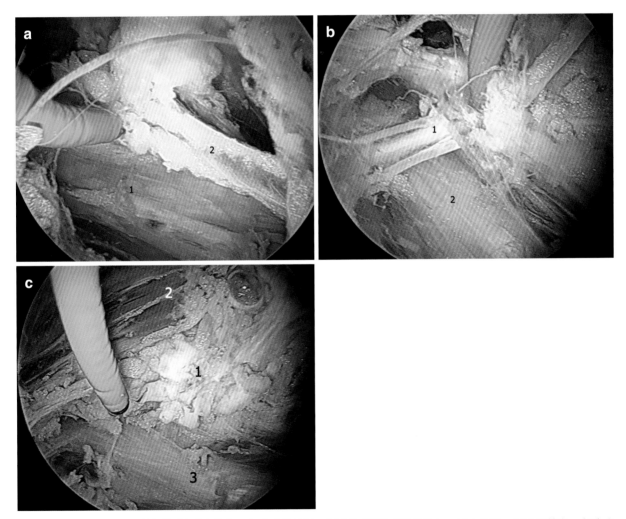

图 1.32　血管束。（a）用射频处理右髋血管束：（1）坐骨神经，（2）神经旁边的静脉分支。（b）右髋：（1）血管束，（2）坐骨神经。（c）：（1）松解后的血管束，（2）梨状肌，（3）坐骨神经

经，应该注意避免因为动力装置或者过度牵拉等因素损伤神经。找到了梨状肌（图1.30），就可以找到孖肌和闭孔内肌了（图1.31）。清除所有股方肌、孖肌和闭孔内肌联合腱上的血管瘢痕束

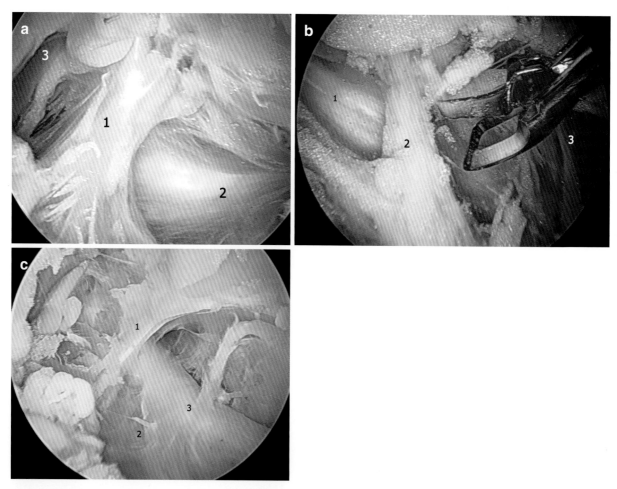

图 1.33　纤维束。（a）右髋：（1）纤维束，（2）坐骨神经，（3）梨状肌。（b）左髋：（1）坐骨神经，（2）纤维脂肪束，（3）梨状肌。（c）右髋：（1）近侧束，（2）中间束，（3）中外侧束

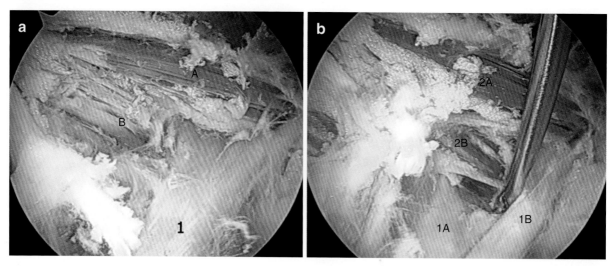

图 1.34　坐骨神经的解剖变异。镜下观 Beaton 分型的 B 型。左髋：（a）在进行坐骨神经分支分型前，可以看到坐骨神经穿过梨状肌。（1）坐骨神经，（A）梨状肌上部，（B）梨状肌下部。（b）解剖分离后，分支走行的坐骨神经从梨状肌中间和下方通过。（1A）胫神经，（1B）腓总神经穿过梨状肌，（2A）梨状肌下部，（2B）梨状肌上部

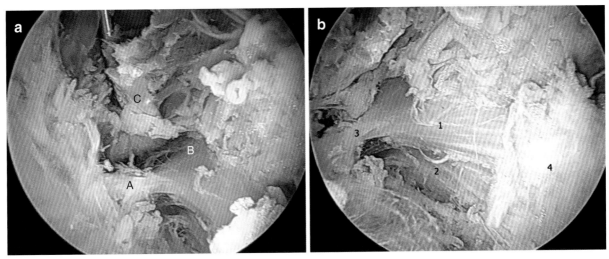

图 1.35　右侧髋关节。坐骨神经通过坐骨切迹。（a）：（A）臀下神经从梨状肌下方穿过，（B）坐骨神经，（C）松解后的梨状肌肌腱。（b）：（1）坐骨神经腓总神经分支，（2）坐骨神经胫神经分支，（3）臀下神经，（4）坐骨神经

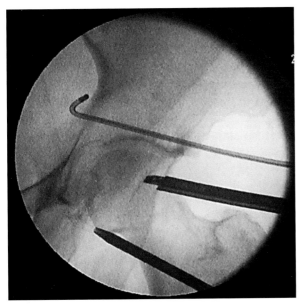

图 1.36　X 线透视下可以看到关节镜和操作器械在臀区深部间隙的位置。探针位于坐骨切迹，交换棒位于坐骨通道

屈曲内外旋和伸展内外旋来检查。最后，可以找到梨状肌，并观察坐骨神经的解剖变异（图 1.34）。特别需要注意臀下动脉的分支可能出现在梨状肌的近端，向近端观察可以在闭孔内肌的区域看到 1 根表浅的臀下动脉分支，于梨状肌外侧和上孖肌之间横跨坐骨神经，在探查梨状肌之前，需要将它用射频处理并分离。有时甚至会有 1 根比较粗的血管或血管分支需要结扎。梨状肌的类型，包括直接分离、肌肉部分分离伴坐骨神经穿过、肌腱分离为前后两部分、肌肉被分叉的坐骨神经分为背侧和下方两部分等类型。

许多情况下梨状肌肌腱会隐藏于其肌腹深部，可以用咬切钳来清理梨状肌的远侧逐渐将其暴露，用组织抓钳小心提起梨状肌肌腱并确认其松解完全。注意要保护位于近端的臀上神经和动脉，进一步在梨状肌下方探查臀下神经以及坐骨神经的解剖变异（图 1.35）。最后继续探查坐骨神经直至坐骨切迹处（图 1.36）。

带，然后用钝性的分离器械，如交换棒，来松解瘢痕纤维束，而纤维血管束可以用射频处理（图 1.32）。这里说的纤维束会引起卡压坐骨神经的症状，这些发现改变了以往对 DGS 诊断和治疗方式的认识（图 1.33）。

在观察坐骨神经的时候，可以通过多方向屈曲和旋转髋关节来评价神经的活动度以及可能发生的撞击。坐骨神经的活动情况可以通过下肢的

1.8　结论

目前，很多医生对髋关节镜技术充满着前所

未有的热情，因为这种治疗手段正在改变对髋关节损伤的处理方式。髋关节周围内镜检查可以帮助我们理解梨状肌综合征真正的病理生理机制以及分类。对于任何关节镜检查而言，详尽的术前计划，准确的入路，解剖知识以及对潜在并发症的认识，合理的镜检顺序和方法等都是至关重要的。对臀区深部间隙解剖的进一步加深会帮助骨科医生认识不同的组织结构并处理其病变。整个坐骨神经在臀区深部间隙的走行都可以用内镜来检查，并且用它能够处理各种不同原因引起的坐骨神经卡压。内镜下坐骨神经减压技术需要医生掌握熟练的髋关节镜技术和具有丰富的经验，以及对大体和镜下解剖的熟悉。

参考文献

[1]Martin HD, Shears SA, Johnson JC, Smathers AM, Palmer IJ. The endoscopic treatment of sciatic nerve entrapment/deep gluteal syndrome. Arthroscopy. 2011;27(2):172–181.

[2]Martin HD, Palmer IJ, Hatem MA. Deep gluteal syndrome. In: Nho S, Leunig M, Kelly B, Bedi A, Larson C, editors. Hip arthroscopy and hip joint preservation surgery. New York: Springer; 2014. p. 1–17.

[3]Bierry G, Simeone FJ, Borg-Stein JP, Clavert P, Palmer WE. Sacrotuberous ligament: relationship to normal, torn, and retracted hamstring tendons on MR images. Radiology. 2014;271(1):162–171.

[4]Martin HD, Savage A, Braly BA, et al. The function of the hip capsular ligaments: a quantitative report. Arthroscopy. 2008;24:188–195.

[5]Hewitt JD, Glisson RR, Guilak F, et al. The mechanical properties of the human hip capsule ligaments. J Arthroplasty. 2002;17:82–89.

[6] Loukas M, Louis RG Jr, Hallner B, Gupta AA, White D. Anatomical and surgical considerations of the sacrotuberous ligament and its relevance in pudendal nerve entrapment syndrome. Surg Radiol Anat. 2006;28:163–169.

[7]Henry AK. Exposures in the lower limb. In: Extensile exposures. Baltimore: Williams & Wilkins; 1970. p. 180–197.

[8]Testut L, Latarjet A. Anatomía humana. 4th ed. Barcelona: Salvat Editores SA; 1990. p. 660–676.

[9]Pfirrmann CWA, Chung CB, Theumann NH, et al. Greater trochanter of the hip. Attachment of the abductor mechanism and a complex of three bursae MR imaging and MR bursography in cadavers and MR imaging in asymptomatic volunteers. Radiology. 2001;221:469–477.

[10]Hernando MF, Cerezal L, Pérez-Carro L, Abascal F, Canga A. Deep gluteal syndrome: anatomy, imaging, and management of sciatic nerve entrapments in the subgluteal space. Skeletal Radiol. 2015;44(7):919–934.

[11]Shinohara H. Gemelli and obturator internus muscles: different heads of one muscle? Anat Rec. 1995;243:145–150.

[12]Solomon LB, Lee YC, Callary SA, Beck M, Howie DW. Anatomy of piriformis, obturator internus and obturator externus: implications for the posterior surgical approach to the hip. J Bone Joint Surg Br. 2010;92:1317–1324.

[13]Hallin RP. Sciatic pain and the piriformis muscle. Postgrad Med. 1983;74:69–72.

[14]Chen WS. Bipartite piriformis muscle: an unusual cause of sciatic nerve entrapment. Pain. 1994;58:269–272.

[15]Beason LE, Anson BJ. The relation of the sciatic nerve and its subdivisions to the piriformis muscle. Anat Rec. 1937;70:1–5.

[16]Pecina M. Contribution to the etiological explanation of the piriformis syndrome. Acta Anat. 1979;105:181–187.

[17]Roche JJ, Jones CD, Khan RJ, Yates PJ. The surgical anatomy of the piriformis tendon, with particular reference to total hip replacement: a cadaver study. Bone Joint J. 2013;95-B:764–769.

[18]Van der Made AD, Wieldraaijer T, Kerkhoffs GM, Kleipool RP, Engebretsen L, Van Dijk CN, Golano P. The hamstring muscle complex. Knee Surg Sports Traumatol Arthrosc. 2015;23:2115–2122.

[19]Miller SL, Gill J, Webb GR. The proximal origin of the hamstrings and surrounding anatomy encountered during repair. A cadaveric study. J Bone Joint Surg Am. 2007;89(1):44–48.

[20]Garrett WE Jr, Rich FR, Nikolaou PK, Vogler JB 3rd. Computed tomography of hamstring muscle strains. Med Sci Sports Exerc.

1989;21(5):506–514.

[21]Beck M, Sledge JB, Gautier E, et al. The anatomy and function of the gluteus minimus muscle. J Bone Joint Surg Br. 2000;82:358–363.

[22]Gottschalk F, Kourosh S, Leveau B. The functional anatomy of tensor fasciae latae and gluteus medius and minimus. J Anat. 1989;166:179–189.

[23]Bywaters EGL. The bursae of the body. Ann Rheum Dis. 1965;24:215–218.

[24]Duparc F, Thomine JM, Dujardin F, et al. Anatomic basis of the transgluteal approach to the hip-joint by anterior hemimyotomy of the gluteus medius. Surg Radiol Anat. 1997;19:61–67.

[25]Standring S. Gray's anatomy the anatomical basis of clinical practice. London: Churchill Livingstone Elsevier; 2008.

[26]Akita K, Sakamoto H, Sato T. Arrangement and innervation of the glutei medius and minimus and the piriformis: a morphological analysis. Anat Rec. 1994;238:125–130.

[27]Lavigne P, de Loriot Rouvray TH. The superior gluteal nerve. Anatomical study of its extrapelvic portion and surgical resolution by trans-gluteal L. Pérez-Carro et al. 27 approach. Rev Chir Orthop Reparatrice Appar Mot. 1994;80:188–195.

[28]Diop M, Parratte B, Tatu L, et al. Anatomical bases of superior gluteal nerve entrapment syndrome in the piriformis foramen. Surg Radiol Anat. 2002;24:155–159.

[29]Thomine JM, Duparc F, Dujardin F, et al. Abord transglutéal de hanche par hémimyotomie antérieure du gluteus medius. Rev Chir Orthop. 1999;85:520–525.

[30]Apaydin N, Bozkurt M, Loukas M, et al. The course of the inferior gluteal nerve and surgical landmarks for its localization during posterior approaches to hip. Surg Radiol Anat. 2009;31:415–418.

[31]Ling ZX, Kumar VP. The course of the inferior gluteal nerve in the posterior approach to the hip. J Bone Joint Surg Br. 2006;88:1580–1583.

[32]Smoll NR. Variations of the piriformis and sciatic nerve with clinical consequence: a review. Clin Anat. 2010;23(1):8–17.

[33]Natsis K, Totlis T, Konstantinidis GA, Paraskevas G, Piagkou M, Koebke J. Anatomical variations between the sciatic nerve and the piriformis muscle: a contribution to surgical anatomy in piriformis syndrome. Surg Radiol Anat. 2014;36(3):273–280.

[34]Güvençer M, Iyem C, Akyer P, Tetik S, Naderi S. Variations in the high division of the sciatic nerve and relationship between the sciatic nerve and the piriformis. Turk Neurosurg. 2009;19(2):139–144.

[35]Hollinshead WH. Anatomy for surgeons: the back and limbs. 3rd ed. Philadelphia: Harper & Row; 1982.

[36]Sunderland S, Hughes ES. Metrical and non-metrical features of the muscular branches of the sciatic nerve and its medial and lateral popliteal divisions. J Comp Neurol. 1946;85:205–222.

[37]Sunderland S, Ray LJ. The intraneural topography of the sciatic nerve and its popliteal divisions in man. Brain. 1948;71:242–273.

[38]Moayeri N, Groen GJ. Differences in quantitative architecture of sciatic nerve may explain differences in potential vulnerability to nerve injury, onset time, and minimum effective anesthetic volume. Anesthesiology. 2009;111:1128–1134.

[39]Georgakis E, Soames R. Arterial supply to the sciatic nerve in the gluteal region. Clin Anat. 2008;21:62–65.

[40]Karmanska W, Mikusek J, Karmanski A. Nutrient arteries of the human sciatic nerve. Folia Morphol(Warsz). 1993;52:209–215.

[41]Ugrenovic SZ, Jovanovic ID, Vasovic LP, Stefanovic BD. Extraneural arterial blood vessels of human fetal sciatic nerve. Cells Tissues Organs. 2007;186:147–153.

[42]Del Pinal F, Taylor GI. The venous drainage of nerves; anatomical study and clinical implications. Br J Plast Surg. 1990;43:511–520.

[43]Coppieters MW, Alshami AM, Babri AS, Souvlis T, Kippers V, Hodges PW. Strain and excursion of the sciatic, tibial, and plantar nerves during a modified straight leg raising test. J Orthop Res. 2006;24:1883–1889.

[44]Franco CD. Posterior approach to the sciatic nerve in adults: is Euclidean geometry still necessary? Anesthesiology. 2003;98:723–728.

[45]Standring S, editor. Gray's anatomy. 39th ed. Edinburgh: Elsevier; 2005. p. 1457.

[46]Franco CD, Choksi N, Rahman A, et al. A subgluteal approach to the sciatic nerve in adults at 10 cm from the midline. Reg Anesth Pain Med. 2006;31:215–220.

[47]Windhofer C, Brenner E, Moriggl B, et al. Relationship between the descending branch of the inferior gluteal artery and the posterior femoral cutaneous nerve applicable to flap surgery. Surg Radiol Anat. 2002;24:253–257.

[48]Schraffordt SE, Tjandra JJ, Eizenberg N, et al. Anatomy of the pudendal nerve and its terminal branches: a cadaver study. ANZ J Surg. 2004;74:23–26.

[49]Mathes SJ, Nahai F. Reconstructive surgery: principles, anatomy, and technique. New York: Churchill Livingstone; 1997. p. 501–535.

[50]Kalhor M, Beck M, Huff TW, Ganz R. Capsular and pericapsular contributions to acetabular and femoral head perfusion. J Bone Joint Surg Am. 2009;91:409–418.

[51]Gautier E, Ganz K, Krugel N, Gill T, Ganz R. Anatomy of the medial femoral circumflex artery and its surgical implications. J Bone Joint Surg Br. 2000;82:679–683.

[52]Carliouz H, Pous JG, Rey JC. Les epiphysiolyses femorales superrieures. Rev Chir Orthop Reparatice Appar Mot. 1968;54:388–481.

[53]Perez Carro L, Golano P, Fernandez EN, Ruperez VM, Victor Diego V, Cerezal L. Normal articular anatomy. In: Kim J, editor. Hip magnetic resonance imaging. Berlin: Springer; 2014. p. 57–72.

[54]Voos JE, Rudzki JR, Shinkdle MK, et al. Arthroscopic anatomy and surgical techniques for peritrochanteric space disorders in the hip. Arthroscopy. 2007;23:1246. e1–5.

[55]Robertson WJ, Kelly BT. The safe zone for hip arthroscopy: a cadaveric assessment of central, peripheral, and lateral compartment portal placement. Arthroscopy. 2008;24:1019–1026.

[56]Guanche CA. Hip arthroscopy techniques: deep gluteal space access. In: Nho SJ, et al., editors. Hip arthroscopy and hip joint preservation surgery.New York: Springer; 2015. p. 351–360.

[57]Martin HD, Hatem MA, Champlin K, Palmer IJ. The endoscopictreatment of sciatic nerve entrapment/deep gluteal syndrome. Tech Orthop. 2012;27:172–183.

第2章 髋 – 脊柱效应：起源于髋关节病理改变的下腰部、臀后部、骨盆区的疼痛

Anthony Nicholas Khoury, Juan Gómez-Hoyos,Hal D. Martin
陈　刚　译

2.1 简介

　　腰背痛是一种广泛存在的常见症状，全球约80%的人有所经历，但是由于其病理的复杂性和可能的致病因素太多，所以导致人们对其认识不足。据统计，美国每年完成腰椎MRI检查的病例数超过150万。其中有30万例患者的MRI检查结果显示神经根受压，却仅有20万例患者积极寻求治疗，比如接受椎间盘切除术或其他手术来缓解这种神经根受压的症状。医生应该意识到以治疗脊柱相关疾病为主诉的患者中，约86%还存在其他涉及髋部或下肢的骨科疾病。

　　下腰痛的高患病率导致其治疗费用较高。一般来说，患者最常见的就诊原因是明显的下腰部疼痛症状。下腰痛的治疗通常会由骨科医生和神经外科医生共同进行。治疗方式因所就诊的外科科室不同而异，但在检查结果上是相似的，多数患者在MRI上没有表现出异常，所以也不会通过神经根减压手术来缓解疼痛。未能诊断出潜在的真正病因且没有合适的治疗可能会导致患者依赖阿片类药物镇痛。

　　1983年，Offierski首次提出，腰痛和髋关节病变可以同时存在。腰椎病理学改变可以用于解释髋部疼痛，原因是髋关节病变通过破坏正常的脊柱骨盆运动参与腰痛的发展过程。由Offierski提出的髋 – 脊柱综合征的定义是：髋关节和脊柱的病理改变可以同时存在，并根据其表现分为"简单的""复杂的"和"继发性的"。其中"简单的"髋 –

脊柱综合征被认为是仅有一个病理来源，而"复杂的"被认为于髋关节与脊柱之间分不出明确的病理来源，"继发的"则被认为髋关节和脊柱病理对疼痛的产生有着共同作用。这个最初的分类在随着对生物力学的理解深入而与时俱进。引起腰痛的髋关节病理包括屈曲畸形、骨关节炎、发育性髋关节发育不良和髋关节活动范围受限等。近年来，随着生物力学研究更加深入，医生已经开始探讨髋关节异常病理与腰椎运动之间的生物力学关系。生物力学研究的主要目的在于证明有特定的腰椎痛发生位点在髋关节上，而不是经典定义中的同时发生。生物力学研究人员提出了一套独立的屈曲、伸展、屈伸髋 – 脊柱效应的分类方法（表2.1）。

表2.1　髋 – 脊柱效应的描述性分类

1. 髋部伸展受限
　1.1 坐骨 – 股骨撞击
　1.2 髋关节前关节囊挛缩
　1.3 股四头肌挛缩
2. 屈髋运动受限
　2.1. 髋关节撞击综合征
　　2.1.1 钳夹型
　　2.1.2 凸轮型
　　2.1.3 混合型
　　2.1.4 棘下型（髂前下棘）
　2.2 髋关节后关节囊挛缩
　2.3 腘绳肌挛缩
3. 髋 – 脊柱屈曲伸展
　3.1 股骨前倾角异常
　3.2 骨盆倾斜异常
　3.3 髋关节骨关节炎

对髋关节进行准确评估需要考虑到髋关节周围复杂的多层面结构。这些层面包括：骨质，关节囊盂唇，肌肉肌腱，神经血管，动力链（见第3章）。由于髋关节是人体运动的中轴，所以理解动力链是深入理解髋–脊柱效应的基本要求。髋关节任何程度的异常情况都会影响整个动力链，并导致正常活动的中断。建议用国际髋关节预后评分（iHOT）、改良HHS评分（mHHS）和Oswestry功能障碍指数（Oswestry Disability Index）进行评估。

正常的解剖结构是维持机体正常功能的关键。任何不正常的解剖结构都可能会通过干扰动力链从而对身体运动产生深远的影响。髋关节及腰椎相关的疼痛并发症在以棒球和高尔夫球为代表的体育活动中尤其明显。运动过程中疼痛的诱因可能与力的传递放大和关节运动的代偿性直接相关。例如凸轮型撞击在需要大范围髋部运动的年轻运动人群中更易发生。

目前来说，对髋关节和腰椎疾病的治疗方法主要集中在单个部位，没有考虑到相关结构的整体影响。髋关节病变的生物力学研究必须深入全面，才能对疾病提供严谨的解释。更深入的理解是更全面的手术或保守治疗计划的基石，也有助于开发更有效和更经济的设备。Ben–Galim等报道了在全髋关节置换术后下腰痛症状会改善。类似的关于髋关节病变经经过治疗后下腰痛缓解的报道，包括经过关节镜下手术和物理治疗，都有力证明了髋–脊柱效应这一理论的正确。

限制正常髋关节运动的骨性撞击包括坐骨–股骨撞击和髋臼–股骨撞击。髋臼–股骨撞击是股骨近端与髋臼缘之间发生的一种不正常的骨接触，发生在髋关节运动末端。

最近的一项调查对髋部疾病（包括坐骨–股骨撞击、髋臼–股骨撞击、股骨前倾角异常）的生物力学相互作用进行了统计分析。通过治疗这些常见的髋关节病变，多数患者反映腰背痛减轻。为了充分了解这些病变与腰痛之间的关系，专家们已经建立了尸体模型。尸体模型因为真实生活条件和样本具有变异性，从而模拟了一个更加正

常的群体，这是一种科学又可重复验证的手段，现已用于测试复杂的髋–脊柱相互作用。由于髋关节解剖异常导致的腰椎局部形变与载荷差异，展现了髋关节是如何影响脊柱的，及其相互反应。

本章将从结构方面介绍髋关节病变之间复杂的生物力学关系，包括坐骨–股骨撞击、股骨前倾角异常和髋臼–股骨撞击这三者与腰椎的关系。

2.2 坐骨–股骨撞击

坐骨–股骨撞击的特征是股骨小转子与骨盆坐骨之间的间隙减小（图2.1）。这两个骨结构之间最小间隙通常通过MRI来确定：双脚固定在自然行走的位置下进行动态评估，坐骨间隙小于17mm是坐骨–股骨撞击的诊断特征。Torriani等报道了由于髋部运动受到坐骨–股骨撞击限制而引起的下腰痛症状。Gomez-Hoyos等介绍了两种对于坐骨–股骨撞击的诊断具有较高的敏感性的临床检查方法：屈曲坐骨–股骨撞击试验，灵

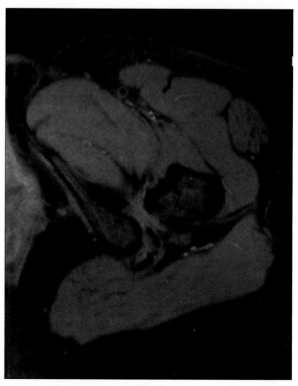

图2.1　MRI显示坐骨–股骨撞击

敏度为 0.82；大步幅步行试验，灵敏度为 0.94。在这些检查中，疼痛的出现与髋关节伸展末端阻挡有显著的因果关系。这也再次证实了坐骨 – 股骨撞击对于股骨 – 骨盆运动是有影响的。

　　Gomez-Hoyos 等利用坐骨 – 股骨撞击作为髋关节伸展受限模型，模拟由于髋关节病变产生的伸髋终点受限效应，进而导致原发性髋 – 脊柱效应。这是首个通过建立生物力学尸体模型来评估髋 – 脊柱相互作用的研究。它主体部分如下：用金属垫圈模拟股骨小转子与坐骨结节外侧之间的零间隙撞击（图 2.2）。标本侧卧位，将下肢摆至 10° 和 20° 伸髋位，做中立位髋外展（图 2.3）。以牛顿（N）为单位，计算了 L3/L4 和 L4/L5 椎体关节突关节的正常载荷，以及模拟撞击状态的载荷差异，以评价髋关节病变与腰椎生物力学之间的关系。经直接后入路，在关节突关节处切开

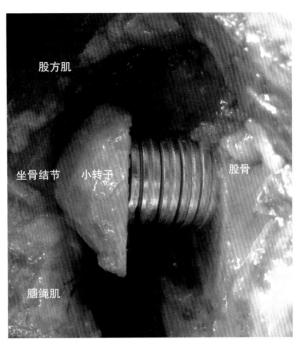

图 2.2　小转子截骨术模拟坐骨 – 股骨碰撞

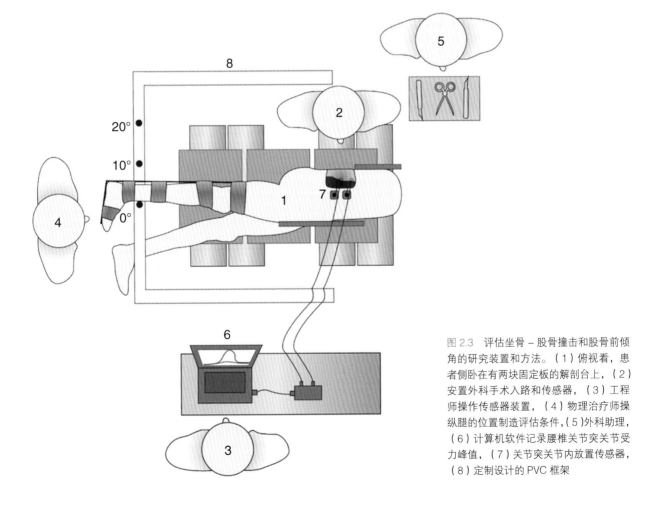

图 2.3　评估坐骨 – 股骨撞击和股骨前倾角的研究装置和方法。（1）俯视看，患者侧卧在有两块固定板的解剖台上，（2）安置外科手术入路和传感器，（3）工程师操作传感器装置，（4）物理治疗师操纵腿的位置制造评估条件,（5）外科助理，（6）计算机软件记录腰椎关节突关节受力峰值，（7）关节突关节内放置传感器，（8）定制设计的 PVC 框架

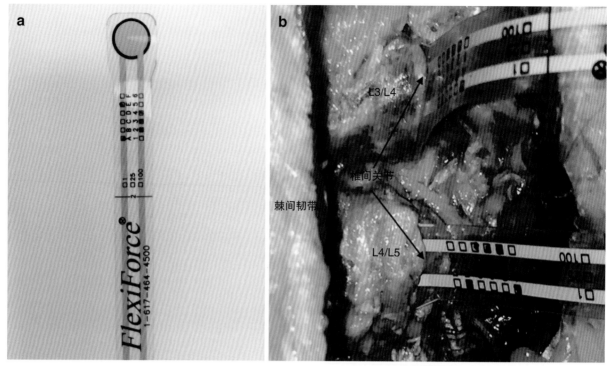

图 2.4　（a）超敏压阻传感器。（b）在 L3/L4 和 L4/L5 腰椎关节突关节内放置超敏压阻传感器

一个口，放置超敏压阻传感器（图 2.4）。数据结果显示，与 L3/L4 和 L4/L5 节段的原始状态相比，撞击状态下腰椎关节突关节载荷显著增加。撞击状态下与自然状态下相比关节突关节过载平均增加 30.81%。

Popovich 等最近研究了关节突关节和椎间盘对骨盆前倾的力学影响。其结果显示，在常见的各向负载下，腰椎节段的载荷分布存在显著的互相作用。研究者使尸体腰骶段进行屈伸、侧弯、轴向旋转，测量关节突关节和椎间盘的力学。当旋转时，关节突关节载荷最大，尤其是合并骨盆倾斜时。同时，椎管内压力在脊柱屈曲和侧弯时最高。腰椎在单纯屈曲时所产生的关节突关节载荷最低。这一发现与坐骨 - 股骨撞击有关，并证实了 Gomez-Hoyos 等在研究中观察到的生物力学关系。坐骨 - 股骨撞击会在髋部伸展时引起末端阻滞，最终导致骨盆前倾。阻滞的进一步后果是由于过早耦合导致腰椎伸展和脊柱小关节载荷增加。虽然本研究未进行椎间盘评估，但可以推测出椎间盘载荷是下降的，因为椎间盘在脊柱伸展状态时并不怎么承受压力。

目前的研究表明，运动和撞击导致的腰椎生物力学变化可能对下腰痛和骶髂关节作用机制具有一定意义。坐骨 - 股骨撞击可增加腰椎关节突关节的载荷。关节突关节除了引导运动的功能外，还可向脊柱传递载荷。这些载荷不仅可造成对脊髓节段的压迫，而且可以使神经根和椎间盘组织受压。Yang 等进行了一项生物力学研究证实了关节突关节承受 3% ~ 25% 的转移载荷。关节突关节囊内含有几种机械感受神经末梢、本体感觉神经末梢和痛觉神经末梢。软骨下和滑膜内也存在大量神经末梢。目前的生物力学研究表明，随着髋部运动，髋关节和脊椎的载荷会显著增加。而如果存在未经治疗的髋关节疾病，如坐骨 - 股骨撞击综合征，引起持续的关节载荷，则可过度刺激神经末梢，从而引起下腰痛，还可继发中枢神经系统反应和功能障碍。

坐骨 - 股骨撞击只是导致髋关节和脊柱力学异常的众多因素之一。由撞击导致的终末期髋关节伸展受限会增加脊柱关节突关节的载荷，进一步地讲，我们将来还可以利用脊柱椎间关节的变化来推测出其他髋关节病变造成的影响。

2.3 股骨前倾角异常和髂股韧带

股骨前倾角是股骨颈相对于股骨后髁水平线的轴向偏转角度。男性股骨平均前倾 10°，女性股骨平均前倾 20°。股骨前倾角异常的患者由于下肢旋转不良而伴有步态方面的症状。股骨前倾角小于 10° 且股骨头后凸入髋臼窝时，称为股骨颈前倾角过小。股骨颈前倾角小于 0° 时，称为股骨后倾。

地面反作用力随步态周期的循环而变化。在最初接触地面时，脚跟着地，地面反作用力指向髋关节前区。然后随着步态周期的进展，力的方向朝后移动。任何对自然解剖结构的改变，无论是骨的、肌肉肌腱的、还是关节囊盂唇的，都会影响步态周期中力矢量的正常传输。具体地说，股骨前倾角影响着髋关节和腰椎的关节囊盂唇和肌腱结构。因此在步态中传递的地面反作用力可能会因异常的股骨前倾角度而改变。Gomez-Hoyos 等在尸体模型中研究了股骨前倾角异常和髂股韧带对腰椎的影响。研究人员发现在模拟的股骨前倾角缩小（- 10°）的样本中腰椎关节突载荷会增加。

在尸体模型中分别模拟股骨前倾角增大（+30°）和减小（- 10°）。之所以选择这两个角度，是因为超过这两个角度会造成超过实际的过早耦合的骨撞击。在小转子远端进行横向截骨，用外支架固定股骨。根据 CT 检查的测量结果，对股骨远端进行内 / 外旋，以获得理想的股骨前倾角角度（图 2.5）。髋关节从 0° 逐渐移动到 10° 和 20°，伸髋位中立外展（图 2.3）。采用超敏压阻传感器测量 L3/L4 和 L4/L5 椎体关节突关节的载荷变化（图 2.4）。将股骨前倾角的增 / 减状态与原始加载状态进行比较。在前倾角模拟试验完成后，在髂股韧带的中间部位，将韧带的内侧和外侧部分予以松解。

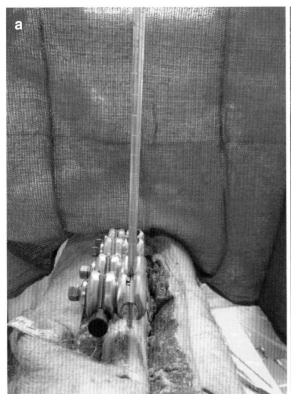 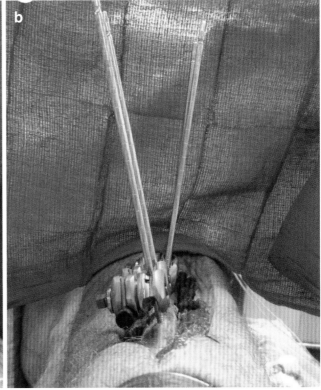

图 2.5　模拟股骨前倾角增大（+30°）和减小（- 10°）。在研究前进行了截骨术。（a）用外支架固定股骨。（b）旋转外固定架，带动截骨远端股骨旋转，使股骨前倾角增大或减小，维持足部旋转 0°

与最初的假设不同，研究人员发现在股骨前倾角减小的情况下，腰椎关节突载荷显著降低。据报道，在 20° 伸髋位时，L3/L4 关节突关节的原载荷为 149.7N，L4/L5 关节突关节的原载荷为 147.9N。在模拟股骨前倾角减小（－10°）状态下，测得的 L3/L4 关节突关节载荷为 74.3N，L4/L5 关节突关节载荷为 103.4N。在 L3/L4 组和 L4/L5 组中，自然股骨前倾角和股骨前倾角减小的最大变化百分比分别为 173.95% 和 176.69%。股骨前倾角增大时（+30°）则测得关节突关节最大的力传导，分别为在 L3/L4 关节突关节的 167.5N 和 L4/L5 关节突关节的 175.2N。

研究股骨前倾角对腰椎关节突载荷的影响主要是基于临床观察。Martin 等最近的一项病例研究报道了采用髋臼 – 股骨周围截骨术来纠正股骨前倾角，结果显示所有纳入队列的患者腰背痛症状均得到缓解。术后 Harris 评分（88.0 分）较术前平均的 70.7 分提高了 24.5%。评分量表显示改善明显，术后患者功能改善达 70.6%。临床观察结果从另一个方向证实了研究结果：关节突髋部解剖结构异常会对腰椎造成严重的影响。

将股骨前倾角的长轴旋转对齐后，股骨前倾是否可以从髋部的屈曲转换为股骨头的旋转运动则与骨盆的倾斜有关。旋转运动受到包括肌肉活动和运动方向在内的因素的影响，并受限于骨盆倾斜和旋转的方向。关节突载荷转移也是骨盆倾斜的一个影响因素。如果股骨前倾角异常导致骶骨倾斜，则会引起腰椎前凸，随之而来的就是限制躯干弯曲。在 +30° 前倾的情况下，骶椎倾斜增大，从而导致腰椎前凸，脊柱前凸抑制躯干前屈。这些异常也可能会受到髋关节假体安置不当的影响。

股骨前倾角缩小（－10°）状态下的髂股韧带松弛会导致 L3/L4 和 L4/L5 关节突关节载荷降低。具体来说，L3/L4 和 L4/L5 关节突关节载荷在伸髋 20° 位时分别下降 245.7% 和 257.3%。髋关节囊的功能是限制内侧旋转，然后是伸展、外展，最后是外旋。在步态周期的中间站姿到前摆的过程中，腿居中旋转。关节囊韧带和肌肉对

髋关节伸展和内旋的限制迫使腰椎作为一种代偿机制不断旋转。如前所述，关节突关节功能性抑制轴向旋转，因此腰椎轴向旋转可能导致关节突关节承受压力增加。

Schroder 等对股骨前倾角缩小的患者进行了步态分析。实时步态分析为髋关节病变导致的关节运动学改变提供了宝贵的信息。本研究的重要发现包括：在整个步态周期中，股骨前倾角缩小导致髋末端伸展量减少，骨盆前倾显著增加。此外，L5 标记显示步态周期中对侧旋转增加。这些研究成果再次支持和解释了为什么髋关节疾病会导致异常腰椎活动。

2.4 髋臼 – 股骨撞击

髋关节前方撞击，特别是髋臼 – 股骨撞击，在当代人群中出现越来越频繁。其病理表现有两种：凸轮型撞击和钳夹型撞击。凸轮型撞击的特征是股骨头 – 颈上部骨过度生长，导致股骨头 – 颈交界处骨半径明显增大。

凸轮型撞击产生剪切力，导致髋臼软骨“由外向内”损伤和盂唇撕裂。髋部过度屈曲将前上股骨头置于髋臼内，当股骨头 – 颈交界处旋入髋臼时，凸轮型撞击的存在会加重软骨损伤。髋部屈曲可能导致腰部运动异常。Kim 等报道，在患有下腰痛并有骨盆前倾角增加的患者中，坐姿髋部屈曲程度明显减少。钳夹型撞击是由于髋臼边缘骨过度生长，也是髋臼发育异常的结果。与凸轮型撞击相似，持续的髋部过度运动会导致盂唇损伤和软骨分层。疼痛与这些退行性机制有关，同时也是骨关节炎的早期重要发病因素。凸轮型撞击和钳夹型撞击可以单独发生，也可以同时发生。

同前所述，在股骨 – 坐骨撞击中，异常的髋部骨骼解剖改变了正常的腰 – 骨盆部功能，并通过骨盆和脊柱之间传递增加力的传导。凸轮型撞击和钳夹型撞击已被认为是增加骶髂和腰椎压力的原因。Khoury 等研究了凸轮型撞击对腰椎

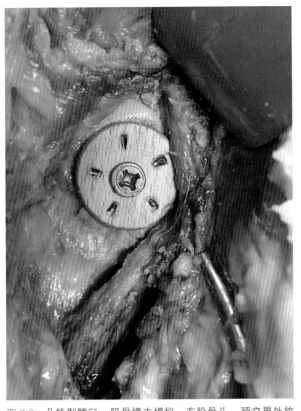

图 2.6　凸轮型髋臼－股骨撞击模拟，在股骨头－颈交界处放置一预制楔形装置

载荷的影响。类似于上文提到的方法，在尸体模型中模拟凸轮型撞击（图 2.6）。将超敏压阻传感器直接置入 L3/L4、L4/L5、L5/S1 椎间盘前部（图 2.7）。在髋部屈曲 90° 和 120° 以及髋部屈曲加内旋时，测量椎间盘在自然状态和撞击状态下的载荷。最后一个动作是撞击试验，在此过程中髋部弯曲、内收和内旋。与 L4/L5（101N）和 L3/L4（51N）相比，L5/S1 节段（116N）出现了载荷峰值（$P < 0.001$）。髋部屈曲至 120° 以及屈曲加内旋导致最大的内压，分别为 110N 和 106N。据此提出的研究结论，证实了模拟髋关节前方撞击与髋屈曲和内旋时腰椎间盘内压之间存在关节前方直接的动力链关系。

近期有人对髋关节前方撞击和腰骨盆后续症状之间的影响进行了调查。Birmingham 等引入了一个凸轮型撞击模型来评估旋转运动对耻骨联合的影响。得到的数据表明，凸轮型撞击可导致耻骨联合旋转，在撞击发生后耻骨联合的旋转大约增加 35%。虽然耻骨联合运动是常见的，但由于

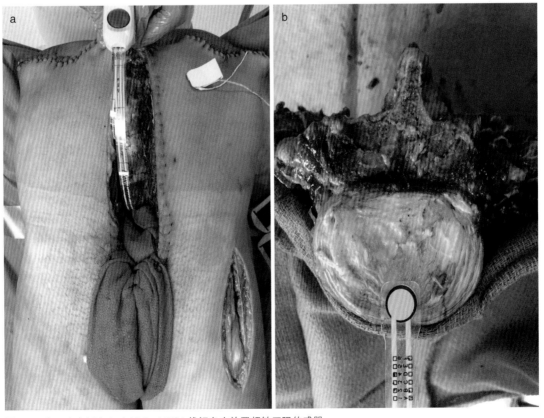

图 2.7　（a、b）L3/L4、L4/L5、L5/S1 椎间盘内放置超敏压阻传感器

不正常的髋关节骨性解剖（包括凸轮型撞击或股骨前倾角减少）引起股骨与髋臼过早接触可导致病理步态，特别是在高运动水平人群中。Lamontagne 等研究了凸轮型撞击患者在最大程度蹲姿时的骨盆运动。FAI 组与对照组相比，蹲起时髋部运动无显著差异；然而，FAI 组的平均蹲姿没有那么低。与对照组相比，FAI 组的矢状位骨盆活动范围显著减小。研究人员提出股骨与髋臼过早接触可能引起矢状位位移降低，并使股骨扭转因素不能得到控制。

2.5 神经运动学与髋－脊柱效应

3 种髋关节病变均通过中断正常坐骨神经运动而导致骨盆和脊柱症状。神经的伸长、压缩和位移与髋部屈曲及伸展运动程度呈正比。坐骨神经在臀区深部间隙的位置增加了因股骨－盆腔解剖异常而造成损伤的可能性。由此造成的神经损伤是髋关节病理的一种继发性影响。在坐骨－股骨撞击的情况下，坐骨神经穿过坐骨肌间隙。当小转子在髋部伸展时与坐骨接触，间隙减小可能使神经受到更大的压力（图 2.8）。股骨前倾角已被证明可在独立于小转子的起始方向和空间位置因素之外单独影响坐骨神经并引起并发症。不同于小转子，更大的股骨头可导致更严重的撞击（图 2.9）。还有屈曲外展外旋试验（FABER），以及偏离正常的运动轨迹，这些都可能有影响。Martin 等描述了股骨前倾角对神经运动学的影响，证实了神经随着外展角的增加而放松。在髋部屈曲时，观察到股骨头后凸，股骨前倾角减小，而坐骨神经被拉长。对髋部屈曲时神经的目视观察显示，其具有向内侧扭转特征。"螺旋"效应尚未在文献中得到证实；然而纤维束排列的解剖学描述是存在的，并支持这一说法。除了正常坐骨神经运动中断外，腰椎和骨盆疼痛也可能与股骨解剖异常引起的机械传导增加有关。

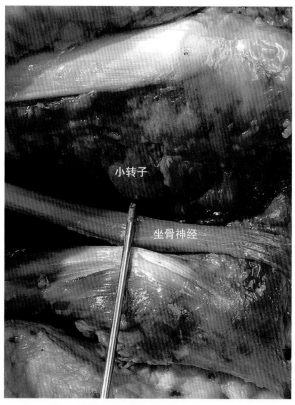

图 2.8　坐骨－股骨间隙内的坐骨神经撞击

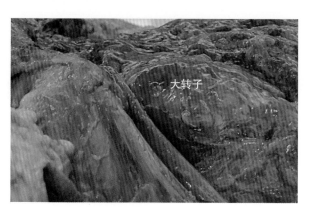

图 2.9　大转子内坐骨神经撞击

2.6 骨盆和矢状面平衡

髋－脊柱－骨盆核心病理机制的一个关键因素是矢状面失衡。撞击和骨性异常通过影响骨盆平面来影响脊柱载荷的机械传导。骨盆位置的改变相应改变了脊柱的排列。腰椎的弧形结构允许载荷在整个脊柱长度上均匀分布。

2.7 未来的发展方向

　　三维运动捕捉技术为研究髋－脊相互作用提供了一个重要的媒介。Schroder 等的研究不仅可作为这些相互作用的研究媒介，而且可以在临床环境中作为患者的诊断工具。简化的系统结合电磁传感器具有较好的成本效益，并且可以在不同程度上为临床医生提供方便。保髋中心的关于外侧坐骨－股骨撞击试验的初步调查描述了在髋关节做伸展动作时骨盆倾斜度的变化情况。这些发现支持 Schroder 等的研究成果，并证实骨盆前倾不仅发生在步态周期，而且发生在侧位。保髋组还发现股骨前倾角减小的患者在髋关节深屈时髋关节－骨盆的病理变化会更加明显。髋－骨盆相互作用研究是整个髋－脊柱病理学的未来发展方向。由于骨性撞击和股骨前倾角异常导致的髋关节过早耦合对正常的腰部运动学有显著影响。髋－脊柱异常直接影响运动水平，并且影响到人体解剖学的 4 个层次（译者注：骨质、关节囊盂唇、肌肉肌腱、神经血管）。

参考文献

[1]Huijbregts P. Lumbopelvic region: anatomy and biomechanics. In: Wadsworth C, editor. HSC 112 currentconcepts of orthopaedic physical therapy. LaCrosse,WI: Orthopaedic Section APTA; 2001.

[2] Filler AG. Piriformis and related entrapment syndromes:diagnosis & management. Neurosurg Clin NAm. 2008;19(4):609–622.

[3] Offierski CM, Macnab MB. Hip-spine syndrome.Spine (Phila Pa 1976). 1983;8(3):316–321.

[4]Devin CJ, Mccullough KA, Morris BJ, Yates AJ,Kang JD. Hip-spine syndrome. J Am Acad OrthopSurg. 2012;20:434–442.

[5]Buckland AJ, Miyamoto R, Patel RD, Slover J, RaziAE. Differentiating hip pathology from lumbar spinepathology: key points of evaluation and management.J Am Acad Orthop Surg. 2017;25(2):23–34.

[6]Ben-galim P, Ben-galim T, Rand N, et al. Hip-spinesyndrome the effect of total hip replacement surgeryon low back pain in severe osteoarthritis of the hip.Spine (Phila Pa 1976). 2007;32(19):2099–2102.

[7]Fogel GR, Esses SI. Hip spine syndrome: managementof coexisting radiculopathy and arthritis of thelower extremity. Spine J. 2003;3:238–241.

[8]Matsuyama Y, Hasegawa Y, Yoshihara H, et al. Hipspinesyndrome: total sagittal alignment of the spineand clinical symptoms in patients with bilateralcongenital hip dislocation. Spine (Phila Pa 1976).2004;29(21):2432.

[9]Redmond JM, Gupta A, Hammarstedt JE, Stake CE,Domb BG. The hip-spine syndrome: how does backpain impact the indications and outcomes of hiparthroscopy? Arthroscopy. 2014;30(7):872–881.

[10]Lejkowski PM, Poulsen E. Elimination of intermittentchronic low back pain in a recreational golfer followingimprovement of hip range of motion impairments.J Bodyw Mov Ther. 2013;17(4):448–452.

[11]Gebhart JJ, Weinberg DS, Conry KT, Morris WZ,Sasala LM, Liu RW. Hip-spine syndrome: is therean association between markers for cam deformityand osteoarthritis of the lumbar spine? Arthroscopy.2016;32(11):1–6.

[12]Lamontagne M, Kennedy MJ, Beaulé PE. The effectof cam FAI on hip and pelvic motion during maximumsquat. Clin Orthop Relat Res. 2009;467(3):645–50.

[13]Ganz R, Parvizi J, Beck M, Leunig M, Notzli H,Siebenrock KA. Femoroacetabular impingement: acause for osteoarthritis of the hip. Clin Orthop RelatRes. 2003;417:112–120.

[14]Goodman DA, Feighan JE, Smith AD, LatimerB, Buly RL, Cooperman DR. Subclinical slippedcapital femoral epiphysis. Relationship to osteoarthrosisof the hip. J Bone Joint Surg Am.1997;79(10):1489–1497.

[15]Ito K, Leunig M, Ganz R. Histopathologic features ofthe acetabular labrum in femoroacetabular impingement.Clin Orthop Relat Res. 2004;429:262–271.

[16]Murray RO, Duncan C. Athletic activity in adolescenceas an etiological factor in degenerative hip disease.J Bone Joint Surg Am. 1971;53(B(3)):406–419.

[17]Schröder RG, Reddy M, Hatem MA, et al. A MRIstudy of

the lesser trochanteric version and its relationshipto proximal femoral osseous anatomy. J HipPreserv Surg. 2015;2(4):410–416.

[18]Torriani M, Souto SCL, Thomas BJ, Ouellette H,M a B. Ischiofemoral impingement syndrome: anentity with hip pain and abnormalities of the quadratusfemoris muscle. AJR Am J Roentgenol.2009;193(1):186–190.

[19]Gómez-Hoyos J, Martin RRL, Schröder R, PalmerIJ, Martin HD. Accuracy of two clinical tests forischiofemoral impingement in patients with posteriorhip pain and endoscopically confirmed diagnosis.Arthroscopy. 2015:1–6.

[20]Gómez-Hoyos J, Khoury AN, Schröder R, Johnson E,Palmer IJ, Martin HD. The hip-spine effect: a biomechanicalstudy of ischiofemoral impingement effect onlumbar facet joints. Arthroscopy. 2016;33(1):101–107.

[21]Popovich JM, Welcher JB, Hedman TP, et al. Lumbarfacet joint and intervertebral disc loading during simulatedpelvic obliquity. Spine J. 2013;13(11):1581–1589.

[22]Jaumard NV, Welch WC, Winkelstein BA. Spinalfacet joint biomechanics and mechanotransductionin normal, injury and degenerative conditions. JBiomech Eng. 2011;133(7):71010.

[23]Yang KH, King AI. Mechanism of facet load transmissionas a hypothesis for low-back pain. Spine(Phila Pa 1976). 1984;9(6):557–565.

[24]Kalichman L, Hunter DJ. Lumbar facet jointosteoarthritis: a review. Semin Arthritis Rheum.2007;37:69–80.

[25]Elder BD, Vigneswaran K, Athanasiou KA, Kim DH.Biome-chanical, biochemical, and histological characterizationof canine lumbar facet joint cartilage NIHpublic access. Neurosurgery. 2010;66(4):722–727.

[26]Haher TR, O'Brien M, Dryer JW, Nucci R, Zipnick R,Leone DJ. The role of the lumbar facet joints in spinalstability. Identification of alternative paths of loading.Spine (Phila Pa 1976). 1994;19(23):2667–2670, discussion2671.

[27]McLain RF. Mechanoreceptor endings in humancervical facet joints. Spine (Phila Pa 1976).1994;19(5):495–501.

[28]Vandenabeele F, Creemers J, Lambrichts I, Lippens P,Jans M. Encapsulated Ruffini-like endings in humanlumbar facet joints. J Anat. 1997;191:571–583.

[29]McLain RF, Pickar JG. Mechanoreceptor endings inhuman thoracic and lumbar facet joints. Spine (PhilaPa 1976). 1998; 23(2):168–173.

[30]Chen C, Lu Y, Kallakuri S, Patwardhan A, CavanaughJM. Distribution of A-δ and C-fiber receptors in thecervical facet joint capsule and their response tostretch. J Bone Joint Surg Am. 2006;88(A):1807–1816.

[31]Miller F, Merlo M, Liang Y, Kupcha P, Jamison J,Harcke HT. Femoral version and neck shaft angle. JPediatr Orthop. 1993;12:382–388.

[32]Tonnis D, Heinecke A. Acetabular and femoral anteversion: relationship with osteoarthritis of the hip. JBone Joint Surg Am. 1999;81(12):1747–1770.

[33]Gulan G, Matovinovi D, Nemec B, Rubini D, RavliJ. Femoral neck anteversion: values, development,measurement, common problems. Coll Antropol.2000;24(2):521–527.

[34]Murphy SB, Simon SR, Kijewski PK, Wilkinson RH,Griscom NT. Femoral anteversion. J Bone Joint SurgAm. 1987;69(8):1169–1176.

[35]Krebs DE, Robbins CE, Lavine L, Mann RW. Hipbiomechanics during gait. J Orthop Sports Phys Ther.1998;28(1):51–59.

[36]Gomez-Hoyos J, Khoury A, Schroder R, Marquezarabia W, Palmer I, Martin H. The hip-spine effect partII: a biomechanical study of abnormal femoral neckversion and the iliofemoral ligament effect on lumbarfacet joint load. Arthroscopy. 2016. Submitted.

[37]Martin H, Khoury A, Gomez-Hoyos J, Helal A,Fincher C, Jones A. Outcomes of femoral derotationalosteotomy for decreased femoral anteversion:a case series. Santiago: International Society for HipArthroscopy; 2017.

[38]Levangie PK, Norkin CC. Joint structure and function:a comprehensive analysis. 5th ed. Philadelphia:F.A. Davis; 2011.

[39]Lazennec JY, Rousseau MA, Riwan F, et al. Relationshanche rachis: consequences fonctionnelles; applicationsaux arthroplasties totales de hanche. In: Le complexelombo-pelvien De l'anatomie a la pathologie.Montpellier: Sauramps Medical; 2005. p. 115–145.

[40]Husson J-L, Mallet J-F, Huten D, Odri G-A, MorinC, Parent H-F. The lumbar-pelvic-femoral complex:applications in hip

pathology. Orthop Traumatol SurgRes. 2010;96(4):S10–16.

[41]Martin HD, Savage A, Braly BA, Palmer IJ, Beall DP,Kelly B. The function of the hip capsular ligaments: aquantitative report. Arthroscopy. 2008;24(2):188–195.

[42]Birmingham PM, Kelly BT, Jacobs R, McGrady L,Wang M. The effect of dynamic femoroacetabularimpingement on pubic symphysis motion: a cadavericstudy. Am J Sports Med. 2012;40(5):1113–1118.

[43]Kim SH, Kwon OY, Yi CH, Cynn HS, Ha SM, ParkKN. Lumbopelvic motion during seated hip flexionin subjects with low-back pain accompanying limited hip flexion. Eur Spine J. 2014;23(1):142–148.

[44]Ellison JB, Rose SJ, Sahrmann SA. Patterns of hiprotation range of motion: a comparison betweenhealthy subjects and patients with low back pain. Phys Ther. 1990;70(9):537–541.

[45]Esola MA, McClure PW, Fitzgerald GK, SieglerS. Analysis of lumbar spine and hip motion duringforward bending in subjects with and without a history of low back pain. Spine (Phila Pa 1976). 1996;21(1):71–78.

[46]Sung PS. A compensation of angular displacements of the hip joints and lumbosacral spine between subjects with and without idiopathic low back pain during squatting. J Electromyogr Kinesiol. 2013;23:741–745.

[47]Vad VB, Bhat AL, Basrai D, Gebeh A, Aspergren DD, Andrews JR. Low back pain in professional golfers the role of associated hip and low back range-ofmotion deficits. Am J Sports Med. 2004;32(2):494–497.

[48]Khoury A, Gomez-Hoyos J, Yeramaneni S, Martin HD. Biomechanical effect of anterior hip impingement on lumbar intradiscal pressure. Santiago: International Society for Hip Arthroscopy; 2017.

[49]Shacklock M. Neurodynamics. Physiotherapy. 1995; 81(1):9–16.

[50]Martin HD, Khoury AN, Schroder R, et al. The effects of hip abduction on sciatic nerve biomechanics during terminal hip flexion. J Hip Preserv Surg. 2017;4(2):178–186.

[51]Merolli A, Mingarelli L, Rocchi L. A more detailed mechanism to explain the "bands of Fontana" in peripheral nerves. Muscle Nerve. 2012;46(4):540–547.

[52]Clarke E, Bearn JG. The spiral nerve bands of Fontana. Brain. 1972;95(1):1–20.

[53]Ushiki T, Ide C. Three-dimensional organization of the collagen fibrils in the rat sciatic nerve as revealed by transmission- and scanning electron microscopy. Cell Tissue Res. 1990; 260 (1):175–184.

[54]Roussouly P, Nnadi C. Sagittal plane deformity: an overview of interpretation and management. Eur Spine J. 2010;19(11):1824–1836.

第3章 髋后方疼痛患者的临床检查

Hal D. Martin

潘海乐 译

3.1 髋后方疼痛患者的临床检查

伴随着对髋关节生物力学、临床解剖和可用的治疗选择方案理解的不断深入，以髋后方疼痛作为诊断进行治疗的患者不断进入我们的视野。髋关节与脊柱和下肢具有紧密的生物力学关联，并且与骨盆内部和外部结构具有解剖学上的密切关系。对于表现出关节内/关节外髋后方疼痛的患者，需要综合病史和包括特殊髋部检查法在内的体格检查，来评估髋关节所有结构层面。这些结构层面包括：骨质、关节囊盂唇、肌肉肌腱、神经血管和动力链。了解各个层面的解剖和生物力学对髋后方疼痛的临床检查至关重要。而作为反映病理情况可能原因的一系列诊断性检查法的建立，则是识别任何复杂模式的关键。一套系统的全面标准化体格检查测试和技术可提供可靠的信息，指导对髋关节所有层面的疾病做出准确诊断。

骨质层面包括股骨、骨盆和髋臼，这包括了对它们的匹配性、倾角、稳定性和力线的评估。传统意义上，当疼痛主要源于关节囊盂唇损伤时，在骨性层面认为的异常可能存在髋关节骨质结构的过度覆盖或覆盖不足。然而，对于髋后方疼痛，还应考虑骨质异常如何直接（弹响髋、神经撞击）或间接（挛缩、不稳定）影响肌肉肌腱、神经血管和运动水平。髋关节的三维平面几何形状复杂，并且软组织结构、神经肌肉活动和关节活动范围之间存在互相平衡作用，而髋后方疼痛可由关节

头侧和尾侧骨质排列的轻微改变引起。

关节囊盂唇层面的结构包括髋关节韧带、关节囊和盂唇，这些结构的主要功能是维持髋关节稳定。有证据表明，坐股韧带、耻股韧带以及髂股韧带的内侧和外侧壁能够限制髋关节的活动范围。最近的研究表明，耻股韧带和圆韧带在限制屈曲位髋关节的旋转时扮演了重要角色。髋关节囊盂唇源性疼痛可伴随有髋后方疼痛，应注意予以甄别。髋关节末端伸展不足是后髋关节疼痛的主要原因，这可能来源于骨质、关节囊盂唇和肌肉肌腱出现问题，这些问题会影响到包括神经血管和动力链在内的各个层面。

肌肉肌腱层面的结构包括髋关节周围的肌肉组织，其主要功能是作为髋、骨盆和躯干活动的动力性稳定结构。髋关节肌肉组织的疼痛和无力可能主要由肌肉撕裂、肌腱退化或肌腱炎引起。肌肉（梨状肌、闭孔内肌或腘绳肌）肌腱病变可能是髋后方疼痛的主要原因，也可能是骨和关节囊病理改变（对髋部疼痛的代偿性反应）的继发原因。

神经血管层面包括髋关节的神经和血管结构。疼痛、运动控制和本体感觉有助于髋关节的运动和健康。神经血管性髋后方疼痛可能是一种错觉，明确诊断需要通过在第2章中讨论过的全面的体格检查和对神经血管解剖学以及生物力学的深入理解得出。髋后方疼痛的神经血管诱发因素可以是骨盆内的和（或）骨盆外的，因此需要完整的脊柱疾病、泌尿系统疾病和妇科疾病病史。

髋关节的动力链层面包括髋关节、腰椎、骶髂关节、膝关节。髋关节、腰椎、骶髂关节和膝关节的动态连接最终作为一个整体发挥功能。所有结构层面的任何不协调都可能导致动力链的破坏。髋关节的所有结构层面和邻近关节都会影响动力链。

独立的或伴发其他疾病方面，臀深综合征（Deep Gluteal Syndrome，DGS）可与深部病因相关，例如腘绳肌综合征和坐骨 - 股骨撞击综合征（Ischiofemoral Impingement Syndrome，IFI）。在腘绳肌综合征中存在的与腘绳肌肌腱相关的有瘢痕的坐骨神经，以及发生于坐骨与股骨小转子之间的坐骨神经撞击分别是髋后方疼痛的独立原因，可以用来区分骨盆内和骨盆外坐骨神经卡压。

坐骨 - 股骨撞击综合征和腘绳肌综合征是髋后方疼痛的两个原因，其与 DGS 的症状相似。这两种动态病理状态与体力活动有关，并且不能排除两种病症共同存在的可能。为了评估髋后方疼痛的病因，理解和评估骨质、关节囊盂唇、肌肉肌腱、神经血管和动力链之间的相互作用很有必要。结合全面的病史、影像及包括辅助检查在内的体格检查对于精确诊断 DGS 至关重要。

Johnson 于 1977 年首次描述了 IFI 的手术治疗，当时注意到全髋关节置换术后，坐骨 - 股骨间隙变窄伴随髋后方疼痛。随后该病例通过切除小转子治疗成功。最近，Martin 等在一项为期 2 年的研究中发现，诊断为 IFI 的部分患者，在股骨小转子部分成形术后症状得到改善。与非手术治疗相比，外科手术治疗慢性腘绳肌撕裂和撕脱得到了积极的效果。作为在腘绳肌肌腱和坐骨神经之间松解瘢痕组织的外科手术，其良好的术后效果也得到了证实。

本章的目的是演示如何识别和诊断引起 DGS 的深层原因。读者将能够区分独立的 IFI 或腘绳肌综合征，这些综合征可伴有或不伴有坐骨撞击。

3.2　既往史及体格检查

对髋后方疼痛的评估需要综合完整的病史、全面的体格检查、标准化的 X 线检查和有针对性的各种诊断性试验。患者的全面病史应该在髋关节体格检查前获得，获得的病史应考虑包括动力链在内的髋关节的所有层面。现有情况的记录应包括发病日期、有无外伤和损伤机制。疼痛的特点和弹响的有无将有助于确诊是关节内还是关节外的病变。脊柱、腹部和下肢的相关症状也应记录。以下事项也必须得到重视：既往疾病史、外科手术史、受伤史、儿童期或青少年期髋关节疾病、同侧膝关节疾病、可提示炎症性骨关节炎的病史以及引起骨坏死的危险因素。迄今为止的治疗经过必须明确，并详细说明当前的主要限制。

通过记录参加过的运动和其他活动可以帮助确定受伤类型，并根据患者的目标和期望效果帮助指导治疗计划的制订。髋关节疼痛和功能可以使用以下一份或多份问卷进行评分：Harris 髋关节评分（Harris Hip Score，HHS），改良 HHS 评分，国际髋关节预后评分（International Hip Outcome Tool，iHOT）–33，以及 iHOT–12。

患有 DGS/ 坐骨神经卡压的患者通常有外伤史和坐位疼痛的症状（不能坐 30min 以上），下背部或髋部的放射性疼痛，以及患侧腿部的感觉异常。腘绳肌综合征和 IFI 患者有髋后疼痛，可能类似于 DGS 的症状。患有腘绳肌综合征和坐骨 - 股骨撞击综合征的患者可伴有放射性疼痛，并且还应考虑这些疾病共存的情况。

当出现髋后方疼痛时，应在标准髋关节评估策略中纳入体检以诊断 DGS、腘绳肌综合征和 IFI（表 3.1）。在当前工作中，将简要介绍一下诊断髋后方疼痛的关键点和之前验证过行之有效的 6 项主要试验。所有的髋关节评估应包括对 3 个平面的运动轴的评估，即对坐位、仰卧位和侧卧位中步态和被动 / 主动动作的分析。

表 3.1　髋后方疼痛的诊断步骤和治疗

病因	诊断	治疗
IFI	评估结构性相关因素 坐骨外侧远端疼痛 步态：大步走（疼痛出现）与短步走（缓解疼痛） 坐骨－股骨撞击试验	保守治疗 　外展肌力量训练 　足弓支撑 　注射 　运动和日常生活中限制步幅 手术治疗 　开放手术切除股骨小转子 　股骨小转子远端移位 　坐骨成形术（伴随半膜肌撕裂） 　坐骨成形术＋股骨小转子切除：重建正常结构 　全髋关节置换（伴有骨关节炎） 　股骨截骨术 　镜下股骨小转子切除
腘绳肌综合征	坐骨外侧疼痛 步态：跟部冲击疼痛 腘绳肌试验阳性（−30°与90°）	腘绳肌＋IFI→坐骨成形＋修复 腘绳肌＋坐骨神经卡压→神经电生理监测下的手术
DGS	考虑脊柱、骶髂关节、骨盆内部、臀部间隙的病理情况 疼痛在梨状肌近端水平 被动梨状肌拉伸试验 主动梨状肌试验	非手术治疗 　物理治疗 　盆底治疗 　引导下注射 　应用类固醇和神经调节物 手术治疗 　切开坐骨神经减压 　盆腔内腹腔镜减压 　关节镜下减压

　　定位于近端或远端区域的髋关节后方疼痛产生的远端坐骨神经（Sciatic Nerve，SN）撞击，与那些主诉走路或坐位时疼痛的患者表现不同。一个坐位时会加重疼痛的例子：驾驶汽车时，与髋关节处于90°运动时相比，当髋关节处于30°屈曲时，腘绳肌（半膜肌）受力矢量角不同。髋关节屈曲30°时的活动使腘绳肌被激活，可引起SN不适。相反，IFI患者坐位时更舒服。然而，在行走时髋关节会因处于后伸终末阶段出现疼痛。在髋关节伸展终末阶段，坐骨与小转子之间的空间减少。坐骨－股骨间隙是坐骨神经所在的位置，如果该间隙的正常生物力学被破坏，有可能发生SN的动态撞击。

　　在步态分析中，髋关节形态异常、肌无力、疼痛模式、大步走试验（LSW）可为鉴别诊断腘绳肌综合征和IFI提供重要信息。股骨前倾增加的人群中的IFI患者更为常见。步态过程中偏内的足进展角可表现出股骨前倾增加，并随后发现伴有IFI。单足独立（Trendelenburg）征阳性则可能是由于臀中肌无力所导致。髋关节内收与在轴向负荷状态下的旋转运动相关联的骨盆倾斜相结合，可能导致股骨小转子与坐骨撞击，从而产生IFI症状。行走过程中发生的疼痛，其模式可能是诊断髋后方疼痛病理的关键，特别是比对大步走与小步走时。大步走跟部冲击试验（Long-stride Heel Strike Test，LSHS），其阳性表现更多

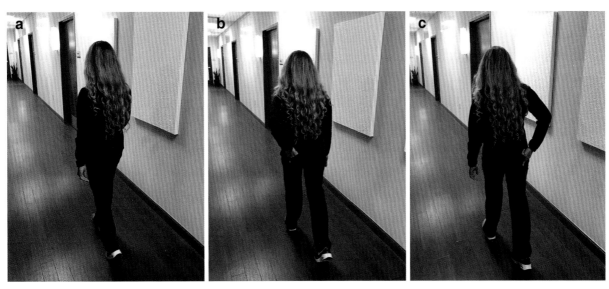

图 3.1　大步走试验。（a）指导患者根据日常习惯行走。（b）大步走跟部冲击试验（LSHS）：指导患者以大步向前走。阳性结果是在髋关节屈曲足跟落地时在坐骨外侧出现疼痛。（c）患者根据自己的习惯步态进行大步走试验（LSW），没有疼痛。阳性结果是髋关节伸展末期坐骨外侧疼痛

是在足跟着地时动力性的屈髋和屈膝时出现（图3.1a，b）。在脚跟着地初期，腘绳肌肌肉产生偏心力，然后向心收缩并使膝关节屈曲。在髋关节屈曲 / 膝关节屈曲时患者自诉的坐骨外侧疼痛，可能是近端慢性或急性腘绳肌撕裂的阳性体征。与此不同的是，动力性髋过伸时大步走试验（LSW）阳性更支持对 IFI 的诊断。当患者在伸髋末期时抱怨坐骨外侧疼痛，而在短步走时缓解，则意味着大步走试验阳性（图 3.1c）。LSW 对 IFI 的诊断敏感性为 0.94，特异性为 0.85。

在坐位时，触诊臀部结构也有助于寻找和区分髋后方疼痛的原因（图 3.2）。医生以坐骨结节为参照点，在臀部 3 个位置触诊：梨状肌（外侧 / 上）、外旋肌平面和坐骨外侧。如果疼痛局限于坐骨，则可以排除坐骨管综合征、腘绳肌囊肿或腘绳肌撕裂；如果疼痛位于坐骨外侧，考虑为坐骨 – 股骨撞击综合征；如果疼痛更加偏内，应考虑疼痛源于阴部神经的可能。坐位触诊试验也可以在坐位梨状肌拉伸试验（图 3.3a）中进行。坐位梨状肌拉伸试验是一种患者在坐位时进行的髋关节屈曲、内收、内旋试验 。检查者拉伸患者膝关节（牵拉坐骨神经），在坐骨外侧（用中指）和坐骨切迹近侧（用食指）1cm 触诊，让患者屈

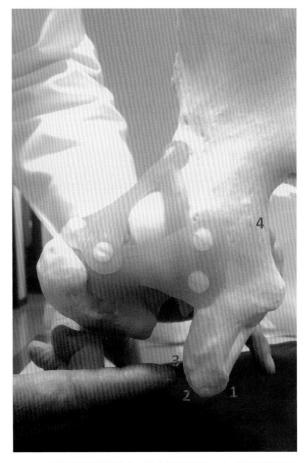

图 3.2　触诊深层臀部肌肉。从内侧到外侧，（1）阴部神经卡压与骶结节韧带受损引起坐骨内侧疼痛感，（2）坐骨外侧面疼痛可能代表腘绳肌综合征或（3）坐骨 – 股骨撞击综合征，（4）在坐骨切迹处的疼痛感是梨状肌受损的特征

髋被动内收内旋。试验阳性表现为在梨状肌或外旋肌群水平再次出现髋后方疼痛。梨状肌拉伸试验（敏感性 0.52，特异性 0.90）用来判断 DGS 是否为髋后方外旋肌疼痛的原因时使用。

主动腘绳肌试验是患者取坐位，检查者触诊坐骨、半膜肌和联合腱，膝关节在屈曲 30°（A–30）和 90°（A–90）时进行检查（图 3.3b，c）。受试患者被要求在屈膝 30° 时抗阻主动屈曲膝关节 5s，然后在屈膝 90° 时再次重复上述动作。试验阳性表现为再现坐骨近端和（或）外侧疼痛

和（或）无力。若有放射性疼痛，则提示坐骨神经受累。联合应用这两种试验方法，其敏感性和特异性分别为 0.84 和 0.97。SN 的近端或远端卡压可以通过症状性疼痛再现的位置来区分。

可用两项鉴别 IFI 和 DGS 的试验在侧方进行评估。主动梨状肌试验诊断 DGS 的敏感性为 0.78，特异性为 0.80，与被动梨状肌拉伸试验联合使用是诊断由梨状肌导致的坐骨神经卡压的主要检查方法。嘱患者侧卧于检查床，抵抗检查者施加的阻力主动外展外旋髋关节（图 3.4a）。与被动梨

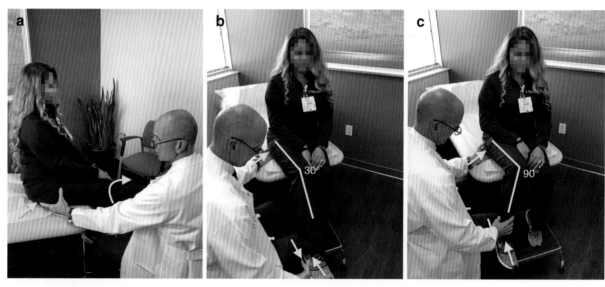

图 3.3　坐位梨状肌拉伸试验和坐位主动腘绳肌试验。（a）梨状肌拉伸试验。（b）膝关节屈曲 30°（A–30）时主动腘绳肌试验。（c）膝关节屈曲 90°（A–90）时主动腘绳肌试验

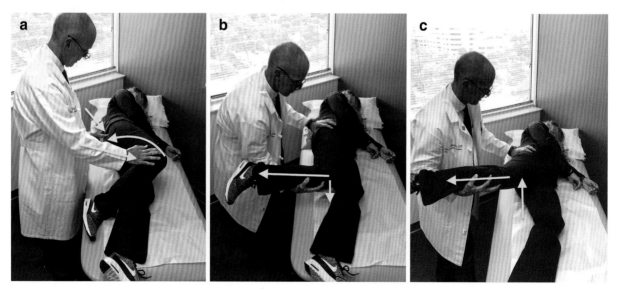

图 3.4　区分深部不同原因导致的 DGS 的侧卧位试验。（a）主动梨状肌试验：根据梨状肌外侧疼痛是否出现来区分病因的部位是在近端还是在远端。（b）坐骨 – 股骨撞击试验（判断坐骨外侧是否出现疼痛）。（c）通过髋关节外展使症状缓解

状肌拉伸试验相似，试验阳性是梨状肌或外旋肌群水平后部痛。坐骨 – 股骨撞击试验也是在患者处于侧卧位时进行（图 3.4b，c），检查者在患者髋关节处于内收或中立位时予以后伸牵拉，观察患者是否产生疼痛。为了进一步证实 IFI，检查者在髋部外展的体位下后伸患者髋关节，若患者没有疼痛症状，则进一步证明存在撞击的病理改变。坐骨 – 股骨撞击试验显示出 0.82 的敏感性和 0.85 的特异性，可结合大步走试验对 IFI 进行诊断。

通过评估轴向生物力学，可以提供骨盆位置的信息。在正常骨形态的条件下，髋屈肌与伸肌之间的平衡影响骨盆在矢状轴上的位置。异常向后或者向前的骨盆位置和与骨盆位置相关的髋部肌肉无力和（或）僵硬相关联，这一因素可能导致 DGS 和 IFI 的发展。

髋关节活动受限对脊柱活动性和功能的影响已经被证明是导致慢性下腰痛的原因之一。由于髋关节后伸受限，坐骨 – 股骨撞击综合征患者可能会出现下腰痛的相关症状。Gomez-Hoyos 在尸体研究中证实了这一临床观察。由于坐骨 – 股骨间隙减小，限制了髋关节的伸展，从而导致腰椎关节突关节内（L3/L4 和 L4/L5）压力增加。完整的髋关节体格检查必须包括对腰椎的评估；对于下腰部疼痛的病例，也应该进行髋关节检查。

3.3 鉴别诊断

在综合病史和体格检查中，检查者必须了解骨盆内外结构产生的与 DGS 相似的症状。有妇科泌尿疾病病史的周期性疼痛（子宫内膜异位症、膀胱或肠道问题、痛经）的患者可能意味着有盆腔内坐骨神经卡压情况。阴部神经卡压是一种独立的疾病，可能与 DGS 症状相似，可以通过疼痛部位及典型症状进行区分。阴部神经卡压患者存在坐骨内侧疼痛伴随灼烧感、撕裂感、针刺感、类闪电感、电击感、锐性击打感和（或）异物感，上述症状在坐位时加重（在坐便器上时缓解），

站立位时减轻。神经可能被卡压在多个位置（梨状肌、闭孔内肌、骶结节韧带、骶棘韧带或镰状突），由经过培训的理疗师进行的盆底检查将有助于对这些盆腔内疾病做出诊断并理清它们之间的关系。

3.4 影像学及辅助检查

标准影像学检查包括站立位时的前后位骨盆 X 线片、假斜位片和侧位片。所有关节内病变都应通过全面的病史采集和评估检查（包括对骨质、关节囊盂唇、肌肉肌腱、神经血管和动力链 5 个层面的体格检查）加以排除。特别是对于后髋关节病例，需进行 T3 MRI 检查以区分骨盆内外源性的坐骨神经卡压。骨盆外源性的患者进行 MRI 检查时的体位对 IFI 的诊断有很大影响。双足被保持在正常行走时的位置，从而得到一个最接近模拟坐骨 – 股骨空间的动态评估。如果双足未固定在该功能位置，则可能得出坐骨 – 股骨间隙缩小的错误诊断。在 T2 轴位或 T2 冠状位图像中能最好地观察半膜肌及其在坐骨外侧的起点。通过这类图像能够对半膜肌的部分撕裂或下表面撕裂进行检查。对于活动性半膜肌半脱位的病例，可以用动态 MRI 和动态超声进行检查。在动态超声检查中，患者应处于俯卧位，并使患者通过做骑自行车动作使腘绳肌收缩。收缩的半膜肌将半脱位进入坐骨管，从而引发坐骨神经的放射性疼痛。可以通过轴位和冠状位的 T1 MRI 和 T2 MRI 评估该区域中的瘢痕形成。骨盆内 T3 MRI 可用于评估妇科源性和血管源性的坐骨神经和（或）坐骨神经根卡压。这种伴有肌腱半脱位后进入坐骨管的部分撕裂类型与膝关节伸直和髋关节外展状态下的体格检查方式有一定相关性。

辅助检查方面，可尝试使用肌电图；但是其作用不大。如果使用肌电图，则应以动态模式测试膝关节伸直、髋关节屈曲和外展，并将症状侧与非症状侧进行比较，观察神经发病的潜伏期。现提倡使用注射试验协助髋后方关节外和关节内

疾病的诊断。CT、X 线、超声或 MRI 引导下的注射可以提高确定正确注射部位的准确性。如上所述，除了注射测试之外，超声还有助于精确诊断 IFI 或腘绳肌撕裂是否受累。注射测试（包括动态透视检查）可以用来评估坐骨 – 股骨间隙（Ischiofemoral Space，IFS）或可视化髋关节伸展终末期髋关节坐骨 – 股骨（Ischiofemoral ,IF）疼痛的动态再现。X 线检查也可以帮助重现位于近侧的大转子源性坐骨神经撞击。约束髋关节的韧带结构确实会影响髋关节的整体运动，并且会影响撞击的确切位置。这是由多种因素共同作用产生的结果，不仅是骨质结构，还包括关节囊盂唇，它们可以影响到位于主要疼痛部位以上或以下的任何其他结构。

3.5 结论

总之，无论是否伴有坐骨神经受累，髋后方疼痛可以通过全面的病史采集和利用辅助试验在内的体格检查以及 3 个平面的影像学评估得到诊断。DGS、IFI、腘绳肌综合征和阴部神经卡压的鉴别诊断取决于对髋后方疼痛的整体解剖、生物力学和临床表现的理解程度。

参考文献

[1]Martin HD, Reddy M, Gomez-Hoyos J. Deep gluteal syndrome. J Hip Preserv Surg. 2015;2(2):99–107.

[2]Chambers HG, Sutherland DH. A practical guide to gait analysis. J Am Acad Orthop Surg. 2002;10(3):222–231.

[3]Martin HD, Savage A, Braly BA, Palmer IJ, Beall DP, Kelly B. The function of the hip capsular ligaments: a quantitative report. Arthroscopy. 2008;24(2):188–195.

[4]Martin HD, Hatem MA, Kivlan BR, Martin RL. Function of the ligamentum teres in limiting hip rotation: a cadaveric study. Arthroscopy. 2014;30(9):1085–1091.

[5]Martin HD, Khoury AN, Schroder R, Johnson E, Gomez-Hoyos J, Campos S, et al. Contribution of the pubofemoral ligament to hip stability: a biomechanical study. Arthroscopy. 2017;33(2):305–313.

[6]Gomez-Hoyos J, Khoury A, Schroder R, Johnson E, Palmer IJ, Martin HD. The hip-spine effect: a biomechanical study of ischiofemoral impingement effect on lumbar facet joints. Arthroscopy. 2017;33(1):101–107.

[7]Gomez-Hoyos J, Martin RL, Schroder R, Palmer IJ, Martin HD. Accuracy of 2 clinical tests for ischiofemoral impingement in patients with posterior hip pain and endoscopically confirmed diagnosis. Arthroscopy. 2016;32(7):1279–1284.

[8]Orava S. Hamstring syndrome. Oper Tech Sports Med. 1997;5(3):143–149.

[9]Patti JW, Ouellette H, Bredella MA, Torriani M. Impingement of lesser trochanter on ischium as a potential cause for hip pain. Skelet Radiol. 2008;37(10):939–941.

[10]Torriani M, Souto SC, Thomas BJ, Ouellette H, Bredella MA. Ischiofemoral impingement syndrome: an entity with hip pain and abnormalities of the quadratus femoris muscle. AJR Am J Roentgenol. 2009;193(1):186–190.

[11]Young IJ, van Riet RP, Bell SN. Surgical release for proximal hamstring syndrome. Am J Sports Med. 2008;36(12):2372–2378.

[12]Martin HD, Kivlan BR, Palmer IJ, Martin RL. Diagnostic accuracy of clinical tests for sciatic nerve entrapment in the gluteal region. Knee Surg Sports Traumatol Arthrosc. 2014;22(4):882–888.

[13]Martin HD, Palmer IJ. History and physical examination of the hip: the basics. Curr Rev Musculoskelet Med. 2013;6(3):219–225.

[14]Johnson KA. Impingement of the lesser trochanter on the ischial ramus after total hip arthroplasty. Report of three cases. J Bone Joint Surg Am. 1977;59(2):268–269.

[15]Hatem MA, Palmer IJ, Martin HD. Diagnosis and 2-year outcomes of endoscopic treatment for ischiofemoral impingement. Arthroscopy. 2015;31(2):239–246.

[16]Dierckman BD, Guanche CA. Endoscopic proximal hamstring repair and ischial bursectomy. Arthrosc Tech. 2012;1(2):e201–207.

[17]Gomez-Hoyos J, Reddy M, Martin HD. Dry endoscopic-assisted mini-open approach with neuromonitoring for chronic

hamstring avulsions and ischial tunnel syndrome. Arthrosc Tech. 2015;4(3):e193–199.

[18]Miller SL, Gill J, Webb GR. The proximal origin of the hamstrings and surrounding anatomy encountered during repair. A cadaveric study. J Bone Joint Surg Am. 2007;89(1):44–48.

[19]Harris WH. Traumatic arthritis of the hip after dislocation and acetabular fractures: treatment by mold arthroplasty. An end-result study using a new method of result evaluation. J Bone Joint Surg Am. 1969;51(4):737–755.

[20]Byrd JW, Jones KS. Prospective analysis of hip arthroscopy with 2-year follow-up. Arthroscopy. 2000;16(6):578–587.

[21]Mohtadi NG, Griffin DR, Pedersen ME, Chan D, Safran MR, Parsons N, et al. The development and validation of a self-administered quality-of-life outcome measure for young, active patients with symptomatic hip disease: the international hip outcome tool (iHOT- 33). Arthroscopy. 2012;28(5):595–605. quiz 6-10 e1.

[22]Griffin DR, Parsons N, Mohtadi NG, Safran MR. Multicenter arthroscopy of the hip outcomes research N. A short version of the international hip outcome tool (iHOT-12) for use in routine clinical practice. Arthroscopy. 2012;28(5):611–616. quiz 6-8.

[23]Martin HD, Shears SA, Johnson JC, Smathers AM, Palmer IJ. The endoscopic treatment of sciatic nerve entrapment/deep gluteal syndrome. Arthroscopy. 2011;27(2):172–181.

[24]Martin HD, Khoury A, Schroder R, Palmer IJ. Ischiofemoral impingement and hamstring syndrome as causes of posterior hip pain where do we go next? Clin Sports Med. 2016;35(3):469–486.

[25]Martin RL, Schröder SR, Gomez-Hoyos J, Khoury AN, Palmer IJ, McGovern RP, Martin HD. Accuracy of 3 clinical tests to diagnose proximal hamstrings tears with and without sciatic nerve involvement in patients with posterior hip pain. Athroscopy. 2017;34(1):114–121.

[26]Schroder RG, Reddy M, Hatem MA, Gomez-Hoyos J, Toye L, Khoury A, et al. A MRI study of the lesser trochanteric version and its relationship to proximal femoral osseous anatomy. J Hip Preserv Surg. 2015;2(4):410–416.

[27]Gomez-Hoyos J, Schroder R, Reddy M, Palmer IJ, Martin HD. Femoral neck anteversion and lesser trochanteric retroversion in patients with ischiofemoral impingement: a case-control magnetic resonance imaging study. Arthroscopy. 2016;32(1):13–18.

[28]Ekstrom RA, Donatelli RA, Carp KC. Electromyographic analysis of core trunk, hip, and thigh muscles during 9 rehabilitation exercises. J Orthop Sports Phys Ther. 2007;37(12): 754–762.

[29]Halbertsma JP, Goeken LN, Hof AL, Groothoff JW, Eisma WH. Extensibility and stiffness of the hamstrings in patients with nonspecific low back pain. Arch Phys Med Rehabil. 2001;82(2):232–238.

[30]Neumann DA. Kinesiology of the hip: a focus on muscular actions. J Orthop Sports Phys Ther. 2010;40(2):82–94.

[31]Sullivan MK, Dejulia JJ, Worrell TW. Effect of pelvic position and stretching method on hamstring muscle flexibility. Med Sci Sports Exerc. 1992;24(12):1383–1389.

[32]Cibulka MT, Sinacore DR, Cromer GS, Delitto A. Unilateral hip rotation range of motion asymmetry in patients with sacroiliac joint regional pain. Spine (Phila Pa 1976). 1998;23(9):1009–1015.

[33]Ellison JB, Rose SJ, Sahrmann SA. Patterns of hip rotation range of motion: a comparison between healthy subjects and patients with low back pain. Phys Ther. 1990;70(9):537–541.

[34]Vad VB, Bhat AL, Basrai D, Gebeh A, Aspergren DD, Andrews JR. Low back pain in professional golfers: the role of associated hip and low back range-ofmotion deficits. Am J Sports Med. 2004;32(2):494–497.

[35]Van Dillen LR, Bloom NJ, Gombatto SP, Susco TM. Hip rotation range of motion in people with and without low back pain who participate in rotationrelated sports. Phys Ther Sport. 2008;9(2):72–81.

[36]Van Dillen LR, Gombatto SP, Collins DR, Engsberg JR, Sahrmann SA. Symmetry of timing of hip and lumbopelvic rotation motion in 2 different subgroups of people with low back pain. Arch Phys Med Rehabil. 2007;88(3):351–360.

[37]Hibner M, Desai N, Robertson LJ, Nour M. Pudendal neuralgia. J Minim Invasive Gynecol. 2010;17(2):148–153.

[38]FitzGerald MP, Kotarinos R. Rehabilitation of the short pelvic floor. II: treatment of the patient with the short pelvic floor. Int Urogynecol J Pelvic Floor Dysfunct. 2003;14(4):269–275.

第4章 治疗慢性髋关节疼痛的心理挑战

Timothy S. Clark

安明扬　译

要想提高对患者疼痛评估的有效性，就应理解疼痛不仅是患者在解剖学和生物力学上的反映，还是患者在感知、情感、病史和心理社会背景上的反映。了解这些因素可以丰富治疗计划，提高患者对治疗建议的依从性，并改善治疗效果。本章提供了有关患者疼痛的模型和临床研究的综述，并提出了评估和治疗的建议，从而进一步改善治疗效果。

4.1 疼痛的复杂性

正如美国国家科学院医学研究所的研究报道，疼痛是一种复杂的生物心理社会现象。"门控理论"认为，从外周神经系统和中枢神经系统向脊柱"门"的输入可以增强或抑制疼痛信号的传递。这些因素的作用适用于急性疼痛，但随着疼痛变成慢性疼痛，这些因素的联系越来越密切。多种心理因素能够影响疼痛的主观体验，包括注意力、控制感、对体验含义的理解、即时情绪反应和疼痛发生的情境。与疼痛相关的想法会引发额外的反应、想法和行动，这些反应、想法和行动会放大和延续疼痛甚至引起功能障碍。Linton提供了一个与临床相关的综述，综合了影响痛觉的阶段和因素。随着时间的推移，一些患者通过坚持不断的努力来规避疼痛。其他患者和他们的社会支持体系都开始将他们视为残疾，患者承担了永久的"病态角色"。

此类心理社会模型反映了大脑处理疼痛的信号变化。最近一项研究比较了腰背部疼痛患者的脑功能磁共振成像（fMRI）。首先，将急性/亚急性疼痛患者与慢性疼痛患者（即超过10年）进行比较。其次，纵向跟踪患者与疼痛相关的大脑活动的变化，对比疼痛持续者和疼痛缓解者的结果。最后，将研究结果用 Meta 分析概率图进行比较发现：急性/亚急性疼痛反应局限于涉及痛觉的区域；对于慢性疼痛的患者来说，大脑活动主要与情绪相关的回路有关；通过纵向追踪，从腰背部疼痛中恢复的患者的大脑在处理疼痛时活动会变慢；在持续疼痛的患者中，与情感相关的大脑回路的活动增加。因此，当一个持续感知的大脑活动变慢时提示大脑活动发生了重大变化。

4.2 影响疼痛和手术康复的因素

关于影响髋后疾病的具体心理和社会因素的文献报道较少。然而，关于心理和社会因素对腰痛的影响、脊柱手术的预后以及其他的关节手术的预后，例如，髋、膝和肩关节手术，已有丰富的文献。

4.2.1 腰背部疼痛和脊柱手术

大量研究调查过影响腰背部痛的心理因素。2002 年的一项研究通过总结过去的 25 项研究，明确心理压力和（或）抑郁是预测慢性疼痛和功能障碍的主要因素，其次是躯体化和疼痛灾难化。在一项针对 1500 例在初级保健机构接受治疗的下腰痛患者的大型研究中，采用探索性因素分析、验证性分析和线性回归预测疼痛和功能障碍并分析了多项心理指标，明确 4 个因素：与疼痛相关的痛苦、因果信念、应对认知和前景。与疼痛相关的痛苦在疼痛强度的变化中占 34.6%，在与疼痛相关的功能障碍中占 51%，这证实了情绪的重要作用。

多项研究评估了影响脊柱手术预后的不利因素。den Boer、Block、Ben-Porath 和 Marek 发表了两篇精彩的综述，总结了导致手术或疼痛干预（即脊髓电刺激器、鞘内麻醉泵）不良反应的主要因素。它们包括下列因素：受教育水平较低；术前疼痛程度较高；工作满意度较低；病假较长；已确诊的精神病理状态，例如情感障碍或人格缺陷；情绪高度痛苦，包括沮丧、焦虑、恐惧和愤怒；疼痛敏感性和躯体化；应对或认知模式的适应性差，如被动或疼痛灾难化；长期使用阿片类药物治疗，以及人际关系问题，比如社会 - 支持体系对疼痛和功能障碍的强化。

4.2.2 骨科手术

除了关于腰背痛和手术的文献外，研究者还研究了心理因素对骨科手术的影响，如关节置换或前交叉韧带重建。评估的因素包括抑郁、焦虑、乐观的性格、对结果的预期，以及对疼痛灾难化的恐惧的应对方式。患者预后结果包括功能改善、满意度和术后持续疼痛。

4.2.3 抑郁 / 焦虑

研究结果有好有坏，但一些证据表明，情感

痛苦等心理因素对全髋关节置换术（THA）、全膝关节置换术（TKA）以及其他骨科手术有负面影响。2009 年对 6158 例 THA 患者进行的一项前瞻性研究发现，EQ-5D 测量的焦虑和抑郁是患者术后疼痛缓解和满意度的主要预测因素。然而，在 2012 年的一项大型系统性研究中，对心理因素与 TKA 和 THA 预后的关系进行了分析，结果喜忧参半。结论是术前抑郁对术后功能无影响。然而，较低的术前心理健康水平（国际衡量标准，如 SF-12）与功能和疼痛评分较低有关。在 2013 年一项关于术后 3 个月和术后 12 个月关节置换结果的研究中，术前焦虑和抑郁水平较高，术后总体缓解。然而，术前焦虑和抑郁程度较高的患者预后较差，满意度较低。在 2013 年的另一项研究中也发现，术前疼痛和关节置换类型是术后持续疼痛的主要预测因素，而患者对疾病的认知和术后焦虑是导致术后持续疼痛的部分原因。在一项小型研究中发现，接受关节镜下肩峰下减压的患者，术前痛苦与术后功能或疼痛无关，但与术后情绪痛苦有关。

4.2.4 乐观 / 充满希望

有证据表明，乐观和充满希望可能会对结果产生积极的影响。7000 例接受 TKA 治疗的患者在术前通过心理测试分为乐观和悲观两类，那些被划分为悲观的患者在术后 5 年更有可能经历中度至重度疼痛（比值比 2.2），膝关节功能改善较少（比值比 0.53）。然而，在另一项小型研究中，信心并不能用来预测 TKA 和 THA 术后患者的功能或抑郁程度，但自我效能感更高的患者的术后抑郁程度更低。

4.2.5 期望

患者的期望也是考察的因素。2002 年对接受 THA 或 TKA 的患者进行的一项研究发现，期望完全缓解疼痛的患者术后 6 个月的生理功能和疼痛程度都有所改善。在 2011 年的一项较新研究中，术前功能预期（如步行更远、做家务、进行日常活动等）更积极的 THA 的患者术后 12 个月有更大的改善。患者每增加一个期望，结果的改善就会相应增加 34%。另一项研究发现，行为结果预期比反应预期更能预测 TKA 术后的随访疼痛。

4.2.6 自我效能感

与乐观或积极预期相关的一个概念是自我效能感。在一篇相关文献的综述中，Brand 和 Nyland 认为自我效能感（即患者认为自己有完成任务的潜力）是影响前交叉韧带（ACL）重建术后恢复的一个因素。在文献综述中，通过膝关节自我效能表（Self-efficacy Scale）评估出的自我效能感较高的患者更有可能恢复到损伤前的体育活动强度和频率。

4.2.7 疼痛灾难化

疼痛灾难化是一种概念，包括对疼痛的焦虑、对疼痛的过度恐惧、对疼痛的感觉放大或反应，以及在面对疼痛时感到无助。在一个 TKA 的疼痛灾难化与预后关系的系统性综述中，研究发现灾难化具有变异性。然而，中等程度的证据表明疼痛灾难化可以作为预测 TKA 术后慢性疼痛的一个独立因素。

4.3 临床意义

目前还没有发现任何经过充分验证的前瞻性研究检查了这一患者群体中的广泛的心理因素，或作为髋关节后方手术结果的预测因素。髋关节疼痛的病因和临床表现的多样性也使得研究更加困难。所以与临床相关的问题是：关于影响疼痛的心理因素的作用的研究结果是否可以概括，或者至少与髋后疾病相关？根据医生的临床经验，

从转诊到三级保髋中心的患者的术前评估来看，答案是肯定的，但是需要谨慎对待。

第一，无论疼痛的诱因是什么，疾病的生物心理社会模型与痛觉都是息息相关的。临床医生知道他们不能评估疼痛只能评估疼痛行为（例如言语抱怨、不合群、非言语行为、自我设限）。换句话说，疼痛的评估实际上是对心理和社会因素影响的个人主观体验的独特反应的评估。因此，如果疼痛是手术必要性的主要指标，或者疼痛减轻是手术预后的主要目标，那么将疼痛视为一种复杂的体验可能会有所帮助。相应地，人们发现，疼痛的严重程度和产生的不愉快感都可以通过认知和情绪加工的改变而发生显著变化。2011 年的一项研究有力地证明，通过简单的正念冥想训练，患者能够减少 57% 的疼痛不愉快感和 40% 的疼痛强度。这些疼痛感觉的变化反映在疼痛引起的大脑回路的变化上。

第二，如前所述，随着时间的推移，疼痛开始成为一种不同的体验，在大脑中的处理方式也不同。慢性疼痛常常使患者陷入对疼痛的逃避、忽视或斗争的失败尝试中，进而导致患者意志消沉。当既往对急性疼痛暂时有效的方法失效时，常常会导致情绪低落和功能障碍，这也说明旧的方法产生了新的问题。

第三，确定影响手术预后的心理过程的研究是必需的。虽然目前还没有对明确表现为髋后疾病的患者进行重复研究，但关于痛觉模型的研究以及预测脊柱手术、植入脊髓刺激器或诸如 TKA 和 THA 等骨科手术预后的研究是充分的。因此，需要进行一系列的心理因素评估：

- 长期严重的疼痛。
- 长期使用阿片类药物且已引起痛觉过敏。
- 严重的情绪困扰，包括沮丧、焦虑和愤怒。
- 确诊的精神疾病，包括情感障碍和具有长期情感适应不良的人格特征。
- 对疼痛灾难化、自暴自弃、自我效能感差、害怕运动或疼痛，或消极的期望的反应过度敏感或不恰当。
- 近期社会压力过大，或认为应对压力的承

受力不足。

- 社会支持不足或适应性差，导致缺少社会资源、长期冲突或他人引起的残疾 / 疼痛行为。
- 早期生活的创伤史对疼痛和压力的敏感性以及人际关系支持的影响。
- 当前或过去存在药物滥用。

目前尚不清楚在三级医疗机构就诊的髋后疼痛患者是否与脊柱或其他关节置换手术患者相似。在三级医疗机构就诊的患者也许不能代表其他有类似情况的患者，这些患者或许没有专科护理的资源而无法得到专科护理，或许没有坚持去寻求护理帮助。换句话说，这些医疗机构的患者可能代表不同的社会经济地位、性别、年龄或阶层，不能将其泛泛地定义为疼痛人群。现阶段还无法科学地阐述清楚这些问题。

4.4 诊疗建议

针对影响患者痛觉的心理因素，建议采用一种前后一致、循序渐进的方法来评估对治疗计划的影响。

4.4.1 医生评估

医生可能会发现，对前来就诊的患者进行两部分筛查是有帮助的。推荐将一些社会心理筛查工具作为纳入书面工作的一部分。根据对抑郁、焦虑和躯体化对患者痛觉和手术预后影响的持续研究，推荐使用的筛选工具，如患者健康问卷（PHQ-SADS）。该工具是免费的，并且可在网上获取，具有明确的评分指南和解释。该工具经过充分研究，已用于各种医疗环境。它能够用来评估并有助于诊断 4 种疾病：躯体形态障碍、恐慌障碍、抑郁和焦虑。另一种选择是简化的健康提高系列测试（BBHI 2）。用该工具（可购买）评估大约需要 10min，可以对影响疼痛管理的生物心理社会因素进行更详细的评估。

除了正式的筛查问卷外，建议医生和医疗团队采用临床问诊、简短的心理社会史问询和临床观察来回顾上述可能影响患者应对的因素。对有经验的临床医生来说，当他们的"内部警报"因异常行为和报告而响起时，推荐患者进行额外的评估可能是有用的。

4.4.2 心理评估和心理测试

专业的心理评估可能对所有患者或以上筛选方法选择的患者都有帮助。转诊给一位在健康、医学或康复心理学方面受过训练和经验丰富的心理医生，可能有助于确定风险因素，也有助于减少这些风险和优化结果资源。有综述发现这种方法是有效的，且经常应用于临床。

术前心理筛查（PPS）最早的应用之一是对脊柱外科的患者进行评估。研究方法经过拓展，在植入永久性脊髓刺激器和使用鞘内麻醉泵之前，常需要对患者进行术前心理筛查（PPS）。同时，对预测结果进行了大量研究。通过详细的访谈，心理医生常询问在之前的研究中已确定的，对疼痛适应和手术反应可能有影响的所有因素。一些心理医生已经将其形式化，并形成了量化风险的算法。

除了详细的临床访谈和病历回顾外，心理医生还推荐进行标准的心理测试。他们可能会选择工具评估一系列影响疼痛适应的问题。这些问题和选定的工具如下：

- 疼痛功能：西汉文 - 耶鲁大学的多维疼痛量表——用于评估疼痛的严重程度、疼痛的干扰、情感痛苦、控制知觉、社会支持以及他人对疼痛行为和活动水平的反应。
- 抑郁与焦虑：贝克抑郁量表、流行病学研究中心抑郁量表、贝克焦虑量表。
- 适应和不良应对：疼痛灾难化量表、感知压力量表、应对策略问卷、恐惧 / 回避行为问卷
- 功能障碍：功能障碍指数。
- 关系：疼痛与损伤关系量表。
- 滥用阿片类药物的危险因素：疼痛患者的

筛选和阿片类药物评估（SOAPP）。

在明尼苏达多项人格调查表第 2 版重组表格（MMPI-2-RF）及其前身（MMPI, MMPI-2）中可以找到对这些因素的更全面的评估。总结最近的研究，采用 MMPI-2 的研究显示在较高程度抑郁（量表 2），焦虑和恐惧（量表 7），愤怒（量表 4）和躯体关注及反应（量表 1，量表 3）的患者中手术或脊髓刺激器的效果较差。在 2013 年的一项研究中，Block、Ben-Porath 和 Marek 发现 MMPI-2-RF 的某些评分与手术负面效果相关的其他心理评估之间是有联系的。在最近的一项研究中，根据接受脊柱手术的 172 例男性和 210 例女性的 MMPI-2-RF 评分发现，术后功能障碍和其他医疗 / 心理社会的负面因素差异增加了 11%。联系最密切的是那些评估内在化的量表，尤其是躯体形态障碍、情绪低落和人际关系困难的量表。同样，2015 年，对 319 例植入脊髓刺激器的患者进行了研究。他们发现，在人际关系问题、情绪障碍、躯体和认知问题相关的量表中，患者在植入刺激器 5 个月后，有更强的疼痛感和痛苦。

如果医生要求进行心理评估，他们可能会担心对医患关系产生影响。医生可能担心患者会觉得他们被视为"精神病患者"，或者医生认为"这是我的想法"。根据研究人员的经验，转诊后进行解释可能会引起患者的担忧。同样，如果告知患者必须接受心理检测，"通过"检测才可以接受手术，他们往往会做出负面反应。因此，建议在会诊前和会诊开始时通过提供的材料对患者进行告知。如果会诊被介绍是采用"心理 / 身体 / 精神"的方法，为了评估所有可能影响护理的因素，患者会降低抵触情绪，而且会感激医疗方面的关照，因为这考虑到他们的疼痛对社会心理和情感产生的影响。告知患者慢性疼痛为何会改变大脑对疼痛的评估和反应，往往会被患者所理解。当将评估作为以患者为中心的常规综合治疗方法的一部分，改善医疗结果并提供所有可利用的资源时，患者往往会对医生心存感激。

4.4.3　干预措施

对社会心理因素的评估通常会导致以下 3 种情况：第一，如果没有或只有很小的因素被注意到，医生也许不会采用额外的心理或精神病学的建议。第二，心理社会因素的水平可能会使医生选择非手术的治疗方法。这种情况很少发生，而且一般发生在严重的精神问题、人格障碍患者中，这些问题可能对治疗的配合产生不利影响甚至会导致诉讼和二次利益纠纷、药物滥用或其他可能妨碍恢复进程和康复的认知 / 心理问题。第三，研究人员将确定常见的可能影响术后疼痛和恢复的因素。在这种情况下，不仅在手术中，在术前进行干预也可能有助于解决已确定的问题。这些干预措施可以包括接受抗抑郁或焦虑的药物治疗或者转诊给接受过健康或康复心理学培训的心理医生进行相关行为治疗。干预措施可以包括提高应对能力和减少情感抑郁的认知行为疗法、减少生理应激反应的生物反馈或自我调节训练、减少或处理心理社会压力源或早期创伤影响的心理疗法，或只是关于恰当期望值的教育和减轻患者对手术的焦虑。通常这种干预可能是有时间限制的（6 ~ 8 个疗程），但也可能需要更长的疗程，这取决于疾病的程度和迁延性。转诊为一个有组织的跨学科的疼痛项目适合慢性疼痛综合征的患者，这些患者有高水平的疼痛表现、高度的功能障碍甚至无法活动、高度的躯体关注或反应、高度的情感抑郁，或明显的功能失调。这些项目可由一个完善的临床医疗团队（包括医生、心理医生、护士、病例管理人员、职业治疗师、物理治疗师）提供一个完整的有目标导向的治疗。大量的研究证实此类项目具有更好的临床效果和成本效益。

4.5　结论

患者为了评估和治疗骨骼肌肉问题来就诊时

不仅是因为功能受限，也是因为疼痛。目前的文献表明，最佳的评估和治疗计划应考虑到患者的经历、生活、心理和社会交际方面。这些文献不仅表明这些因素能够导致患者不满，也可能影响治疗的预后。所有高年资临床医生在治疗患者时都应注意到这些因素的影响。本章建议，对这些影响因素进行详细评估和整合可以帮助医生改善患者的预后、满意度和治疗计划的依从性。现代医学之父 Sir William Osler 曾说过："好医生治疗疾病，伟大的医生治疗患有疾病的患者。"

参考文献

[1]Institute of Medicine (US)Committee on Advancing Pain Research, Care, and Education. Relieving pain in America: a blueprint for transforming prevention, care, education, and research [Internet]. Washington (DC): National Academies; 2011. [cited 2015 Nov 9]. http://www.ncbi.nlm.nih.gov/books/NBK91497/.

[2]McGrath PA. Psychological aspects of pain perception. Arch Oral Biol. 1994;39(Suppl):55S–62S.

[3]Linton SJ, Shaw WS. Impact of psychological factors in the experience of pain. Phys Ther. 2011;91(5):700–711.

[4]Hashmi JA, Baliki MN, Huang L, Baria AT, Torbey S, Hermann KM, et al. Shape shifting pain: chronification of back pain shifts brain representation from nociceptive to emotional circuits. Brain. 2013;136(9):2751–2768.

[5]Pincus T, Burton AK, Vogel S, Field AP. A systematic review of psychological factors as predictors of chronicity/ disability in prospective cohorts of low back pain. Spine. 2002;27(5):E109–220.

[6]Campbell P, Bishop A, Dunn KM, Main CJ, Thomas E, Foster NE. Conceptual overlap of psychological constructs in low back pain. Pain. 2013;154(9):1783–1791.

[7]den Boer JJ, Oostendorp RAB, Beems T, Munneke M, Oerlemans M, Evers AWM. A systematic review of bio-psychosocial risk factors for an unfavourable outcome after lumbar disc surgery.

Eur Spine J. 2006;15(5):527–536.

[8]Block AR, Ben-Porath YS, Marek RJ. Psychological risk factors for poor outcome of spine surgery and spinal cord stimulator implant: a review of the literature and their assessment with the MMPI-2-RF. Clin Neuropsychol. 2013;27(1):81–107.

[9]Rolfson O, Dahlberg LE, Nilsson J-A, Malchau H, Garellick G. Variables determining outcome in total hip replacement surgery. J Bone Joint Surg Br. 2009;91(2):157–161.

[10]Vissers MM, Bussmann JB, Verhaar JAN, Busschbach JJV, Bierma-Zeinstra SMA, Reijman M. Psychological factors affecting the outcome of total hip and knee arthroplsty: a systematic review. Semin Arthritis Rheum. 2012;41(4):576–588.

[11]Duivenvoorden T, Vissers MM, Verhaar JAN, Busschbach JJV, Gosens T, Bloem RM, et al. Anxiety and depressive symptoms before and after total hip and knee arthroplasty: a prospective multicentre study. Osteoarthr Cartil. 2013;21(12):1834–1840.

[12]Pinto PR, McIntyre T, Ferrero R, Almeida A, Araújo-Soares V. Risk factors for moderate and severe persistent pain in patients undergoing total knee and hip arthroplsty: a prospective predictive study. PLoS One. 2013;8(9):e73917.

[13]Thomas FM, Yeoman CAW. The effect of psychological status on pain and surgical outcome in patients requiring arthroscopic subacromial decompression. Int J Surg. 2011;9(5):1–5.

[14]Hartley SM, Vance DE, Elliott TR, Cuckler JM, Berry JW. Hope, self-efficacy, and functional recovery after knee and hip replacement surgery. Rehabil Psychol. 2008;53(4):521–529.

[15]Mahomed NN, Liang MH, Cook EF, Daltroy LH, Fortin PR, Fossel AH, et al. The importance of patient expectations in predicting functional outcomes after total joint arthroplsty. J Rheumatol. 2002;29(6):1273–1279.

[16]Judge A, Cooper C, Arden NK, Williams S, Hobbs N, Dixon D, et al. Pre-operative expectation predicts 12-month post-operative outcome among patients undergoing primary total hip replacement in European orthopaedic centres. Osteoarthr Cartil. 2011;19(6):659–667.

[17]Sullivan M, Tanzer M, Reardon G, Amirault D, Dunbar M, Stanish W. The role of presurgical expectancies in predicting pain and function one year following total knee arthroplsty. Pain. 2011;152(10):2287–2293.

[18]Brand E, Nyland J. Patient outcomes following anterior cruciate ligament reconstruction: the influence of psychological factors. Orthopedics. 2009;32(5):335.

[19]Burns LC, Ritvo SE, Ferguson MK, Clarke H, Seltzer Z, Katz J. Pain catastrophizing as a risk factor for chronic pain after total knee arthroplasty: a systematic review. J Pain Res. 2015;8:21–32.

[20]Zeidan F, Martucci KT, Kraft RA, Gordon NS, McHaffie JG, Coghill RC. Brain mechanisms supporting modulation of pain by mindfulness meditation. J Neurosci. 2011;31(14):5540–5548.

[21] Lee M, Silverman SM, Hansen H, Patel VB, Manchikanti L. A comprehensive review of opioid-induced hyperalgesia. Pain Physician. 2011;14(2):145–161.

[22] Kroenke K, Spitzer RL, Williams JBW, Löwe B. The patient health questionnaire somatic, anxiety, and depressive symptom scales: a systematic review. Gen Hosp Psychiatry. 2010;32(4):345–359.

[23]Bruns D, Disorbio JM. The psychological evaluation of patients with chronic pain: a review of BHI 2 clinical and forensic interpretive considerations. Psychol Inj Law. 2014;7(4):335–361.

[24]Siqueira JLD, Morete MC, Siqueira JLD, Morete MC. Psychological assessment of chronic pain patients: when, how and why refer? Rev Dor. 2014;15(1):51–54.

[25]Presurgical psychological screening: understanding patients, improving outcomes [Internet]. http://www. apa.org. [cited 2016 Feb 7]. http://www.apa.org/pubs/ books/4317298.aspx.

[26]Young AK, Young BK, Riley LH, Skolasky RL. Assessment of presurgical psychological screening in patients undergoing spine surgery: use and clinical impact. J Spinal Disord Tech. 2014;27(2):76–79.

[27]Block A, Ohnmeiss D, Ben-Porath Y, Burchett D. Presurgical psychological screening: A new algorithm, including the MMPI-2-RF, for predicting surgical results. The Spine Journal. 2011;11(10): S137–138.

[28]Kerns RD, Turk DC, Rudy TE. The west haven-yale multidimensional pain inventory (WHYMPI). Pain. 1985;23(4):345–356.

[29]Beck AT, Ward CH, Mendelson M, Mock J, Erbaugh J. An inventory for measuring depression. Arch Gen Psychiatry. 1961;4:561–571.

[30]Radloff LS. The CES-D scale a self-report depression scale for research in the general population. Appl Psychol Meas. 1977;1(3):385–401.

[31]Fydrich T, Dowdall D, Chambless DL. Reliability and validity of the beck anxiety inventory. J Anxiety Disord. 1992;6(1):55–61.

[32]Osman A, Barrios FX, Kopper BA, Hauptmann W, Jones J, O'Neill E. Factor structure, reliability, and validity of the pain catastrophizing scale. J Behav Med. 1997;20(6):589–605.

[33]Cohen S. Perceived stress in a probability sample of the United States. In: Spacapan S, Oskamp S, editors. The social psychology of health. Thousand Oaks: Sage; 1988. p. 31–67.

[34]The coping strategies questionnaire and chronic pain adjustment: a conceptual and empirical reanalysis. Clin J Pain [Internet]. LWW. [cited 2016 Feb 14]. http://journals.lww.com/clinicalpain/ Fulltext/1994/06000/The_Coping_Strategies_ Questionnaire_ and_Chronic.3.aspx.

[35]Waddell G, Newton M, Henderson I, Somerville D, Main CJ. A fear-avoidance beliefs questionnaire (FABQ) and the role of fear-avoidance beliefs in chronic low back pain and disability. Pain. 1993;52(2):157–168.

[36]Fairbank JC, Pynsent PB. The oswestry disability index. Spine. 2000;25(22):2940–2952. discussion 2952.

[37]Riley JF, Ahern DK, Follick MJ. Chronic pain and functional impairment: assessing beliefs about their relationship. Arch Phys Med Rehabil. 1988;69(8):579–582.

[38] Butler SF, Budman SH, Fernandez K, Jamison RN. Validation of a screener and opioid assessment measure for patients with chronic pain. Pain. 2004;112(1–2):65–75.

[39]Tellegen A, Ben-Porath YS. The Minnesota multiphasic personality inventory-2 restructured form (MMPI- 2-RF): technical manual. Minneapolis: University of Minnesota Press; 2008.

[40]Marek RJ, Block AR, Ben-Porath YS. The Minnesota multiphasic personality inventory-2-restructured form (MMPI-2-RF): incremental validity in predicting early postoperative outcomes in spine surgery candidates. Psychol Assess. 2015;27(1):114–124.

[41]Block AR, Marek RJ, Ben-Porath YS, Kukal D. Associations

between pre-implant psychosocial factors and spinal cord stimulation outcome: evaluation using the MMPI-2-RF. Assessment. 2017;24(1):60–70.

[42]Gatchel RJ, McGeary DD, McGeary CA, Lippe B. Interdisciplinary chronic pain management: past, present, and future. Am Psychol. 2014;69(2):119–130.

[43]Centor RM. To be a great physician, you must understand the whole story. MedGenMed. 2007;9(1):59.

第 5 章　髋后方病变的影像学评估

Moisés Fernández Hernando, Luis Pérez-Carro, Luis Cerezal

李海鹏，王娟，薛静，董晨辉，董江涛，程徽，王岩峰，李川　译

5.1 简介

　　无论是否伴有坐骨神经疼痛，成人髋后方疼痛都是骨科医生和放射科医生最常见的诊断和治疗挑战之一。在过去的 10 年中，随着影像技术的发展和髋关节镜技术的进步，诊断和治疗髋关节病变的方法发生了很大变化。由于高级磁共振神经成像（MAN）的使用越来越多，以及良好的内镜治疗结果，放射科医生和骨科医生必须加深对髋后方的解剖和病变情况的了解。髋关节外病变包括许多不同类型的损伤。通常首选 MRI 评估髋后方疼痛的原因，检查结果将会对治疗的选择产生重大的影响。

　　在某种程度上，髋关节后方的病变常与坐骨神经受累有关。虽然坐骨神经本身就可以是导致髋后方疼痛的原因，但通过本章通篇的描述，我们会发现许多与坐骨神经相关的导致髋后方疼痛的原因。

　　同时，本章将介绍主要用于评估髋后方病变的影像学技术，以及它们的优缺点。还将描述两个髋后方疼痛的主要原因，即臀深综合征和坐骨 - 股骨撞击综合征，这两个都是目前大家还不熟悉和认识有限的疾病。考虑到这些疾病的病理生理学、诊断、分类和治疗方面在近两年来有了很大的进展，本章将从影像学的角度对它们加以讨论。

　　通过对臀深综合征和坐骨 - 股骨撞击综合征有关的病因和病理生理机制的描述，本章也将回顾一些鲜为人知的和特定的病理改变，这些病理改变可能与髋后方疼痛没有相关性。最后，本章将简要介绍影像学在评估其他已知但同样重要的髋关节后方病变状况方面的作用，包括髋臼后部骨折、神经源性病变、囊性变、臀肌紊乱或腘绳肌肌腱的问题。

5.2 评估髋后方病变的影像学方法

　　影像学在不明原因髋部疼痛的检查中起着关键作用。X 线检查、超声检查、CT 检查和 MRI 检查都可被用来评估髋关节后方的解剖和病理改变。

5.2.1 X 线检查

　　X 线检查是对疑似髋关节疾病的首要检查手段，因为它可能显示出明显的疼痛原因，如股骨头缺血性坏死、髋关节发育不良、髋臼 - 股骨撞击综合征、退行性关节疾病、应力性骨折或肿瘤。虽然 X 线检查是诊断前需要进行的检查，但是大多数髋后方病变在 X 线片上不能反映出来。标准的髋部 X 线片包括骨盆前后位片、倾斜前后位片和症状侧髋关节蛙式位侧位片。为了进一步明确诊断，可以增加 45° 和 90° Dann 位片、侧位片和假斜位片。髂骨斜位片或闭孔斜

位片通常应用于检查创伤情况，可以更好地显示髋臼骨折。

5.2.2 超声检查

成人髋关节对超声检查提出了诸多挑战。髋后方需要评估的结构位置较深，需要使用相对较低的频率传感器，从而限制了其分辨率。此外，评估结果严重依赖于操作者的技术水平，超声检查不能提供髋部周围软组织、位于髋部深处的神经、关节内结构和骨髓的整个形态和全面的信息。这就是为什么在髋后方疼痛患者中超声检查不能起到重要诊断作用的原因。

尽管存在局限性，超声影像仍能显示髋关节的多种病理状况。实时显像功能使得超声检查能够用来对刺激性动作引发的情况进行评估，在"动态功能障碍"如"弹响髋"的评估中扮演着越来越重要的角色。此外，超声波非常适合用于图像引导的介入干预中，包括关节腔、腱鞘或囊肿的注射，腱鞘囊肿的抽吸，关节旁积液的引流，以及钙化性肌腱病变的治疗。此外，超声检查不会受到内植金属物伪影的影响。另外，超声检查是无创的，不会产生电离辐射。欧洲肌肉骨骼放射学会于 2012 年确定了髋关节肌肉骨骼超声临床适应证领域的专家共识。根据肌肉骨骼超声的临床指南，强烈建议超声仅用于检查液体、关节外的弹响髋、滑膜炎 / 积液 / 滑膜囊肿、运动性疝气、严重的肌肉损伤。肌肉骨骼超声被认为不适用于检查关节内的弹响髋、骨关节炎、盂唇损伤、轻度的肌肉损伤、转子痛、坐骨神经痛和生长痛。

5.2.3 CT 检查

CT 检查是诊断髋关节和骨盆病变骨性畸形的"金标准"。CT 检查可用于评估各种髋关节和骨盆病变移，包括髋臼 – 股骨撞击综合征（FAI）、髋臼发育不良、力线不良综合征、创伤性髋关节不稳定、撕脱性骨折以及全髋关节置换术后假体位移。表面重建技术也有助于更好地

定义股骨近端和髋臼的细微骨性异常。此外，低成本、快速的多平面二维和三维重建的高分辨率图像，以及检查时间短的优势，新的低辐射剂量扫描技术，使 CT 成为一种理想的髋关节和骨盆骨结构的成像方式。最后，尽管 MRI 能够更好地显示骨髓和软组织的异常，但 CT 可用于股骨近端、髋臼或骶骨肿瘤的鉴别，描述皮质骨破坏和塌陷。此外，对比增强 CT 也是评估骨盆、髋部和臀部深部血管疾病的首选技术，尽管 MRI 也可以用来进行血管造影序列检查。

5.2.4 MRI 检查

MRI 检查为评估髋后方病理改变提供了一个良好的无创手段。对于大多数不明原因的髋部疼痛，MRI 是确定的二级影像学检查方法。MRI 提供了有关软组织和骨髓异常的精确解剖细节和独特的信息，这些异常在 X 线、CT 或核医学检查中是看不到的。此外，它对显示关节内和关节外病变是非常有效的，经常可以帮助明确疼痛的原因，从而有助于指导选择适当的治疗方式。MRI 很容易描述许多髋关节外的病变原因，包括滑囊炎、肌腱损伤、隐匿性骨折、骶髂关节炎和骨盆或臀下病变。3T MRI 的应用显著提高了图像分辨率，增强了观察关节软骨、后方盂唇异常、盆腔神经病变和髋关节外疼痛的能力，包括涉及臀深部的纤维血管带。

5.3 髋后方的影像学解剖

臀区深部间隙是髋后方的主要间隙。其内含有臀中肌与深层筋膜层之间的细胞和脂肪组织（图 5.1）。这些腱膜组织通常不能在 MRI 上清楚地辨别，因为它们与肌筋膜是紧密相连的。其后方是臀大肌，在其下缘，一直延伸到大腿后部。股骨颈后缘、大转子和小转子以及髋臼后表面构成其前界。在这个间隙内从上到下，包括了梨状

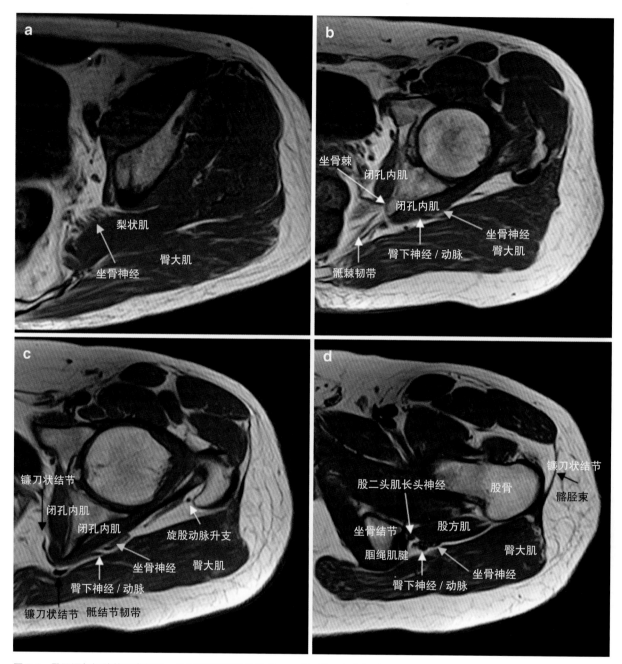

图 5.1 臀区深部间隙的正常解剖。从头侧到尾侧的连续 T1MRI 显示臀区深部间隙的主要解剖关系。（a）梨状肌水平。（b、c）闭孔内肌的水平。（d）股方肌水平

肌、上孖肌、闭孔内肌、下孖肌和股方肌。内侧缘由坐骨大、小孔组成（图 5.2）。坐骨大孔以骶骨外缘、坐骨大切迹（上、前）和骶棘韧带（下）为界。坐骨小孔的界限是坐骨小切迹（外）、骶骨下缘（上）和骶结节韧带上缘（下）。骶棘韧带是一个三角形结构，其底部连接到骶骨前缘（S2 ~ S4）和尾骨，顶点连接到坐骨棘。骶结

节韧带是一种强有力的支撑韧带，其附着点类似内侧骶棘韧带，延伸到坐骨结节的远端和下方（图 5.1，图 5.2）。镰刀状结节由韧带延伸并与闭孔内筋膜融合后形成（图 5.1c）。

坐骨大孔内走行梨状肌，臀上动脉和臀上神经在梨状肌上间隙内走行；臀下动脉、臀下神经、坐骨神经、闭孔内肌和股方肌在梨状肌下间隙内

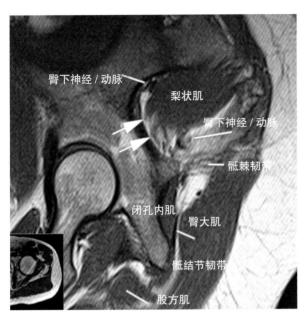

图 5.2　臀区深部间隙内侧的正常解剖。矢状斜 T1MRI 显示坐骨大孔和坐骨小孔及其内容物，包括梨状肌、闭孔内肌和股方肌。臀上神经和动脉在梨状肌上间隙内走行，臀下神经 / 动脉、坐骨神经的胫骨和腓骨组成部分（箭头）、股骨后的皮肤、闭孔内肌 / 上孖肌和股方肌 / 下孖肌在梨状肌下间隙内走行

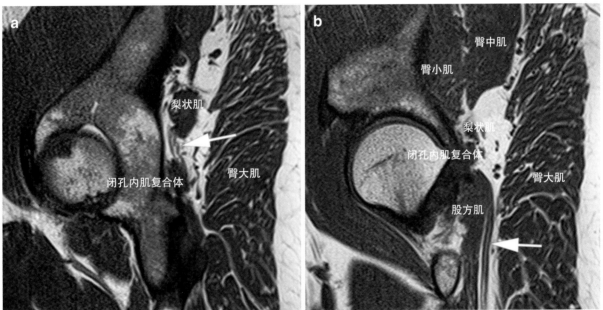

图 5.3　臀区深部间隙的正常解剖。（a）内侧 MRI。（b）外侧 MRI。连续的矢状 T1 MRI 图像显示梨状肌、闭孔内肌复合体、股方肌、臀小肌、臀中肌和臀大肌及坐骨神经（箭头）

走行。区分这些正常的神经血管束和孤立的神经非常重要，这些结构通常沿着臀区深部间隙走行，不要将其与病理性纤维血管带混淆。坐骨小孔中含有闭孔内肌（图 5.3 ~ 图 5.5）。

5.3.1　肌肉和肌腱

　　梨状肌起于骶骨的腹外侧（S2 ~ S4），止于股骨大转子的内侧、上部和后部（图 5.5）。

清晰的筋膜层将梨状肌与后方的臀肌群和前方的腹膜后结构区分开来。对这些筋膜层的识别对于寻找源自骶骨旁和腹膜后间隙的臀区深部间隙的病变非常重要。位于梨状肌前的筋膜与骶前间隙相通，因此与另一侧的筋膜是相通的（图 5.1a）。与前方的筋膜层不同，梨状肌后面的筋膜层不穿过中线，止于骶骨外侧边缘的内侧（图 5.1a）。骶骨前、后韧带周围也有明显的筋膜包裹。韧带前间隙与骶神经丛相通。韧带后间隙内包含坐骨

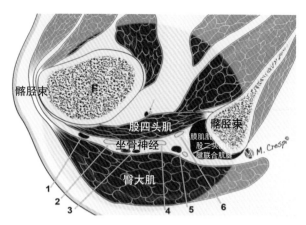

图 5.4　臀区深部间隙的正常解剖。图示显示了坐骨股骨间隙中最重要的神经血管、肌肉、肌腱和骨性结构。（1）股骨旋后动脉升支，（2）支配股二头肌短头神经，（3）坐骨神经的滋养血管，（4）股后皮神经，（5）臀下动脉和神经，（6）股二头肌长头神经。注意股四头肌支配神经通过其前表面进入肌肉（红色箭头）

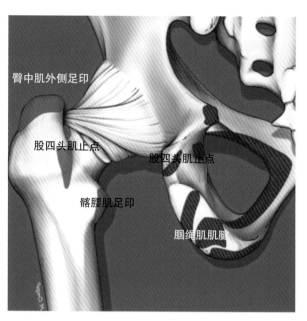

图 5.6　臀区深部间隙的正常解剖。这张图显示了臀区深部间隙内最重要的肌腱足印

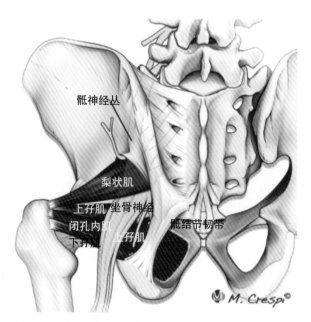

图 5.5　臀区深部间隙的正常解剖图。这张图显示了位于臀区深部间隙的主要骨骼、韧带、肌肉和肌腱结构的后面观

神经，内侧止于骶骨（图 5.1b）。

　　闭孔内肌起于骨盆前外侧壁的内表面，通过坐骨小孔穿出骨盆（图 5.1b，图 5.5）。上孖肌起于坐骨棘外表面，下孖肌起于坐骨结节。这两组肌腱与闭孔内肌肌腱融合，止于大转子内侧表面的前部（图 5.1c，图 5.5）。通常情况下，梨

状肌肌腱部分与闭孔内肌 / 上下孖肌复合体的共同肌腱融合。股方肌是一种扁平的四边形肌肉，位于臀深部间隙内。该肌肉表面有些横纹，肌纤维沿轴向平面走行，在股骨侧更加致密。在坐骨表面，肌纤维排列更为松散。79.4% 的人股方肌神经来自 L4、L5 和 S1 的腹侧面。该神经通过坐骨大切迹离开骨盆，沿着上、下孖肌和闭孔内肌前表面向下走行，并通过其前表面进入股四头肌（图 5.6，图 5.7）。

　　闭孔外肌是覆盖骨盆前壁外表面的三角形肌肉。它起于紧邻闭孔内侧的骨缘、耻骨下支、坐骨支和闭孔膜外表面内侧 2/3 处。肌纤维汇聚并经后外侧向上通过，最后形成肌腱，跨越股骨颈后部和髋关节囊下部。最后止于大转子后部内侧的大转子窝（图 5.7，图 5.8）。

　　髂腰肌远端止于股骨小转子。腰大肌是髂腰肌的主肌腱，止于小转子顶点。髂肌肌腱位于更靠外侧，融合最内侧的髂肌纤维，并与主肌腱融合。最外侧纤维在小转子前表面和转子下区域是没有肌腱的。最下方的肌纤维通过腰大肌腹内侧表面与周围的主肌腱相连（图 5.9）。

　　腘绳肌是由股二头肌长头、半腱肌和半膜肌组成的一个肌肉群，起源于坐骨结节，由坐骨神

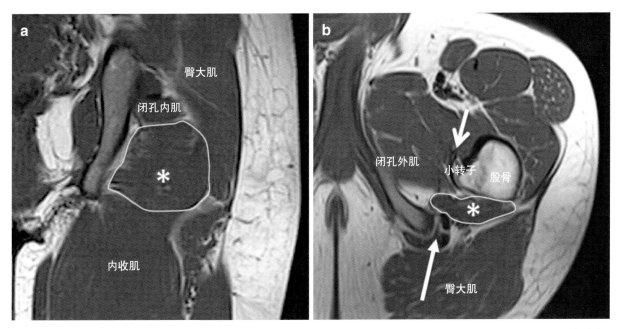

图 5.7　股四头肌肌腱的正常解剖及其关系。(a) 冠状位 MRI。(b) 轴位 MRI。T1 MRI 显示了股四头肌肌腱的主要解剖关系。短箭头：髂腰肌肌腱，长箭头：腘绳肌肌腱。股四头肌肌腱(白线和星号)通常最好在轴位上加以评估，在轴位中可以评估起点、止点和相关关系。由于肌肉在冠状面上的走行，在常规冠状面上很难看到异常信号，特别是在视野较大的情况下

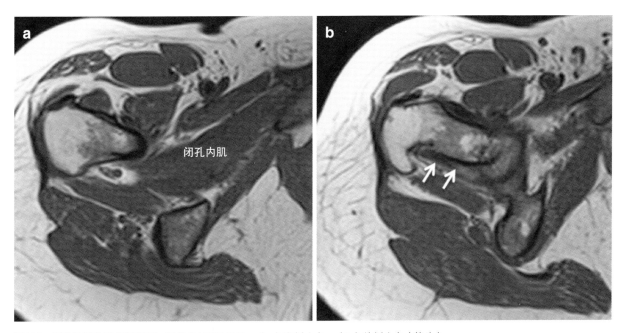

图 5.8　闭孔外肌的正常解剖图。轴位 T1 MRI 显示：(a) 内侧止点。(b) 外侧止点 (箭头)

经的胫支支配。半膜肌位于股二头肌长头和半腱肌的外侧和前方。内收肌的内侧部分起自坐骨结节，位于腘绳肌肌腱的内侧。骶结节韧带与坐骨和股二头肌长头、半腱肌的肌腱均呈连续性，但与半膜肌无关。在腘绳肌肌腱断裂的情况下，当半膜肌肌腱仍然附着在股二头肌长头、半腱肌肌腱

上时，肌腱的收缩会明显减少(图 5.10，图 5.11)。

5.3.2 滑囊

　　文献中已描述了分布在髋关节和骨盆区域的大约 20 种类型的滑囊，其范围和患病率各不相

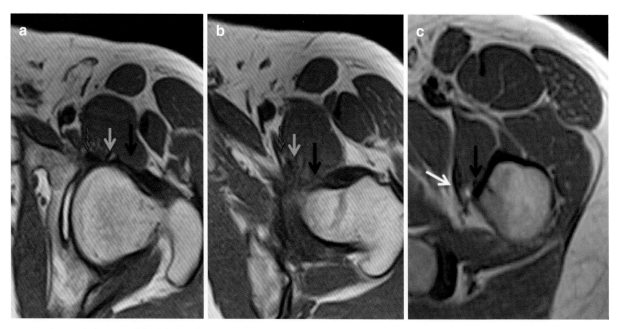

图 5.9 （a ~ c）髂腰肌肌腱复合体的正常解剖。从头侧到尾侧连续 T1 MRI 显示其 3 个组成部分。红色箭头：腰大肌肌腱；绿色箭头：髂肌肌腱；黑色箭头：髂腰肌肌腱混合部分（向远端止于小转子）；白色箭头：髂肌肌腱的外侧纤维

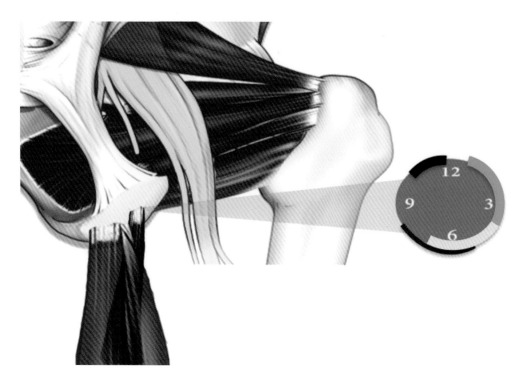

图 5.10 腘绳肌肌腱复合体的正常解剖。这张图显示了坐骨上腘绳肌肌腱右侧的足印。绿色：半膜肌足印；白色：股二头肌长头和半腱肌的共同止点；黑色：大收肌肌腱内侧部分；红色：骶结节韧带止点

同。闭孔外肌、坐骨结节、髂腰肌、闭孔内肌、梨状肌和转子囊是最常见囊肿的部位（图 5.12）。

这些滑囊的解剖和病理学将在本章最后部分进行单独的讲述。

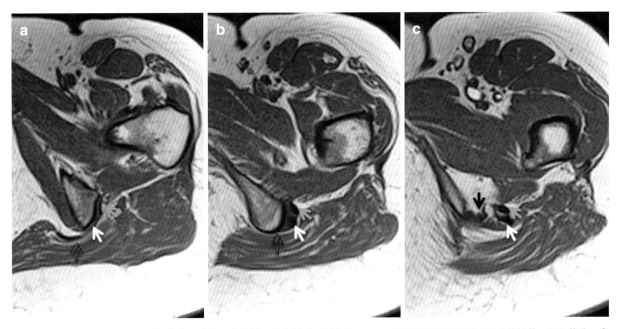

图 5.11 （a~c）腘绳肌肌腱复合体近端的正常解剖。从头侧到尾侧连续 T1 MRI 显示了腘绳肌肌腱至于坐骨结节。绿色箭头：半膜肌肌腱足印；白色箭头：股二头肌长头和半腱肌的共同止点；黑色箭头：大收肌肌腱内侧部分；红色箭头：骶结节韧带止点。图中使用的颜色与图 5.10 中使用的颜色相对应，以便更好地理解不同肌腱的止点

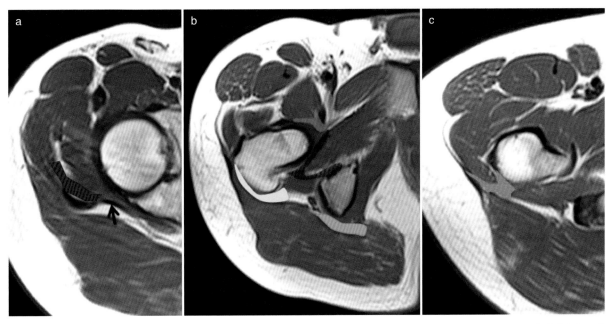

图 5.12 （a~c）髋关节后方周围的正常滑囊。闭孔外肌肌腱滑囊（红色）、坐骨神经滑囊（蓝色）、臀肌股骨滑囊（黄色）、髂腰肌滑囊（绿色）、梨状肌滑囊（深蓝色）是髋关节后方最常见的滑囊

5.3.3 血管解剖

臀上、下动脉（图 5.1，图 5.2，图 5.4）是髂内动脉在骨盆（腰骶部）位置的分支。臀上动脉通过坐骨大切迹的上方从骨盆穿出，臀下动脉通过坐骨大切迹的下方从骨盆穿出。臀上动脉和神经在梨状肌上缘上方 1~2cm 处分开，在臀小肌和臀中肌之间的坐骨大孔向前方和远端扇形分布，供应臀中肌、臀小肌和阔筋膜张肌。臀部下神经和动脉穿过梨状肌和尾骨肌，位于坐骨神

经内侧至坐骨神经处进入骨盆。在大转子和坐骨
结节之间，伴随坐骨神经和股后皮神经下降。臀
下动脉在外旋肌群下方形成两个分支，这两个分
支供应髋臼和关节囊。臀下动脉的浅动脉分支在
梨状肌和上孖肌之间穿过坐骨神经（图 5.1，图
5.2，图 5.4）。

旋股内侧动脉和旋股外侧动脉供应股骨干
骺端骨骺，围绕股骨颈底部形成动脉环。旋股
内侧动脉起源于股动脉，其在髂腰肌和耻骨肌
之间的后方走行，然后走行于内侧关节囊和闭
孔外肌之间。

在转子间线的后侧面产生内侧升支、供应闭
孔外肌的肌支和后升支。旋股内侧动脉的终支
穿过后方转子窝的侧方关节囊，为股骨头、颈部
和转子提供大部分动脉供应。旋股外侧动脉起源
于股深动脉，在髂腰肌前方横向走行，并作为股
骨颈前升支的来源。所有股骨颈部升动脉从基

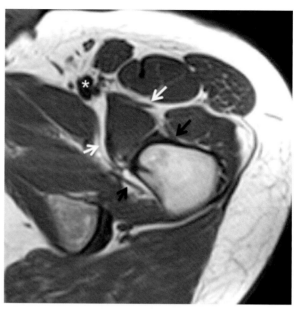

图 5.13　股动脉后升支和前升支的正常解剖。轴位 T1 MRI 显示两条动脉（黑色箭头）分别来自股动脉的内侧和外侧（白色箭头）。星号：股动脉和股深动脉

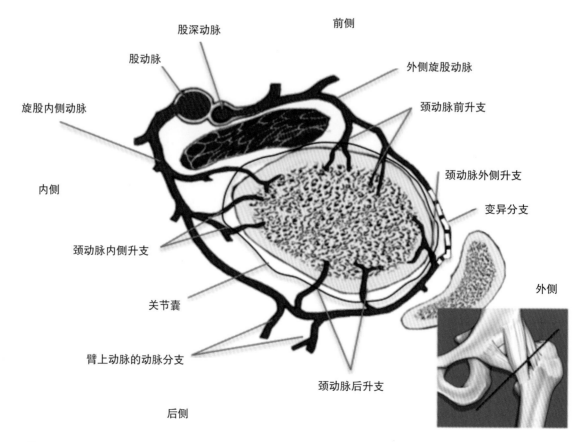

图 5.14　股骨周围血管结构的正常解剖。图示为股骨周围（右侧）的主要血管结构。在血管成像引导下的注射过程中，必须牢记这一解剖结构，以便选择一条选择注射点不困难、痛苦小和无风险的路径

底部穿过包膜，沿股骨颈向上走行（图 5.13，图
5.14）。

5.3.4 神经

　　腰神经丛由 L1 ~ L4 的腹侧分支组成，在解
剖学上位于腰肌后方，少数情况下位于腰肌内，
这使得人们在 CT 和 MRI 影像上很难识别。骶神
经丛来源于 L4、L5、S1、S2、S3 和 S4 脊髓神经

的前支（图 5.15）。L4 的一个小分支与 L5 的腹
支结合形成腰骶干（图 5.16a）。其从骶骨翼下降，
并与 S1、S2 和 S3 的腹侧分支（S4 的分支）结
合形成骶神经丛。这些神经自上而下逐渐由粗变
细。第一支斜行跨过梨状肌上缘，第二支走行于
梨状肌前方，第三支则穿过梨状肌下缘（图 5.16）。
在较小视野的沿骶骨方向的斜冠状位和以骶骨为
中心的矢状位图像上可见骶神经丛。腰骶干和骶
神经丛的前支汇合构成坐骨神经的前内部分（胫

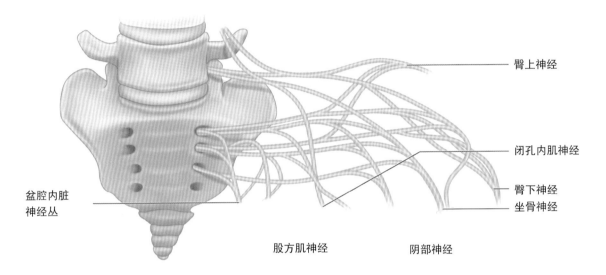

图 5.15　骶神经丛的正常解剖示意图。此图展示了起自脊髓腰骶膨大处 L4 ~ S3 节段的主要神经走行

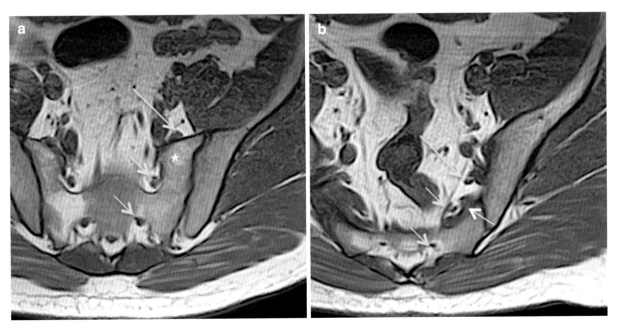

图 5.16　骶神经丛的正常解剖。自头侧至尾侧连续轴位 T1 MRI 显示骶神经根的主要毗邻结构。（a）骶骨水平。（b）梨状肌上间
隙水平

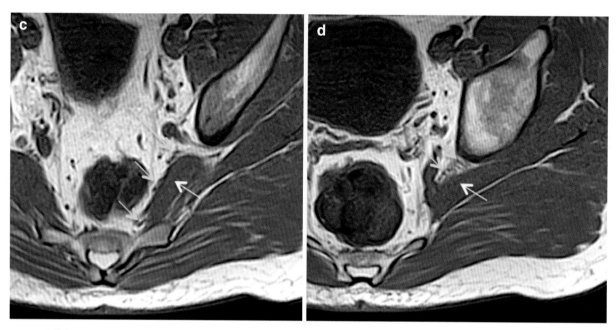

图 5.16（续）　（c、d）梨状肌水平。黄色短箭头：骶神经根；黄色长箭头：腰骶干；白色箭头：梨状肌；星号：骶骨

神经），而与骶神经丛的后支融合构成坐骨神经的后外部分（腓总神经）。这两部分由同一鞘膜包裹，在坐骨棘上骶棘韧带止点的后方，垂直于梨状肌长轴并在其保护下，均自坐骨大孔前1/3 区域同时穿过（图 5.1a ~ 图 5.3，图 5.16）。在臀区深部间隙的上部，坐骨神经在穿出梨状肌

下间隙后向外、下方走行。经过闭孔内肌 – 上、下孖肌复合体和股方肌后方，并紧邻股二头肌长头和半腱肌联合腱外侧，最终贴近髋关节后方关节囊沿大腿长轴方向继续下行（图 5.1 ~ 图 5.5，图 5.16，图 5.17）。在这一水平，坐骨神经多位于坐骨与大转子连线的中 1/3 部分，少数位于此

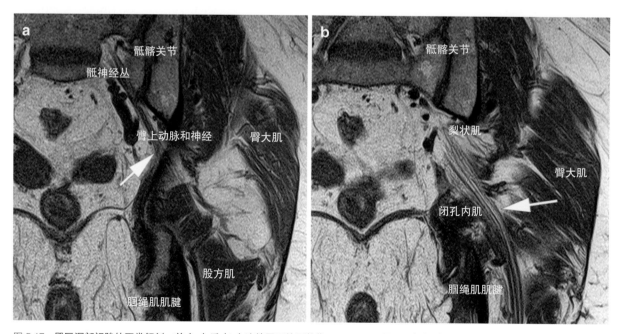

图 5.17　臀区深部间隙的正常解剖。前（a）后（b）连续层面的冠状位 T1 MRI 显示臀区深部间隙主要的毗邻结构。箭头：坐骨神经

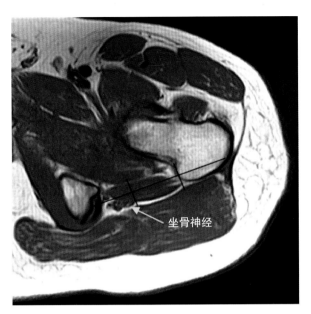

图 5.18　坐骨神经的正常位置。轴位 T1 MRI 显示坐骨神经位于坐骨与大转子连线的中 1/3 部分，平均距离坐骨结节最外侧 1.2 ± 0.2cm

连线内 1/3 部分，平均距离坐骨结节最外侧 1.2 ± 0.2 cm。在骶棘韧带止点水平面上，坐骨神经为粗壮的圆形结构，直径 0.9 ~ 1.2cm。坐骨神经在臀区全程走行于臀大肌的深面。由于大腿的血供主要来自前方的股动脉，因此后方的坐骨神经没有动脉伴行。髋关节屈曲时，坐骨神经向近端移动 28.0mm（图 5.17，图 5.18）。

5.4　臀深综合征的影像学评估

　　臀 深 综 合 征（Deep Gluteal Syndrome, DGS），又称为臀肌下综合征（Subgluteal Syndrome），是一类由非椎间盘源性、臀区深部间隙内坐骨神经卡压引起的疾病，常被漏诊，其特点是臀区、髋部或大腿后方疼痛和（或）感觉迟钝，和（或）神经根痛。

　　一项对无症状患者进行的前瞻性腰椎 MRI 检查研究显示，20 ~ 59 岁患者中 20% 有椎间盘突出，60 ~ 80 岁患者中 57% 有椎间盘突出或椎管狭窄。此外，20% 患者的坐骨神经痛由椎间盘

源性和非椎间盘源性病因共同致病。但是在临床工作中，由于腰椎 MRI 敏感度高，非椎间盘源性的坐骨神经卡压往往被忽视。众所周知，可能导致骶神经丛和坐骨神经卡压的疾病有很多种，包括盆腔外（臀肌深部间隙内）和盆腔内的病变。由于卡压部位各有不同，用"臀深综合征"这一名词来表述非椎间盘源性坐骨神经痛是更为准确的。

　　多种骨科和非骨科疾病均可表现为 DGS。许多已知病变均可非特异性累及臀区深部间隙，由此引发 DGS。此类病变也可出现在身体其他部位，进而累及相应的神经，可划分为创伤性、医源性损伤、炎性 / 感染性、血管性病变，妇科疾

表 5.1　**DGS 的可能病因，按病理生理机制分类**

　1. 特异性卡压
　　1.1 纤维束和纤维血管束
　　1.2 梨状肌综合征
　　　1.2.1 梨状肌肥厚
　　　1.2.2 梨状肌动力性坐骨神经卡压
　　　1.2.3 坐骨神经异常走行（解剖变异）
　　　1.2.4 梨状肌肌腱止点变异
　　　1.2.5 传统梨状肌综合征开放手术后纤维化继发的坐骨神经受压
　　　1.2.6 创伤或劳损（撕脱、肌腱炎、拉伤、钙化性肌腱炎和痉挛）
　　1.3 孖肌 – 闭孔内肌综合征
　　　1.3.1 闭孔内肌肥厚
　　　1.3.2 闭孔内肌动力性卡压坐骨神经
　　　1.3.3 坐骨神经 – 梨状肌复合体解剖变异
　　　1.3.4 梨状肌 – 闭孔内肌剪刀状卡压
　　　1.3.5 创伤或劳损（撕脱、肌腱炎、拉伤、钙化性肌腱炎和痉挛）
　　1.4 股方肌和坐骨 – 股骨病变
　　　1.4.1 创伤或劳损
　　　1.4.2 坐骨 – 股骨撞击
　　1.5 腘绳肌病变
　　1.6 臀肌相关疾病
　　1.7 骨性结构和其他病变
　2. 非特异性卡压
　　2.1 创伤性
　　2.2 医源性损伤
　　2.3 炎性 / 感染性
　　2.4 血管性病变
　　2.5 妇科疾病
　　2.6 假性肿瘤与肿瘤

病及假性肿瘤与肿瘤造成的卡压。另一方面，这一解剖区域可发生特异性卡压综合征。臀区深部间隙的特异性卡压包括纤维束和纤维血管束、梨状肌综合征、孖肌 – 闭孔内肌综合征、股方肌和坐骨 – 股骨病变、腘绳肌病变、臀肌相关疾病及骨性结构和其他病变（表 5.1）。

5.4.1 特异性卡压

5.4.1.1 纤维束和纤维血管束

　　纤维束和纤维血管束的限制是导致坐骨神经卡压症状的原因之一，这一概念的提出给目前全部使用"梨状肌综合征"来诊断并据此治疗的思路带来了革命性改变。在坐骨神经卡压的病例中，关节镜下常可观察到紧张的纤维条索。正常情况下，坐骨神经能够适当牵伸和滑动，以适应关节活动引起的牵拉和压迫。由于纤维束的限制，髋、膝关节活动时坐骨神经的移动减小或消失，这是导致坐骨神经病变（缺血性神经病）的发病诱因（图 5.19，图 5.20）。

　　从大体结构来讲，纤维束主要有 3 种类型：

单纯纤维束（图 5.21），MRN 上及关节镜下未见血管在其内走行；纤维血管束，MRN 上显示其内包含血管（图 5.22）；单纯血管束，由一根血管形成，其周围没有纤维组织包裹。

　　根据纤维束的位置可将其分为近端、远端和中间 3 种类型。近端型累及坐骨大切迹附近的坐骨神经；远端型累及坐骨神经行经坐骨的区域，位于股方肌和腘绳肌近端止点之间；中间型位于梨状肌和闭孔内肌 – 孖肌复合体（梨状肌 – 闭孔内肌间隙）平面。这 3 型的纤维条索均可位于坐骨神经的内侧或外侧（图 5.5）。

　　按致病机制，纤维束可分为以下类型（图5.20）：

　　（a）压迫型或桥型（1 型）。此型分为自前向后型（1A 型）（图 5.20a，图 5.21）或自后向前型（1B 型）（图 5.20b，图 5.22），压迫坐骨神经，限制其移动。自前向后型压迫坐骨神经前方。此类纤维束通常自大转子后缘及周围软组织（远端止点存在变异）延伸至臀大肌深面，经坐骨神经表面，而后向上延伸至坐骨大切迹。

　　（b）附着型或马带型（2 型）。紧紧黏附在坐骨神经上并将其锚向某一固定方向，限制神经

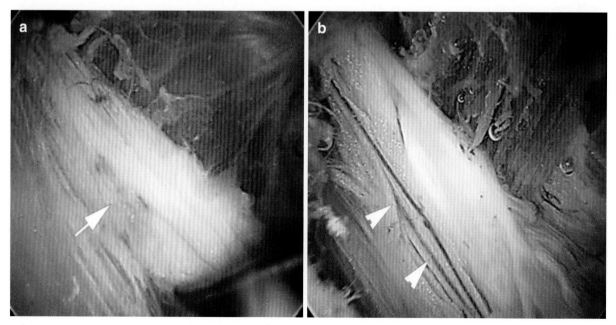

图 5.19　关节镜图像显示 DGS 的致病机制。（a）缺血性神经病患者，纤维血管束卡压（箭头）导致坐骨神经水肿、扁平。（b）神经松解术后血运恢复正常（三角箭头）

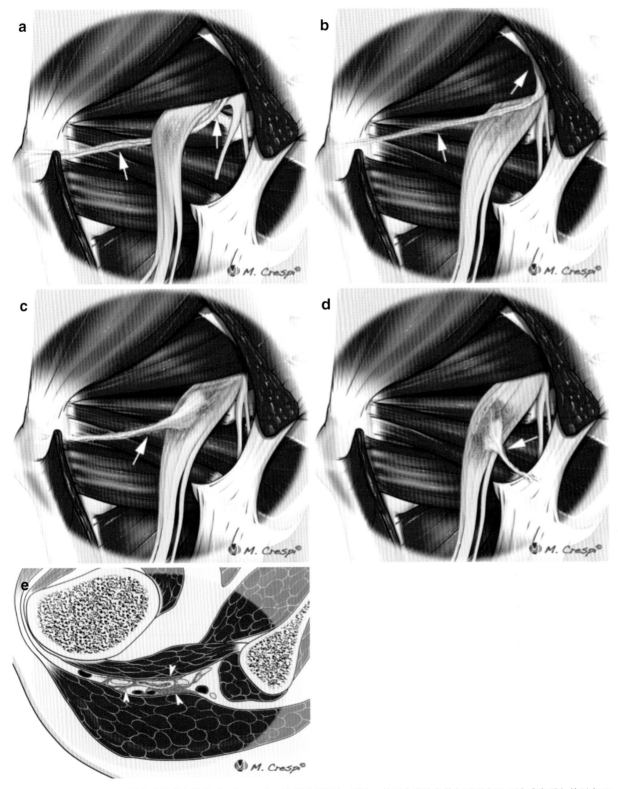

图 5.20　纤维束和纤维血管束（箭头）的类型。（a、b）压迫型或桥型（1 型），其下分类的自前向后型（1A 型）或自后向前型（1B型）限制坐骨神经移动。（c、d）附着型或马带型（2 型），紧紧黏附在坐骨神经上，将其锚向某一固定方向。此类型可黏附在坐骨神经外侧（2A 型）或内侧（2B 型）。（e）不规则型（3 型），附着在坐骨神经上的纤维走向分布不规则

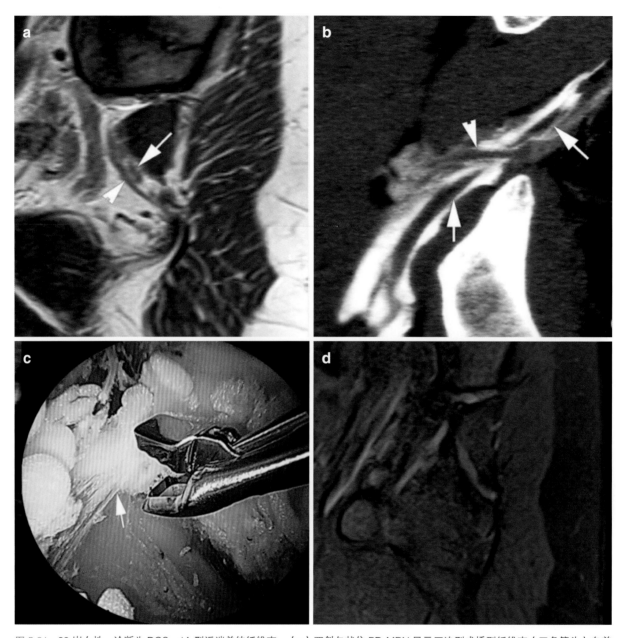

图 5.21　39 岁女性，诊断为 DGS，1A 型近端单纯纤维束。（a）双斜矢状位 PD MRN 显示压迫型或桥型纤维束（三角箭头）自前向后限制坐骨神经（箭头）移动。（b）斜冠状位多层螺旋 CT 造影重建图像显示同一条带（三角箭头），坐骨神经（箭头）周围的碘对比剂使纤维束显示更为清晰。（c）关节镜下切断纤维束（箭头），对坐骨神经进行减压。（d）双矢状位压脂 PD MRN 显示压迫型或桥型纤维束自前向后限制坐骨神经移动。注意，坐骨神经高信号为神经炎的表现

在髋关节活动时的正常滑动。此类纤维束可自大转子延伸至并黏附在坐骨神经外侧（2A 型），或自骶棘韧带延伸至并黏附在坐骨神经内侧（2B 型）。2A 型最为常见。在 2B 型中，位于近端者较为多见（图 5.20c，图 5.23）。

（c）不规则型（3 型）。此型的特点是纤维走向不规则，将坐骨神经锚向多个方向（图 5.20e，图 5.24）。与 2 型类似，此型继发于多种肌肉骨骼系统和骨骼外的疾病。

该病的致病机制分型可以为选择适合的手术

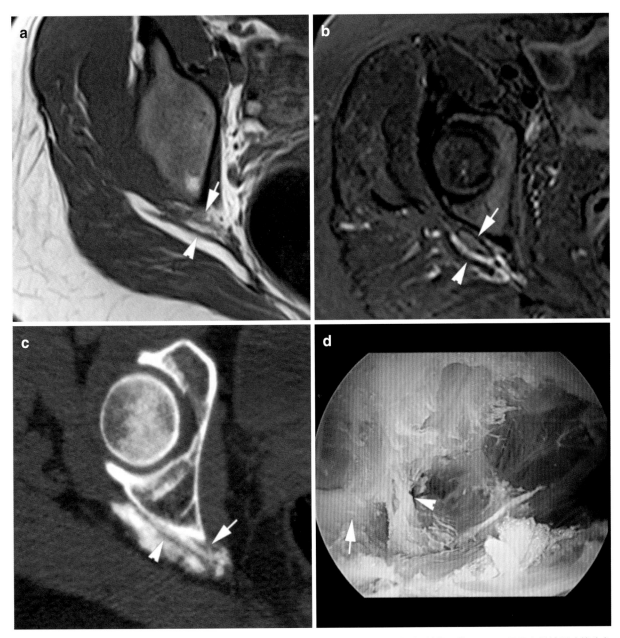

图 5.22　44 岁女性，诊断为 DGS，1B 型近端纤维血管束。（a）斜轴位 T1 MRI。（b）轴位压脂 PD MRI 显示坐骨神经（箭头）后方可见含一根动脉的纤维血管束（三角箭头）。（c）斜轴位多层螺旋 CT 造影重建图像上可见同一纤维血管束，坐骨神经周围的碘对比剂使这一条带显示更为清晰。（d）关节镜下可见一纤维血管束（三角箭头）压迫坐骨神经（箭头）。注意，切除纤维束时动脉出血。术后患者的症状完全缓解

器械、患者体位、关节镜入路和术中处理方式等提供有用的信息，因此放射科医生和骨科医生都应了解这一分型。应按此分型对所有纤维束进行划归。由于其出现频率较高，必须特别注意梨状肌附近的臀下动脉（IGA）分支滋养的纤维束（图5.2，图 5.4）。

5.4.1.2 梨状肌综合征

　　髋关节周围关节镜和 MRI 技术的发展，使研究人员对梨状肌综合征和 DGS 的病理生理机制的理解更为准确，并进一步提供了该病的分型

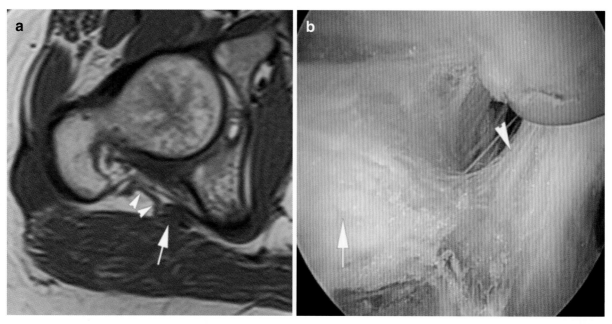

图 5.23 31 岁女性，诊断为 DGS，外侧附着 2A 型。（a）轴位 PD MRI。（b）关节镜下，可见一条来自股骨大转子的纤维束（三角箭头）附着在坐骨神经（箭头）外侧（2A 型）

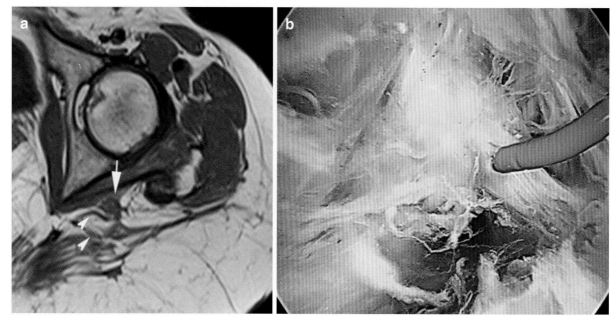

图 5.24 51 岁女性，诊断为 DGS，3 型瘢痕纤维束。（a）轴位 T1 MRI 显示坐骨旁脂肪内不规则纤维束（三角箭头），将坐骨神经（箭头）锚向多个方向。（b）关节镜图像显示切除此型纤维束使对坐骨神经减压的操作更为复杂

依据。梨状肌综合征可归为 DGS 的一个亚类，但不是所有的 DGS 都是梨状肌综合征。

已有报道证实下腰痛患者中，梨状肌综合征的发病率为 5% ~ 36%，差异性很大。由于该病常被漏诊或与其他疾病混淆，因此梨状肌综合征的实际患病率很难准确统计。时至今日，梨状肌综合征仍时常被漏诊，而非过度诊断。Filler 等曾发表一项调查研究，239 例患者接受脊柱手术后仍有坐骨神经痛（46%）或坐骨神经痛的原因无法明确，通过 MRN 和 MRI 介入检查，67.8% 的患者最终被诊断为梨状肌综合征。迄今，未见有关于纤维束这一概念及本章中介绍的其他原因

的报道。因此，梨状肌来源的疼痛可能存在其他未被发现的病因。

影像学检查在该病诊断中的应用有限。至今，MRI 和 CT 仅用于排除椎间盘和椎体病变，或仅限于评估梨状肌肥厚的情况。对臀区深部间隙病理的进一步深入认识以及坐骨神经动力学及 MRI 技术的改进，使 MRI 成为评估梨状肌综合征的必要检查。

梨状肌综合征可分为原发性和继发性两类。原发性梨状肌综合征有解剖学原因（解剖变异或异常附着点）。继发性梨状肌综合征是由某种促成因素所致。少于 15% 的病例是由单纯的原发性因素所致。

梨状肌相关的病理学原因可分为 6 种类型。

（1）梨状肌肥厚

梨状肌局部的不对称性增厚使坐骨神经相对前移，这可能是出现 DGS 的原因之一。Russell 认为，81% 没有梨状肌综合征病史或临床表现的患者存在 2mm 的肌肉大小不对称。此外，在他的研究中，4mm 及以上不对称的患者中没有一人出现梨状肌综合征的症状。对于识别肌肉型梨状肌综合征，梨状肌不对称的特异性仅为 66%，敏感性为 46%。不同于没有类似症状的患者，梨状肌不对称结合坐骨切迹处坐骨神经高信号对于梨状肌综合征患者具有 93% 的特异性和 64% 的敏感性（图 5.25）。

一线治疗方法为保守治疗，包括连续 6 周的休息，应用非甾体类抗炎药、肌松剂，以及物理治疗。CT 引导下浸润试验是一种有效的诊断和治疗方法，浸润后症状减轻，则可确诊。在难治性病例中，保妥适（Botox）浸润是下一步治疗方案，即肉毒杆菌毒素阻断突触前传导，从而造成暂时性麻痹，并诱导去神经化和梨状肌萎缩。在少数情况下，最终还需行关节镜下梨状肌切断。

（2）梨状肌动力性坐骨神经卡压

由梨状肌导致的动力性坐骨神经卡压并不少见。通常情况下，影像学的唯一表现为水肿敏感序列图像上坐骨大切迹平面坐骨神经存在明显的高信号（图 5.26）。与上一类型相似，CT 引导下浸润试验不仅具有重要的诊断作用，且具有治疗作用，许多患者几乎达到治愈（研究报道超过 80%）。在许多病例中，卡压只是暂时的；因此

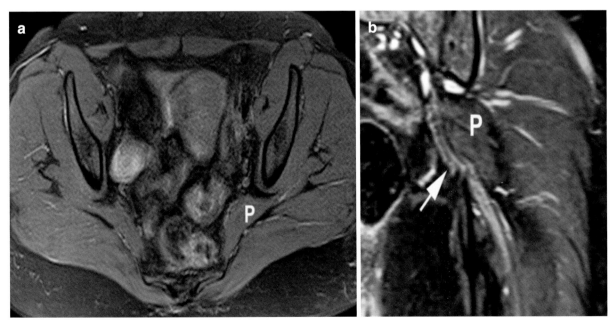

图 5.25　34 岁女性，诊断为 DGS，继发于梨状肌肥厚。（a）轴位 MRI。（b）冠状位 MRI。压脂 PD MRI 显示左侧梨状肌（P）肥厚及坐骨神经炎（b 图中的箭头）

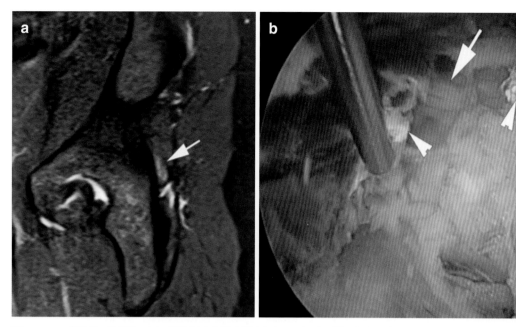

图 5.26   45 岁男性，诊断为 DGS，梨状肌动力性坐骨神经卡压。（a）双斜矢状位压脂 PD MRI 显示坐骨神经炎（箭头），无其他异常。这位患者最终通过关节镜确诊，镜下可见坐骨神经卡压。（b）行关节镜下梨状肌松解（三角箭头），实现坐骨神经减压（箭头），症状完全缓解

如果检查前没有进行运动或采用诱发症状的姿势等，MRI 则不能提示神经炎。在 MRI 检查前进行数分钟诱发试验有助于发现由梨状肌动力性卡压引起的坐骨神经炎。最终诊断有时要通过关节镜检查确定，被动活动髋关节时镜下可观察到坐骨神经卡压。对于此类型，需行关节镜下梨状肌松解，这一术式最初由 Dezawa 等报道，松解后需确定坐骨神经活动已恢复正常。由于有些病例是暂时性的，浸润试验始终是治疗流程的第一步，该试验可明确诊断，并在无须手术的情况下获得更高治愈率，而手术仅用于复发病例或物理治疗无效的病例。

（3）坐骨神经异常走行（解剖变异）

关于梨状肌和坐骨神经之间关系的变异的描述是有限的。在一项尸体研究的 Meta 分析中，梨状肌 - 坐骨神经复合体变异的发生率为 16.9%，在已发表的手术病例中为 16.2%。变异通常是双侧的。罕见的是在同一患者的两侧发现两种不同类型的高位分支。正常情况下，坐骨神经在梨状肌下方穿出坐骨大孔。然而，它有时在骨盆内即分支为腓总神经和胫神经。

Beaton 和 Anson 在 1937 年首次报道了梨状肌与坐骨神经解剖关系的 6 种变异类型（图 5.27）：

A 型，未分支的坐骨神经自梨状肌下方穿出。

B 型，坐骨神经分为两支，分别经梨状肌及其下方穿出（图 5.28）。

研究人员还描述了另外一种 B 型变异亚类。在这种变异中，坐骨神经看似通过梨状肌下方，但有一个较小的、具有独立肌腱的副梨状肌自腓总神经和胫神经之间穿过。这种变异也可见于没有坐骨神经高分支的患者中（图 5.29a）。这些变异与其他类型一样，通过 MRI 很容易识别（图 5.29b）。

C 型，坐骨神经分为两支，分别经梨状肌上方和下方穿出，梨状肌无分叉。

D 型，未分支的坐骨神经穿过梨状肌。

E 型，坐骨神经分为两支，分别经梨状肌及其上方穿出。

F 型，未分支的坐骨神经自梨状肌上方穿出。

Smoll 报道了 6000 多个肢体解剖标本中以上 6 种变异类型的总体发生率。A、B、C、D、E、F 各型分别占 83.1%、13.7%、1.3%、0.5%、0.08% 及 0.08%。因此，除 A 型（正常走行）外，B 型

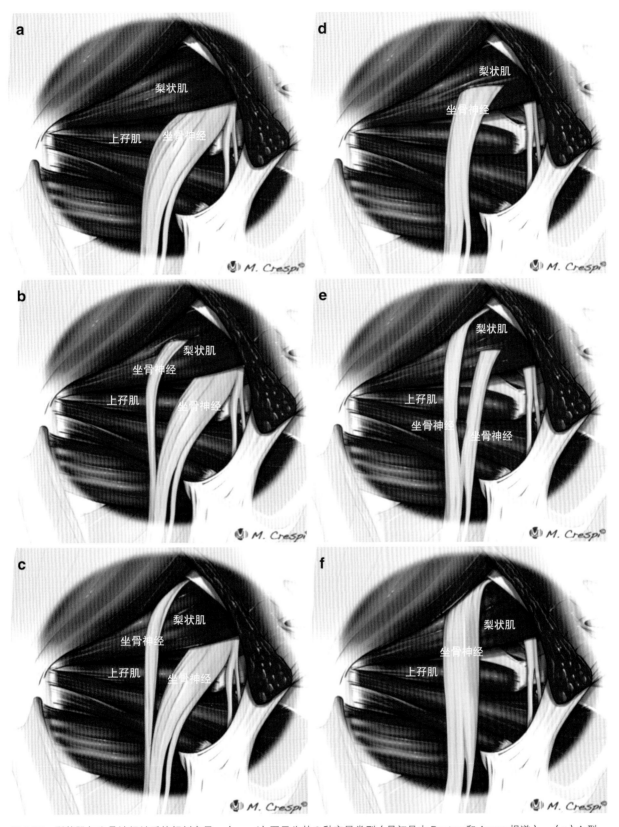

图 5.27　梨状肌与坐骨神经关系的解剖变异。（a～f）图示为其 6 种变异类型（最初是由 Beaton 和 Anson 报道）。（a）A 型，正常情况下坐骨神经以一整束自梨状肌下方穿出。（b）B 型坐骨神经分成两支，分别从梨状肌内及梨状肌下方穿出。（c）C 型，坐骨神经分成两支，分别从梨状肌上方及梨状肌下方穿出。（d）D 型，坐骨神经以一整束自梨状肌内穿出。（e）E 型，坐骨神经分成两支，分别从梨状肌起始部的上方及梨状肌内穿出。（f）F 型，坐骨神经以一整束自梨状肌上方穿出

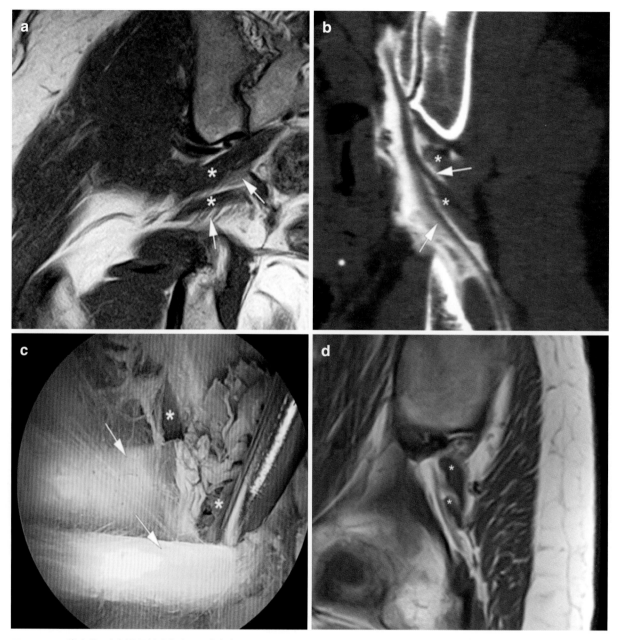

图 5.28　34 岁女性，右侧臀深综合征（DGS）患者，Beaton 和 Anson 报道的 B 型梨状肌 – 坐骨神经复合体变异。（a）冠状位和（d）矢状位 PD MRI 显示坐骨神经高位分叉（箭头）后，两束分别从梨状肌内和下方穿出（星号）。（b）封闭试验显示阴性结果后行斜矢状位 MD CT 重建显示相同的变异。神经周围的对比造影剂有助于显示神经的变异。（c）关节镜下确认 MRI 显示的变异

为最常见的梨状肌 – 坐骨神经解剖变异类型（图 5.28）。

事实上，认识梨状肌 – 坐骨神经存在异常走行对于外科医生十分重要；然而异常走行本身可能并不是导致 DGS 症状的病因，因为一些无症状的患者也存在变异，而一些有症状的患者却没有变异。继发性事件，如本文报道的各种病因或久坐、臀区直接创伤、纤维束限制、长时间牵拉、过度使用、骨盆 / 脊柱不稳定或骨科疾病可能诱发坐骨神经病变。

CT 引导下浸润试验在许多情况下有助于改善或消除症状。在操作过程中，放射科医生要确保药物定位于肌腹之间神经局部，从而具有诊断价值和潜在的治疗效果（图 5.30）。

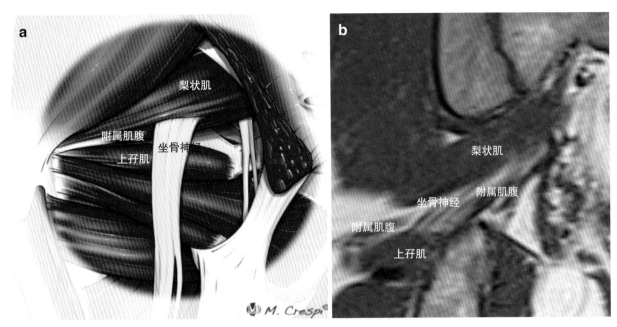

图 5.29　45 岁女性右侧臀深综合征（DGS）患者，非 Beaton 和 Anson 报道的梨状肌 – 坐骨神经复合体变异。（a）示意图显示此种变异为非 Beaton 和 Anson 所报道的变异中的一种。（b）冠状位 PD MRI 报道的图像显示正常的坐骨神经在梨状肌和一附属肌腹之间穿出

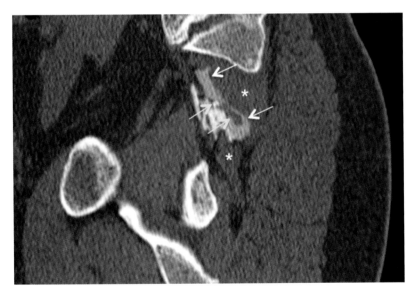

图 5.30　28 岁，B 型梨状肌 – 坐骨神经复合体变异的患者采用麻醉药 + 皮质类固醇双注射技术行局部浸润试验。矢状位 MD CT 图像显示 CT 引导下经梨状肌坐骨神经周围浸润的效果。溶液中含少量碘对比剂用于使注射更加精确。操作过程中，放射科技师要保证溶液（白色箭头）同时在梨状肌肌腹（星号）之间沿腓总神经（黄色箭头）分布，从而使试验具有诊断作用及潜在的治疗效果

对于症状无法自行缓解的患者，可以考虑行关节镜下肌腱切断术，但术中必须同时切断肌腱近端和远端的变异，如果只切断远端，肌肉收缩会导致坐骨神经向内侧牵拉，从而导致临床症状加重。许多开放手术中行梨状肌切断术后患者症状并不缓解，其原因就是没有考虑到这一情况（图 5.31）。

（4）梨状肌止点的变异

梨状肌止点的变异包括远端和近端止点的变异（图 5.32）。梨状肌起点的变异在既往研究中描述不多，但在陆续研究中也发现了许多病例。

近端受累的病例包括一种梨状肌在椎间孔止点处对相应骶神经根部的卡压（图 5.32），表现为比正常更大或更宽的止点，以及盆腔内（图 5.32c）或盆腔外异常的附属肌腹。盆腔外异常的梨状肌附属肌腹并不罕见，其止于后方及上方髂嵴，紧邻骶髂关节，并在远端梨状肌腱腹交界处与其融合，近端有时附着于臀大肌。这种异常

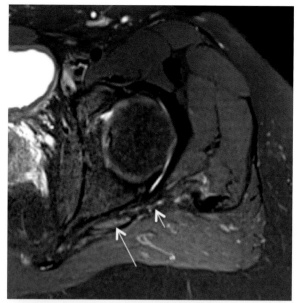

图 5.31　29 岁男性，B 型梨状肌 – 坐骨神经复合体变异的患者，行左侧梨状肌切断术后由于肌腱回缩导致继发臀深综合征（DGS）。轴位 PD 加权脂肪饱和 MRI 图像显示坐骨神经（长箭头）和回缩的肌腱（短箭头）。对于 B 型梨状肌 – 坐骨神经复合体变异的 MRI 患者，在行关节镜下肌腱切断术时必须同时切断肌腱的远端和近端，因为如果只切断肌腱远端，随着肌腱的回缩，会把坐骨神经牵向内侧，从而导致临床症状加重

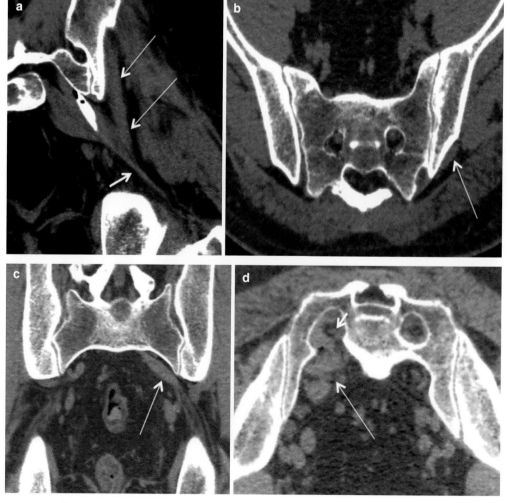

图 5.32　梨状肌止点的变异。（a、b）35 岁女性斜矢状位和轴位 MD CT 重建，经过肉毒杆菌浸润注射，显示盆腔外异常的梨状肌附属肌腹（长箭头）向远端融合到腱 – 腹连接处（短箭头）。（c）44 岁男性斜冠状位 MD CT 重建，显示盆内异常附属肌腹（箭头）。（d）42 岁女性轴向斜 MD CT 重建，显示梨状肌椎间孔止点（箭头）卡压骶神经根（短箭头）

肌肉的神经支配通常来自臀下神经（图 5.32）。潜在的病理生理机制是基于对正常排列的肌肉轴向收缩的干扰或骶神经根的直接撞击。

另一方面，多数梨状肌远端止点变异包括完全 / 部分止点止于闭孔内肌或梨状肌 / 闭孔肌联合腱在远端附着于股骨大结节上。这些远端止点变异与神经受压症状之间的关系目前仍不明确。

对于这些病例的治疗，应首先采用保守治疗，如物理治疗方案。对于局部浸润试验不能缓解疼痛的病例，进行肌肉内肉毒杆菌毒素注射可能会有效。但常常需要进行关节镜下肌肉切除术才能最终治愈。

（5）传统梨状肌综合征开放手术后纤维化继发的坐骨神经受压

由于传统开放手术后残余肌腹的收缩（3 型肌束），传统开放手术后继发坐骨神经受压的概率相对较高。治疗上可选择关节镜下神经松解术。对于这些病例的镜下松解既复杂又烦琐。浸润试验对于这些病例常常无效（图 5.33）。

（6）创伤及劳损相关性疾病

任何其他肌腱可能出现的撕裂、肌腱炎、拉伤、钙化性肌腱炎或痉挛，也可能出现在梨状肌上，治疗上通常先进行物理治疗（图 5.34 ~ 图 5.37）。但治疗前应进行 MRI 检查以明确是否有并发症、炎性改变或纤维束带形成等需要进行局部浸润治疗或镜下坐骨神经松解术的情况。梨状肌痉挛应作为一种排除诊断用于将短暂的动态卡压与 MRI 上显示的神经炎相鉴别。对于物理治疗无效的患者，这两种情况的治疗选择都是浸润试验或肌肉内肉毒杆菌注射。在神经周围浸润试验治疗时，如果进针时感觉肌肉有明显的抵抗，即可诊断为肌肉痉挛。治疗时在定位到神经周围空间后，同时将部分溶液注射到肌肉内。肌肉穿刺术对于痉挛的治疗同样有效，但一定要在影像引导下操作，因为肌肉周围紧邻动脉，穿刺操作时非常容易出血，造成血肿并进一步形成纤维束带。与肩关节一样，钙化性肌腱炎可以通过超声引导下经皮灌洗生理盐水和局麻药（起泡技术）

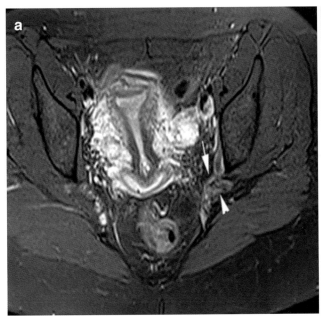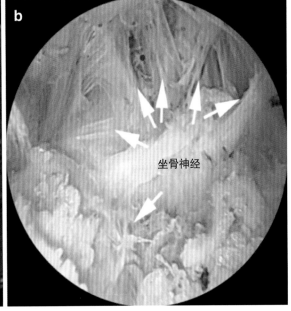

图 5.33　37 岁女性，传统开放梨状肌切断术后臀深综合征（DGS）复发。（a）轴位脂肪抑制 PD MRI 显示切断并萎缩的梨状肌（箭头）残余部周围术后形成纤维束带卡压坐骨神经（三角箭头）。（b）同一患者，镜下显示 3 型纤维束带（箭头）卡压坐骨神经。切断纤维束带后患者症状完全缓解

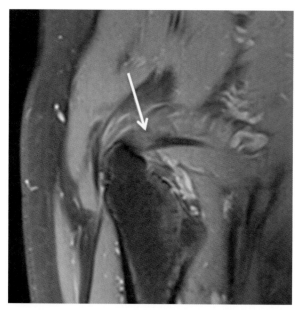

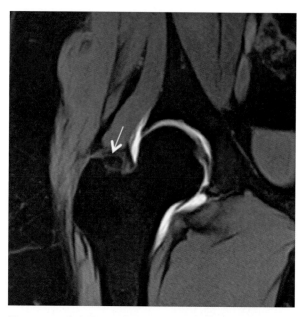

图 5.34　35 岁男性，梨状肌短肌腱炎导致的臀深综合征（DGS）。斜冠状脂肪抑制 PD MRI 显示梨状肌远端在大转子（箭头）的附着部中度增厚磨损

图 5.35　46 岁女性，梨状肌远端止点脱撕导致的臀深综合征（DGS）。斜冠状脂肪抑制 PD MRI 显示梨状肌在大转子止点的内层部分慢性撕裂，此病例未见其他异常

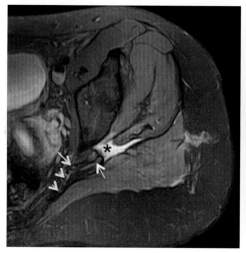

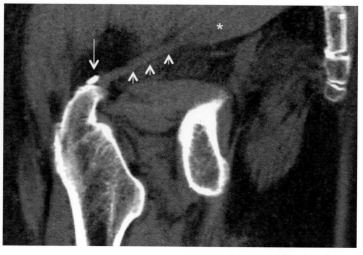

图 5.36　35 岁女性，梨状肌回缩导致的臀深综合征（DGS）。轴 – 斜位脂肪抑制 PD MRI 显示既往肌腱完全撕裂后慢性回缩。坐骨神经高信号提示肌腱回缩后纤维性卡压导致神经病变，慢性病变的同时合并急性炎性病变及局部水肿（星号）

图 5.37　42 岁男性，梨状肌钙化导致的臀深综合征（DGS）。冠 – 斜位 MD CT 重建显示在近股骨大转子止点处梨状肌肌腱（短箭头）内钙化（长箭头）。星号为梨状肌肌腹

治疗。肌腱炎可以通过影像引导下经皮注射局麻药和类固醇浸润治疗。

5.4.1.3 孖肌 – 闭孔内肌综合征

　　孖肌 – 闭孔内肌综合征比较罕见，在坐骨神经痛引起的臀后部疼痛的患者中容易被忽视。

由于其在结构及功能上均接近并类似梨状肌综合征，因此针对梨状肌综合征的治疗同样可以影响闭孔内肌。牵拉或变异的闭孔内肌对坐骨神经的动态卡压是导致臀深综合征（DGS）的原因之一（图 5.38）。另一种神经卡压的机制是当坐骨神经在梨状肌肌腹下方，孖肌 – 闭孔内肌复合体上方穿过时，两组肌肉形成一个剪刀样的结构卡压

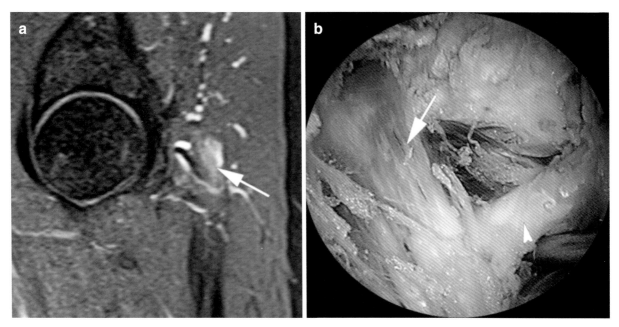

图 5.38　48 岁男性，闭孔内肌动态卡压坐骨神经导致的臀深综合征。（a）双矢状倾斜脂肪抑制 PD MRI 显示坐骨神经炎（箭头）。
（b）镜下证实闭孔内肌（三角箭头）动态卡压坐骨神经（箭头），闭孔内肌张力增高并轻度充血

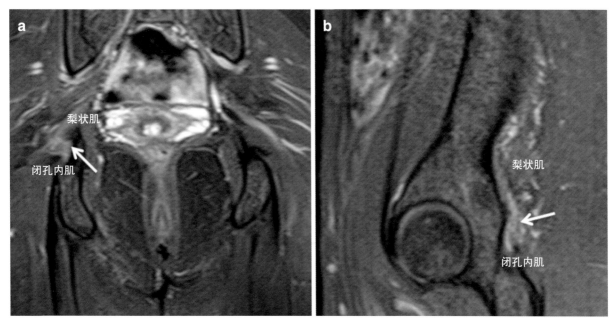

图 5.39　42 岁男性，闭孔内肌和梨状肌动态卡压坐骨神经导致的臀深综合征。（a）冠状位 MRI。（b）双矢状倾斜脂肪抑制 PD
MRI 图像显示两个肌腱形成的剪刀样卡压效果导致的坐骨神经炎（箭头）

坐骨神经。在 MRI 上，这一病变表现为闭孔内肌 -
梨状肌间隙内的神经炎，而不是梨状肌周围的炎
症（图 5.39）。闭孔内肌 / 孖肌止点处的病变及
变异也是导致坐骨神经卡压的原因之一，闭孔内
肌穿过坐骨神经是最常见的一种变异，在 MRI

上可以轻易辨认（图 5.40）。与第一种类型的梨
状肌综合征相比，闭孔内肌肥厚比较罕见，好发
于健身爱好者（图 5.41）。在一项对 6 例因疑似
梨状肌综合征而进行手术的患者的研究中，术中
均发现闭孔内肌张力增高、充血并肥厚，术中做

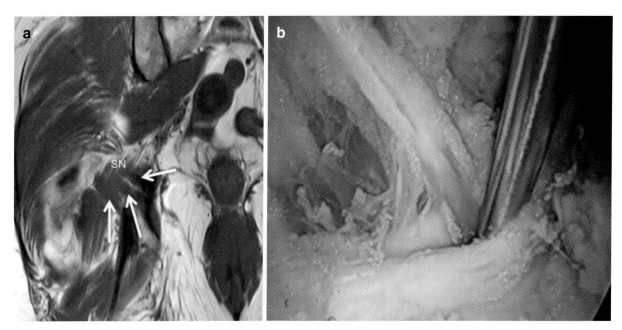

图 5.40　38 岁男性，闭孔内肌动态卡压坐骨神经导致的臀深综合征。（a）冠状倾斜 PD MRI 显示坐骨神经（SN）在闭孔内肌（箭头）内穿过。（b）镜下证实由于坐骨神经 – 闭孔内肌复合体的变异，在髋部活动中造成坐骨神经动态卡压

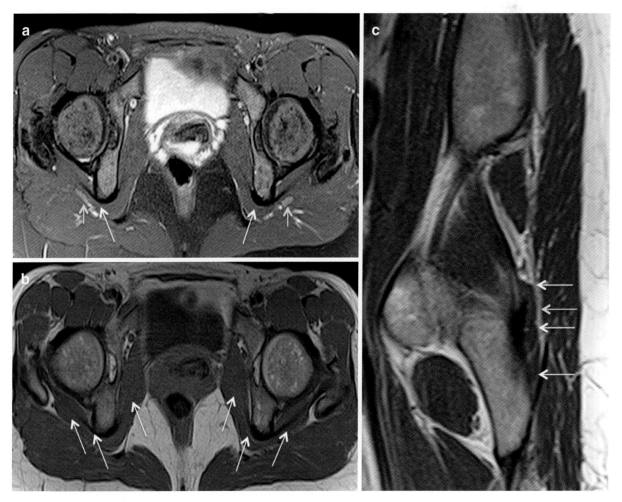

图 5.41　27 岁健身爱好者，由于闭孔内肌肥厚导致的臀深综合征。（a、b）轴位 MRI。（c）矢状位 MRI。PD MRI 显示双侧闭孔内肌肥厚（白箭头），相应臀大肌间隙变窄，导致坐骨神经炎（黄色箭头）

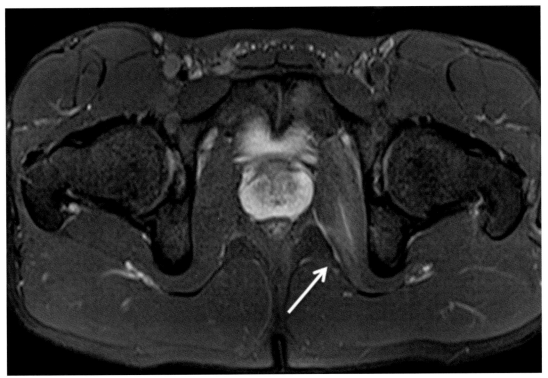

图 5.42　25 岁，因孤立的急性闭孔内肌盆腔内肌腹和筋膜撕裂导致的臀深综合征。轴位脂肪抑制 PD MRI 显示患者因被动过度外旋导致的水肿及肌肉内出血（箭头）

直腿抬高动作时发现闭孔内肌与坐骨神经撞击。由于这一解剖上邻近、相似的路径及相似的功能，多数对于梨状肌综合征患者有效的治疗方式同样对闭孔内肌造成的症状有效。Cox 等认为孖肌 – 闭孔内肌及附属的滑囊应该被视为反转子部位臀深综合征（DGS）可能的病因之一。总之，MRI 可以用来明确诊断缺血、肌腱炎、钙化性肌腱炎及肌腱撕裂（图 5.42）。对于这些病变的治疗与不同类型的梨状肌综合征的治疗相同。

5.4.1.4　股方肌和坐骨 – 股骨病变

在医学文献中，股方肌牵拉及撕裂的报道并不常见。患者在临床上可表现为急性或慢性髋部、腹股沟区和（或）后臀部疼痛。MRI 上表现为肌肉内液体信号增强合并周围肌肉水肿（图 5.43c，d）。股方肌撕裂发生的部位，据文献报道多为肌腱远端接近股骨后内侧的连接处，虽然也有肌腱股骨止点处撕脱的报道。肌肉水肿可以在 STIR、脂肪抑制 PD 或脂肪抑制 T2 加权 MRI 序列上看到。Ⅰ度牵拉表现为在股方肌的坐骨起始处、中段弥漫的肌肉水肿，与坐骨 – 股骨撞击综合征无法鉴别。坐骨 – 股骨间隙的存在有助于鉴别诊断。单纯的股方肌牵拉或撕裂比较少见。严重的水肿刺激邻近的坐骨神经可导致臀深综合征。慢性炎性改变及粘连可导致在肌肉与坐骨神经之间形成瘢痕组织，在髋部活动时卡压坐骨神经，这时需要通过关节镜进行神经松解术。

目前，文献中尚无单独由于股方肌痉挛或解剖变异导致的坐骨神经动态卡压的报道。

另外，由于锻炼导致的股方肌水肿是转子后方疼痛伴或不伴坐骨神经疼痛的原因之一。

最后，坐骨 – 股骨撞击时，坐骨 – 股骨间隙变窄可导致肌肉、肌腱、神经病变。由于局部炎症 / 水肿，其症状可表现为急性发病（图 5.44）；如局部纤维组织增生卡压神经，可表现为慢性发病（图 5.45）。在本章中还会详细讨论坐骨 – 股骨撞击综合征。

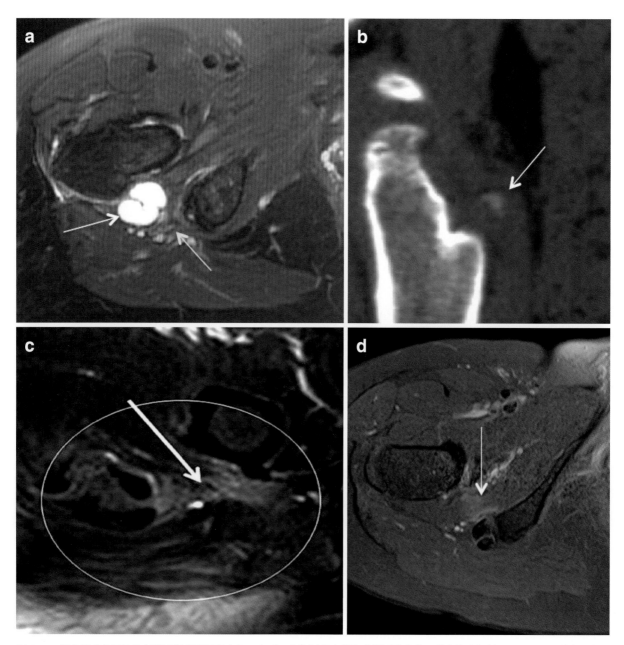

图 5.43　股方肌病变导致的急性及慢性臀深综合征。（a）1例慢性股方肌部分撕裂的患者，轴位脂肪抑制 PD MRI 显示继发肌肉内囊肿（白箭头），坐骨神经（黄色箭头）。（b）轴 – 斜位 MD CT 重建图像显示远端股方肌撕裂（箭头）。（c、d）股方肌部分撕裂在轴位脂肪抑制 PD MRI 上表现为肌肉区域性内液性信号增强及肌肉水肿

5.4.1.5　腘绳肌肌腱病变

　　腘绳肌肌腱起点处的一个肌腱或多个肌腱的许多种病变均可影响到坐骨神经，包括：部分 /完全的腘绳肌拉伤（急性、复发性或慢性）、肌腱断裂、撕脱骨折（急性或慢性 / 迁延不愈的）、坐骨结节炎、迁延不愈的坐骨结节炎、肌腱近端病变、钙化性肌腱炎以及挫伤。根据研究经验，钙化性肌腱炎导致的臀深综合征比较少见（图5.46）。在急性期，坐骨神经激惹在影像上的特征是广泛的水肿。慢性炎性改变及粘连导致的肌腱或肌肉与坐骨神经之间的瘢痕可在髋关节活动时形成卡压症状（坐骨隧道综合征）（图5.47）。

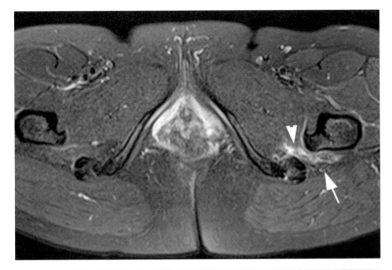

图 5.44　女性患者，57 岁，因急性坐骨 – 股骨撞击所致的继发性臀深综合征。轴位 PD 抑脂序列 MRI 显示坐骨 – 股骨间隙变窄，导致股方肌撞击以及继发性肌肉水肿（三角箭头），同时提示坐骨神经炎（箭头）

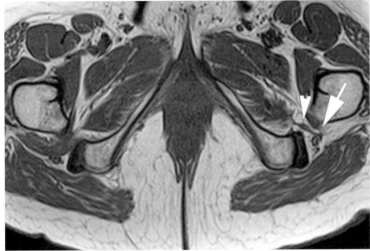

图 5.45　女性患者，53 岁，因慢性坐骨 – 股骨撞击致左侧臀深综合征。轴位 PD MRI 提示双侧坐骨 – 股骨间隙狭窄。左侧可见股方肌萎缩，残留 Ⅱ 型纤维状带（三角箭头）粘连至坐骨神经（箭头）上

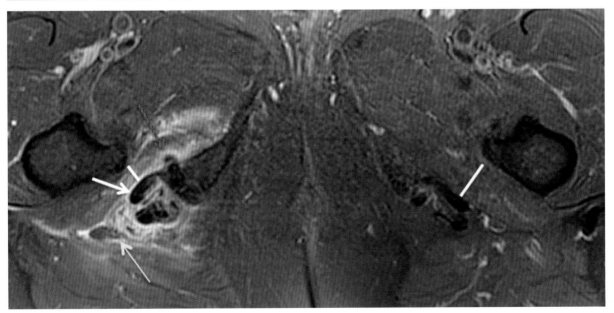

图 5.46　女性患者，53 岁，腘绳肌肌腱慢性钙化性肌腱炎，引发坐骨 – 股骨撞击而致右侧臀深综合征。轴位 PD 抑脂 MRI 显示腘绳肌肌腱（白色箭头）严重退行性钙化性（红色箭头）病变，伴随反应性坐骨神经炎（黄色箭头）。注意：右侧坐骨 – 股骨间隙较左侧明显变窄（白线）

先天性的纤维束带也有报道。不同的损伤在 MRI 上的表现各有特点，因此 MRI 检查对于确定合适的治疗方法十分必要。本章中将继续广泛地讨论腘绳肌病变。

5.4.1.6 臀肌相关疾病

引起坐骨神经卡压最常见的臀肌疾病是臀肌挛缩。臀肌挛缩发生于学龄儿童，常伴随终身，患者往往有多次臀部注射史。虽然依据临床查体可明确诊断，但通过 MRI 检查可具体评估纤维化范围和肌肉萎缩程度。臀肌挛缩在 MRI 上特征性表现为延伸至远端增厚的腱性部分的弥漫性肌内纤维条索，同时伴有臀大肌萎缩和髂胫束后内侧移位。神经周围纤维化通常是引起臀深综合征的原因（图 5.24）。在晚期病例中，臀肌肌腹及肌腱向内回缩导致腱腹交界处形成凹陷且股骨近端外旋。患有臀肌挛缩的患者多年后由于形成 3 型纤维带，最终出现周围神经卡压综合征表现。据报道，原发性纤维化易感体质也是一个重要因素。另外，无论是否是创伤性的，任何其他臀肌相关病变都可能是造成坐骨神经周围纤维化和

臀深综合征的原因。鉴别诊断包括失用性肌萎缩、去神经支配、慢性炎症性肌病、慢性筋膜间室综合征、纤维瘤病或创伤后含铁血黄素沉积病。被动拉伸等保守治疗措施通常是无效的；然而对于严重挛缩病例或为了美观，手术是纠正畸形的唯一方法。关节镜下神经松解术有时并不能切除所有纤维带，在严重的情况下（图 5.24），可能需要开放手术。

5.4.1.7 骨性结构及其他原因

Makhsous 通过动态 MRI 证实，在坐姿时即使没有负荷，覆盖坐骨结节（Ischial Tuberosity，IT）的软组织明显比仰卧时更薄。这些发现表明，单独屈髋动作可以使坐骨结节表面软组织厚度显著减小。而且，坐骨结节周围各层组织的厚度减小是不均匀的。从非负重坐位到负重坐位，脂肪组织的厚度显著减小。在所有姿势下，皮肤和皮下组织的厚度都明显小于脂肪和肌肉的厚度。在髋关节屈曲、内旋和内收时，坐骨神经的位置发生改变，轻微地向侧方移动并向前偏移。这就是在患者坐骨神经附近出现间接性坐骨神经

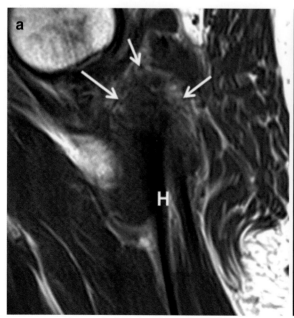
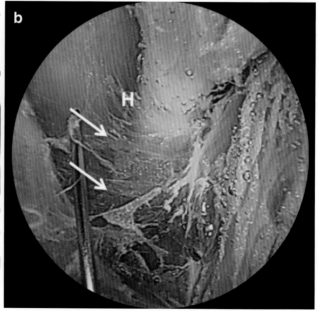

图 5.47　女性患者，61 岁，继发于坐骨隧道综合征的臀深综合征。（a）轴位 PD MRI。（b）关节镜图像。由于先前腘绳肌肌腱近端撕裂，坐骨神经（箭头）在远端臀下区域内长期被纤维束卡压

信号改变的原因。

骨盆、股骨和脊柱力线的变化可能会影响正常的坐骨神经偏移并引发臀深综合征。利用 Coppieters 等提出的直腿抬高试验检测坐骨神经偏移，并未考虑到髋关节的骨性参数，如股骨前倾角，从而受其影响出现坐骨神经偏移的问题。正常情况下，出生时股骨颈相对于股骨内外髁平面前倾 35°～50°。这个角度每年递减 1.5°，16 岁时减小至 16° 左右，在成年时达到 10°。少数由骨性结构异常或其他原因导致的臀深综合征病例，在 MRI 上或关节镜下没有明显异常，仅表现为继发的坐骨神经炎。骨盆失稳和脊柱矢状位平衡改变是尚未研究清楚的其他骨性原因，这些可能是坐骨神经卡压综合征的诱发或易患因素。稍后将对这些疾病进行讨论。

5.4.2 非特异性卡压

5.4.2.1 创伤性因素

创伤性神经损伤有多种类型，轻者解剖连续性尚存但轴突传导中断，重者神经干完全断裂。

损伤可能由早期的撕裂、牵拉或压迫所致，或者后期由瘢痕组织、纤维带或异位骨化包裹神经所致。

（1）骨折

骶骨骨折后经常继发臀深综合征（图 5.48）。此外坐骨神经损伤可见于髋臼骨折、股骨骨折或股骨头脱位的病例中。坐骨神经卡压的其他原因包括坐骨撕脱骨折愈合后或畸形愈合，及股骨小转子或大转子骨折（图 5.49）。

（2）血肿

臀肌血肿通常与创伤、髋部手术和血友病或抗凝治疗有关。血肿可直接损伤神经（神经局部压力增加所致）或间接损伤神经（由于血管滋养管压迫引起的局部缺血或臀下神经周围的纤维条索形成所致）。血肿吸收而形成的纤维带是臀深综合征的最常见原因之一，以往报道的创伤后出现梨状肌综合征样疼痛的病例便属于此类。血肿的 MRI 信号特征根据其血红蛋白降解产物的含量而变化。MRI 的特征根据血红蛋白降解产物的含量不同而表现出很大的差异。急性（1～4 天）血肿在所有序列中均表现为低信号并且被水肿信号所包绕。在亚急性期的早期（2～7 天）

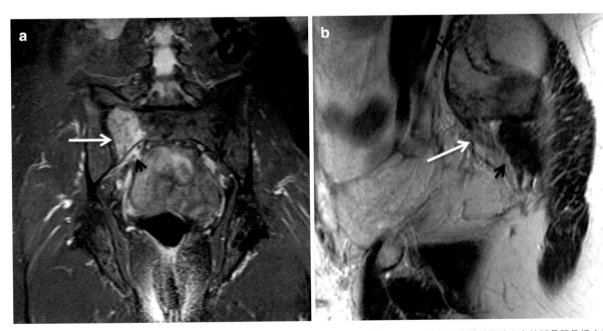

图 5.48　骶骨骨折引发的急性和慢性臀深综合征。（a）冠状位 PD 脂肪饱和序列 MRI 显示由于存在持续慢性应力性骶骨翼骨折（长箭头），引发腰骶干和骶神经丛急性神经炎及急性神经周围炎性改变（短箭头）。（b）矢状位 PD MRI 显示该患者数月后出现慢性 3 型纤维束（长箭头）在近端压迫坐骨神经（短箭头）

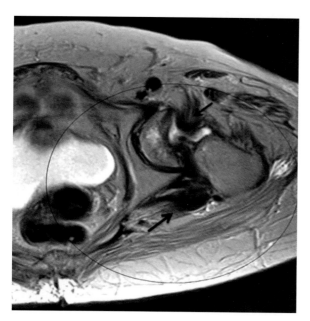

图 5.49　左股骨颈纤维性畸形愈合后继发 DGS。PD MRI 显示，患者移位的股骨颈不愈合，引发炎症反应而致纤维瘢痕组织形成，从而导致臀区深部间隙内坐骨神经卡压（黑色箭头）

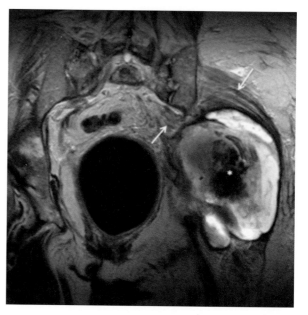

图 5.50　亚急性臀肌下血肿引发的臀深综合征。冠状位 T2 MRI 显示髋关节假体置换术后患者出现臀肌下血肿，部分延伸至坐骨大孔内。注意：血肿内的血凝块（星号）和坐骨神经损伤（箭头）

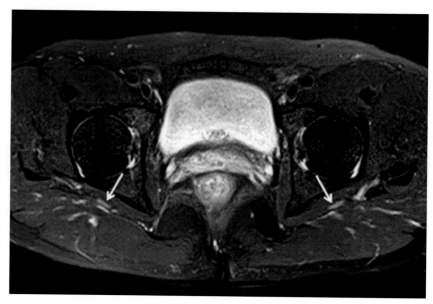

图 5.51　臀肌下挫伤引发的双侧臀深综合征。轴位 T2 MRN 显示双侧臀部创伤后临床诊断为臀深综合征的患者，双侧坐骨神经（箭头）的神经内膜信号增高，但无其他相关病理发现。由于孤立性神经炎通常是唯一的影像学表现，因此有必要对神经信号强度进行仔细的分析

和晚期（1 ～ 3 周），由于高铁血红蛋白含量高，在 T1 MRI 上是高信号。在 T2 MRI 上，在亚急性早期表现为低信号，但在晚期表现为高信号。由于含铁血黄素沉积，慢性血肿在两个序列上都呈现低信号。创伤后出现符合上述阶段性信号变化模式且随时间推移而缩小均是血肿的特征性表现（图 5.50）。

（3）直接创伤性或挫伤性神经病变

受到创伤性挤压外力时，由于其位置较深，神经组织与骨结构接触撞击（如坐骨神经撞击髋臼）而发生损伤。MRN 上通常显示坐骨神经轻度增粗和局灶性 T2 高信号，但无宏观病理改变（图 5.51）。直接暴力致坐骨神经病变很少出现在非穿透性创伤中，主要由于骨盆、臀肌和大腿

后侧组织可以保护该神经。

（4）创伤性神经瘤

在下肢近端截肢患者中，通常在 MRN 检查中的 T1 自旋回波图像上显示坐骨神经内的低信号团块，其在静脉注射钆剂后显示信号轻度增强。在此类神经瘤近侧，坐骨神经常增粗，伴有明显的局灶性束状增粗和异常 T2 高信号，这些征象必须在临床得到正确认识，因为这有时是疼痛的根源。

5.4.2.2 医源性损伤

（1）手术

髋部神经病变最常见的原因是原发性骨关节炎的初次全髋关节置换术中的医源性损伤，由牵拉或直接损伤神经所致。全髋关节置换术中过度牵拉、不慎切断，以及患者体位不佳是造成臀上神经损伤的最常见原因。Hardinge 报道，行直接外侧入路时容易损伤臀上神经下支，行前外侧入路或前方入路时则易损伤进入阔筋膜张肌的分支。神经分支方式和走行的高度变异性使其在手术中更易受损伤。臀下神经卡压病变很少被报道，但被认为是经后方入路髋关节置换术后的并

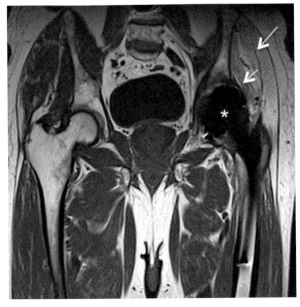

图 5.52　髋关节术引发的臀深综合征。冠状位 T1 MRI 显示，髋关节假体置换术后（星号），臀部神经损伤导致左侧臀中肌（长箭头）和臀小肌（短箭头）萎缩

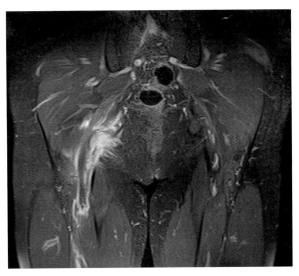

图 5.53　肌肉内注射引发的臀深综合征。冠状位 PD 脂肪饱和序列 MRI 显示：患者臀部注射后随即发生坐骨神经炎。注意：注射药物沿神经周围聚集

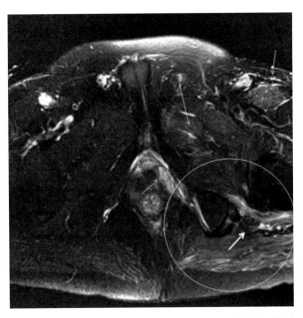

图 5.54　放射治疗引发的臀深综合征。轴位 T1 脂肪饱和序列动态增强 MRI 显示弥漫性神经增粗，没有明显肿块，提示移行细胞癌患者接受更高剂量（8000rads）放疗后引发放射性神经病变。神经（箭头）周围的水肿和瘢痕组织引起臀深综合征。注意：放射视野内多块肌肉信号增高，提示放射性肌炎

发症。Abitbol 等报道：无论采用何种手术入路，全髋关节置换术后高达 77% 的患者均存在臀上神经和臀下神经的亚临床肌电图异常。臀上神经损伤也是经皮植入骶髂螺钉后的常见并发症。神经卡压导致的肌肉萎缩特征性表现，可提示受损的神经和损伤的位置（图 5.52）。

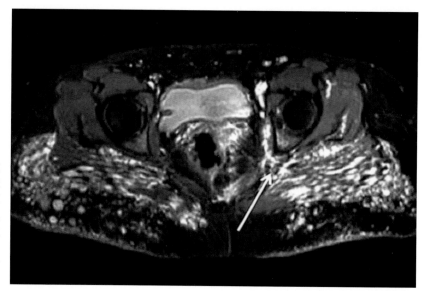

图 5.55 异物引发臀深综合征。轴位 PD 抑脂序列 MRI 显示非假体内硅胶注射液包绕骶神经丛和坐骨神经，主要在左侧。硅胶团块遍布于骶前、骶旁、坐骨 – 直肠间隙和左闭孔内肌周围。左侧骶神经丛、坐骨神经和阴部神经周围可见瘢痕组织和水肿，引起神经卡压（箭头）

（2）肌肉内注射

神经损伤可能是由于注射后药物蓄积在神经组织周围、注射时刺伤神经、瘢痕组织形成压迫神经或注射药物中包含神经毒性化学物质引起的直接神经纤维损伤所致（图 5.53）。

（3）放射治疗

放射性神经病性肌炎是一种罕见的情况，最常见于较高剂量（5000 rads）辐射后。放射治疗后可直接（通过辐射本身的有害作用）或间接（通过神经周围组织的弥漫性纤维化）损伤坐骨神经。MRI 上显示神经弥漫性增粗，局部无肿块形成。然而，很少时候会形成类似复发性肿瘤的局灶性肿块样病变，在 T1 MRI 上为低信号，在 T2 MRI 上为高信号。钆剂增强扫描显示病变呈局部增强影（图 5.54）。

（4）异物

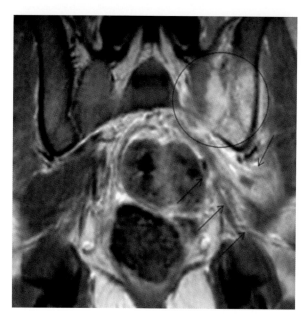

图 5.56 继发于感染性骶髂关节炎的臀深综合征。冠状位 T2 MRI 显示左侧骶髂关节周围水肿（圆圈），骶前和梨状肌前间隙有脓性液体。坐骨神经和臀上 / 臀下神经增粗且信号升高，提示化脓性神经炎（箭头）

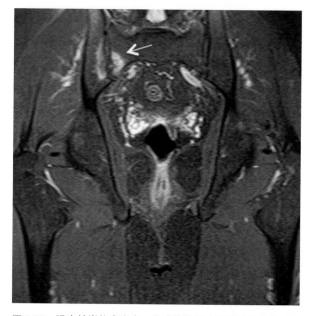

图 5.57 强直性脊柱炎患者，非感染性活动性骶髂关节炎诱发右侧臀深综合征

任何性质的异物都可能导致臀下神经的损伤或压迫，通常是由于高能量创伤、手术或其他医源性原因引起的（图 5.55）。

5.4.2.3 炎症 / 感染

（1）骶髂关节炎

非感染性骶髂关节炎是血清阴性脊柱关节病的常见表现。髋关节后方疼痛和（或）坐骨神经痛可能是牵涉性疼痛或骶髂关节附近炎症直接刺激神经的结果。此外，感染性骶髂关节炎是化脓性骶骨和坐骨神经炎的一个众所周知的原因（图5.56，图 5.57）。

（2）骨关节炎

臀深综合征可由髋关节退行性改变（骨赘形成）机械性压迫坐骨神经所致，特别是在高龄患者中。但这并不是臀深综合征的常见病因。

（3）脓肿

臀肌和骨盆周围脓肿较为罕见，通常与胃肠道和泌尿道感染有关，并且可能沿解剖间隙蔓延累及骶神经丛。骶骨骨髓炎也可引起臀肌和骶前脓肿，可能直接导致腰骶丛和坐骨神经病变。

（4）肌炎

肌炎是一种罕见的肌肉感染，最常见的细菌是葡萄球菌和链球菌。当它影响臀肌或骨盆－转

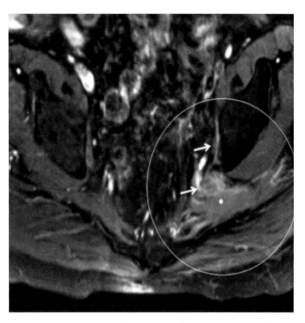

图 5.58　继发于肌炎的臀深综合征。梨状肌炎伴初期脓肿形成征象（圆圈）患者，其轴位 PD 抑脂序列动态增强 MRI 显示，左侧梨状肌（星号）中度弥漫性增厚，伴有局部软组织水肿，外围对比显著增强。注意：骶神经丛因炎症浸润而呈弥漫性高信号，并沿闭孔内肌间隙向前延伸（箭头）

子肌群时，可能会导致臀深综合征。梨状肌肌炎在文献中很少报道；已知的易感因素主要有既往病毒或寄生虫感染，风湿性疾病，HIV 感染。布鲁氏菌属也是已知的可导致肌炎的细菌类型。另外，要重点强调一种情况，即肌肉感染最终会扩展到后筋膜室并且可能成为临床医生混淆诊断的原因，因为远处的病灶看起来比原发病灶更严重。

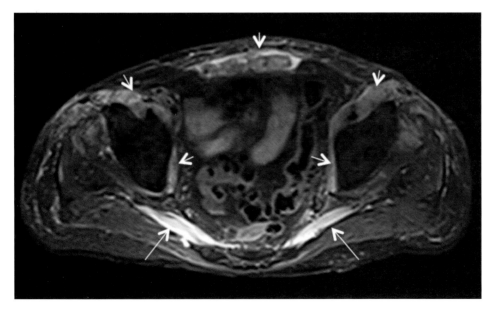

图 5.59　慢性自身免疫性盆腔束带肌病患者，67 岁，活动性肌炎引发 DGS。注意：该患者双侧股直肌、闭孔内肌或髂腰肌（短箭头）及双侧梨状肌（长箭头）信号改变，伴肌无力和活动性臀区疼痛

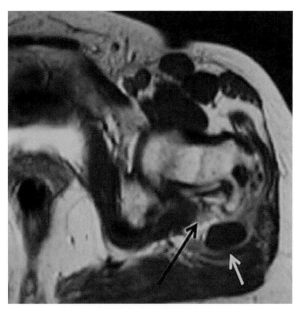

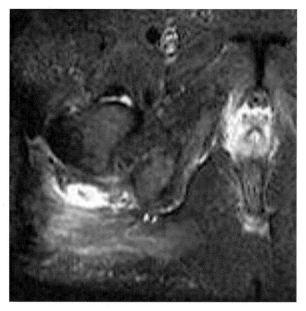

图5.60　继发于化脓性滑囊炎的臀深综合征。轴位 PD MRI 显示左侧结核性转子滑囊炎患者的转子滑囊（黑色箭头）中度至重度扩张，伴坐骨神经损伤（白色箭头）。同时可以看到大转子骨炎表现

图5.61　继发于副肿瘤综合征的臀深综合征。肺癌患者，56 岁，有特征性的副肿瘤抗体（抗 Hu、抗 Yo、抗 Ri、抗双载蛋白、抗 CV2）。轴位短时间反转恢复序列 MRI 显示，坐骨神经显著增粗，伴有臀区深部间隙内神经周围炎症性改变

Chiedozi 将肌炎分为 3 个阶段。在第一阶段，炎症轻微，肌肉变硬，轻度白细胞增多，但无脓液形成；在第二阶段，初始症状出现 2 ~ 3 周后，炎症反应加重，并有脓液形成；在第三阶段，则出现全身脓毒血症症状（图 5.58）。

鉴别诊断时必须要考虑炎症性肌病。最常见的炎症性肌病是皮肌炎、多发性肌炎（很少单独发病，通常伴有其他结缔组织病表现）和包涵体肌炎（图 5.59）。

（5）滑囊炎

髋关节周围滑囊炎是臀深综合征的常见原因。滑囊炎多缘于相邻肌腱退行性肌腱病引起的炎症，但也可由化脓性感染、创伤等原因所致（图5.60）。

（6）坐骨神经结节病

坐骨神经 MRN 可清晰显示集中坐骨神经内的轻度信号增强肿块样影。肿块在 T1 加权时呈低信号影，T2 加权成像显示肿块近、远两侧的束状增粗信号。根据肿物内正常束状结构均质性消失和信号增强特征，术前通常可诊断为神经纤维瘤。神经内松解术和活检是必要的，可见慢性炎症变化、多核巨细胞、非干酪样肉芽肿及结节病的特征表现。

（7）副肿瘤性、自身免疫性和其他罕见性神经炎

在癌症患者中，外周神经病变的出现通常缘于治疗后的副作用、肿瘤对神经或脊髓的浸润、代谢和营养障碍。未见上述原因或涉及癌症相关免疫机制时，此类神经病变被定义为副肿瘤性病变。至少 15% 的癌症患者患有副肿瘤性感觉运动神经病变，其通常是轻微的，并且在疾病终末期出现。另一类型的副肿瘤性神经病变通常在确诊肿瘤前已出现，并且可能比癌症本身对患者机体的损伤更大（图 5.61）。另外，某些有毒物质如铅、砷和汞可能会导致全身周围神经中毒，表现为四肢触痛、疼痛和麻木。最后，全身性神经炎的其他原因包括酒精中毒、维生素缺乏症、糖尿病、铊中毒、某些类型的过敏以及一些病毒和细菌感染，如白喉、梅毒和腮腺炎。

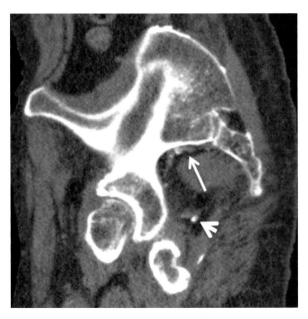

图 5.62　继发于臀上动脉血栓形成的臀深综合征。臀血管性间歇性跛行患者，67 岁，斜矢状位多层螺旋 CT 增强重建显示，臀上动脉（长箭头）造影剂充盈不足，而臀下动脉（短箭头）造影剂正常充盈

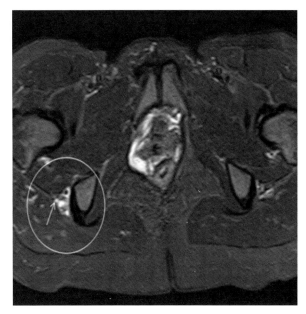

图 5.63　臀下静脉曲张继发于 DGS。患者有臀深部疼痛，且不因体位改变而改善。轴位质子密度加权抑脂序列 MRI 显示局灶性静脉曲张压迫右侧坐骨神经（箭头）

5.4.2.4　血管性病变

（1）先天性坐骨动脉未闭

先天性坐骨动脉未闭（Persistent Sciatic Artery, PSA）是一种罕见的先天性异常，发病率为 0.025% ~ 0.04%。该动脉易发生动脉粥样硬化改变，并且在 46.1% 的病例中形成动脉瘤。PSA 动脉瘤最常见症状是臀部搏动性痛性包块，坐骨神经压迫而引起坐骨神经病变，以及血栓形成或远端栓塞引起的下肢缺血。据 Pris 等报道，坐骨神经痛的发生率为 36%。动脉瘤的并发症有动脉栓塞、血栓形成、血管破裂、裂隙形成和坐骨神经压迫，先天性未闭的坐骨动脉在大腿内的走行虽存在变异但总是贴近坐骨神经。影像学检查对于该病变的发现、分类和实施血管内介入治疗均非常重要。先天性坐骨动脉未闭的治疗包括开放手术（血管搭桥术、股 - 腘动脉旁路术及髂 - 腘经闭孔旁路术等）或血管内介入治疗。

（2）髂动脉的动脉瘤或假性动脉瘤

腰骶干位于骶骨前方、髂血管后方。任何髂动脉的动脉瘤或假性动脉瘤，尤其是累及髂内

动脉时，均可能压迫到骨盆神经或臀下神经。动脉瘤导致坐骨神经痛的致病机制是压迫神经。尽管神经对缺血具有较强的耐受力，且腰骶神经丛的血管供应丰富，但缺血可能进一步加重神经病变（滋养血管压迫）。

（3）动静脉畸形或动静脉瘘

虽然临床很少见，但动静脉畸形或动静脉瘘对骨盆神经的直接压迫也可引起坐骨神经痛。

（4）臀肌动脉血栓形成

此病是臀区源性间歇性跛行的常见原因，总是在步行 150m 后出现，短暂休息后消失。增强 CT 和 MRA 是确诊该病的首选影像学检查。选择性髂动脉血管造影通常可以明确诊断，它可以清晰显示动脉起始部的明显狭窄。经皮血管成形及支架植入术可迅速且完全地缓解疼痛（图 5.62）。

（5）静脉曲张源性臀深综合征

表现为顽固性臀深综合征，不因姿势改变或咳嗽引起症状的臀部血管压迫性神经病变，应该考虑为静脉曲张所致。患侧坐位时疼痛较站立或行走时加重。MRI 显示曲张的臀部静脉压迫坐骨神经。通过结扎和切除曲张静脉可缓解患者疼痛

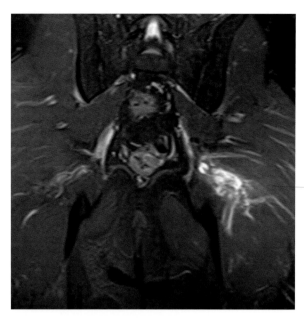

图 5.64　继发于创伤性静脉曲张的臀深综合征。患者 4 个月前跌倒时臀部着地，冠状位 PD 抑脂序列 MRI 显示：左侧坐骨神经周围臀下静脉局灶性静脉曲张

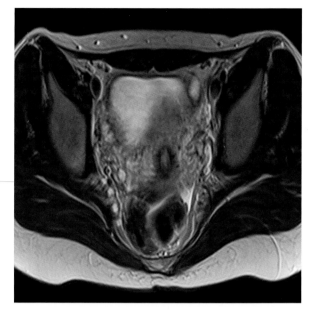

图 5.65　继发于盆腔充血综合征的臀深综合征。患者 41 岁，非周期性疼痛持续 6 个多月，夜间坐立均加重疼痛，轴位 T2 MRI 显示双侧盆腔静脉曲张

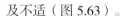

及不适（图 5.63）。

（6）创伤性静脉曲张

臀下静脉创伤性静脉曲张通常在臀部着地创伤后形成，可引起坐骨神经病变。通过梯度回波和二维飞行时间 MRI 序列可明确血管病变通常来源于臀静脉。通过手术切除可成功消除病变并缓解症状（图 5.64）。

（7）盆腔淤血综合征

诊断盆腔淤血综合征依据的是发现多个扩张、迂曲的直径大于 4mm 的子宫旁静脉或直径 5 ~ 6mm 的卵巢静脉（图 5.65）。治疗方案包括性腺静脉线圈栓塞，或对于有些患者行腹腔镜下卵巢静脉结扎术。

5.4.2.5 妇科疾病

目前已报道有多例与妇科和产科疾病或并发症相关的后髋疼痛病例。我们必须警惕盆腔病变和妇科疾病，特别是当症状出现在右侧时。另外，有人提出乙状结肠有防止左侧骶丛受压的作用。因此，建议 35 岁以上或绝经前期、患有臀深综合征的女性，即使影像学显示椎间盘突出，在进行

腰背部手术或臀区深部间隙关节镜探查之前，应进行全面的妇科检查。重视妇科病变对于避免漏诊至关重要，以免患者接受不必要且无效的治疗。

（1）子宫内膜异位症

子宫内膜异位症引起臀深综合征已有相关报道。与所有盆腔内病变相似，在大多数情况下，腰骶干是最常累及的神经根。这种情况是子宫内膜良性侵入子宫肌层，通常发生在 30 岁以上的女性中，并且在大约 20% 的切除子宫内被发现。此外，该病表现为通常经期大量出血，痛经逐渐加重，子宫逐渐增大且触痛（图 5.66b）。

（2）子宫后倾

在治疗经验中，这是导致 DGS 最常见也是容易被忽视的妇科病因之一（图 5.66a）。

（3）肿瘤

文献报道子宫肌瘤、输卵管卵巢脓肿、卵巢囊肿和畸胎瘤是引起腰骶神经丛神经疾病的原因之一（图 5.66d）。

（4）子宫内膜异位症

子宫内膜异位症曾被多次报道为周期性坐骨神经痛和臀下疼痛的原因之一。它可能会压迫坐骨神经。压迫通常发生在骨盆、坐骨切迹，或者

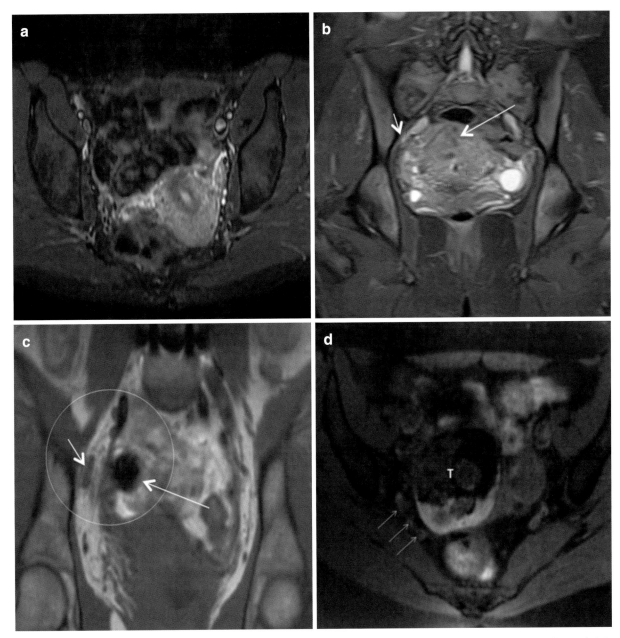

图 5.66　继发于妇产科疾病的 DGS。（a）轴位 PD 脂肪抑制 MRI 显示一个年轻患者的子宫后倾，该患者的间歇性深部臀肌疼痛高度取决于体位。（b）冠状位 PD 脂肪抑制 MRI 显示 1 例 28 岁慢性痛经女患者体内一个广泛而弥散扩大的交界区（大箭头），伴有黏膜下层的微囊肿和轮廓不清的弥散性子宫腺肌病压迫右侧坐骨神经（小箭头）。（c）冠状位 T1 脂肪抑制 MRI 显示了低信号的右侧子宫内膜瘤，它是由于含铁血黄素沉积、合并纤维性囊肿壁（大箭头）和在坐骨大切迹水平的坐骨神经周围慢性纤维化（短箭头）所致。（d）轴位 PD 脂肪抑制 MRI 显示一个基于右侧卵巢的成熟囊性畸胎瘤（T）和骶神经丛神经炎（箭头）

与坐骨切迹水平的右侧臀深间隙内。坐骨神经痛的典型症状为疼痛起于月经的前几天，渐进性加重，然后在月经周期结束一周后会有所缓解。典型的病灶肿块在 T2 和 T1 图像上均表现为高信号，提示急性出血。然而，信号强度可以随着血红蛋白分解产物的性质而变化。子宫内膜异位症是引

起坐骨神经压迫最常见的良性疾病（图 5.66c）。

（5）妊娠

妊娠相关的 DGS 可能由神经根直接受压引起，也可能继发于妊娠子宫压迫腹主动脉和（或）下腔静脉引起的神经缺血。分娩时胎头或产钳损伤腰骶干，刺激 L5 神经根，有时可引起单侧

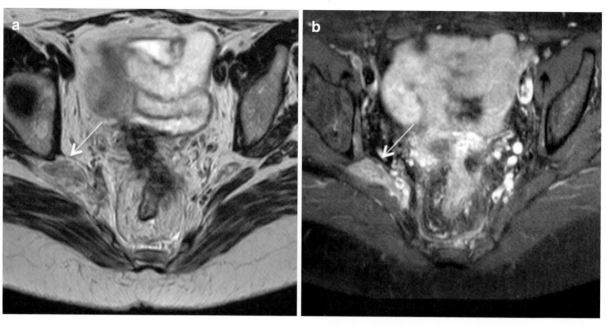

图 5.67　DGS 继发于局灶肥厚性神经病变。（a）轴位 PD MRI。（b）轴位 PD 脂肪抑制 MRI 显示 1 例结直肠术后 2 个月坐骨神经区域无痛性神经缺损患者的坐骨神经在右侧梨状肌间隙（箭头）明显增大

足下垂。多达 50% 的女性自诉在怀孕期间的某些阶段出现背痛，其中 1/3 的疼痛严重影响日常生活。虽然在许多情况下，背痛在分娩后不久就会消失；但在某些情况下，背痛在产后还会持续数月；甚至还有一些则是从产后开始出现疼痛。此外，在怀孕期间，"梨状肌综合征"更容易发生。妊娠期间，孕妇开始分泌"松弛素"，这种激素会增加骨盆的伸展，并有可能打开骶髂关节的空间。使脊柱前凸增加——脊柱向前弯使骨盆向前倾斜，使脊柱有更大的屈曲度。所有这些病理生理机制的结合促使髋关节 / 骨盆的臀肌群变得拉长和紧张，特别是深而小的髋关节肌肉。按摩可作为一种预防措施，并可在病情加重时减轻症状。

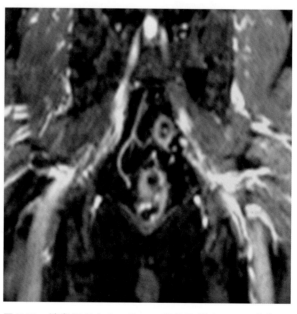

图 5.68　继发于 Dejerine–Sottas 病的双侧 DGS。冠状位 T1 脂肪抑制增强 MRI 显示，1 例下肢无力和感觉丧失的 3 岁儿童患者体内，腰骶神经根明显增厚、聚集和增强

5.4.2.6　假性肿瘤与肿瘤

（1）坐骨神经的主要病变

肥大性神经病变。在这种病理状态下，MRN 显示以神经为中心的增强坐骨神经肿物，它与肌肉信号等强度，并使几个轻度肿胀的周围神经束移位。更远端的异常高强度 T2 伴保留束状形态，通常反映了压迫性神经失用损伤。活检显示纤维化和典型的"洋葱球"损害，必须进行神经内部松解手术。根据其特点，术前常诊断为神经鞘瘤。目前的理论认为，手术过程中与手术相关或不相关的周围神经屏障损伤是局灶性肥厚性神经病的

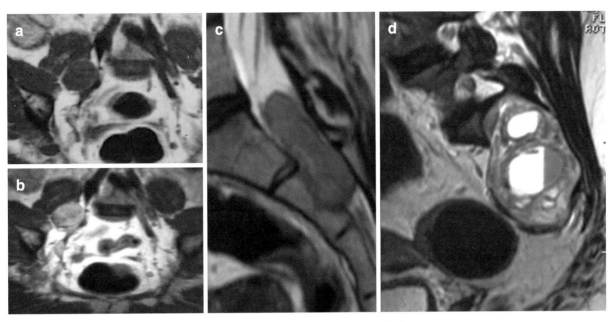

图 5.69　DGS。（a、b）继发于坐骨神经神经鞘瘤。（c）马尾神经。（d）前骶神经根

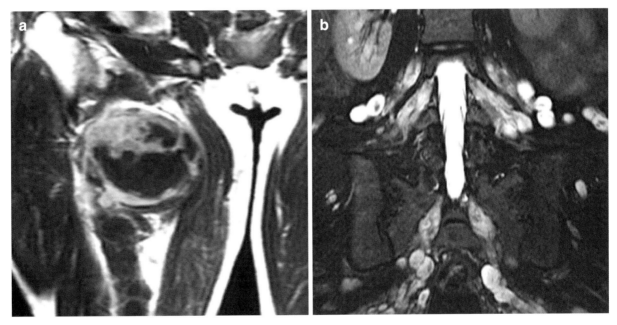

图 5.70　DGS。（a）继发于恶性神经纤维瘤。（b）弥漫性神经纤维瘤

诱发或促进因素（图 5.67）。

先天性肥厚性神经病。Dejerine-Sottas 病和其他遗传性运动和感觉多发性神经病是一种神经系统疾病，影像学特征性表现为周围神经损伤、进行性肌肉萎缩、坐骨神经和（或）骶神经丛弥漫性神经炎（图 5.68）。

神经鞘瘤和神经纤维瘤。神经鞘瘤是坐骨神经最常见的原发肿瘤。它起源于形成神经鞘的施万细胞。骨盆和髋关节后方神经鞘瘤非常罕见。神经鞘瘤的影像学特征与孤立性神经纤维瘤（起源于神经纤维）的影像学特征相似，且经常难以区分（图 5.69）。

脂肪瘤病和神经内脂肪瘤。脂肪瘤病，也称为纤维脂肪瘤性错构瘤或纤维脂肪增生，是一种罕见的良性肿瘤样病变，最常累及正中神经或其分支。很少有报道涉及下肢神经。超过 50% 的

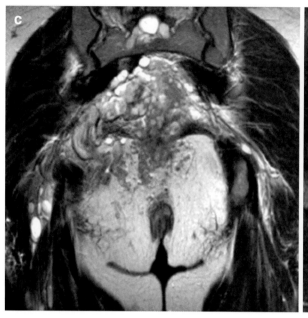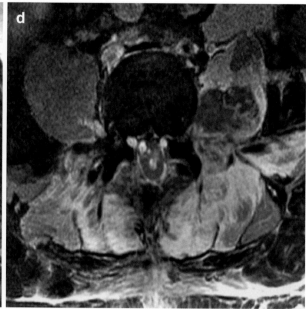

图 5.70（续） （c）丛状神经纤维瘤。（d）恶性神经鞘瘤

患者因肿块感觉或局灶性压迫性神经病变而出现症状。其特征性表现为数个"蛇"形病灶内软组织衰减结构，在纵断面呈"意大利面"样、横断面呈同轴"缆绳"状外观。盆腔神经脂肪瘤的鉴别诊断包括神经内脂肪瘤和高分化脂肪肉瘤。神经内脂肪瘤是位于神经鞘内的局灶性包膜性肿瘤，不涉及神经束。病灶呈圆形或卵圆形，均质的脂肪瘤体逐渐变细，周围正常神经束集中。相反地，神经脂肪瘤则倾向于广泛累及神经。

恶性神经源性肿瘤。恶性神经源性肿瘤占所有恶性软组织肿瘤的 7% ~ 8%。神经纤维瘤、罕见的神经鞘瘤和恶性外周神经鞘瘤（PNST）可能与 NF1 有关。与良性 PNST 患者相比，恶性肿瘤患者更容易出现运动无力和感觉障碍等疼痛和神经症状。在携带 NF1 的患者中，先前稳定的神经纤维瘤突然增大则提示恶变（图 5.70）。

（2）良恶性肿瘤或假性肿瘤

许多良性肿瘤和假性肿瘤病变可沿骶神经丛和坐骨神经的走行出现，涉及或包裹住其神经成分。基于临床经验，脂肪瘤、骨软骨瘤、神经节囊肿和钙化的骨盆淋巴结是最常见的导致 DGS的良性肿瘤（图 5.71）。然而，已经有文献报道称其他多种良性肿瘤和假性肿瘤病变也是后髋部

疼痛的原因。虽然其中许多的表现是非特异性的，但还是有一些特征性的影像学表现可以有助于明确诊断。我们将在下面描述这些特殊表现及其相关的特定疾病。

异位钙化。骨盆平衡异常导致的骶棘韧带骨化相关的梨状肌管综合征被认为是 DGS 的病因之一（图 5.72）。

大范围关节周围钙化。这是一种罕见的良性疾病，以前被称为肿瘤钙质沉着症，表现为钙化的、质软的、关节周围肿块，大小不一，生长缓慢。它继发于弥漫性磷酸钙在软组织中沉积，可能在尿毒症、甲状旁腺功能亢进或维生素 D 中毒的情况下见到。软组织病变多为分叶状、界限清楚的钙化，多分布于大关节伸肌表面（图 5.73）。有许多疾病的症状与之相似，包括慢性肾功能衰竭钙化、全身钙化、局限性钙化、钙化性肌腱炎、滑膜骨软骨瘤病、滑膜肉瘤、骨肉瘤、骨化性肌炎、结石性痛风和钙化性肌坏死。虽然手术干预经常可以改善症状，但这种病变往往在磷酸钙水平升高时复发，因此其管理需要内、外科综合治疗。

软组织肉瘤。与肌肉内转移瘤相似，软组织肉瘤表现为T1等低信号和T2高信号MRI病灶（图

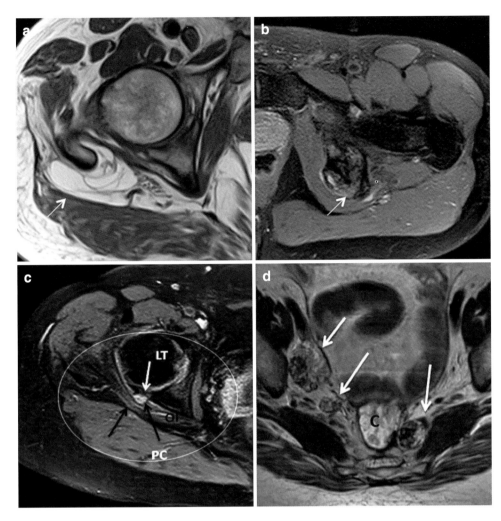

图 5.71　DGS。（a）继发于臀区深部间隙脂肪瘤（箭头）。（b）坐骨结节骨软骨瘤（箭头）。（c）髋臼 – 股骨撞击综合征患者后上盂唇旁囊肿。（d）结肠炎溃疡患者骨盆淋巴结钙化

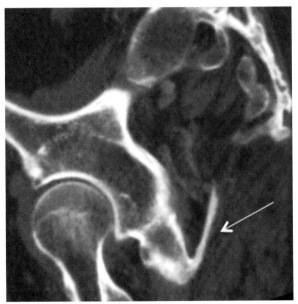

图 5.72　梨状肌下肌管综合征。1 例 32 岁女性 DGS 患者斜矢状位 MD CT 重建显示骶结节韧带骨化（箭头），近端坐骨神经固定，导致坐骨神经痛

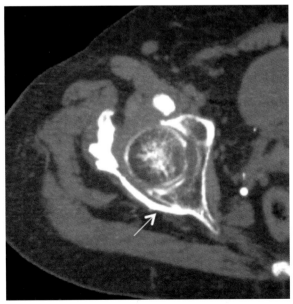

图 5.73　继发于巨大关节周围钙化的 DGS。斜轴位 MD CT 重建显示髋关节周围有界限清楚的钙化（箭头）。动态超声研究显示坐骨神经与其后方的钙化灶存在持续摩擦，MRI 显示中度坐骨神经炎（未展示）

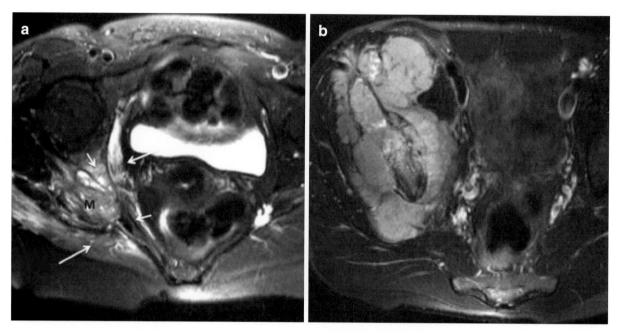

图 5.74　继发于软组织肉瘤的 DGS。（a）轴向 PD 脂肪抑制 MRI 显示转移性阴道癌肉瘤（M）。（b）尤文氏肉瘤，影响到臀区深部间隙和坐骨神经（图 a 箭头）

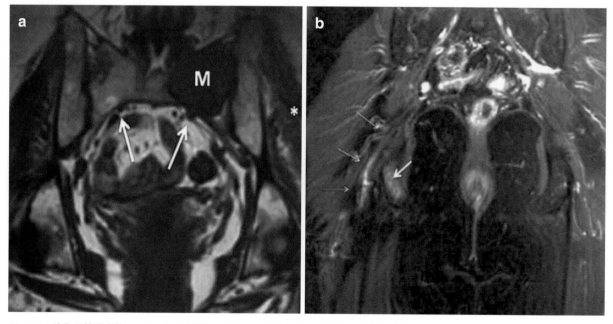

图 5.75　继发于转移瘤的 DGS。（a）冠状位 T1 MRI 显示结肠直肠癌（M）骶骨转移累及左腰骶干（箭头）。（b）冠状位 PD 脂肪抑制 MRI 显示肺癌的坐骨转移导致软组织水肿和坐骨神经炎

5.74）。然而，与转移性病变相比，软组织肉瘤的坏死、瘤周组织水肿和分叶征的发生更少。必须通过组织病理学检查进行确诊。

肌内转移瘤。涉及髋关节后肌肉的转移瘤并不罕见。尸检研究显示，肌肉转移瘤的发病率为 0.8% ~ 16%。肺癌通常是肌内转移瘤的主要来

源，肌肉邻近的坐骨神经受累也可观察到。肌内转移瘤在增强 CT 下表现为低衰减肿块图像，常显示周围对比衰减。与周围的肌肉组织相比，它们在 T1 MRI 上显示等低信号，在 T2 MRI 上为高信号。它们通常会导致受累肌肉肿胀，并伴有明显的瘤周水肿。此外，肿块内可见显著的出血、

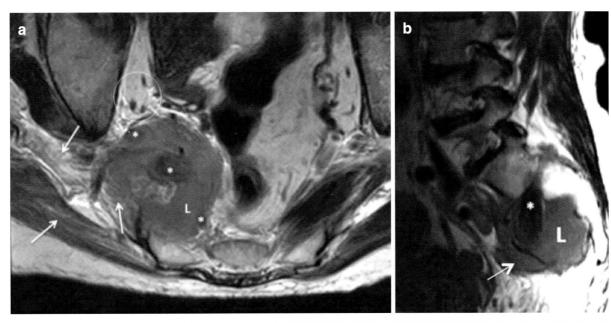

图 5.76　继发于淋巴瘤的 DGS。（a）轴向 T1 MRI 显示直接浸润梨状肌（箭头）及通过梨状肌前间隙延伸。（b）矢状位 T1 MRI 显示淋巴瘤直接侵犯骶神经根（星号）

坏死和钙化。影响肌肉或骨骼的转移瘤种类与恶性肿瘤一样多（图 5.75）。

　　腹腔内和骨盆内肿瘤。腰骶神经丛和盆腔神经可能由于腹腔内或骨盆内肿块的压迫或侵犯而受到影响。结直肠癌是最常见的恶性肿瘤，其次是子宫、前列腺和卵巢肿瘤。此外，肿块穿过坐骨神经孔可引起坐骨神经在臀区深部间隙的压迫。

　　淋巴瘤值得特别关注。淋巴瘤可以通过 3 种方式影响坐骨神经。淋巴瘤相关的 DGS 最常见的原因是肿大的淋巴结压迫神经。其次，累及结节外软组织如肌肉（例如梨状肌和臀肌）可能影响坐骨神经。在这种情况下，影像中可见不对称的肌肉扩张，不均匀 / 低聚焦密度，或局灶性 / 弥漫性 T1 加权低强度信号和 T2 高强度信号。虽然病变区域强弱对比不改变，但可以看到均匀的或环形的衰减。最后，虽然非常罕见，但也有报道称淋巴瘤可以直接侵犯骶神经根（图 5.76）。

5.4.3　臀肌下综合征的影像检查价值：MRI 检查的现状和未来

　　Stewart 认为梨状肌综合征已经被过度诊断，并提出确诊需要手术探查以确认梨状肌或相关纤维带有无压迫坐骨神经。然而，MRN 的最近一项研究中显示，所有不明原因坐骨神经痛患者的臀部坐骨神经都有局灶性异常信号。Filler 等的系列研究中报道了类似的发现。这些成果与 MRI 硬件和新成像技术的发展有关，解剖变异和纤维血管带的发现表明，到目前为止，臀深综合征可能被漏诊，而不是被过度诊断，而 MRN 是首选的诊断方法。

　　在常规脊髓腰段 MRI 结果阴性时，要求进行 MRN 的明确适应证和可能受益于 MRN 的患者的选择标准超出了讨论范围。专科医生的特殊临床检查必不可少。

　　尽管 MRN 的主要目标是定位神经损伤 / 固定，并描述引起神经压迫或影响的损伤，MRN 还被成功地用于评估异常的程度，通过显示正常的神经和局部的肌肉排除神经病变的诊断，检测类似神经病变症状的偶发性病理，并为神经周围药物注射提供影像学指导。因此，MRI 表现对治疗决策具有重要意义。

　　胸部环绕相控阵线圈置于骨盆或大腿上，可以提供腰骶神经丛和坐骨神经的最佳覆盖。盆腔相控阵线圈在大多数患者中不能用于坐骨神经的检查。影像检查范围从 L3 到坐骨结节中心中线

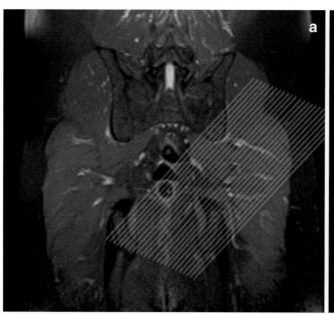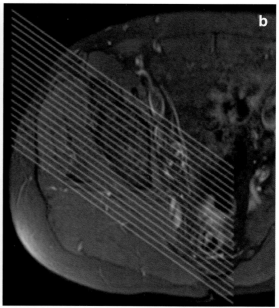

图 5.77　冠状面（a）和矢状面（b）MRI 定位及获得双矢状面斜位 PD MRI 的平面。这个平面垂直于以梨状肌长轴为方向的平面，强烈推荐用于识别纤维带和坐骨神经 – 梨状肌复合体的解剖学变异

是最合适的。

　　正常坐骨神经在T1图像上是一个界限清晰、易于识别的椭圆形结构，具有与邻近肌肉组织等信号的分离神经束（40 ~ 60束）。正常神经束应具有均匀的大小和形状。来自筋膜周围和神经周围脂肪的高信号强度使得 T1 图像上的神经更加明显。骨结构必须在神经周围脂肪中正常存在。在 T2 或快速自旋回波反演恢复图像上，正常坐骨神经相对于肌肉是等信号或轻度高信号，相对于局部血管为低信号，存在于低信号结缔组织构成的筋膜间室中（图 5.1 ~ 图 5.3，图 5.16，图 5.17）。当被完整的神经外膜血神经屏障保护时，正常的神经内膜液被认为是 T2 时神经的正常信号强度的主要原因。神经内含有少量或适量的脂肪。液体衰减的反转恢复序列对含水量的增加很敏感，如水肿或其他病理过程。它还具有固有的脂肪抑制作用。这使得 STIR 序列成为骶神经丛和坐骨神经压迫成像的理想序列。神经膨大、丧失正常神经束外观、神经束周围脂肪模糊提示神经损伤的形态学改变（图 5.22 ~ 图 5.26，图 5.31，图 5.33，图 5.36，图 5.38，图 5.42 ~ 图 5.46，图 5.48 ~ 图 5.56，图 5.58，图 5.66）。神经直径和神经外膜的变化在较小的神经如臀下神

经和臀上神经中较难辨别。T2 像上神经束周围和神经内膜信号强度的增加反映了神经对损伤的非特异性反应。这一现象已经用各种假设机制解释过，例如血管淤血和轴浆血流的阻断，导致神经内膜液的异常近端积聚和末端 Wallerian 变性改变。然而，神经信号强度的增加并不总是预示着潜在的疾病。"魔角效应"是腰骶神经丛和坐骨神经成像中公认的伪影。然而与肌腱不同，更长的回波时间（> 40 ms）可以克服魔角效应，与魔角效应相关的神经虚假高信号强度可以在更高的回波时间（66 ms）以及短反转时持续存在时间倒置恢复图像。这些特定角度的信号变化必须牢记在心，特别是当神经信号强度增加是唯一的异常时。神经内轻度 T2 高强度信号常见于无症状的被检查者，可能与这种效应或亚临床神经病有关。因为正常的神经和神经丛在流体敏感图像上呈稍高强度，使局灶性或类似于邻近血管的高信号更加显著（图 5.51）。

　　通过薄切片获得具有和不具有脂肪抑制的双矢状倾斜 PD MRI，切片之间没有或具有最小间隙，以梨状肌的长轴和垂直轴定向（图 5.77），特别适用于识别纤维带、解剖变异和坐骨神经炎（图 5.2，图 5.3，图 5.21a、d，图 5.26a，图 5.28d，

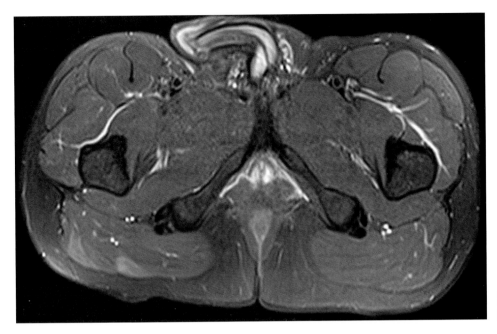

图 5.78 右侧臀大肌急性部分去神经支配表现

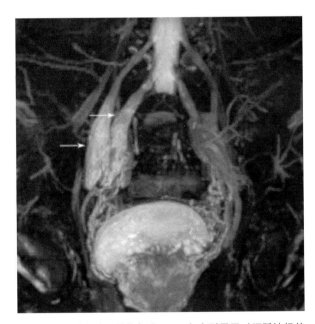

图 5.79 光谱衰减反转恢复（SPAIR）序列用于对腰骶神经丛和坐骨神经的评估

图 5.38a，图 5.39b，图 5.42c，图 5.47a，图 5.48b）。

此外，肌肉 SI 的变化可以表明或进一步证实神经病变的存在。这些去神经相关的 MRI 信号异常被证明是间室内和间室外液体成分之间的相对转移，并不反映真正的水肿。早在神经病变发生 24h，肌肉就可能出现急性去神经支配改变（水肿样 SI）；亚急性改变（水肿样 SI 和最小脂肪替代），损伤后数周至数月，或神经损伤后数月至数年的慢性变化（脂肪替代和萎缩）（图 5.52）。

坐骨神经去神经支配涉及腘绳肌和大收肌的腘绳肌部分。臀肌去神经支配的征象很常见。在早期，肌肉的 T1 信号还保持正常，无筋膜下或皮下组织异常，肌肉的正常结构和大小无变化。这些特征有助于将去神经支配与其他引起肌肉信号强度增加的原因区分开来，例如肌肉拉伤、撕裂、感染或梗死。T1 信号增加提示去神经支配相关的肌肉萎缩。随着长时间的去神经支配，肌肉的体积会减少，甚至完全被脂肪所取代。这一表现代表不可逆的终末期疾病和肌肉萎缩。虽然去神经支配常导致典型的肌肉受累，但异常或交叉神经支配可产生非典型的去神经支配表现（图 5.78）。通过 3T MRI，新的相位排列表面线圈和并行成像辅助设备的广泛使用，可以在短暂的成像时间内获得高分辨率和高对比度的图像，进而可以区分腰骶神经丛中哪些特殊的小部位与肿瘤或神经病变有关。

神经轮廓、走行、神经束形态、大小、半径或神经周围纤维血管带的局灶性改变最好在沿神经路径重建的纵向高对比度各向同性三维图像上用多平面重建（MPR）或曲面重建来描述。与频率选择性 T2 脂肪抑制图像相比，T2 SPAIR 图

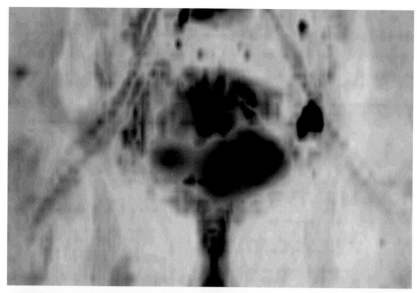

图 5.80　弥散扩散张量成像（DTI）对骶丛神经和坐骨神经受压神经根受压的显示

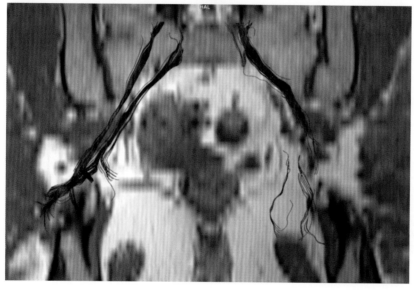

图 5.81　扩散张量追踪成像(DTT)图像。DTT 可用于可视化异常神经束，提供生动的解剖信息并定位可能的神经压迫部位。在评估坐骨神经 – 梨状肌复合体的变异体方面，具有巨大的潜在用途。注意本例患者的坐骨神经有明显的分裂（ B 型梨状肌 ）

像在非中心区域显示了更均匀的脂肪抑制（图 5.72 ）。

　　只有当怀疑感染、炎症、弥漫性周围神经损伤、肿瘤和术后瘢痕是引起症状的原因时，才需要对比增强脂肪饱和 T1 图像（图 5.54，图 5.58 ）。可以在这些去神经支配肌肉的图像中看到增强的表现。

　　开放性神经松解术后 8 ~ 10 周，信号恢复正常。然而，由于关节镜技术是近年发展起来的一项新技术，尚没有证据表明关节镜下松解术信号恢复正常。神经持续增大，T2 异常高信号接近邻近血管 SI，包绕周围纤维化神经，提示神经

束异常，并提示进一步压迫，尽管初步数据表明这种情况并不常见。

　　三维 STIR、SPIR 和 SPAIR 序列是有效的脂肪抑制技术，必须包括在 MRN 方案中，以用于评估神经炎、神经肿瘤和神经病变（图 5.79 ）。

　　最后，扩散张量成像，特别是近期坐骨神经弥散张量纤维束成像将为坐骨神经卡压患者带来更多的生理学信息。骶神经丛和坐骨神经的规范性定量弥散数据例如表观弥散系数（ADC）、各向异性分数（FA）等应被收集作为参考（图 5.80，图 5.81 ）。

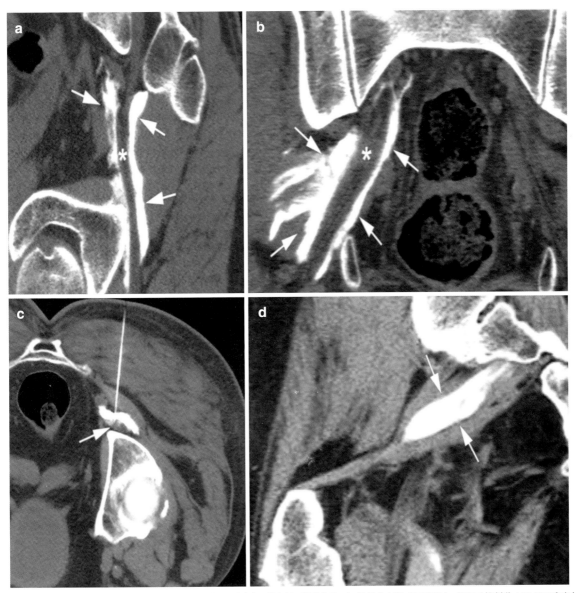

图 5.82　麻醉剂和皮质类固醇的双重注射技术（渗透测试）。进行渗透测试后，矢状斜位 MD CT 重建（a）和冠状斜位 MD CT 重建（b）显示溶液最终分布（箭头）在沿着坐骨神经（星号）在深臀间隙的整个走行区域。该溶液含有少量的碘化对比剂，可以更准确地评估注射位置。轴向 MD CT 重建（c）显示了选择的用以进行 CT 引导下通过梨状肌进行坐骨神经周围间隙（箭头）浸润所需的截面平面。肉毒杆菌浸润。进行肉毒毒素浸润后的矢状斜位 MD CT 重建（d）显示溶液最终分布（箭头）在肌腹的内部，从而避免渗出到肌肉外

5.4.4 诊断和治疗注射测试

注射试验是治疗该综合征的重要方法，能够诊断并排除其他空间内的关节病理或紊乱。目前已经存在利用患者俯卧，应用超声、CT 或开放 MRI 等方式引导注射。Pace 和 Nagle 报道的一种 CT 引导下的麻醉和皮质类固醇双注射技术的改进被推荐使用，他们使用 22 号脊柱穿刺针经梨状肌向坐骨神经周围脂肪或神经鞘内

大剂量注射。这种方法是将药液注射到坐骨棘下的一个点，使药液随髋关节运动沿坐骨神经周围的脂肪分布。注意不要注射到坐骨神经裂缝、阴部神经束或臀下血管，因为这可能导致大量出血。大多数患者在注射后症状立即明显减轻。如有部分改善或改善不足，可重复两次。肌肉内注射肉毒杆菌毒素（使用相同的方法来引导浸润）可以作为术前的临时解决方案，尤其是对于梨状肌畸形（动态压迫、插入变异、

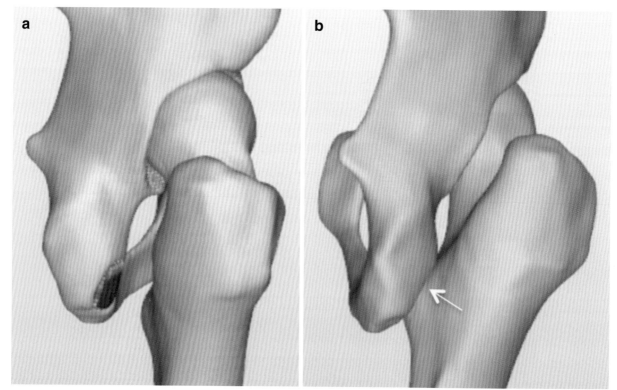

图5.83 （a）三维CT图像显示坐骨－股骨撞击前。（b）撞击时的股骨和坐骨的相对位置（图b中的箭头）。蓝色区域表示撞击时，两骨之间的最大接触面

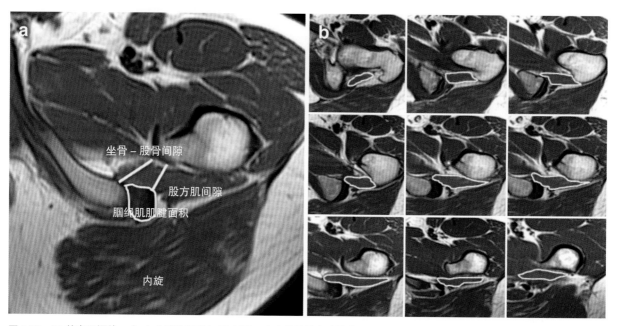

图5.84 IFI的定量评估。（a）内旋位时轴向T1 MRI，在小转子的尖端处的层面，显示正常的右侧坐骨－股骨间隙（IFS）、股方肌间隙（QFS）和腘绳肌肌腱面积（HTA）。坐骨－股骨间隙的定义为，坐骨结节和髂腰肌腱或小转子之间的间隙。股方肌间隙的定义为，腘绳肌腱的外侧表面与髂腰肌腱或小转子的后内侧表面之间的最小间隙。（b）连续轴向T1图像上突出显示的肌肉区域用于测量总股方肌体积（TQFMV）

解剖异常或痉挛）患者（图 5.82）。

5.5 坐骨－股骨撞击综合征的影像学评估

坐骨－股骨撞击综合征（IFI）是一种并不罕见的髋关节外撞击。其定义为坐骨结节（IT）与股骨的间隙狭窄所导致的髋部疼痛（图 5.83）。尽管近期的研究越来越多提及该疾病，但由于其症状不典型，临床辨识度不高，因而影像学在诊断和治疗中就起到了重要的作用。

目前，IFI 的发生率尚未知晓，诊断主要依靠临床表现和影像学证据相结合。尽管 IFI 相关的研究主要集中在坐骨－股骨间隙的狭窄和股方肌异常的影像学表现方面，但是这些发现也使我们对这种综合征的病因和相关致病因素的认识逐渐深入。

5.5.1 影像诊断标准

坐骨－股骨间隙狭窄，股方肌间隙（QFS）狭窄，以及股方肌水肿的存在，是 IFI 最重要的标志。但存在该综合征的影像学表现，并不一定出现相应的症状和体征。在无症状人群中，9.1%存在坐骨－股骨间隙软组织 MRI 信号异常（1.4%可见水肿，7.7%出现脂肪浸润）。

关节镜下，髋关节内收、外旋和后伸时，小转子与坐骨结节的距离应为 2.0cm 左右。这使股骨运动时不接触坐骨结节或腘绳肌肌腱。任何改变这种状态的因素都可能触发 IFI。

几项研究均表明，股方肌病变组与正常对照组相比，坐骨－股骨间隙和股方肌间隙显著减小。测量值的组内和组间可靠性均为良好或优秀。当髋关节处于内旋和中立位时，患者组的坐骨－股骨间隙测量值为 13±3mm/12.9mm，股方肌间隙为 7±3mm/6.71mm；而对照患者中，上述两间隙明显增宽，分别为 23±8mm 和 12±4mm（图 5.84）。

可惜，常规 MRI 上所显示的是静态肢体影像，不能显示日常生活中可导致不稳的运动肢体状态。而且，在大约一半的无症状个体中，双侧坐骨－股骨间隙之间的差异 ≥ 10%。这些测量值的差异缘于 MRI 检查期间的体位不同。髋关节旋转、内收和后伸的程度均影响测量结果。因此，在许多回顾性研究中这些测量值的有效性尚待进一步分析。然而，这些研究也具有指导意义。如果将坐骨－股骨间隙 ≤ 15mm 作为 IFI 诊断标准，其灵敏度为 76.9%，特异性为 81.0%，总体准确度为 78.3%。如果将股方肌间隙 ≤ 10.0mm 作为 IFI 诊断标准，其灵敏度为 78.7%，特异性为 74.1%，总体准确度为 77.1%。

利用动态 MRI 将更有助于观察撞击，评估股方肌与相邻结构之间的关系，并更好地观察与 IFI 相关的损伤，例如股方肌前表面不易观察到的部分撕裂。目前，MRI 的主要限制是帧分辨率不足和尚不能实时捕捉运动状态。

5.5.2 病因和相关致病因素

在大多数情况下，对 IFI 进行影像学评估和分析，可以发现病因和相关致病因素。目前，针对 IFI 病因学的研究不具有前瞻性，样本量不足，也没有成熟的标准化方案。因此，研究人员尚无法建立 IFI 与特定病因之间的直接因果关系。即便如此，通过对个案的分析，研究人员列出了一些可能的病因和相关致病因素（表 5.2）。影像学检查，对评估所有这些因素都至关重要。

5.5.2.1 髋外翻

颈干角或称股骨倾斜角（IA）是指股骨颈与股骨干之间的角度。成人颈干角的范围为 120°～130°，新生儿的较大（150°），而老年人的较小（120°）。颈干角与年龄、性别、身高、脊柱畸形和骨盆宽度均有关，并可能影响患者的步态和髋、膝关节的压力。已有研究发现，髋外翻的患者出现关节外撞击的概率较高。IFI 患者

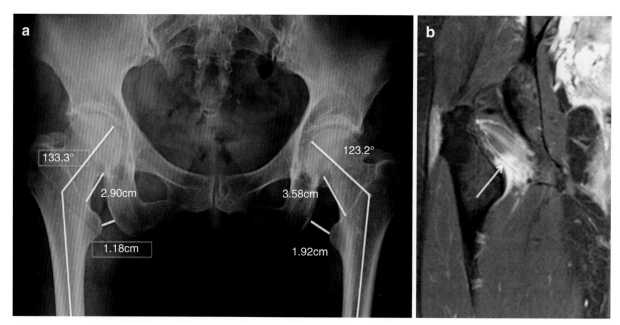

图5.85　1例55岁女性患者，其IFI继发于髋外翻畸形和股骨短颈畸形。(a)骨盆后前位X线片显示股骨颈短缩，颈干角(股骨倾斜角)增加，右侧相对于对侧坐骨－股骨间隙缩小。(b) PD压脂冠状位MRI显示同一患者的继发性股方肌水肿(箭头)

<table>
表5.2　根据病理生理机制，IFI的潜在病因和相关致病因素
</table>

原发性或先天性（骨科疾病）
髋外翻
小转子高突
股骨先天性后内侧移位
股骨横截面较大
股骨前倾角异常
股骨短颈畸形
骨盆骨骼解剖结构的变异
继发性或后天性
功能障碍
髋关节不稳
骨盆和脊柱不稳
外展肌/内收肌不平衡
坐骨结节末端病
创伤，过度使用和极端髋关节运动
医源性因素
肿瘤
其他病因

组与对照组相比，股骨颈干角和坐骨角均较大，这提示颈干角增加可能导致坐骨－股骨间隙狭窄（图5.85）。

5.5.2.2 其他股骨近端异常

先天性股骨后内侧移位，股骨横截面较大，股骨小转子高突或呈"钩"形，股骨前倾角异常和股骨短颈畸形，都是可能导致该综合征的先天性因素，因为这些情况下股骨小转子更接近坐骨（图5.86）。

此外，短颈畸形（股骨颈较短）存在时，髋关节外展肌的静止长度和力臂均较短，阻力力矩相对增加，可导致外展肌疲劳和臀中肌步态，进而引起坐骨－股骨间隙缩小。

最后，这些患者与对照组相比前倾角更大。在同时扫描股骨近端和股骨髁的CT或MRI图像上，可以测量股骨前倾角。在出生时，股骨颈较股骨髁平面向前倾斜35°～50°，此后以每年1.5°的速度逐渐减小，在16岁时达到16°，在成人中达到10°（图5.86d）。

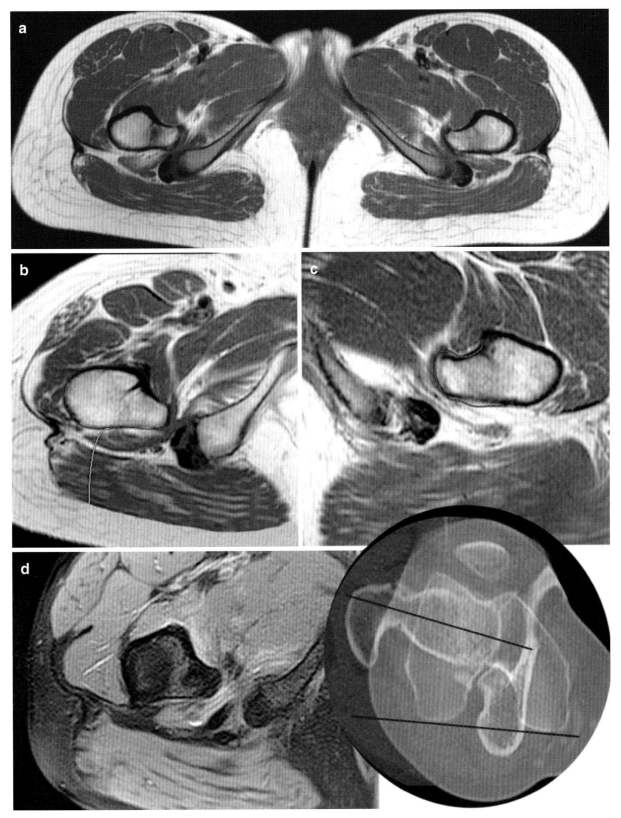

图 5.86　IFI。（a）继发于股骨先天性后内移。（b）小转子水平股骨横截面较大。（c）突出呈"钩"形的小转子。（d）异常股骨前倾角

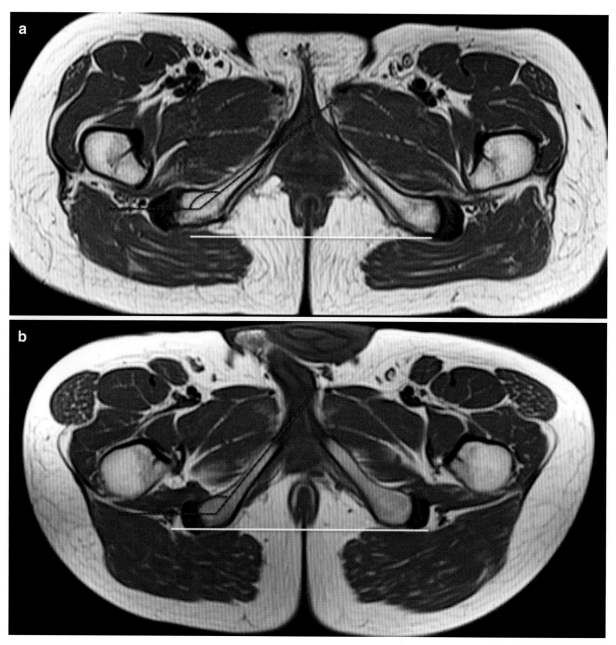

图 5.87　骨盆解剖结构的变异：女性骨盆。（a）女性骨盆 MRI。（b）男性的轴向 T1 MRI 显示女性的坐骨角（红色角度）较大，坐骨结节间距（白线）也较大。请注意图 a 和图 b 中的白线长度相同

5.5.2.3 骨盆骨解剖结构的变异：女性骨盆

　　有报道称，女性的 IFI 发病率高于男性，并提出假说认为这是因为骨性结构变异所致。女性的坐骨结节更突出，更外展，且双侧间距更大，而且女性小转子较突出，坐骨支位置较低且贴近冠状面，这些都可以用来解释为什么 IFI 最常见于女性。在女性骨盆中坐骨棘突出，也有可能是影响因素之一。与对照组相比 IFI 患者中坐骨角明显较大（图 5.87）。此外，股方肌的退变与股方肌止点的面积较大和坐骨结节间径较窄之间显著相关。

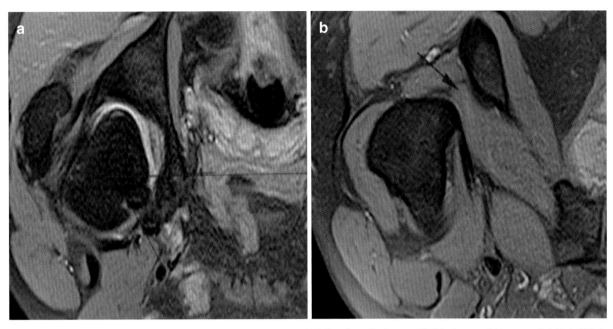

图 5.88　1 例 45 岁女性患者的 IFI 继发于髋臼前侧覆盖不足和股骨发育不良。（a）PD 压脂轴向位 MRI 显示 AASA 减小并出现撞击（箭头）。（b）股方肌撞击（红色箭头）

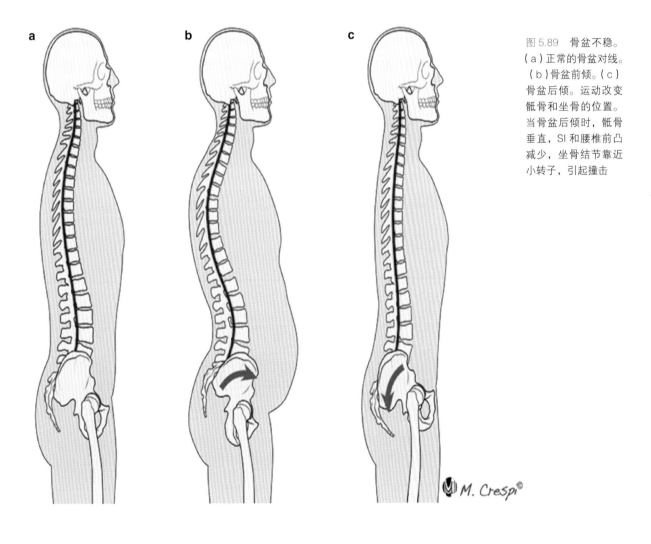

图 5.89　骨盆不稳。（a）正常的骨盆对线。（b）骨盆前倾。（c）骨盆后倾。运动改变骶骨和坐骨的位置。当骨盆后倾时，骶骨垂直，SI 和腰椎前凸减少，坐骨结节靠近小转子，引起撞击

5.5.2.4 与 IFI 相关或可导致 IFI 的功能障碍

（1）髋关节不稳

成人髋关节发育不良可导致慢性应力超载，最终引起骨变形和关节软组织病变。这些患者股骨头向前外侧移位，导致髋关节不稳。髋关节适应性的外翻可使髋关节稳定，但同时可能出现坐骨－股骨间隙减小。一些 IFI 患者同时存在髋关节发育不良，大多数为轻微的发育异常或髋关节不稳，很少见典型的发育不良。可以根据髋臼前部扇形角（AASA）和髋臼后部扇形角（PASA）的测量值，将髋关节发育不良分为前柱缺损的、后柱缺损的或两者同时的，前两者可分别导致髋关节前方和后方不稳（图 5.88）。

（2）骨盆和脊柱不稳

骨盆倾斜角（PT）异常可使不典型的 IFI 加重。已有研究阐述了脊柱矢状面平衡（SB）、PT 与坐骨－股骨撞击之间的密切关系。PT 的变化可以增加或减小坐骨－股骨间隙。此外，当肌肉损伤时，不同速度的步行状态中 PT 均有增加（5.5% ~ 10.6%）。

骨盆前倾和后倾运动可以改变骶骨和坐骨的位置。当骨盆后倾时，骶骨垂直，SI 和腰椎前凸减少，坐骨结节靠近小转子（图 5.89）。在临床实践中，颈椎前凸角、胸椎后凸角、腰椎前凸角、骨盆入射角、骨盆倾斜角、T9 矢状线角、股胫角、

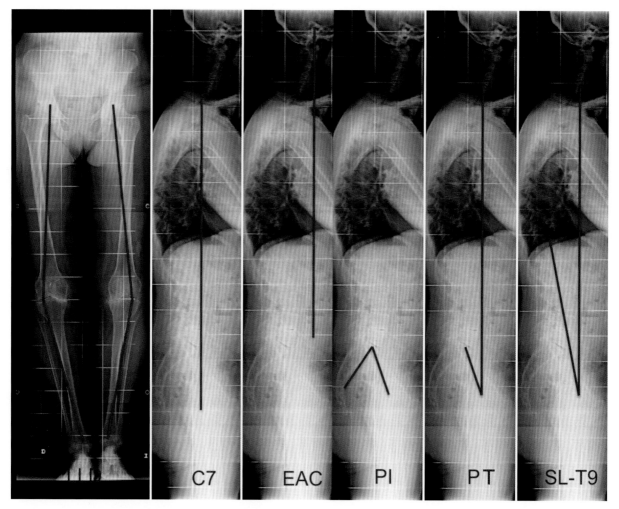

图 5.90　评估脊柱矢状平衡的测量值。图像显示如何测量双下肢长度差（LLD）、C7 铅垂线（C7）、外耳道垂直线（EAC）、骨盆入射角（PI）、骨盆倾斜角（PT）和 T9 矢状线角（SL–T9）

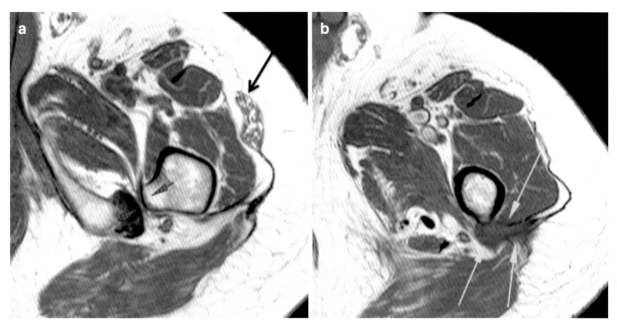

图 5.91　（a、b）继发于外展肌 / 内收肌不平衡的坐骨 – 股骨撞击综合征（IFI）。39 岁男性，轴位 T1 MRI 示左侧 IFI（a 图红色箭头）继发于退行性肌腱病和臀大肌远附着点的广泛撕裂伤（b 图绿色箭头）。注意外展肌，特别是阔筋膜张肌的萎缩（a 图黑色箭头）

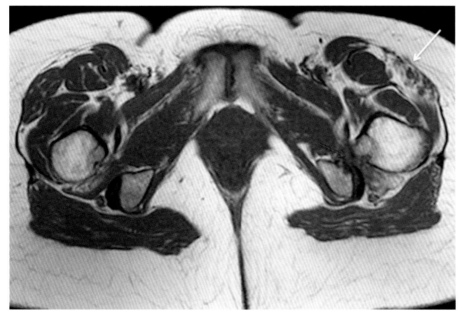

图 5.92　继发于外展肌 / 内收肌不平衡的坐骨 – 股骨撞击综合征（IFI）。轴位 T1 MRI 显示左侧 IFI（红色箭头）继发于左侧阔筋膜张肌近附着点部分撕裂（白色箭头）造成的骨盆肌力不平衡

C7 铅垂线、外耳道垂直线和双下肢长度差，均常规用于评估脊柱矢状面平衡（图 5.90）。

（3）外展肌 / 内收肌不平衡

有假说认为，外展肌功能障碍引起的步态异常，可导致股方肌的继发性病变。目前已经有外展肌病变导致 IFI 的病例报道。患者在外展肌受伤后容易形成撞击的原因尚不十分清楚，损伤可能直接影响股方肌间隙，也可能通过异常步态或通过损伤继发的外展肌萎缩而影响股方肌间隙（骨盆失平衡后倾而使坐骨结节靠近小转子）。如果外展肌损伤引起髋关节长期内收，也可能使坐骨 – 股骨间隙缩小。不只髋关节本身的病变，也包括脊柱甚至包括其他部位的问题，同样可以通过这种机制激发 IFI（图 5.91 ～ 图 5.94）。据临床经验，这是 IFI 最常见的原因。

值得注意的是，在卧床休息后，协同肌肉会

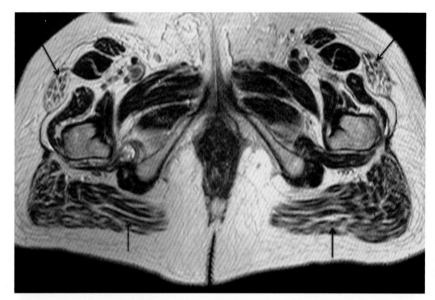

图 5.93 继发于外展肌 / 内收肌不平衡的坐骨 – 股骨撞击综合征（IFI）。45 岁男性，因脑血管意外卧床休息 2 个月，轴位 T1 MRI 显示外展肌对称性萎缩（红色箭头），提示为双侧 IFI，右侧更为明显

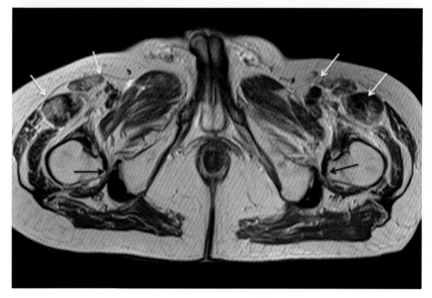

图 5.94 继发于外展肌 / 内收肌不平衡的坐骨 – 股骨撞击综合征（IFI）。62 岁男性，晚期自身免疫性肌肉病变导致其内收肌和屈肌群对称萎缩（白色箭头），轴位 T1 和 PD 脂肪抑制 MRI 提示为双侧 IFI（红色箭头）

出现不同程度的萎缩。股方肌具有其他髋外旋肌不具备的独特反馈机制。当废用时，股方肌比其他外旋肌萎缩更快，肌肉损失比例更大，而且恢复更慢。对其他关节的研究表明，并不是关节周围的所有肌肉都参与稳定关节，只有小部分肌肉具有稳定关节的功能。股方肌萎缩本身确实会降低坐骨 – 股骨间隙。但也有研究表明由于各种原因卧病在床的患者，会因体液分布发生变化而导致股方肌损伤和炎症，这些表象掩盖了股方肌肌肉容量恢复不良的本质（可能与 MRI 上的水肿相混淆）。未来的废用研究，可以在恢复的进程

中进行更频繁的肌肉组恢复监测，或使用肌肉活检，来理解这些信号变化背后的组织学本质。

因此，外展肌或内收肌的任何损伤都可能引发撞击。臀肌挛缩需要特别注意，因为它们与 IFI 有关。在晚期病例中，肌肉的内侧收缩导致股骨近端的外旋，易于导致 IFI。

5.5.2.5 坐骨结节的末端病

最近有研究报道，腘绳肌病变是 IFI 的病因之一。肌腱变性导致腘绳肌肌腱起点的肿胀膨大，

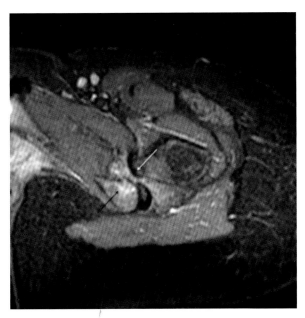

图 5.95 急性创伤性 IFI。29 岁男性，在国际空手道比赛中由于突然而猛烈的坐骨 - 股骨骨性撞击（白色箭头）出现损伤，通过伸髋极度外旋位时的轴位短时间翻转恢复序列（STIR）MRI 发现坐骨结节前方皮质断裂（红色箭头）

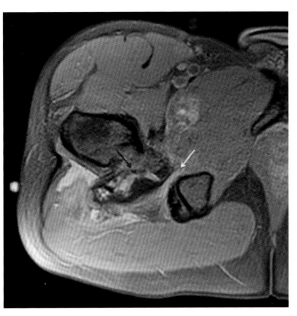

图 5.96 骨软骨瘤导致的 IFI。32 岁男性，轴位脂肪抑制 PD 序列 MRI 显示股干内侧面（红色箭头）有骨撞击（白色箭头），股方肌完全撕裂，可见外生骨疣滑囊 / 异位囊。切除骨软骨瘤后，症状完全消失

致使股方肌间隙变窄，并因此导致撞击。因此，腘绳肌肌腱炎，可能是 IFI 的病因，也有可能二者互为因果。各种形式的腘绳肌末端病都可能激发 IFI，其中包括：腘绳肌部分拉伤和完全损伤、肌腱撕脱、撕脱性骨折、骨骺炎、骨骺不愈合、近端肌腱病、肌腱钙化变性和挫伤。每种类型的损伤都对应特定的影像学表现（图 5.46）。

5.5.2.6 与创伤、过劳或极端运动相关的髋关节损伤

骨盆的既往创伤史可能与 IFI 的形成相关。在创伤后髋关节疼痛的 IFI 患者的 MRI 中，可以观察到坐骨 - 股骨间隙进行性缩小，股方肌水肿逐渐加重，而且这种状况可以持续较长的时间。另外，步态异常也可能导致坐骨 - 股骨间隙缩小。

芭蕾舞、足球运动、武术和其他运动的运动员在髋关节过伸的同时强力外旋，可以引起 IFI 和一些不典型的撞击。特别在强化训练期间，姿势强力变化突然挤压股方肌，会导致急性股方肌

损伤和急性 IFI（图 5.95）。此外，涉及小转子的转子间骨折，及其继发畸形，都可能诱发或导致 IFI。

5.5.2.7 医源性因素

最初，研究人员在股骨转子间进行截骨，并在全髋关节置换术的患者中发现 IFI。但这并不是 IFI 的常见原因。多篇文献中提及各种医源性因素可以导致 IFI，但总病例数很少。

5.5.2.8 肿瘤

最常见的导致 IFI 的骨肿瘤是骨软骨瘤（OC）。骨软骨瘤可能单发也可能多发，多发骨软骨瘤被称为遗传性多发性外生骨疣（HME）。多发性外生骨疣可能引起许多并发症，包括：骨的畸形、骨折、压迫血管、神经系统病变、包囊形成和恶变（单发骨软骨瘤中只有 1% 恶变，多发性外生骨疣恶变率为 3%～5%）。即使不发

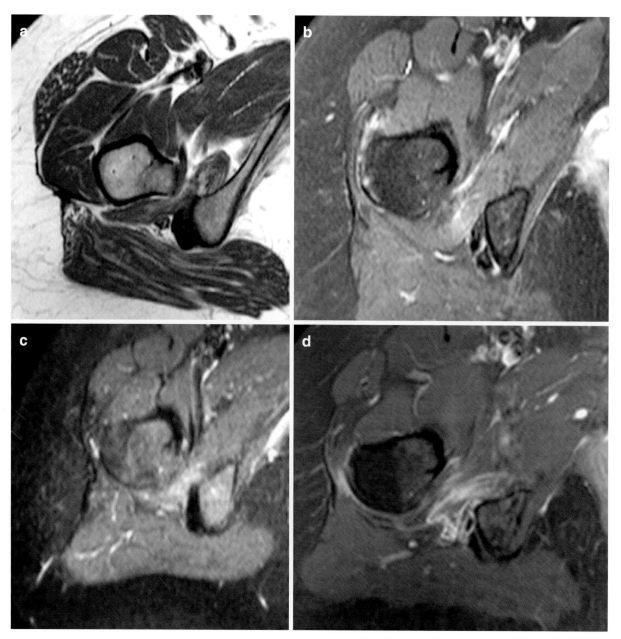

图 5.97 IFI 患者的股方肌水肿分级。（a）在坐骨 / 腘绳肌和股骨后内侧之间走行的股方肌纤维前面表现为信号浓聚，是 MRI 能够显示股方肌水肿表现的最初级阶段。（b）坐骨 - 股骨间隙（IFS）和 股方肌间隙（QFS）最狭窄部位表现出来的股方肌局灶性水肿被认为是轻度水肿或 1 级水肿。（c）如果弥漫性水肿扩展到最窄区域以外，则为中度或 2 级水肿。（d）如果股方肌水肿扩展到周围软组织，则为重度或 3 级水肿

生恶变，瘤体也可能长入坐骨 – 股骨间隙并引起撞击（图 5.96）。可以通过切除坐骨或股骨的瘤体来改善疼痛症状。

5.5.2.9 其他病因学解释

有研究人员提议将骨关节炎导致的股骨内上方移位，作为老年女性 IFI 的发病机制之一。此外，虽然股方肌失用性萎缩是撞击的表现之一；但还有可能支配股方肌的神经在间隙内受损，股方肌失去神经支配，发生萎缩和水肿样

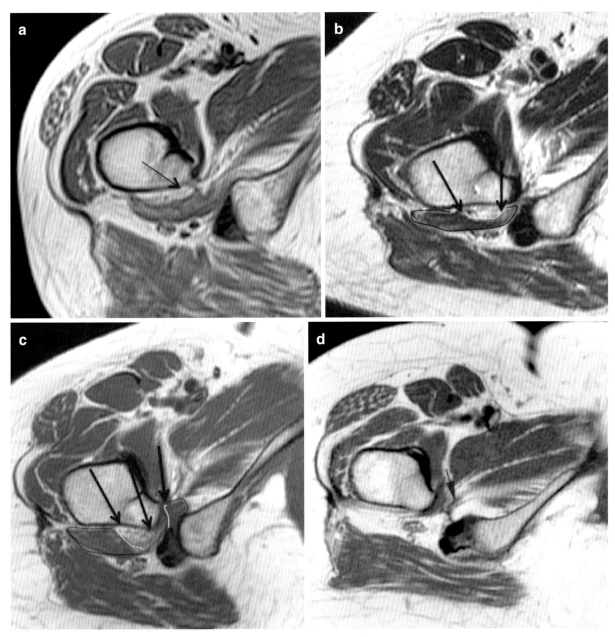

图 5.98　IFI 患者股方肌的撕裂分期，最好在 T1 MRI 显示：（a）股方肌前方筋膜破裂。（b）股方肌前方部分撕裂。（c）股方肌全层部分撕裂。（d）股方肌全层撕裂伴萎缩（短箭头）。红线标记出肌肉筋膜的正常界限，绿线标记出撕裂的界限，长箭头标记了正常筋膜和撕裂之间的过渡区域

信号改变。因为股方肌是髋关节的主要稳定肌，所以任何原因（例如：损伤、烧伤、长期类固醇激素治疗、固定、坐骨神经病和脊髓损伤）引起的股方肌萎缩，都可能导致坐骨 – 股骨间隙狭窄。我们需要进行更多针对功能的研究来证实这一想法。

5.5.3　影像学结果

IFI 的影像学表现并不具备特异性，影像学上坐骨 – 股骨间隙（IFS）变窄也不常见，且并未证实其与临床表现或其他影像学检查相关。尽管可能存在小转子和坐骨结节的慢性骨性改变，但尚不确定它们之间的慢性碰撞是否是真正病因。然而，髋部和盆腔 X 线片有助于发现可能

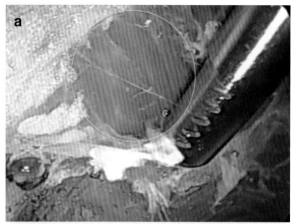

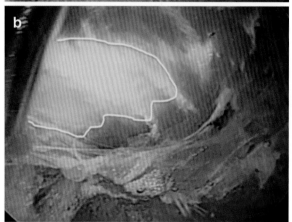

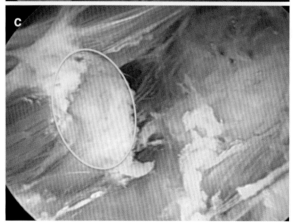

图 5.99　IFI 患者股方肌的撕裂分级。（a）内镜图像显示股方肌前方肌筋膜撕裂（绿色线代表撕裂）。（b）全层局部撕裂。（c）完全撕裂

引起后天获得性 IFI 的骨异常或描述其他导致疼痛的原因。

有些 MRI 影像中有撞击征象的患者可能被判读为正常，而超声医生可能发现坐骨－股骨间隙（IFS）的组织充血，从而做出诊断。

目前，3D/4D 高分辨率多探头 CT 能够提供丰

富生动的图像，这简化了影像判读，能够通过髋关节全方位运动过程更好地评估与邻近骨结构之间的关系。新开发的一些专业的软件可以设计生成关节外撞击的动态演示和术前模板。因此研究人员可以更好地评估判断治疗时是否需要关节镜检查、开放或联合手术，判定发生机械性撞击的具体位置以及必须切除多少以消除这种机械性撞击（图 5.83）。

MRI 是诊断 IFI 的"金标准"方法。Toriani 和 Tosun 建议，可以通过测量坐骨－股骨间隙（IFS）、股方肌间隙（QFS）、腘绳肌肌腱面积（HTA）和总股方肌体积（TQFMV）来评估髋部狭窄程度，所有测量应具有良好的一致性和稳定性。研究发现 IFI 患者的坐骨－股骨间隙、股方肌间隙和总股方肌体积值明显低于对照组，而腘绳肌肌腱面积和倾斜角的测量值明显高于正常对照组（图 5.84）。以下列出了可能出现的 MRI 异常：

5.5.3.1 股方肌

对病程较长的 IFI 患者进行 MRI 检查可见 T1 像上坐骨、股骨最显著撞击区股方肌肌肉纤维局灶性水肿，但未见肌纤维撕裂（图 5.97）、

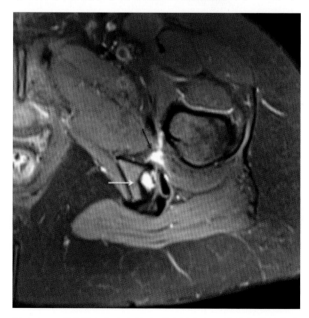

图 5.100　进展期 IFI 患者的皮质下骨改变。单纯坐骨结节皮质下囊肿（白色箭头）并不常见。注意股方肌内侧部分完全撕裂（红色箭头）

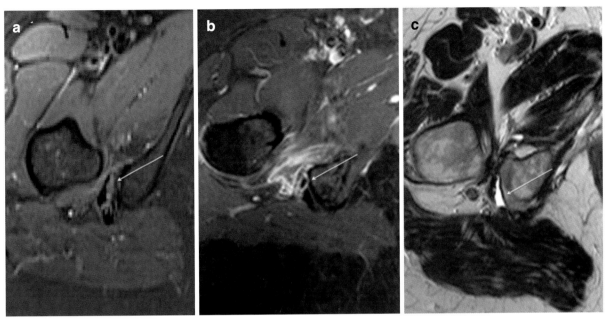

图 5.101　IFI 状态下的肌腱损伤（箭头）。（a）轴向 PD 脂肪抑制 MRI 显示继发于 IFI 的腘绳肌肌腱周围水肿没有撕裂信号。（b）广泛的半膜肌肌腱部分撕裂。（c）轴向 T1 MRI 显示联合肌腱和半膜肌肌腱完全撕裂

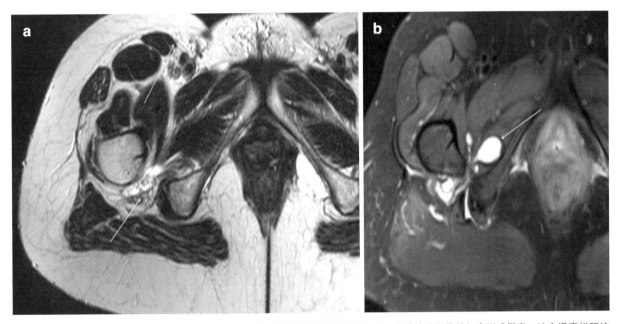

图 5.102　IFI 患者的滑囊病变。（a）轴向 T1 MRI 显示坐骨股骨间脂肪炎症反应，水肿持续积蓄并包裹形成假囊。注意滑囊样积液区域内的炎性肉芽组织、残余血管和残存的肌肉组织和囊样积液（白色箭头）。（b）轴位脂肪抑制 PD MRI 显示了闭孔外肌积液（箭头）

股方肌前方肌筋膜撕裂、股方肌部分撕裂或股方肌完全撕裂、股方肌萎缩 / 脂肪浸润（图 5.98，图 5.99）。根据 MRI 上脂肪浸润信号强度可将肌肉萎缩分为 3 级：1 级萎缩为股方肌肌纤维间仅可见微小线形脂肪信号；2 级为股方肌肌纤维内可见更为浓密的线形乃至球状脂肪信号，其面积占到股方肌总面积的 50%；3 级为股方肌肌纤维内浓密脂肪信号面积占到股方肌总面积的 50% 以上。

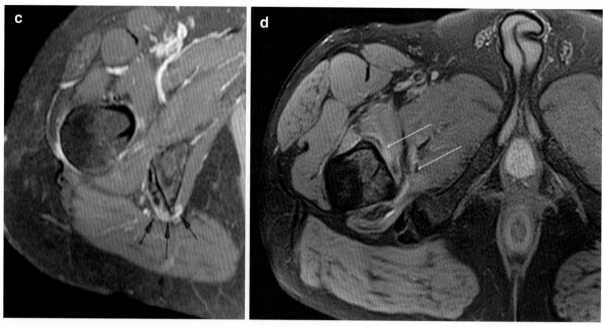

图 5.102（续）　（c）肿胀的坐骨臀肌滑囊（红色箭头）。（d）轻度的髂腰肌滑囊炎（箭头）

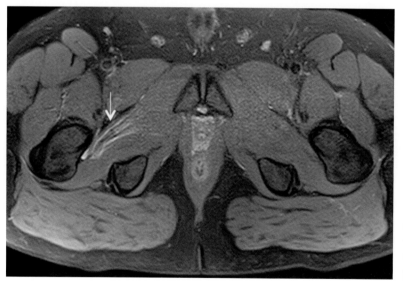

图 5.103　继发于右侧闭孔外肌前方筋膜部分撕裂的 DGS（箭头）。轴向 PD 脂肪抑制 MRI 显示轻微的急性 – 亚急性肌层出血，该图片源自 1 例 29 岁的下臀肌综合征患者。MRI 未显示其他显著改变

5.5.3.2 骨骼

除非股方肌完全萎缩以及存在直接骨性撞击，否则骨髓水肿和皮质下改变是非常罕见的。如果小转子或坐骨结节出现骨髓水肿，可能是继发于腘绳肌肌腱病变或受到周围软组织水肿波及（图 5.100）。

5.5.3.3 肌腱

严重的股方肌损伤病例常伴有腘绳肌肌腱附着点周围的水肿。周围炎症浸润、肌腱损伤、非关联性肌腱起止点病变以及过度使用综合征可能是腘绳肌肌腱附着点周围的水肿出现的原因。此类患者的肌腱可能出现水肿、退行性肌腱病变、肌腱部分撕裂，以及更罕见的全层撕

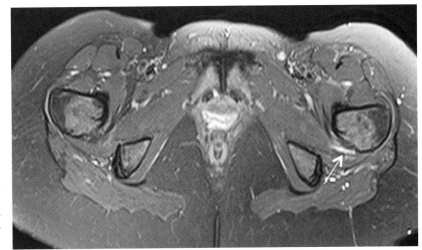

图 5.104　继发于闭孔外肌远端肌腱变性的 DGS。患者 46 岁，轴向脂肪抑制 PD MRI 在左侧大转子内侧远端止点水平显示闭孔外肌肌腱中度增厚和高信号（箭头）

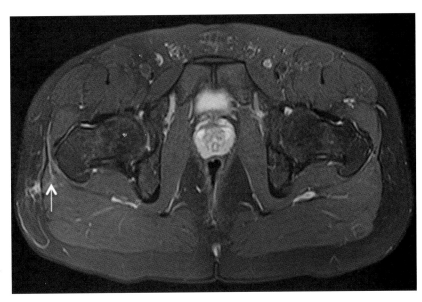

图 5.105　继发于右侧髂胫束综合征的 DGS。24 岁患者，不伴有可听见的弹响，轴向脂肪抑制 PD MRI 显示在大转子附近的髂胫束周围中度水肿（箭头）

裂等状况（图 5.101）。虽然髂腰肌肌腱通常没有撕裂，但其周围水肿和肌腱增生并不少见。

5.5.3.4　滑囊和脂肪垫组织

　　IFI 患者的坐骨 - 股骨间隙脂肪水肿较为常见，滑囊样积液包绕在小转子周围，这可能是由于小转子与其上方软组织的摩擦造成的。这个发现类似于髂腰肌、闭孔外肌或者坐骨结节滑囊炎。闭孔外肌、坐骨臀肌、臀肌股骨、髂腰肌滑囊共同组成了髋关节滑囊，而 IFI 可能累及此处（图 5.102）。

5.5.3.5　神经

　　股方肌病变可能刺激近端坐骨神经并引起下腰痛。坐骨神经周围脂肪组织严重水肿导致坐骨神经受到刺激并引起急性臀深综合征（坐骨神经炎）。这种慢性炎性改变和粘连会导致肌肉与坐骨神经间生成瘢痕组织，进而在运动时造成坐骨神经卡压，这种现象导致了慢性臀深综合征（图 5.44，图 5.45）。除此之外，在此臀深部区域内走行处其他神经也会被压迫，特别是股方肌神经。这条神经常于神经进入肌肉的水平上发生损伤，此处是特有的最大撞击部位。最新的理论是，这

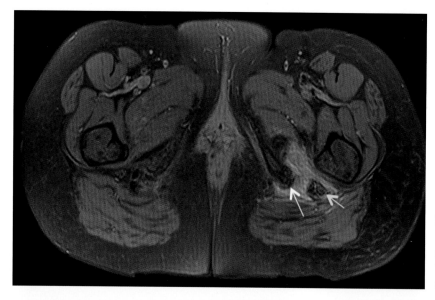

图 5.106　继发于腘绳肌撕裂的 DGS。患者 24 岁，急性坐骨神经痛。轴向脂肪抑制像 MRI 显示包括半膜肌以及半腱肌－股二头肌复合体在内的腘绳肌肌腱完全撕裂（白色箭头）。可见臀区深部间隙中度水肿和坐骨神经炎（黄色箭头）

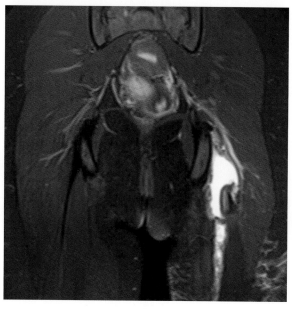

图 5.107　上图中同一例患者腘绳肌完全撕裂引发的 DGS。冠状位脂肪抑制 PD MRI 显示半膜肌和半腱肌－股二头肌联合肌腱止点完全撕裂，并有明显的回缩

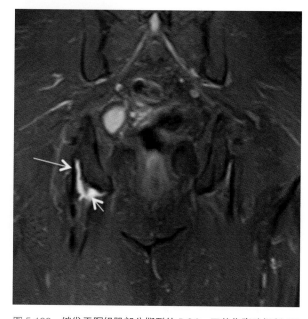

图 5.108　继发于腘绳肌部分撕裂的 DGS。冠状位脂肪抑制 PD MRI 显示，包括半腱肌－股二头肌联合腱复合结构在内的腘绳肌肌腱部分撕裂（短箭头），无明显回缩。注意半膜肌腱止点处是完整的（长箭头）

条神经损伤可以导致早期 QFM 的萎缩。股方肌失去作为髋关节稳定结构的功能，撞击继续进展并形成恶性循环，最终导致肌肉萎缩。

5.5.4　鉴别诊断

　　IFI 临床和影像学鉴别诊断必须排除与髋关节疼痛相关的其他疾病，包括臀深综合征，腘绳肌或髂腰肌损伤，髋臼－股骨撞击，不伴有坐骨－股骨间隙狭窄的股方肌拉伤或撕裂，非撞击性滑囊炎，股方肌失神经支配，肌肉迟发性酸痛（DOMS），股方肌撕裂、肌腱变性、断裂或发育不全，髂胫束摩擦综合征，闭孔外肌肌腱病或肌腱撕裂（图 5.103 ～图 5.105）。

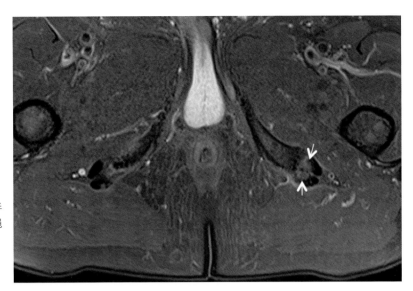

图 5.109　继发于腘绳肌部分撕裂的 DGS。轴向脂肪抑制 PD MRI 显示包括半膜肌和半腱肌 – 股二头肌联合腱的内侧缘在内的腘绳肌肌腱起点处部分撕裂（白色箭头）

5.6　其他髋关节后方疾病的影像学评估

5.6.1　近端腘绳肌肌腱损伤

　　腘绳肌复合体损伤极其常见，特别是在运动员群体中，它是大腿后部和臀部疼痛的重要原因。这种损伤在临床上很难与腘绳肌起点病变相区分。

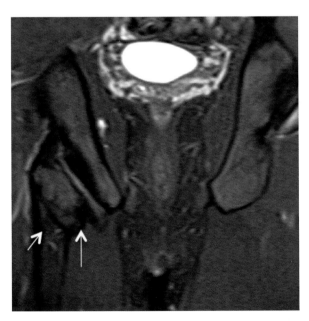

图 5.110　继发于慢性不连性骨突炎的 DGS。冠状位脂肪抑制像提示右侧坐骨结节骨化中心处存在慢性不连性骨突炎（长箭头）。注意半膜肌和半腱肌 – 股二头肌复合体腱骨止点处仍然是完整的（短箭头）

　　通过影像学可以诊断该肌腱附近区域范围的一系列疾病，包括腘绳肌部分 / 完全拉伤（急性、复发性、慢性）、肌腱撕脱、撕脱性骨折（急性或慢性 / 不连性）、骨突炎、不连性骨突炎、近端肌腱病变，肌腱钙化和挫伤。影像学检查还可以用来明确损伤部位以及损伤范围，预估疾病预后及帮助制订治疗计划。MRI 具有预测该病患者重返运动所需时间的作用。对于一些临床上已经诊断为腘绳肌拉伤的病例，在其 MRI 并未发现异常，那么这些患者比那些检查中有异常的患者能在更短的时间内康复并恢复全负荷运动。总的来说，与不存在肌腱近止点损伤患者相比，近端肌腱损伤的患者需要更长的时间来康复和恢复运动。

5.6.1.1　腘绳肌撕裂

　　MRI 检查是诊断近端腘绳肌撕裂的首选影像学方法，其由于优越的对比度和分辨率，可以很容易地显示具体的损伤程度。轴位片是最有用的，因为肌腱在横截面上可完整显示出来。通过 MRI 检查尤其是在冠状面上可以很容易地确定腘绳肌肌腱的回缩程度。通过 MRI 测量肌腱回缩程度对于决定手术方法具有重要意义。在某些情况下腘绳肌肌腱可能存在部分撕裂，常累及半腱肌 – 股二头肌复合体起止点，而不伴有半膜肌损

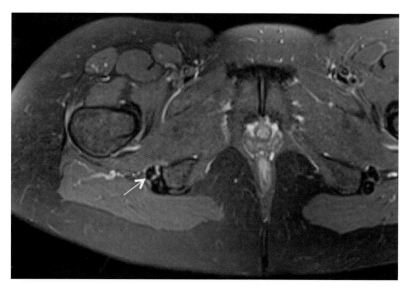

图 5.111　继发于慢性半膜肌肌腱炎的 DGS。轴位脂肪抑制加权像提示右侧半膜肌腱增厚及高强度信号（箭头）。注意联合肌肌腱仍然是完整的

伤，反之亦然。此外包括半膜肌起点完全撕裂的腘绳肌部分撕裂以及包括半腱肌－股二头肌复合体部分撕裂的腘绳肌部分撕裂也是常见的情况，腘绳肌内缘或外缘通常完好。慢性撕裂肌腱周围可能没有液体信号。由于肌腱间隙中瘢痕组织的形成，可能难以清晰界定肌腱边缘。骨骼发育未成熟的急性腘绳肌腱撕裂伤患者的 MRI 检查表现并不明显，尤其是在没有肌腱回缩的情况下（图 5.106 ～图 5.110）。

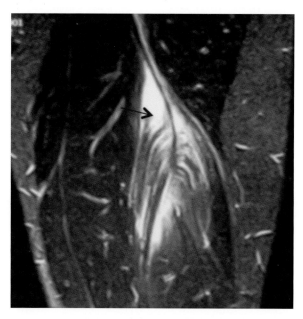

图 5.112　股二头肌长头肌腱腱腹移行处的非全层性损伤；注意此型损伤主要表现为肌肉纤维的不连续，伴有明显的水肿／出血和病灶周边血肿（箭头）

5.6.1.2 慢性腘绳肌起点变性伴撕裂

慢性腘绳肌起点变性的典型 MRI 表现包括肌腱增厚和肌腱深部边缘高强度信号。局部撕裂通常发生于肌腱深部边缘。一般来说，诊断撕裂的标准是在肌腱深部边缘存在散裂开的液性信号。在这些病例中，超声诊断部分撕裂是困难的。在表现为高信号损伤的局部撕裂特别是全层撕裂的腘绳肌肌腱影像检查中，水肿、出血和（或）血肿信号十分明显；水敏感 MRI 序列上肌腱撕裂端软组织中的高信号表现为无固定形态或界限清晰（图 5.111）。

5.6.1.3 急性腘绳肌肌肉－肌腱交界处损伤

单独的腘绳肌肌肉－肌腱交界处损伤最常累及股二头肌长头，其次是半膜肌和半腱肌。腘绳肌损伤通常累及半腱肌－股二头肌复合体，主要引起股二头肌损伤。肌肉－肌腱交界处损伤分为轻度拉伤、部分撕裂以及全层断裂。轻度拉伤在交界部可见"羽状"液体信号，表现为沿肌腱方向向远端放射的"梳状"的细长型水肿，水肿与肌腱成锐角。部分撕裂表现为明显的肌肉－肌腱交界处周围出血、变形、变薄，肌腱轮廓不规则，

有时伴有局灶性血肿。全层断裂表现为肌腱明显
不连续，通常伴有明显的水肿或出血，有时可见
明显血肿。在亚急性期，可能有肌腱轻度增厚和
与肌腱周围有未成熟瘢痕相关的过渡性信号。随
着瘢痕重塑，这些信号在各序列上逐渐衰减（图
5.112）。

5.6.1.4　腘绳肌钙化性肌腱炎

　　腘绳肌钙化性肌腱炎主要由于羟基磷灰石钙
结晶在肌肉附着部位的沉积。过去人们认为这种
沉积是由于损伤引起的，但其形成的具体机制尚
未完全明确。最近遗传和代谢因素被认为是其他
致病因素。CT 和超声可很好地显示和定位钙化
病灶。超声可对浅表肌腱如腘绳肌提供明确诊断，
但无法确诊外旋肌群的钙化性肌腱炎。MRI 有助
于排除其他病变，但无法评估钙化性肌腱炎的情
况。钙化性肌腱炎的治疗因临床和影像学分期而
异。虽然钙化灶可以自行吸收，钙化性肌腱炎是
自限性疾病，但患者可能由于疼痛严重急需得到
缓解。在吸收阶段，超声引导下穿刺、抽吸和灌
洗有可能获得满意效果。在形成或停滞阶段，症
状较轻呈慢性。

5.6.2　滑囊病变

　　滑囊炎是一种常见的临床疾病，能够导致严
重髋关节后方疼痛伴功能障碍，此病通常继发于
局部的过度摩擦、肌腱病变、感染、关节炎、风
湿性疾病或直接创伤。任何滑囊周围病变都能够
导致滑囊增生和囊内炎性反应，因此研究人员推
理所有的滑囊炎都为继发性病变。滑囊炎临床
容易被误诊为关节、肌腱或肌肉相关的疼痛，
治疗方案也各不相同。一般来说，首先要消除
病因，例如跟腱变性、风湿性疾病。针对每种
病因的治疗方法迥异。绝大多数报道中滑囊炎
患者主要采取保守治疗而非手术治疗。因此，掌
握必要的滑囊炎影像学特点，能够避免不必要的
手术。如果没有明确的禁忌证，超声介导下的穿

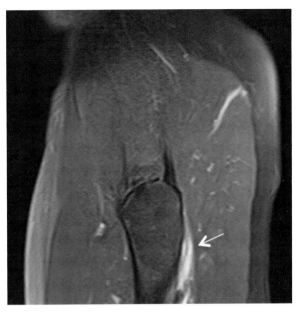

图 5.113　臀股滑囊炎。臀大肌远端肌腱末端病患者，38 岁，
矢状位脂肪抑制的 PD MRI 提示臀股滑囊中度扩张（箭头）

刺和局部类固醇激素浸润注射可以作为控制症状
的一种治疗。

5.6.2.1　转子滑囊或臀大肌下滑囊

　　它覆盖于大转子的后方及臀大肌和髂胫束的
深面，滑囊可见于轴位 MRI 为长形的结构平行
于大转子后侧面，且一般情况下不超过大转子外
侧面（图 5.12）。

5.6.2.2　梨状肌滑囊

　　此滑囊又被称作臀中肌间滑囊，位于大转子
后方的顶点。其始于梨状肌腱止点并沿其走行。
滑囊的浅面紧贴并常黏附于臀中肌肌腱的深面
（图 5.12）。

5.6.2.3　臀股滑囊

　　此滑囊位于大转子的尾部，紧贴于臀大肌肌
纤维止点处髂胫束的深面，跨过股外侧肌的后缘
处，使其与髂胫束分离（图 5.113）。

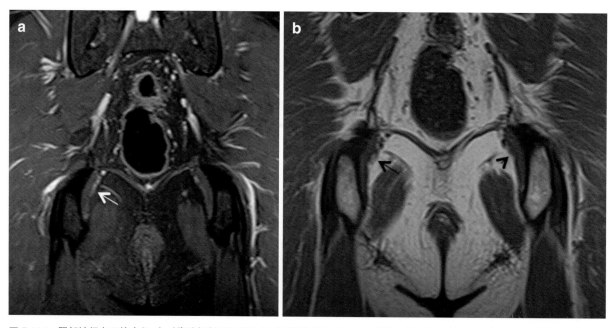

图 5.114　阴部神经卡压综合征。（a）脂肪抑制 PD MRI。（b）冠状位 PD MRI。MRI 提示：自行车运动员，31 岁，阿尔科克管（Alcock's canal）内可见局灶性神经肿胀（黑色箭头）和 T2 高密度信号影（白色箭头）。与对侧神经（短黑箭头）比较，可提高对正确诊断的信心

5.6.2.4　闭孔外肌滑囊

此滑囊被认为是由坐股韧带和轮匝韧带之间的髋关节后下方滑膜突起形成的。滑囊炎通常发生在髋关节滑膜炎和慢性关节内压力增高的患者中。当滑囊扩张时，它向下取代闭孔外肌，并向闭孔内延伸（图 5.12，图 5.102b）。

5.6.2.5　闭孔内肌滑囊

正常情况下，与大多数髋部滑囊一样，闭孔内肌滑囊处于收缩状态，只有在炎症或感染时才会膨胀。当炎症出现时，在闭孔内肌肌腱和坐骨后凹表面之间，囊内的液体会呈现"回旋镖"样积聚。闭孔内肌滑囊炎通常继发于梨状肌-闭孔肌肌腹对坐骨神经的剪切样撞击和动态持续性压迫，闭孔内肌边缘肥大与坐骨小切迹毗邻，坐骨神经-闭孔内肌复合体的解剖变异如前文所述（图 5.38）。

5.6.2.6　坐骨结节臀大肌滑囊

此滑囊分隔于臀大肌和坐骨结节之间。坐骨结节臀大肌滑囊炎通常与久坐对坐骨结节的间歇性压迫、腘绳肌肌腱末端病或坐骨-股骨撞击有关。据报道，结核、痛风、类风湿关节炎、系统性红斑狼疮、强直性脊柱炎和瑞特氏综合征（Reiter's Syndrome）等疾病与坐骨结节臀大肌滑囊炎有关。由于滑囊与坐骨神经和股后皮神经紧密接触，坐骨结节臀大肌滑囊炎可导致类似神经根样疼痛症状。它可能在影像学研究上呈现一个非常不均匀的信号，通常与血性液体渗出水平、滑液扩张程度和囊内分隔有关（图 5.12，图 5.102c）。

5.6.3　阴部神经卡压综合征

阴部神经卡压综合征是一种罕见的疾病。临床症状可为会阴或阴茎（阴蒂-外阴）疼痛（灼烧感）或感觉减退，继之以勃起功能障碍，以及大便失禁、肛门疼痛或压力性尿失禁。因神经卡压而导致单纯性会阴和臀部内侧区域疼痛，常见

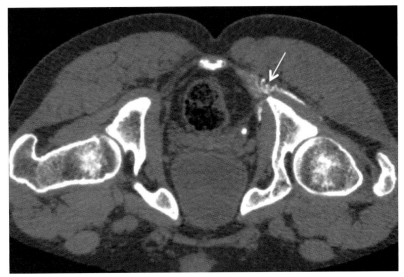

图 5.115　混合封闭注射局麻药和类固醇皮质激素技术（阴部浸润试验）。CT 引导下轴向 MD CT 图像显示骶结节韧带 – 骶棘韧带间隙水平浸润阴部周围间隙（箭头）的最终结果。该混合液中含有少量碘化对比剂，以更准确地评估注射位置；注意混合液是如何沿着神经周围空间流动，并到达阿尔科克管的

于自行车选手。阴部神经卡压是公认的引起慢性会阴疼痛的原因之一，其典型表现为坐位时加重，站立时缓解，卧位或坐在马桶上时消失。

　　阴部神经起源于骶神经丛；随后它经过坐骨棘继而穿过坐骨小孔重新进入盆腔；然后它在闭孔内肌上方沿着肛提肌下走行；顺着坐骨直肠窝，神经发出直肠下神经和 1 ~ 2 支会阴神经；最后它穿过尿生殖膈上筋膜穿透尿生殖膈。在此之前，

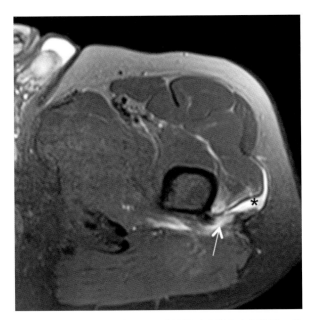

图 5.116　臀深综合征继发于臀大肌肌腱末端非全层撕裂。轴位脂肪抑制的 PD MRI 显示：股骨臀大肌肌腱远端股骨臀肌粗隆处止点伴有中度增厚和高信号，提示腱鞘及筋膜周围出血。注意肌腱末端的部分不连续（箭头）和出血性臀股滑囊扩张（星号）

骨盆诸骨保护该神经。大体上，阴部神经容易在坐骨棘水平和阿尔科克管（Alcock's canal）内发生卡压。在坐骨棘处神经可在骶结节韧带和骶棘韧带之间受压，当神经在穿过该韧带间隙时神经损伤机制类似于"龙虾爪"钳夹样毁损。臀大肌对骶结节韧带的剪切效应可能与阴部神经卡压有关。在阿尔科克管的远端，骶结节韧带（新月状筋膜）镰状突前突可压迫阴部神经，此时局部增厚或紧紧附着于闭孔内肌下方筋膜。虽然神经生理学研究可能揭示神经损伤，但对于这种神经病变还缺乏广泛试验予以证实。如果在神经走行过程中发现占位性病变，或者在没有肿块的情况下阿尔科克管出现局灶性神经肿胀和 T2 高强度信号情况下，MRI 可用来诊断阴部神经病变。在轴位上与对侧神经比较，可提高对神经病变诊断的可信度。阴部神经卡压的正确的诊断和治疗与 CT 引导下的会阴神经封闭注射为长期缓解疼痛提供了机会（图 5.114，图 5.115）。

5.6.4　臀大肌肌腱末端病的病理学改变

　　关于臀大肌远端的止点，目前还没有完全统一达成共识。臀大肌撕裂性损伤是罕见的，未被充分认识，并在文献中极少被描述。尸体解剖和影像学研究显示，60 岁以上的老年人中臀肌腱性撕裂的比例高达 10%。此类型损伤可能涉及髂

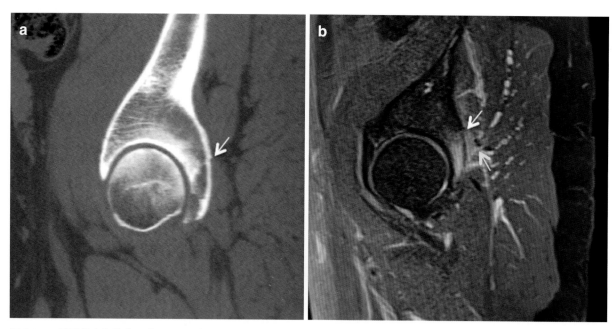

图 5.117　臀深综合征继发于髋臼后壁骨折。（a）矢状斜位 CT 重建可见髋臼后壁骨折（白色箭头）。（b）矢状位脂肪抑制 PD MRI 显示了一个难以觉察的髋臼后壁位移骨折（白色箭头）并伴有梨状肌 – 闭孔内肌间隙内的活动性出血，这与骨折周围炎症反应致坐骨神经痛相关（黄色箭头）

胫束、阔筋膜、外侧肌间隔和股骨粗线止点（图 5.116）。

　　臀大肌肌腱远端止点钙化性腱鞘炎的系列病例也有报道。X 线片通常显示出从股骨后缘延伸的不规则钙化灶。CT 可以显示与钙化灶相关的骨皮质侵蚀。患者通常对局部封闭注射局麻药或类固醇皮质激素反应良好。现阶段研究人员对本疾病的认识达成共识，活检已没有必要。

5.6.5　髋臼后壁骨折

　　大多数髋臼骨折累及后壁。虽然这种骨折在 X 线片上看起来很简单，但许多外科医生在复位骨折时面临困难。大多数后壁骨折是粉碎性的或者是累及关节面的压缩性骨折。在受伤时或手术中，软组织常常与碎骨片分离。此外，由于髋臼复杂的三维结构和内固定金属物对影像学的干扰，术后很难准确了解髋臼复位和髋臼关节面重建的情况。准确评估骨折愈合的效果以及未来发生骨性关节炎和创伤性关节炎的可能性也受到限制。因此，放射科医生应正确认识和描述骨折类

型，骨科医生应在初次手术中尽量获得解剖复位的髋关节，因为二次手术是不可行的。CT 在骨折愈合的诊断和监测中具有关键作用，MRI 在确诊相关损伤中具有重要作用（图 5.117）。

5.7　结论

　　影响髋关节后方结构的疾病谱很广泛。臀区深部间隙是此区域中最广泛、最重要的解剖空间，也是大多数伴有臀后区疼痛病理改变的发生部位。大多数病理改变位于这一解剖区域，但仍有一些病理生理机制的发生涉及其他身体区域的问题。

　　了解髋关节后方复杂的解剖结构需要高质量的 MRI 和特定方案的应用。近年来，影像学技术和内窥镜技术的快速发展，使人们能够了解梨状肌综合征的病理生理机制（目前可分为 6 种类型）、髋关节外旋肌群的情况以及坐骨神经病变。尤其重要的是发现并细化了坐骨神经由纤维血管

带而导致的活动度影响，并发展了内镜技术对其进行治疗。掌握坐骨 – 股骨撞击的病因和诱发因素也非常重要，其中许多因素都有迹可循。

由于临床病史和体格检查的不精确并难以描述，使得髋后区病变的诊断难以形成标准模式。MRI 是评估髋后方疾病的首选诊断方法，同时可能对这些患者的治疗效果产生重大影响。在特定病例和特定疾病中，X 线片、超声和 CT 影像可用于诊断，尽管可用其评估的髋后区的适应证已大大减少。

依靠影像学成像的诊断技术是髋关节后方病变诊疗合理决策的必要环节。同样重要的是穿刺浸润试验，具有诊断和治疗的双重作用。在成像引导下行关节穿刺注射试验更安全。综上所述，MRI 在手术时机选择上扮演着重要角色。

参考文献

[1]Tibor LM, Sekiya JK. Differential diagnosis of pain around the hip joint. Arthroscopy. 2008;24(12):1407–1421.

[2]Martin HD, Shears SA, Johnson JC, Smathers AM, Palmer IJ. The endoscopic treatment of sciatic nerve entrapment/deep gluteal syndrome. Arthroscopy. 2011;27(2):172–181.

[3]Martin HD, Palmer IJ, Hatem MA. Deep gluteal syndrome. In: Nho S, Leunig M, Kelly B, Bedi A, Larson C, editors. Hip arthroscopy and hip joint preservation surgery. New York: Springer; 2014. p. 1–17.

[4]Guanche CA. Hip arthroscopy techniques: deep gluteal space access. In: Nho S, Leunig M, Kelly B, Bedi A, Larson C, editors. Hip arthroscopy and hip joint preservation surgery. New York: Springer;2014. p. 1–12.

[5]Hernando MF, Cerezal L, Pérez-Carro L, Abascal F, Canga A. Deep gluteal syndrome: anatomy, imaging, and management of sciatic nerve entrapments in the subgluteal space. Skelet Radiol. 2015;44(7):919–934.

[6]Clohisy JC, Carlisle JC, Beaule PC, et al. A systematic approach to the plain radiographic evaluation of the young adult hip. J Bone Joint Surg Am. 2008;90:47–66.

[7]Sartoris DJ, Resnick D. Plain film radiography: routine and specialized techniques and projections. In: Resnick D, Niwayana G, editors. Diagnosis of bone and joint disorders, vol. 1. 2nd ed. Philadelphia: Saunders; 1998. p. 38.

[8]Miller TT. Abnormalities in and around the hip: MR imaging versus sonography. Magn Reson Imaging Clin N Am. 2005;13:799–809.

[9]Joines MM, Motamedi K, Seeger LL, et al. Musculoskeletal interventional ultrasound. Semin Musculoskelet Radiol. 2007;11:192–198.

[10]Klauser AS, Tagliafico A, Allen GM, Boutry N. Clinical indications for musculoskeletal ultrasound: a Delphi-based consensus paper of the European Society of Musculoskeletal Radiology. Eur Radiol. 2012;22(5):1140–1148.

[11]Martinoli C, Garello I, Marchetti A. Hip ultrasound. Eur J Radiol. 2012;81(12):3824–3831.

[12]Flohr TG, Schaller S, Stierstorfer K, et al. Multidetector row CT systems and image-reconstruction techniques. Radiology. 2005;235:756.

[13]Conway WF, Totty WG, McEnery KW. CT and MR imaging of the hip. Radiology. 1996;198:297–307.

[14]Pritchard RS, Shah HR, Nelson CL, et al. MR and CT appearance of iliopsoas bursal distention secondary to diseased hips. J Comput Assist Tomogr. 1990;14:797–800.

[15]Kneeland JB. MR imaging of sports injuries of the hip. Magn Reson Imaging Clin N Am. 1999;7:105–115.

[16]Magee T. Comparison of 3 tesla MR versus 3 tesla MR arthrography of the hip for detection of acetabular labral tears in the same patient population. AJR Am J Roentgenol. 2010;194:A91–95.

[17]Gary JL, Mulligan M, Banagan K. Magnetic resonance imaging for the evaluation of ligamentous injury in the pelvis: a prospective case-controlled study. J Orthop Trauma. 2014;28(1):41–47.

[18]Bierry G, Simeone FJ, Borg-Stein JP, Clavert P, Palmer WE. Sacrotuberous ligament: relationship to normal, torn, and retracted hamstring tendons on MR images. Radiology. 2014;271(1):162–171.

[19]Petchprapa CN, Rosenberg ZS, Sconfienza LM, Cavalcanti CF, Vieira RL, Zember JSMR. Imaging of entrapment neuropathies of the lower extremity part 1. The pelvis and hip. Radiographics. 2010;30(4):983–1000.

[20]Solomon LB, Lee YC, Callary SA, Beck M, Howie DW. Anatomy of piriformis, obturator internus and obturator externus: implications for the posterior surgical approach to the hip. J Bone Joint Surg Br. 2010;92:1317–1324.

[21]Meknas K, Christensen A, Johansen O. The internal obturator muscle may cause sciatic pain. Pain. 2003;104:375–380.

[22]Tosun O, Algin O, Yalcin N, Cay N, Ocakoglu G, Karaoglanoglu M. Ischiofemoral impingement: evaluation with new MRI parameters and assessment of their reliability. Skelet Radiol. 2012;41(5):575–587.

[23]Kassarjian A, Tomas X, Cerezal L, Canga A, Llopis E. MRI of the quadratus femoris muscle: anatomic considerations and pathologic lesions. AJR Am J Roentgenol. 2011;197(1):170–174.

[24]Aung HH, Sakamoto H, Akita K, Sato T. Anatomical study of the obturator internus, gemelli and quadratus femoris muscles with special reference to their innervation. Anat Rec. 2001;263(1):41–52.

[25]Honma S, Jun Y, Horiguchi M. The human gemelli muscles and their nerve supplies. Kaibogaku Zasshi. 1998;73(4):329–335.

[26]Wilson JT. Abnormal distribution of the nerve to the quadratus femoris in man, with remarks on its significance. J Anat Physiol. 1889;23(Pt 3):354–357.

[27]Gudena R, Alzahrani A, Railton P, Powell J, Ganz R. The anatomy and function of the obturator externus. Hip Int. 2015;25(5):424–427.

[28]Tatu L, Parratte B, Vuillier F, Diop M, Monnier G. Descriptive anatomy of the femoral portion of the iliopsoas muscle. Anatomical basis of anterior snapping of the hip. Surg Radiol Anat. 2001;23(6):371–374.

[29]Obey MR, Broski SM, Spinner RJ, Collins MS, Krych AJ. Anatomy of the adductor magnus origin: implications for proximal hamstring injuries. Orthop J Sports Med. 2016;4(1). https://doi. org/10.1177/2325967115625055.

[30]Miller SL, Gill J, Webb GR. The proximal origin of the hamstrings and surrounding anatomy encountered during repair. A cadaveric study. J Bone Joint Surg Am. 2007;89:44–48.

[31]Martin HD, Palmer IJ, Hatem MA. Deep gluteal syndrome. Hip arthroscopy and hip joint preservation surgery. New York: Springer; 2014. p. 1–17.

[32]Crock HV. Anatomy of the medial femoral circumflex artery and its surgical implications. J Bone Joint Surg Br. 2001;83(1):149–150.

[33]Lazaro LE, Klinger CE, Sculco PK, Helfet DL, Lorich DG. The terminal branches of the medial femoral circumflex artery: the arterial supply of the femoral head. Bone Joint J. 2015;97-B(9):1204–1213.

[34]Dong Q, Jacobson JA, Jamadar DA, Gandikota G. Entrapment neuropathies in the upper and lower limbs: anatomy and MRI features. Radiol Res Pract. 2012;2012:230679.

[35]Ergun T, Lakadamyali H. CT and MRI in the evaluation of extraspinal sciatica. Br J Radiol. 2010;83(993):791–803.

[36]Enneking FK, Chan V, Greger J, Hadzić A, Lang SA. Lower-extremity peripheral nerve blockade: essentials of our current understanding. Reg Anesth Pain Med. 2005;30(1):4–35.

[37]Moore KR, Tsuruda JS, Dailey AT. The value of MR neurography for evaluating extraspinal neuropathic leg pain: a pictorial essay. AJNR Am J Neuroradiol. 2001;22(4):786–794.

[38]Bates D, Ruggieri P. Imaging modalities for evaluation of the spine. Radiol Clin N Am. 1991;29:675–687.

[39]Coppieters MW, Alshami AM, Babri AS, Souvlis T, Kippers V, Hodges PW. Strain and excursion of the sciatic, tibial, and plantar nerves during a modified straight leg raising test. J Orthop Res. 2006;24(9):1883–1889.

[40]Kulcu DG, Naderi S. Differential diagnosis of intraspinal and extraspinal non-discogenic sciatica. J Clin Neurosci. 2008;15(11):1246–1252.

[41]Güvençer M, Akyer P, Iyem C, Tetik S, Naderi S. Anatomic considerations and the relationship between the piriformis muscle and the sciatic nerve. Surg Radiol Anat. 2008;30(6):467–474.

[42]Martin HD, Kivlan BR, Palmer IJ, Martin RL. Diagnostic accuracy of clinical tests for sciatic nerve entrapment in the gluteal region. Knee Surg Sports Traumatol Arthrosc.

2014;22(4):882–888.

[43]Papadopoulos EC, Khan SN. Piriformis syndrome and low back pain: a new classification and review of the literature. Orthop Clin North Am. 2004;35(1):65–71.

[44]Foster MR. Piriformis syndrome. Orthopedics. 2002;25(8):821–825.

[45]Lewis AM, Layzer R, Engstrom JW, Barbaro NM, Chin CT. Magnetic resonance neurography in extraspinal sciatica. Arch Neurol. 2006;63(10):1469–1472.

[46]Boyajian-O'Neill LA, McClain RL, Coleman MK, Thomas PP. Diagnosis and management of piriformis syndrome: an osteopathic approach. J Am Osteopath Assoc. 2008;108:657–664.

[47]Russell JM, Kransdorf MJ, Bancroft LW, Peterson JJ, Berquist TH, Bridges MD. Magnetic resonance imaging of the sacral plexus and piriformis muscles. Skelet Radiol. 2008;3(8):709–713.

[48]Benzon HT, Katz JA, Benzon HA, Iqbal MS. Piriformis syndrome: anatomic considerations, a new injection technique, and a review of the literature. Anesthesiology. 2003;98(6):1442–1448.

[49]Fanucci E, Masala S, Sodani G. CT-guided injection of botulinic toxin for percutaneous therapy of piriformis muscle syndrome with preliminary MRI results about denervative process. Eur Radiol. 2001;11(12):2543–2548.

[50]Dezawa A, Kusano S, Miki H. Arthroscopic release of the piriformis muscle under local anesthesia for piriformis syndrome. Arthroscopy. 2003;19(5):554–557.

[51]Masala S, Crusco S, Meschini A, Taglieri A, Calabria E, Simonetti G. Piriformis syndrome: long-term follow-up in patients treated with percutaneous injection of anesthetic and corticosteroid under CT guidance. Cardiovasc Intervent Radiol. 2012;35(2):375–382.

[52]Beaton LE, Anson BJ. The relation of the sciatic nerve and its subdivisions to the piriformis muscle. Anat Rec. 1937;70:1–5.

[53]Smoll NR. Variations of the piriformis and sciatic nerve with clinical consequence: a review. Clin Anat. 2010;23(1):8–17.

[54]Natsis K, Totlis T, Konstantinidis GA. Anatomical variations between the sciatic nerve and the piriformis muscle: a contribution to surgical anatomy in piriformis syndrome. Surg Radiol Anat. 2014;36(3):273–280.

[55]Güvençer M, Iyem C, Akyer P, Tetik S, Naderi S. Variations in the high division of the sciatic nerve and relationship between the sciatic nerve and the piriformis. Turk Neurosurg. 2009;19(2):139–144.

[56]Windisch G, Braun EM, Anderhuber F. Piriformis muscle: clinical anatomy and consideration of the piriformis syndrome. Surg Radiol Anat. 2007;29(1):37–45.

[57]Arora J, Mehta V, Kumar H, Suri RK, Rath G, Das S. A rare bimuscular conglomeration gluteopiriformis case report. Morphologie. 2010;94(305):40–43.

[58]Diercks R, Bron C, Dorrestijn O. Guideline for diagnosis and treatment of subacromial pain syndrome: a multidisciplinary review by the Dutch Orthopaedic Association. Acta Orthop. 2014;85(3):314–322.

[59]Filler AG, Gilmer-Hill H. Piriformis syndrome, obturator internus syndrome, pudendal nerve entrapment, and other pelvic entrapments. In: Winn HR, editor. Youmans neurological surgery. 6th ed. Philadelphia: Saunders; 2009. p. 2447–2455.

[60]Murata Y, Ogata S, Ikeda Y, Yamagata M. An unusual cause of sciatic pain as a result of the dynamic motion of the obturator internus muscle. Spine J. 2009;9(6):e16–18.

[61]Meknas K, Kartus J, Letto JI, Christensen A, Johansen O. Surgical release of the internal obturator tendon for the treatment of retro-trochanteric pain syndrome: a prospective randomized study, with long-term follow-up. Knee Surg Sports Traumatol Arthrosc. 2009;17(10):1249–1256.

[62]Hernando MF, Cerezal L, Pérez-Carro L, Canga A, González RP. Evaluation and management of ischiofemoral impingement: a pathophysiologic, radiologic, and therapeutic approach to a complexdiagnosis. Skelet Radiol. 2016;45(6):771–787.

[63]Torriani M, Souto SC, Thomas BJ, Ouellette H, Bredella MA. Ischiofemoral impingement syndrome: an entity with hip pain and abnormalities of the quadratus femoris muscle. AJR Am J Roentgenol. 2009;193(1):186–190.

[64]Taneja AK, Bredella MA, Torriani M. Ischiofemoral impingement. Magn Reson Imaging Clin N Am. 2013;21(1):65–73.

[65]Bucknor MD, Steinbach LS, Saloner D, Chin CT. Magnetic

resonance neurography evaluation of chronic extraspinal sciatica after remote proximal hamstring injury: a preliminary retrospective analysis. J Neurosurg. 2014;121(2):408–414.

[66]Chen CK, Yeh L, Chang WN, Pan HB, Yang CF. MRI diagnosis of contracture of the gluteus maximus muscle. AJR Am J Roentgenol. 2006;187(2):W169–174.

[67]Makhsous M, Lin F, Cichowski A, Cheng I. Use of MRI images to measure tissue thickness over the ischial tuberosity at different hip flexion. Clin Anat. 2011;24(5):638–645.

[68]Delaney H, Bencardino J, Rosenberg ZS. Magnetic resonance neurography of the pelvis and lumbosacral plexus. Neuroimaging Clin N Am. 2014;24(1):127–150.

[69]Fabeck L, Tolley M, Rooze M, Burny F. Theoretical study of the decrease in the femoral neck anteversion during growth. Cells Tissues Organs. 2002;171:269–275.

[70]Issack PS, Helfet DL. Sciatic nerve injury associated with acetabular fractures. HSS J. 2009;5(1):12–18.

[71]Daniilidis K, Stukenborg-Colsman CM, Ettinger M, Windhagen H. Huge sciatic neuroma presented 40 years after traumatic above knee amputation. Technol Health Care. 2013;21(3):261–264.

[72]Wolf M, Bäumer P, Pedro M. Sciatic nerve injury related to hip replacement surgery: imaging detection by MR neurography despite susceptibility artifacts. PLoS One. 2014;9(2):e89154.

[73]Von Roth P, Abdel MP, Wauer F. Significant muscle damage after multiple revision total hip replacements through the direct lateral approach. Bone Joint J. 2014;96-B(12):1618–1622. https://doi. org/10.1302/0301-620X.96B12.34256.

[74]Abitbol JJ, Gendron D, Laurin CA, Beaulieu MA. Gluteal nerve damage following total hip arthroplasty. A prospective analysis. J Arthroplast. 1990;5(4):319–322.

[75]Wong M, Vijayanathan S, Kirkham B. Sacroiliitis presenting as sciatica. Rheumatology (Oxford). 2005;44(10):1323–1324.

[76]Crum-Cianflone NF. Bacterial, fungal, parasitic, and viral myositis. Clin Microbiol Rev. 2008;21:473–494.

[77]Kraniotis P, Marangos M, Lekkou A. Brucellosis presenting as piriformis myositis: a case report. J Med Case Rep. 2011;5:125.

[78]Chiedozi LC. Pyomyositis. Review of 205 cases in 112 patients. Am J Surg. 1979;137(2):255–259.

[79]Dailey AT, Rondina MT, Townsend JJ. Sciatic nerve sarcoidosis: utility of magnetic resonance peripheral nerve imaging and treatment with radiation therapy. J Neurosurg. 2004;100(5):956–959.

[80]Dalmau J. Carcinoma associated paraneoplastic peripheral neuropathy. J Neurol Neurosurg Psychiatry. 1999;67(1):4.

[81]Bower EB, Smullens SN, Parke WW. Clinical aspects of persistent sciatic artery: report of two cases and review of the literature. Surgery. 1977;81(5):588–595.

[82]Ishida K, Imamaki M, Ishida A. A ruptured aneurysm in persistent sciatic artery: a case report. J Vasc Surg. 2005;42(3):556–558.

[83]Mousa A, Rapp Parker A, Emmett MK. Endovascular treatment of symptomatic persistent sciatic artery aneurysm: a case report and review of literature. Vasc Endovasc Surg. 2010;44(4):312–314.

[84]Melikoglu MA, Kocabas H, Sezer I. Internal iliac artery pseudoaneurysm: an unusual cause of sciatica and lumbosacral plexopathy. Am J Phys Med Rehabil. 2008;87(8):681–683.

[85]Kuma S, Mii S, Masaki I, Koike M, Nakahara I. Arteriovenous malformation arising on persistent sciatic vessels. Ann Vasc Surg. 2010;24(2):256. e1–683.

[86]Berthelot JM, Pillet JC, Mitard D. Buttock claudication disclosing a thrombosis of the superior left gluteal artery: report of a case diagnosed by a selective arteriography of the iliac artery, and cured by per-cutaneous stenting. Joint Bone Spine. 2007;74(3):289–291.

[87]Di Martino A, Papapietro N, Denaro V. Sciatic nerve compression by a gluteal vein varicosity. Spine J. 2014;14(8):1797.

[88]Maniker A, Thurmond J, Padberg FT Jr, Blacksin M, Vingan R. Traumatic venous varix causing sciatic neuropathy: case report. Neurosurgery. 2004;55(5):1224.

[89]Borghi C, Dell'Atti L. Pelvic congestion syndrome: the current state of the literature. Arch Gynecol Obstet. 2016;293(2):291–301.

[90]Lemos N, Marques RM, Kamergorodsky G. Vascular entrapment of the sciatic plexus causing catamenial sciatica and urinary symptoms. Int Urogynecol J. 2016;27(2):317–319.

[91]Al-Khodairy AT, Gerber BE, Praz G. Adenomyosis: an unusual

cause of sciatic pain. Eur Spine J. 1995;4(5):317–319.

[92]Al-Khodairy AW, Bovay P, Gobelet C. Sciatica in the female patient: anatomical considerations, aetiology and review of the literature. Eur Spine J. 2007;16(6):721–731.

[93]Ghezzi L, Arighi A, Pietroboni AM. Sciatic endometriosis presenting as periodic (catamenial) sciatic radiculopathy. J Neurol. 2012;259(7):1470–1471.

[94]Kulowski J. Unusual causes of low back pain and sciatica during pregnancy. Am J Obstet Gynecol. 1962;84:627–630.

[95]Roux A, Tréguier C, Bruneau B. Localized hypertrophic neuropathy of the sciatic nerve in children: MRI findings. Pediatr Radiol. 2012;42(8):952–958.

[96]Johnson PC, Kline DG. Localized hypertrophic neuropathy: possible focal perineurial barrier defect. Acta Neuropathol. 1989;77(5):514–518.

[97]Ma M, Guillerman RP. Paradoxic hypertrophy of the sciatic nerve. Pediatr Radiol. 2010;40(Suppl 1):S177.

[98]Masuda N, Hayashi H, Tanabe H. Nerve root and sciatic trunk enlargement in Déjérine-Sottas disease: MRI appearances. Neur oradiology.1992;35(1):36–37.

[99]Torigian DA, Siegelman ES. CT findings of pelvic lipomatosis of nerve. AJR Am J Roentgenol. 2005;184(3 Suppl):S94–96.

[100]Mahan MA, Howe BM, Amrami KK, Spinner RJ. Occult radiological effects of lipomatosis of the lumbosacral plexus. Skelet Radiol. 2014;43(7):963–968.

[101]Murphey MD, Smith WS, Smith SE, Kransdorf MJ. Imaging of musculoskeletal neurogenic tumors: radiologic-pathologic correlation. Radiographics. 1999;19(5):1253–1280.

[102]Goddyn C, Passuti N, Leconte R, Redon H, Gouin F. Sciatic nerve compression related to ossification of the sacrospinous ligament secondary to pelvic balance abnomalities. Orthop Traumatol Surg Res. 2009;95(8):645–648.

[103]Fathi I, Sakr M. Review of tumoral calcinosis: a rare clinico-pathological entity. World J Clin Cases. 2014;2(9):409–414.

[104]Baek D, Lee SE, Kim WJ, Jeon S. Greater trochanteric pain syndrome due to tumoral calcinosis in a patient with chronic kidney disease. Pain Physician. 2014;17(6):E775–782.

[105]Shaukat YM, Malik EF, Al Rashid M, Cannon SR. Large tumoral calcinosis in the gluteal region: a case report. Ortop

Traumatol Rehabil. 2013;15(5):495–499.

[106]Williams JB, Youngberg RA, Bui-Mansfield LT, Pitcher JD. MR imaging of skeletal muscle metastases. AJR Am J Roentgenol. 1997;168(2):555–557.

[107]Ergun T. Bilateral sciatica secondary to mass lesions in the gluteal muscles. Intramuscular metastasis. J Clin Neurosci. 2008;15(12):1388–1426.

[108]Roncaroli F, Poppi M, Riccioni L, Frank F. Primary non-Hodgkin's lymphoma of the sciatic nerve followed by localization in the central nervous system: case report and review of the literature. Neurosurgery. 1997;40(3):618–621.

[109]Stewart JD. The piriformis syndrome is overdiagnosed. Muscle Nerve. 2003;28(5):644–646.

[110]Chhabra A, Andreisek G, Soldatos T. MR neurography: past, present, and future. AJR Am J Roentgenol. 2011;197(3):583–591.

[111]Kasprian G, Amann G, Panotopoulos J. Peripheral nerve tractography in soft tissue tumors: a preliminary 3-tesla diffusion tensor magnetic resonance imaging study. Muscle Nerve. 2015;51(3):338–345.

[112]Skorpil M, Karlsson M, Nordell A. Peripheral nerve diffusion tensor imaging. Magn Reson Imaging. 2004;22(5):743–745.

[113]Wilson JJ, Furukawa M. Evaluation of the patient with hip pain. Am Fam Physician. 2014;89(1):27–34.

[114]Sutter R, Pfirrmann CW. Atypical hip impingement. AJR Am J Roentgenol. 2013;201(3):437–442.

[115]Ali AM, Teh J, Whitwell D, Ostlere S. Ischiofemoral impingement: a retrospective analysis of cases in a specialist orthopaedic centre over a four-year period. Hip Int. 2013;23(3):263–268.

[116]López-Sánchez MC, Armesto Pérez V, Montero Furelos LÁ, Vázquez-Rodríguez TR, Calvo Arrojo G, Díaz Román TM. Ischiofemoral impingement: hip pain of infrequent cause. Reumatol Clin. 2013;9(3):186–187.

[117]Maraş Özdemir Z, Aydıngöz Ü, Görmeli CA, Sağır Kahraman A. Ischiofemoral space on MRI in an asymptomatic population: normative width measurements and soft tissue signal variations. Eur Radiol. 2015;25(8):2246–2253.

[118]Sproul RC, Reynolds HM, Lotz JC, Ries MD. Relationship

between femoral head size and distance to lesser trochanter. Clin Orthop Relat Res. 2007;461:122–124.

[119]Johnson KA. Impingement of the lesser trochanter on the ischial ramus after total hip arthroplasty. Report of three cases. J Bone Joint Surg Am. 1977;59:268–269.

[120]Finnoff JT, Bond JR, Collins MS, Sellon JL, Hollman JH, Wempe MK, Smith J. Variability of the ischiofemoral space relative to femur position: an ultrasound study. PM&R. 2015;7(9):930–937. https:// doi.org/10.1016/ j.pmrj.2015.03.010.

[121]Hatem MA, Palmer IJ, Martin HD. Diagnosis and 2-year outcomes of endoscopic treatment for ischiofemoral impingement. Arthroscopy. 2015;31(2):239–246.

[122]Tennant S, Kinmont C, Lamb G, Gedroyc W, Hunt DM. The use of dynamic interventional MRI in developmental dysplasia of the hip. J Bone Joint Surg Br. 1999;81(3):392–397.

[123]Singer A, Clifford P, Tresley J, Jose J, Subhawong T. Ischiofemoral impingement and the utility of full-range-of-motion magnetic resonance imaging in its detection. Am J Orthop (Belle Mead NJ). 2014;43(12):548–551.

[124]Kassarjian A. Signal abnormalities in the quadratus femoris muscle: tear or impingement? AJR Am J Roentgenol. 2008;190(6):W379. author reply W380-381.

[125]Gujar S, Vikani S, Parmar J, Bondre KV. A correlation between femoral neck shaft angle to femoral neck length. Int J Biomed Adv Res. https:// doi.org/10.7439/ijbar.v4i5.354. ISSN: 2229-3809 (Online).

[126]Bredella MA, Azevedo DC, Oliveira AL, Simeone FJ, Chang CY, Stubbs AJ, Torriani M. Pelvic morphology in ischiofemoral impingement. Skelet Radiol. 2015;44(2):249–253.

[127]Stevens PM, Coleman SS. Coxa breva: its pathogenesis and a rationale for its management. J Pediatr Orthop. 1985;5(5):515–521.

[128]Sussman WI, Han E, Schuenke MD. Quantitative assessment of the ischiofemoral space and evidence of degenerative changes in the quadratus femoris muscle. Surg Radiol Anat. 2013;35:273–281.

[129]Delaunay S, Dussault RG, Kaplan PA, Alford BA. Radiographic measurements of dysplastic adult hips. Skelet Radiol. 1997;26(2):75–81.

[130]Tomás A, Domínguez R, Veras M, Roche S, Merino X, Pineda U. Ischiofemoral impingement: spectrum of findings. European Congress of Radiology, 2013/ C-1005. Scientific exhibit. https://doi.org/10.1594/ ecr2013/C-1005.

[131]De Sa D, Alradwan H, Cargnelli S, Thawer Z, Simunovic N, Cadet E, Bonin N, Larson C, Ayeni OR. Extra-articular hip impingement: a systematic review examining operative treatment of psoas, subspine, ischiofemoral, and greater trochanteric/pelvic impingement. Arthroscopy. 2014;30(8):1026–1041.

[132]Tsatalas T, Giakas G, Spyropoulos G. The effects of muscle damage on walking biomechanics are speeddependent. Eur J Appl Physiol. 2010;110(5):977–988.

[133]Vital JM, García Suárez A, Sauri Barraza JC. Sagittal balance in spine disorders. Rev Ortop Traumatol. 2006;50:447–453.

[134]Miokovic T, Armbrecht G, Felsenberg D, Belavy DL. Differential atrophy of the postero-lateral hip musculature during prolonged bedrest and the influence of exercise countermeasures. J Appl Physiol. 2011;110(4):926–934.

[135]Hayat Z, Konan S, Pollock R. Ischiofemoral impingement resulting from a chronic avulsion injury of the hamstrings. BMJ Case Rep. 2014;25:bcr2014204017.

[136]Singer AD, Subhawong TK, Jose J, Tresley J, Clifford PD. Ischiofemoral impingement syndrome: a meta-analysis. Skelet Radiol. 2015;44(6):831–837.

[137]Viala P, Vanel D, Larbi A, Cyteval C, Laredo JD. Bilateral ischiofemoral impingement in a patient with hereditary multiple exostoses. Skelet Radiol. 2012;41(12):1637–1640.

[138]Mehta M, White LM, Knapp T, Kandel RA, Wunder JS, Bell RS. MR imaging of symptomatic osteochondromas with pathological correlation. Skelet Radiol. 1998;27(8):427–433.

[139]Uri DS, Dalinka MK, Kneeland JB. Muscle impingement: MR imaging of a painful complication of osteochondromas. Skelet Radiol. 1996;25(7):689–692.

[140]Patti JW, Ouellette H, Bredella MA, Torriani M. Impingement of lesser trochanter on ischium as a potential cause for hip pain. Skelet Radiol. 2008;37:939–941.

[141]Backer MW, Lee KS, Blankenbaker DG, Kijowski R, Keene

JS. Correlation of ultrasound-guided corticosteroid injection of the quadratus femoris with MRI findings of ischiofemoral impingement. AJR Am J Roentgenol. 2014;203(3):589–593.

[142]Kim WJ, Shin HY, Koo GH, Park HG, Ha YC, Park YH. Ultrasound-guided Prolotherapy with Polydeoxyribonucleotide sodium in Ischiofemoral impingement syndrome. Pain Pract. 2014;14(7):649–655.

[143]Blankenbaker DG, Tuite MJ. Non-femoroacetabular impingement. Semin Musculoskelet Radiol. 2013;17(3):279–285.

[144]Monahan E, Shimada K. Verifying the effectiveness of a computer- aided navigation system for arthroscopic hip surgery. Westwood JD, Haluck RS, Hoffman HM, et al. medicine meets virtual reality 16–parallel, combinatorial, convergent: Nextmed by design. Stud Health Technol Informl. 2008;132:302–307.

[145]Lee S, Kim I, Lee SM, Lee J. Ischiofemoral impingement syndrome. Ann Rehabil Med. 2013;37(1):143–146.

[146]Ata AM, Yavuz H, Kaymak B, Ozcan HN, Ergen B, Özçakar L. Ischiofemoral impingement revisited: what physiatrists need to know in short. Am J Phys Med Rehabil. 2014;93(12):1104.

[147]Cho KH, Lee SM, Lee YH, Suh KJ, Kim SM, Shin MJ, Jang HW. Non-infectious ischiogluteal bursitis: MRI findings. Korean J Radiol. 2004;5(4):280–286.

[148]Robinson P, White LM, Agur A, Wunder J, Bell RS. Obturator externus bursa: anatomic origin and MR imaging features of pathologic involvement. Radiology. 2003;228(1):230–234.

[149]Stibbe EP. Complete absence of the quadratus femoris. Anatomical notes. J Anat. 1929;64(Pt 1):97.

[150]O'Brien SD, Bui-Mansfield LT. MRI of quadratus femoris muscle tear: another cause of hip pain. AJR Am J Roentgenol. 2007;189(5):1185–1189.

[151]Klinkert P Jr, Porte RJ, de Rooij TP, de Vries AC. Quadratus femoris tendinitis as a cause of groin pain. Br J Sports Med. 1997;31(4):348–349.

[152]Lewis PB, Ruby D, Bush-Joseph CA. Muscle soreness and delayed-onset muscle soreness. Clin Sports Med. 2012;31(2):255–262.

[153]Linklater JM, Hamilton B, Carmichael J, Orchard J, Wood DG. Hamstring injuries: anatomy, imaging, and intervention. Semin Musculoskelet Radiol. 2010;14(2):131–161.

[154]Valle X, Tol JL, Hamilton B. Hamstring muscle injuries, a rehabilitation protocol purpose. Asian J Sports Med. 2015;6(4): e25411.

[155]Heiderscheit BC, Sherry MA, Silder A. Hamstring strain injuries: recommendations for diagnosis, rehabilitation, and injury prevention. J Orthop Sports Phys Ther. 2010;40(2):67–81.

[156]Hodgson RJ, O'Connor PJ, Grainger AJ. Tendon and ligament imaging. Br J Radiol. 2012;85(1016):1157–1172.

[157]Lempainen L, Sarimo J, Mattila K, Heikkilä J, Orava S, Puddu G. Distal tears of the hamstring muscles: review of the literature and our results of surgical treatment. Br J Sports Med. 2007;41(2):80–83. discussion 83.

[158]Broadley P, Offiah AC. Hip and groin pain in the child athlete. Semin Musculoskelet Radiol. 2014;18(5):478–488.

[159]Izadpanah K, Jaeger M, Maier D, Südkamp NP, Ogon P. Preoperative planning of calcium deposit removal in calcifying tendinitis of the rotator cuff – possible contribution of computed tomography, ultrasound and conventional X-ray. BMC Musculoskelet Disord. 2014;15:385.

[160]Gosens T, Hofstee DJ. Calcifying tendinitis of the shoulder: advances in imaging and management. Curr Rheumatol Rep. 2009;11(2):129–134.

[161]Pfirrmann CW, Chung CB, Theumann NH, Trudell DJ, Resnick D. Greater trochanter of the hip: attachment of the abductor mechanism and a complex of three bursae-MR imaging and MR bursography in cadavers and MR imaging in asymptomatic volunteers. Radiology. 2001;221:469–477.

[162]Woodley SJ, Mercer SR, Nicholson HD. Morphology of the bursae associated with the greater trochanter of the femur. J Bone Joint Surg Am. 2008;90(2):284–294.

[163]Swezey RL. Obturator internus bursitis: a common factor in low back pain. Orthopedics. 1993;16:783–785.

[164]Hruby S, Ebmer J, Dellon AL, Aszmann OC. Anatomy of pudendal nerve at urogenital diaphragm–new critical site for nerve entrapment. Urology. 2005;66(5):949–952.

[165]Martinoli C, Miguel-Perez M, Padua L. Imaging of neuropathies about the hip. Eur J Radiol. 2013;82(1):17–26.

[166]Loukas M, Louis RG, Hallner B, et al. Anatomical and surgical considerations of the sacrotuberous ligament and its relevance in pudendal nerve entrapment syndrome. Surg Radiol Anat. 2006;28:163–169.

[167]Filler AG. Diagnosis and treatment of pudendal nerve entrapment syndrome subtypes: imaging, injections and minimal access surgery. Neurosurg Focus. 2009;26:1–14.

[168]Hough DM, Wittenberg KH, Pawlina W, et al. Chronic perineal pain caused by pudendal nerve entrapment: anatomy and CT-guided perineu-ral injection technique. AJR Am J Roentgenol. 2003;181:561–567.

[169]Stecco A, Gilliar W, Hill R, Fullerton B, Stecco C. The anatomical and functional relation between gluteus maximus and fascia lata. J Bodyw Mov Ther. 2013;17(4):512–517.

[170]Thomason HC 3rd, Bos GD, Renner JB. Calcifying tendinitis of the gluteus maximus. Am J Orthop (Belle Mead NJ). 2001;30(10):757–758.

[171]Kim HT, Ahn JM, Hur JO, Lee JS, Cheon SJ. Reconstruction of acetabular posterior wall fractures. Clin Orthop Surg.

第6章　影像引导下的髋关节后方注射

Leon R. Toye

张柏青　译

6.1 简介

完成详细的临床检查，并排除近端神经根问题后，在可能产生疼痛的部位直接注射不仅能够确认临床可疑部位，而且可以缓解疼痛。影像引导有助于提高注射的准确性和安全性。根据临床惯例，由骨骼肌肉影像科执行这些操作。

6.2 阴部神经周围注射

6.2.1 相关解剖

阴部神经是主要来自骶神经丛（S2、S3、S4）的感觉神经，最终形成3个分支（直肠下神经、会阴神经、阴茎/阴蒂背神经）（图6.1a）。阴部内动脉、静脉丛与神经相伴，形成阴部血管神经束。阴部神经起源于骶神经根，通过坐骨大孔的下端离开骨盆，暂时进入臀区，同时它环绕坐骨棘，位于骶结节（浅）韧带和骶棘（深）韧带之间（图6.1b）。此后，神经再次进入骨盆，通过坐骨小孔进入会阴，穿过坐骨肛门窝，经过阴部管。阴部管（也称为阿尔科克管）是沿着闭孔内肌内侧边缘的筋膜隧道，位于坐骨肛门窝内（图6.1c）。

最后，阴部神经分为3个分支：第一条为直肠下神经分支，在阴部管内或仅在阴部管近端分离，为肛门周围的皮肤提供感觉；第二条为会阴神经，支包含一个深运动支和两个内外侧阴囊/唇感觉支；第三条为阴茎/阴蒂背神经，沿着阴茎/阴蒂的皮肤，并负责该区域感觉。

阴部神经容易嵌压在阴部管（原因为镰状韧带压迫或闭孔筋膜增厚）和骶棘韧带以及骶结节韧带之间的坐骨棘处。据报道，大部分嵌压发生在阴部管。一位研究人员描述了4种主要的阴部神经嵌压类型：Ⅰ型（2.1%）仅位于梨状肌水平，Ⅱ型（4.8%）位于坐骨棘和骶结节韧带水平，Ⅲ型（79.9%）位于闭孔内肌的内侧表面的阴部管（阿尔科克管），Ⅳ型（13%）累及阴部神经远端分支。

6.2.2 注射技术

阴部神经阻滞区域位于典型阴部神经卡压部位：坐骨棘附近（骶结节韧带和骶棘韧带之间）和阴部管内。一些研究人员首先从坐骨棘开始（可重复一次或多次），随后（可选或常规）在阴部管注射。另一组研究人员主张只注射在阴部管内注射，认为阴部管注射后通常会向头端回流进入骶结节韧带和骶棘韧带之间的间隙。在临床实践中，目前根据临床症状选择阻滞部位。如果患者自诉症状主要与肛周区域有关（提示近端神经压迫累及直肠下支），医生将在坐骨棘附近进行阻滞。如果患者自诉症状主要与更远端的会阴或阴茎/阴蒂神经分支有关，医生将在阴部管/闭孔内肌进行阻滞。一些研究人员主张每隔4

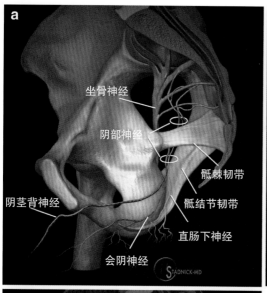

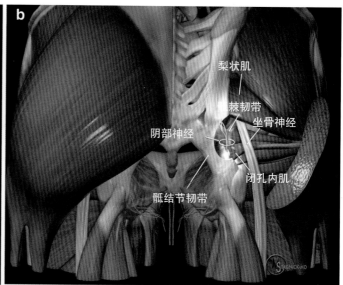

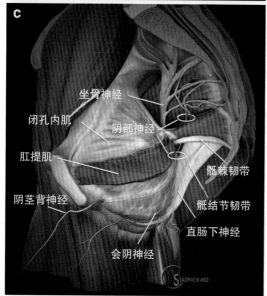

图 6.1 （a）阴部神经解剖图。阴部神经起源于骶神经丛的 S2、S3、S4，最终止于 3 个分支：直肠下神经、会阴神经、阴茎 / 阴蒂背神经。（b）阴部神经解剖：阴部神经通过坐骨大孔的下面离开骨盆，暂时进入臀区，同时它环绕坐骨棘，位于骶结节（浅）韧带和骶棘（深）韧带之间。（c）阴部神经解剖。阴部神经重新进入骨盆，通过坐骨小孔进入会阴，穿过坐骨肛门窝，经过阴部管（阿尔科克管），即坐骨肛门窝内沿闭孔内肌内侧边缘的 1 条筋膜通道

周定期进行重复注射，而另一些研究人员主张根据症状进行重复注射。根据症状的不同，注射可单侧或双侧进行。根据经验，通常采用单侧注射。

常规用于阴部周围穿刺引导的成像方式包括 CT、超声、X 线透视和 MRI。CT 准确性和可重复性高，并且是具有解剖可视化的一种模式。

6.3 坐骨棘附近阴部周围神经注射

坐骨棘水平附近的阴部神经周围注射目标是

近端的神经。患者俯卧于 CT 机中，获得定位图像（图 6.2b）。将不透射线的表面定位标记物放于患者皮肤上，从髋臼顶到耻骨联合范围内获取 2.5mm 连续轴位 CT 图像。接下来，在患者靠近坐骨棘的穿刺点处做皮肤标记，然后将 CT 扫描仪置于低剂量检查模式。局部消毒，使用 1% 利多卡因做局部皮下麻醉。然后，立即在 CT 引导下，使用 22 号针头在紧靠阴部神经血管束（位于坐骨棘尾端的内侧）的位置，向骶结节（浅表）和骶棘（深）韧带之间的一个小间隙脂肪层推进（图 6.2a、c）少量（例如，1mL）的碘造影剂（例如，碘帕醇或三碘三酰苯）可用于显示神经鞘膜

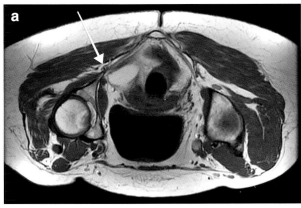

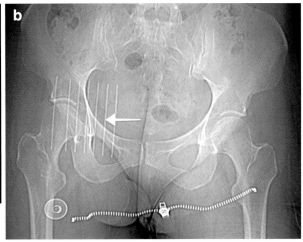

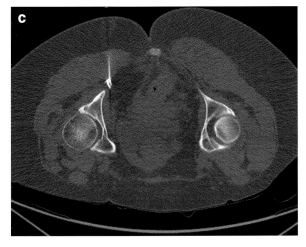

图 6.2　（a）邻近坐骨棘的阴部周围神经注射，坐骨结节水平的轴位 T1 MRI 显示位于骶结节韧带（表面）和骶棘（深）韧带之间的坐骨棘内侧的阴部神经血管束（箭头）。（b）邻近坐骨棘的阴部周围神经注射，获得 CT 影像，并在坐骨棘（箭头）上放置表面定位标记物。（c）邻近坐骨棘的阴部周围神经注射。在轴位 CT 引导下，在坐骨棘内侧探入一根 22 号针头，在阴部神经血管束周围注射少量造影剂

在韧带间隙的分布情况（图 6.2c）。接下来，通常我们注射 40mg（1mL）甲强龙（曲安奈德）与 2mL 0.25% 布比卡因的混合液。

注射后，研究人员通常观察患者 30 ~ 45min，以监测并发症并评估布比卡因麻醉剂的效果。通常注射后患者会反馈会阴麻醉的效果。潜在的并发症风险包括出血、感染、造影剂过敏、血管损伤和神经损伤。据报道，短暂的坐骨神经麻醉会导致大约 6h 的暂时性腿部无力。

6.4　阴部管周围神经注射（闭孔内肌）

靠近阴部管（阿尔科克管）水平的阴部周围神经注射目的是阻滞较远端的神经。患者俯卧于 CT 机中，获得定位图像（图 6.3a）。将不透射线

的表面定位标记放于患者皮肤上，从耻骨联合水平获取 2.5mm 连续轴位 CT 影像。然后将 CT 扫描仪置于低剂量检查模式。接下来，在患者靠近闭孔内肌穿刺点处做皮肤标记。然后局部消毒，使用 1% 利多卡因做局部皮下麻醉。然后，用 22 号针头在 CT 引导下经臀位推进。阴部神经血管束靶点位于阴部管（阿尔科克管）内，刚好位于闭孔内肌内侧 / 浅部，位于闭孔肌筋膜外侧（图 6.3b）。少量（例如，1mL）碘造影剂（例如，碘帕醇或三碘三酰苯）可用于显示阴部管的周围神经膜。接下来，研究人员通常注射 40mg（1mL）甲强龙（曲安奈德）与 2mL 0.25% 布比卡因的混合液。

与坐骨棘附近注射一样，研究人员同样观察患者 30 ~ 45min，以监测并发症并评估布比卡因麻醉剂的效果。潜在的并发症风险同样包括出血、感染、造影剂过敏、血管损伤和神经损伤，也可能出现坐骨神经暂时性麻痹。

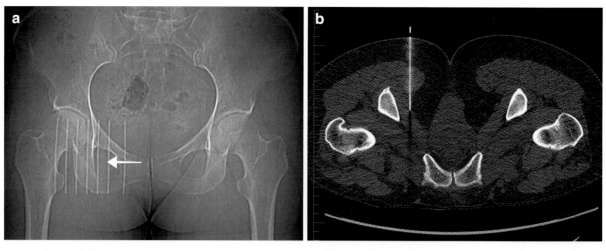

图 6.3 （a）阴部管的阴部神经周围注射。获得 CT 影像，闭孔水平（箭头）附近放置定位标记物。（b）在阴部管进行阴部神经周围注射。在轴位 CT 引导下，用一枚 22 号针头沿着坐骨结节内侧的闭孔内肌肌腹通过阴部管

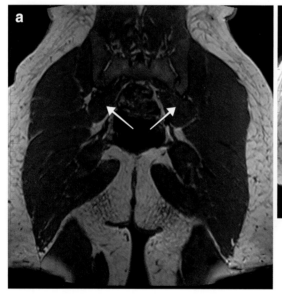

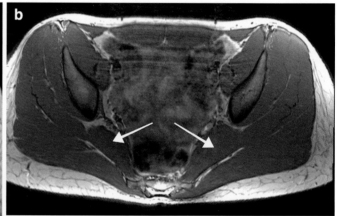

图 6.4 梨状肌 MRI 表现。（a）冠状位 MRI。（b）轴位 T1 MRI 显示梨状肌（箭头）。梨状肌（部分）起源于骶前 S2 ~ S4 骶骨，经坐骨大孔外侧出骨盆，止于大转子内侧

6.5 梨状肌注射

6.5.1 相关解剖学

　　梨状肌是一扁平的金字塔形肌肉，具有多个起源，分别是骶骨前部的 S2 ~ S4 平面，靠近髂棘的髂骨臀肌面，以及骶髂关节囊。肌肉通过坐骨大孔从侧面离开骨盆，止于股骨大转子内侧（图 6.4a、b）。坐骨神经、股后皮神经和臀肌神经血管束经过梨状肌下方。梨状肌由 L5、S1 和 S2 的分支支配。梨状肌和坐骨神经存在几种解剖变异，坐骨神经（或分支）可以穿过或高于梨状肌。

　　梨状肌可能因创伤、手术、解剖变异和下肢不等长而导致发炎、痉挛或牵拉。在这种情况下，肌肉可能释放炎症介质，如前列腺素、组胺、缓激肽和血清素，导致邻近的坐骨神经炎症，从而导致臀部疼痛和坐骨神经痛。

6.5.2 注射技术

　　引导下注射梨状肌的辅助方法有 X 线透视、CT、超声、MRI 和神经刺激。在临床实践中，医生通常使用 X 线透视或 CT 检查。

6.5.3 X 线透视下梨状肌注射

在 X 线透视下注射，患者俯卧位于 X 线台，聚焦患侧的骶髂关节下方进行拍摄成像（图 6.5a）。

接下来，使用 X 线引导，确定皮肤表面穿刺点，定位于骶髂关节下方偏外侧的位置（图 6.5b），在患者皮肤上画一个临时的标记。然后局部消毒，使用 1% 利多卡因做局部皮下麻醉。然后在 X 线透视引导下，将 22 号针头针（视患者而定）向前推进，瞄准髂后皮质表面，刚好位于骶髂关节下方偏外侧（图 6.5c）。由于骨膜神经支配，这一区域可能较为敏感，通常在到达髂骨前需要提前通知患者。

确定髂骨后部深度后，将针轻轻抽出并向尾端重新穿刺至梨状肌（图 6.5d）。梨状肌内的靶点位于下骶髂关节外侧约 1cm，下方 1cm，深 1cm 处。一些操作者在肌肉内将针尖置于更外侧（距骶髂关节下方外侧 2cm），为了尽量靠近坐骨神经的近端。当进入梨状肌时，有时能感觉到针头遇到不同阻力，可能与肌肉张力有关。监测任何急性坐骨神经疼痛症状（如过电样疼痛从腿的后部向下蔓延）很重要，因为其目的是将针头刺入肌腹部而不是坐骨神经内。如果出现坐骨神经症状，后退针头且重新定位至肌腹。

一旦针尖到达目标位置，就要进行抽吸，以确保针不在血管内。然后用少量（1 ～ 2mL）碘化 X 线造影剂（如碘帕醇或三碘三酰苯），以确认穿刺在肌肉内。应使造影剂顺着肌束，沿着梨状肌对角向方向穿出针头，与梨状肌的方向呈对角线（图 6.5e）。

接下来，医生通常注射 40mg（1mL）甲强龙（曲安奈德）与 2cc mL 布比卡因的混合物。如果需要，可以通过注射后图像显示注射液的分布模式（图 6.5f）。

6.5.4 CT 引导下梨状肌注射

CT 引导下注射更加直接且与之前描述的技术相似。患者皮肤上放置不透 X 线的表面定位标记物。获取定位图像（图 6.6a）及之后的 2.5mm 连续轴位 CT 图像，然后将 CT 扫描仪设置为低剂量检查模式。

接下来，在患者靠近梨状肌目标皮肤穿刺点做标记。局部消毒，使用 1% 利多卡因做局部皮下麻醉。然后，在 CT 引导下，用 22 号针头经臀肌进入梨状肌肌腹后方（图 6.6b）。注射液与先前描述的 X 线透视法相同。

注射梨状肌后，研究人员倾向于观察患者 30 ～ 45min，以监测并发症并评估布比卡因麻醉剂的效果。潜在的并发症风险包括出血、感染、造影剂过敏、血管损伤和神经损伤。坐骨神经暂时麻醉可能导致短时间腿部无力。

6.6 骶髂关节注射

6.6.1 相关解剖学

骶髂关节是复杂的，包含滑膜和韧带连接部分。骶髂关节的上部是韧带连接的，包含纤维韧带；骶髂关节的下部是滑膜，包含滑膜囊和关节软骨。因此，位于关节下方的滑囊是标准的骶髂关节注射的目标。骶髂关节通常具有多平面、不规则的关节间隙、副耳状面、骨赘和部分强直的特性，这使得盲穿和 X 线引导下注射均较为困难。

6.6.2 注射技术

在 X 线透视、CT、超声和 MRI 的引导下，进行了骶髂关节注射。在实践中，医生通常使用 CT，因为 CT 能够清楚地显示骶髂关节复杂解剖的横断面和形态。患者俯卧于 CT 机中，医生沿着放置在髂后上棘水平的背部皮肤表面标记物扫描，显示追踪图像（图 6.7a）。接下来，通过骶髂关节水平获得 3mm 的轴向 CT 图像，来选择合适的穿刺点，通常覆盖患侧骶髂关节的下

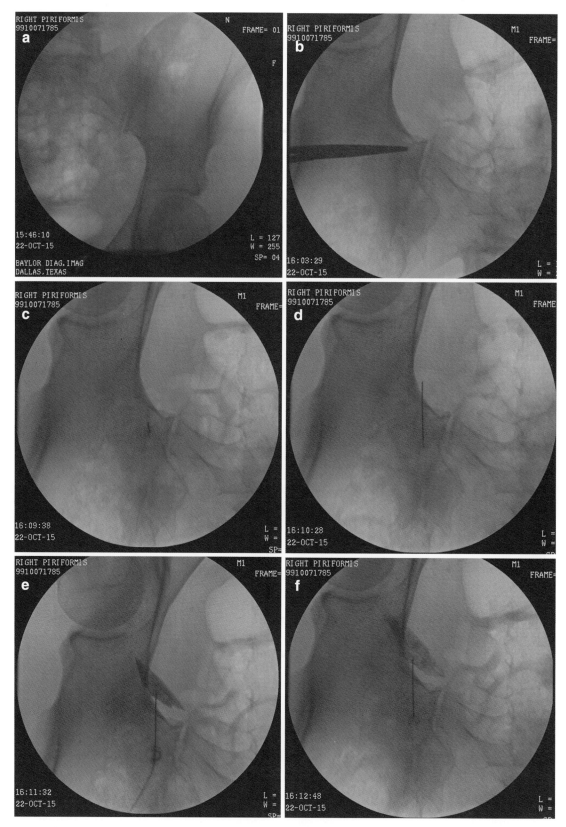

图 6.5 （a）X 线透视下梨状肌注射：瞄准下骶髂关节拍摄图像。（b）X 线透视下梨状肌注射：初始定位点，位于骶髂关节下方偏外侧。（c）X 线透视下梨状肌注射：最初推进 22 号针头至髂骨后方，骶髂关节偏外侧。（d）X 线透视下梨状肌注射：将 22 号针头重新从下方扎入梨状肌，距骶髂关节外侧约 1cm。（e）X 线透视下梨状肌注射：造影剂注射显示沿梨状肌扩散。（f）X 线透视下梨状肌注射：注射类固醇 / 麻醉剂混合物后的影像显示之前注射的 X 线造影剂发生稀释

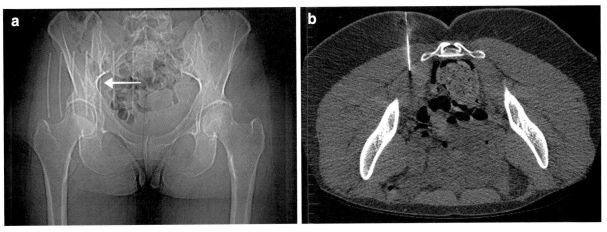

图 6.6　（a）CT 引导下梨状肌注射：获得 CT 影像，并将表面定位标记放置在坐骨大切迹（箭头）附近。（b）CT 引导下梨状肌注射：使用轴向 CT 引导，22 号针头在引导下扎入梨状肌肌腹的后部

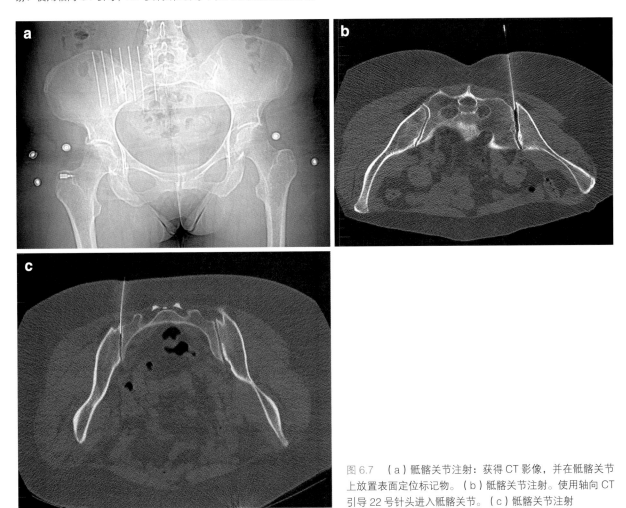

图 6.7　（a）骶髂关节注射：获得 CT 影像，并在骶髂关节上放置表面定位标记物。（b）骶髂关节注射。使用轴向 CT 引导 22 号针头进入骶髂关节。（c）骶髂关节注射

1/3，避免任何突然的关节弯曲、强直或桥接骨赘。选择穿刺点后，患者的皮肤将用临时标记物进行标记。然后将 CT 扫描仪设置为低剂量检查模式。局部消毒，使用 1% 利多卡因做局部皮下麻醉。

用 22 号针头（视患者而定）逐渐进入骶髂关节，调整针头后，获取周期性 CT 图像（针头水平面上的 3 个连续层面）。CT 通常不需要显影剂，因为可以直接在骶髂关节内看到针（图 6.7b、c）。

骶髂关节的容量也相当小，限制了常规注入的液体量。接下来，研究人员通常注射40mg（1mL）甲强龙（曲安奈德）与1mL 0.25% 布比卡因的混合物。骶髂关节通常有明显的阻力，使用较小尺寸的注射器（例如，3mL注射器）能够降低所需的注射压力。

　　注射后，研究人员倾向于观察患者30～45min，以监测并发症并评估布比卡因麻醉剂的效果。潜在的并发症风险包括出血、感染和过敏。由于骨盆带本体感觉下降或坐骨神经麻醉，也可能出现短暂的下肢无力或步态紊乱。

参考文献

[1]Gajraj NM. Botulinum toxin a injection of the obturator internus muscle for chronic perineal pain. J Pain. 2005;6(5):333–337.

[2]Hough DM, Wittenberg KH, Pawlina W, Maus TP, King BF, et al. Chronic perineal pain caused by pudendal nerve entrapment: anatomy and CT-guided perineural injection technique. Am J Roentgenol. 2003;181:561–567.

[3]Mamlouk MD, van Sonnenberg E, Dehkharghani S. CT-guided nerve block for pudendal neuralgia: diagnostic and therapeutic implications. AJR Am J Roentgenol [Internet]. 2014;203(1):196–200. http:// www.ncbi.nlm.nih.gov/pubmed/24951215.

[4]Richard HM III, Marvel RP. CT guided pudendal nerve block. Open J Radiol. 2013;3(1):41–44.

[5]Robert R, Prat-Pradal D, Labat JJ, Bensignor M, Raoul S, Rebai R, et al. Anatomic basis of chronic perineal pain: role of the pudendal nerve. Surg Radiol Anat [Internet]. 1998;20(2):93–98. http://www.ncbi. nlEm.nih.gov/pubmed/9658526.

[6]Filler AG. Diagnosis and treatment of pudendal nerve entrapment syndrome subtypes: imaging, injections, and minimal access surgery. Neurosurg Focus [Internet]. 2009;26(2):E9. http://www. ncbi.nlm.nih. gov/pubmed/19323602.

[7]Thoumas D, Leroi a M, Mauillon J, Muller JM, Benozio M, Denis P, et al. Pudendal neuralgia: CT-guided pudendal nerve block technique. Abdom Imaging. 1999;24:309–312.

[8]Benzon HT, Katz JA, Benzon HA, Iqbal MS. Piriformis syndrome: anatomic considerations, a new injection technique, and a review of the literature. Anesthesiology [Internet]. 2003;98(6):1442–1448. http://eutils.ncbi.nlm.nih.gov/entrez/ eutils/elink. fcgi?dbfrom=pubmed&id=12766656&retmode =ref&cmd=prlinks\npapers2://publication/uuid/ CD240315-78CD-4F56-96FC-D8D7E9A34BB8.

[9]Faubel C. ThePainSource.com. Piriformis muscle injection with fluoroscopy [Internet]. 2013. p. 3–5. http://thepainsource.com/ piriformis-muscleinjection- fluoroscopy/.

[10]Chen CPC, Shen C-Y, Lew HL. Ultrasound-guided injection of the piriformis muscle. Am J Phys Med Rehabil [Internet]. 2011;90(10):871–872. http:// journals.lww.com/ajpmr/ Abstract/2011/10000/ Ultrasound_Guided_Injection_of_ the_Piriformis.12. aspx\npapers2://publication/doi/10.1097/ PHM.0b013e31822de72c.

[11]Smith J, Hurdle MF, Locketz AJ, Wisniewski SJ. Ultrasound-guided piriformis injection: technique description and verification. Arch Phys Med Rehabil. 2006;87:1664–1667.

[12]Ozisik P, Toru M, Denk C, Taskiran O, Gundogmus B. Ct-guided piriformis muscle injection for the treatment of piriformis syndrome. Turk Neurosurg [Internet]. 2013;3:471–477. http://www. turkishneurosurgery.org.tr/summary_en_doi. php3?doi=10.5137/1019-5149.JTN.8038-13.1.

[13]Filler AG, Haynes J, Jordan SE, Prager J, Villablanca JP, Farahani K, et al. Sciatica of nondisc origin and piriformis syndrome: diagnosis by magnetic resonance neurography and interventional magnetic resonance imaging with outcome study of resulting treatment. J Neurosurg Spine. 2005;2(2):99–115.

[14]Artner J, Cakir B, Reichel H, Lattig F. Radiation dose reduction in CT-guided sacroiliac joint injections to levels of pulsed fluoroscopy: a comparative study with technical considerations. J Pain Res. 2012;5:265–269.

[15]Silbergleit R, Mehta B, Sanders WP, Talati SJ. Imagingguided injection techniques with fluoroscopy and CT for spinal pain management. Radiographics. 2001;21(4):927–939. discussion 940–942.

[16]Klauser A, De Zordo T, Feuchtner G, Sögner P, Schirmer M, Gruber J, et al. Feasibility of ultrasound- guided sacroiliac joint

injection considering sonoanatomic landmarks at two different levels in cadavers and patients. Arthritis Rheum [Internet]. 2008;59(11):1618–1624. https://doi.org/10.1002/ art.24204.

[17]D'Orazio F, Gregori LM, Gallucci M. Spine epidural and sacroiliac joints injections – when and how to perform. Eur J Radiol [Internet]. 2014;84(5):777–782. https://doi.org/10.1016/ j.ejrad.2014.05.039.

[18]Fritz J, Henes JC, Thomas C, Clasen S, Fenchel M, Claussen CD, et al. Diagnostic and interventional MRI of the sacroiliac joints using a 1.5-T openbore magnet: a one-stop-shopping approach. AJR Am J Roentgenol [Internet]. 2008;191(6):1717–1724. http://www.ncbi.nlm.nih.gov/pubmed/19020241.

第 7 章　盆腔内神经卡压综合征

Nucelio L. B. M. Lemos

杨静，张明博　译

7.1 简介

众所周知，大部分的腰骶神经丛位于腹部的腹膜后间隙内。但现有大多数文献报道的腰骶神经丛损伤都是腹部外的损伤，却忽视了同样可能发生卡压的腹部内腰骶神经丛结构。

2007 年，Possover 等提出了腹腔镜神经导航（LANN）技术，使人们得以通过安全、微创和客观的方式观察处理腹膜后间隙内的腰骶神经丛结构。此后，多种盆腔内神经卡压的病因被逐步揭示，一个新兴的医学领域—盆腔神经学出现了。本章将阐述腹腔镜下盆腔内神经丛的解剖，讨论与盆腔神经病理学相关的症状和体征，并探讨针对这些问题的诊断和治疗策略。

7.2 腹腔镜下盆腔内神经的解剖

7.2.1 髂腹下神经、髂腹股沟神经和生殖股神经

这些神经都是腰神经丛的感觉分支，经腰大肌的外侧缘进入腹膜后间隙，在其前侧向远端经股管和腹股沟管离开腹腔。疝修补术后的腹股沟区疼痛往往与髂腹下神经、髂腹股沟神经和生殖股神经被周围纤维化的组织卡压有密切关系（图7.1）。

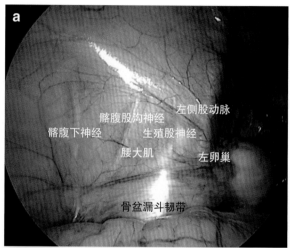

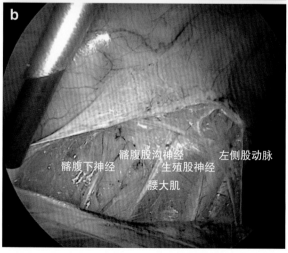

图 7.1　（a）表面有腹膜覆盖。（b）腹膜剥离后

7.2.2 股神经

股神经是腰神经丛最大的运动及感觉分支。它经腰大肌的后外侧缘入腹，而后进入股管（图

7.2），之后出腹，支配股四头肌以及大腿前侧的皮肤。

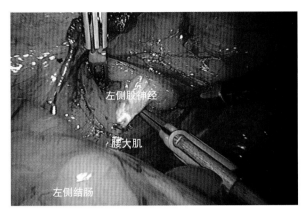

图 7.2　左侧股神经经腰大肌后外侧缘进入腹膜后间隙

7.2.3 闭孔间隙内的神经

闭孔神经在骨盆边缘水平进入闭孔间隙，与闭孔血管伴行经闭孔管出盆腔。它发出感觉支支配大腿中部的皮肤，发出运动支支配髋的内收肌群（图 7.3a）。

腰骶干以及 S1、S2、S3 和 S4 神经根的远端部分在闭孔间隙中相互融合后形成了坐骨神经和阴部神经（图 7.3b）。

坐骨神经由腰骶干中 L4、L5 的神经纤维和 S1、S2、S3 神经根的神经纤维组成，经坐骨切迹出骨盆。它发出感觉支到上臀部区域、大腿的后外侧、踝部和足部。其运动支则控制髋的外展、内收和旋转肌群和膝的屈曲肌群，以及所有足踝部的肌肉。

阴部神经由 S2、S3、S4 神经根纤维组成，经阴部管（阿尔科克管）出盆腔。它发出感觉支支配下臀部和会阴区的皮肤，发出运动支控制会阴区的肌肉群以及肛提肌的前束。此外，直接来源于 S3 和 S4 神经根的运动纤维和感觉纤维还支配着肛提肌的后束。

7.2.4 骶前间隙和直肠旁间隙内的神经

上腹下神经丛由主动脉旁交感神经干发出的

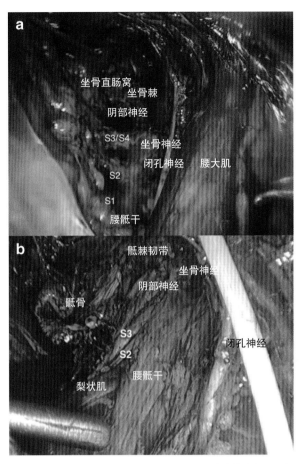

图 7.3　闭孔间隙内的神经（右侧）。（a）腹腔镜直视下阴部管综合征的图像，骶棘韧带已被切除以显露阴部神经。（b）中骶棘韧带则是完整的。在两图中，髂血管均回缩至中间

纤维组成，而后形成腹下神经。腹下神经在前侧向远端走行于腹下筋膜之上。在骶骨和子宫颈或前列腺之间穿越大约 2/3 的距离后，其纤维散开来加入盆腔内脏神经，并形成了下腹下神经丛（图 7.4）。腹下神经将交感信号传送至尿道内口和肛门括约肌、直肠以及膀胱，产生逼尿肌的松弛和膀胱的收缩。它还负责传输盆腔脏器的本体感觉和伤害性的传入信号。

骶前间隙的外缘是腹下筋膜，后者是由盆腔内筋膜的中层纤维形成的。骶神经根靠近该筋膜的外侧（图 7.5）。骶神经根出骶孔后在前侧向远端走行，俯卧于梨状肌之上，经其外侧跨过髂内血管，彼此融合后形成了骶神经丛。在跨越髂内血管之前，各骶神经根发出了细小的被称为盆腔内脏神经的副交感神经分支，控制逼尿肌的收

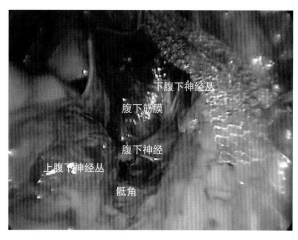

图 7.4　腹下神经在骶角水平从上腹下神经丛发出后，在前侧向远端走行，在腹下筋膜近外侧融入盆腔内脏神经后，形成下腹下神经丛

缩，为降结肠、乙状结肠和直肠提供外源性的副交感神经支配。它们也传递来自盆腔脏器的伤害性传入信号。盆腔内脏神经在直肠侧隐窝内加入腹下神经形成了下腹下神经丛。

7.3 盆腔内神经卡压综合征

7.3.1 定义和临床表现

　　神经卡压综合征，也被称为压迫性神经病理

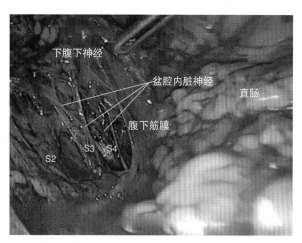

图 7.5　骶神经根（S2～S4）位于腹下筋膜的外侧，发出盆腔内脏神经，后者在前方向远端走行，与腹下神经汇合形成了下腹下神经

性损伤，是单根神经或神经根被压迫后导致的一系列临床病症。其症状包括疼痛、麻刺感、麻木和神经支配区的肌肉萎缩与无力。盆腔内神经卡压综合征，就是上文所提及的各个神经的盆腔内部分被卡压后产生的神经支配区的临床症状。

　　上述定义特指躯体神经的卡压。自主神经卡压会诱发内脏及自主神经症状，例如尿频或尿急、排尿困难、肛门区域疼痛、耻骨上区或腹部绞痛以及腹寒。但是如上所述，骶神经根发出躯体神经和副交感神经。因此这些神经根的卡压即会导致其躯体神经支配区的症状，也会诱发泌尿系统和肠道系统的功能障碍。

　　简而言之，盆腔内神经卡压综合征的主要临床症状包括伴有泌尿系统症状（尿急、尿频和排尿困难）的坐骨神经痛，并无明显的骨科相关疾病症状：

- 臀部疼痛，伴有会阴区、阴道或阴茎疼痛。
- 排尿困难或射精疼痛。
- 顽固的难治性泌尿系统症状。
- 顽固的难治性盆腔和会阴区疼痛。

　　需要强调的是，由于左、右两侧神经丛之间有一定距离，盆腔内神经卡压通常只会出现单侧症状。

7.3.2 诊疗

　　一旦考虑患者为盆腔内神经卡压症，必须进行确定卡压部位的定位诊断。迄今为止，仔细的盆腔神经病理学评估、详细的病史采集以及专业的神经病学查体仍然是最重要的诊断手段。

　　为了提高诊断的客观性和精准度，研究人员使用了高分辨度的盆腔 MRI 检查以及骶神经丛成像，这些属于外周神经的功能 MRI 检查。MRI可用于检查识别神经丛不对称结构及压迫神经丛的组织结构，纤维追踪成像可显示那些中断的神经活动（图 7.6）。

　　研究结果提示这些检查的应用前景不错，但其精确程度仍需进一步探索。为了提高诊断的精准度，下一步需要进行诊断性的神经阻滞，

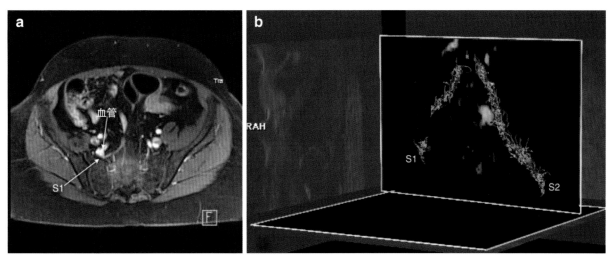

图 7.6　（a）增强 MRI 显示与 S1 神经根有直接接触的血管（VA）明显增粗。（b）纤维追踪成像显示 S1 神经根有信号的中断

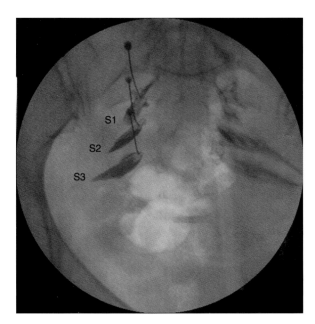

图 7.7　X 线引导下的 S1、S2、S3 神经根阻滞

疼痛科医生可在超声或 X 线引导下进行；每个纤维追踪成像所提示的断裂靶点可用 0.5 ~ 1mL 0.5% 的利多卡因进行浸润。如果阻滞后疼痛（VAS 评分）可减轻 50%，则认为诊断性治疗有效（图 7.7）

7.4　盆腔内神经卡压症的病因学

7.4.1　子宫内膜异位症

Denton 和 Sherill 于 1955 年报道了第 1 例盆腔内神经卡压症，描述了 1 例子宫内膜异位症引起的周期性坐骨神经痛。此后，一些个案报道和病例系列研究相继发表，直到 2011 年，Possover 等发表了迄今为止病例数最多的病例系列研究，纳入的 175 例患者均接受了腹腔镜治疗。

子宫内膜异位症引起的神经卡压症通常都具有周期性发作的特点，在月经前期和月经期症状加重，月经结束后症状则明显减轻甚至消失。

治疗包括治疗前了解临床表现，利用纤维追踪成像技术明确病变部位（主要依靠既往病史和神经查体，有时也使用 MRI），腹腔镜下探查所有神经丛的可疑损伤节段，彻底清除异位灶主体和周围的纤维化组织（图 7.8）。

影响骶神经丛的子宫内膜异位症的发生率的原因尚不清楚，因为此类疾病常常被忽视。研究显示，患者平均在接受了 4 次外科治疗后才得到了正确的诊断。而且，40% 患有子宫内膜异位症的女性伴有单侧的下肢疼痛，30% 子宫内膜异位症患者的下肢疼痛是神经病理性疼痛，这些都说明很多对腰骶神经丛造成卡压的子宫内膜异位症

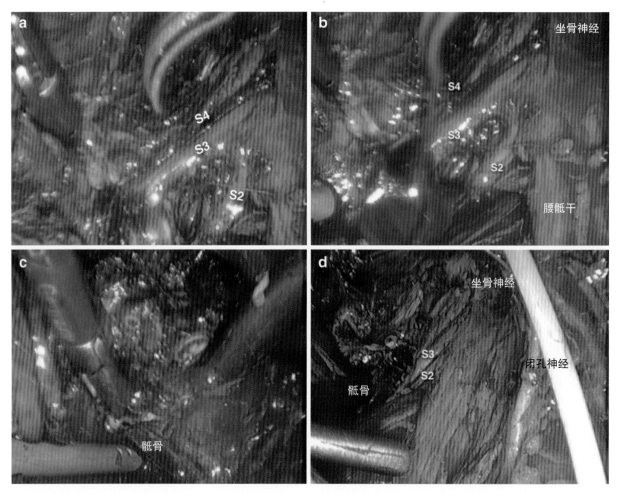

图 7.8 （a）部分分离结节后，显露 S、S3 和 S4 神经根，可见 S3 近心段扩张。（b）打开 S3 神经根鞘，可见神经内子宫内膜异位的瘤样病变。（c）将结节与骶骨分离。（d）右盆腔侧壁的最终图像

没有得到正确诊断，其发生率比报道的要高。

7.4.2 纤维化性卡压

纤维化是导致盆腔内神经卡压症最常见的原因，自从 Amarenco 报道了自行车运动员因反复创伤导致纤维化性卡压而诱发的会阴区疼痛，纤维化大概也成了导致神经卡压最广为人知的病因。

尽管有如上这些历史因素，事实上手术操作才是导致骶神经丛纤维化卡压最常见的诱发因素（图 7.9）。在诸多类型的手术中，骨盆重建术造成各种盆腔内神经卡压的风险最大。

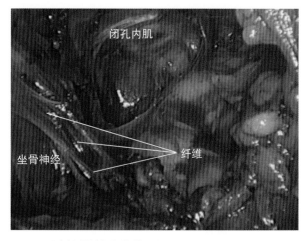

图 7.9 左侧坐骨神经纤维性压迫

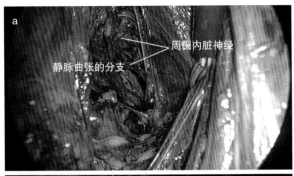

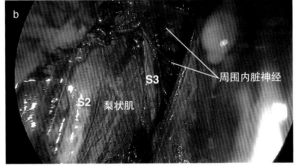

图 7.10　（a、b）左侧髂内静脉曲张的分支（VA）将 S2 和 S3 的神经根包裹于左侧梨状肌上

7.4.3 血管源性卡压

盆腔淤血综合征是导致周期性盆腔疼痛的常见病因之一。患者通常表现为无盆腔炎症性疾病的盆腔疼痛。疼痛在月经前期和怀孕期间较为明显，疲劳和久站均会加重疼痛；然而，更鲜为人知的是扩张或畸形的髂内或髂外血管可以将骶神经丛的神经压迫到骨盆的侧壁，导致坐骨神经痛或难治性的排尿和肛门周围功能异常（图 7.10）。

7.4.4 梨状肌综合征

臀区深部间隙可存在很多梨状肌畸形，可压迫坐骨神经分支。腹腔镜检查显示骨盆内梨状肌纤维也可压迫骶神经根。通常情况下，这些纤维起自骶骨骶孔外侧；但一些患者的梨状肌纤维起自骶孔内侧并导致骶神经根受到压迫（图 7.11）。鉴别盆腔内和盆腔外的梨状肌综合征比较困难。肠道和泌尿系统症状提示存在盆腔内压迫，但是这些症状较少出现。

7.4.5 肿瘤

肿瘤也可以压迫神经或神经根。肿瘤可以是神经系统的原发肿瘤，如神经鞘瘤，或者是转移性肿瘤压迫神经，如盆腔恶性肿瘤的转移性淋巴结（图 7.12）。

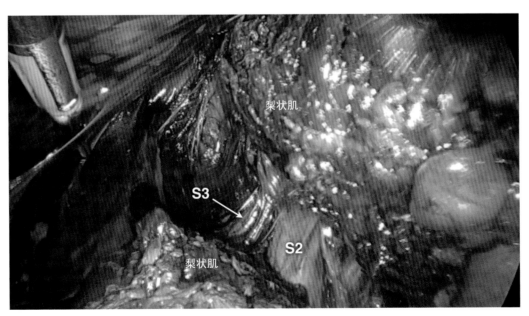

图 7.11　右侧 S2 和 S3 神经根的肌性压迫。观察切开的梨状肌束，起源于骶骨内侧坐骨神经根部，因此每次肌肉收缩时都会压迫神经

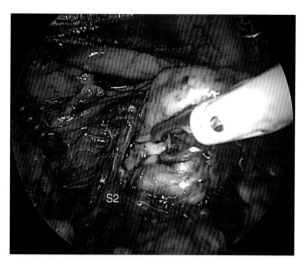

图 7.12　S2 神经鞘瘤（左侧）

7.4.6 盆腔内神经病理性疾病的治疗

通常一旦诊断神经压迫，必须进行减压（通常施行外科手术），因为慢性缺血可导致神经内膜退变。因此，出现症状和卡压的时间越长，治疗成功的概率越低。手术减压有助于解决 30% 左右患者的问题，可以让 50% 患者疼痛减轻 50%，约 20% 患者疼痛没有改善，某些情况下疼痛还会加剧。大约 25% 患者会出现减压后神经病理性疼痛，17% 患者会表现出神经源性肌力下降，这两种情况都是暂时的；前者平均持续 5.5 个月，后者平均持续 2.5 个月。

对于一过性减压后疼痛、持续性神经病理疼痛及症状加剧的患者，治疗方式应与原发神经病理性疼痛患者相同。

7.5 原发性神经病理性疼痛、神经横断和继发性神经病理性疼痛

所有前文描述的盆腔内神经病理性疼痛都有外在压迫的病因。盆腔内神经根病变也可能由神经本身异常引起。

手术或创伤均可导致神经横断，形成创伤性神经瘤，产生患肢痛和受累神经支配皮肤的

麻木。患者截肢后的患肢痛，由坐骨神经和股神经分支被切断导致。同样阴部神经也被切断，这会导致会阴部疼痛和麻木，以及单侧会阴部肌肉萎缩，从而导致尿便失禁。压迫综合征慢性缺血导致神经元细胞结构的变化，在减压后不能正常愈合，就会导致神经病理性疼痛。减压越晚，神经病理性疼痛的发生风险就越高。

神经元代谢紊乱、传染性疾病、慢性神经毒性物质接触或其他多种原因也可引起神经病理性疼痛。

在这种情况下，如果已确认压迫并非是导致症状的主要原因，就应由周围神经疼痛专业方向的神经内科医生对神经系统进行全面检查。包括疼痛科医生（通常是麻醉师或神经内科医生）、物理治疗（骨盆和运动治疗）团队、心理治疗团队（心理科医生和神经病学医生）和髋关节外科医生在内的多学科疼痛治疗团队共同负责整体疼痛的治疗。疼痛科医生将开处方并调整药物治疗，如果效果不佳，则进行介入性手术治疗（麻醉阻滞、脉冲射频等）。

如药物治疗和介入性治疗疗效不佳，或者病变明确但无法在术中确定病变即为诱发疼痛的病因时，可行腹腔镜植入神经调控电极对受损的神经进行特异性调节，与常见的硬膜外神经调节相比疗效更好。

Possover 于 2009 年首次报道腹腔镜下置入神经假体（LION 手术），作为布林德利手术局

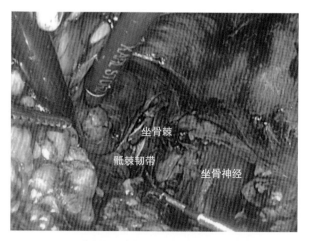

图 7.13　LION 电极置于右侧坐骨神经和阴部神经表面

部并发症的补救措施。由于侵袭性更小且疗效更佳，它是改善脊髓损伤患者运动和膀胱功能的主要手术方法。长期数据显示患者自主运动和敏感性有所改善，提示对神经重塑有积极影响（图7.13）。

7.6 结论

腹腔镜技术是显示腹部腰骶神经丛各个阶段的最佳微创方法，也可用于治疗神经压迫性病变。因此，对于出现坐骨神经痛、臀区或会阴区疼痛而无明显脊柱或臀区深部间隙压迫病因时，我们应始终牢记盆腔内神经压迫的可能性，特别是对于出现排尿或肛门周围症状的患者。腹腔镜为盆腔内腰骶神经提供了诊断和治疗的新路径，通过神经减压和选择性神经调节，为评估和治疗这容易被忽视的神经丛病变开辟了多种可能性。

参考文献

[1]Gray H. Anatomy of the human body. IX. Neurology. 6d. The lumbosacral plexus. London: Bounty; 1918.

[2]Possover M, Schneider T, Henle KP. Laparoscopic therapy for endometriosis and vascular entrapment of sacral plexus. Fertil Steril. 2011;95(2):756–758.

[3]Possover M, Chiantera V, Baekelandt J. Anatomy of the sacral roots and the pelvic splanchnic nerves in women using the LANN technique. Surg Laparosc Endosc Percutan Tech. 2007;17(6):508–510.

[4]Possover M. Use of the LION procedure on the sensitive branches of the lumbar plexus for the treatment of intractable postherniorrhaphy neuropathic inguinodynia. Hernia. 2013;17(3):333–337. https://doi. org/10.1007/s10029-011-0894-x.

[5]Grigorescu BA, Lazarou G, Olson TR, Downie SA, Powers K, Greston WM, Mikhail MS. Innervation of the levator ani muscles: description of the nerve branches to the pubococcygeus, iliococcygeus, and puborectalis muscles. Int Urogynecol J Pelvic Floor Dysfunct. 2008;19(1):107–116.

[6]Barber MD, Bremer RE, Thor KB, Dolber PC, Kuehl TJ, Coates KW. Innervation of the female levator ani muscles. Am J Obstet Gynecol. 2002;187(1):64–71.

[7]Wallner C, van Wissen J, Maas CP, Dabhoiwala NF, DeRuiter MC, Lamers WH. The contribution of the levator ani nerve and the pudendal nerve to the innervation of the levator ani muscles; a study in human fetuses. Eur Urol. 2008;54(5):1136–1142.

[8]DeGroat WC, Yoshimura N. Anatomy and physiology of the lower urinary tract. In: Handbook of clinical neurology 3rd series. Oxford: Elsevier; 2015.

[9]Bouche P. Compression and entrapment neuropathies. Handb Clin Neurol. 2013;115:311–366. https://doi. org/10.1016/B978-0-444-52902-2.00019-9.

[10]van der Jagt PK, Dik P, Froeling M, Kwee TC, Nievelstein RA, ten Haken B, Leemans A. Architectural configuration and microstructural properties of the sacral plexus: a diffusion tensor MRI and fiber tractography study. Neuroimage. 2012;62(3):1792–1799.https://doi.org/10.1016/j.neuroimage.2012.06.001.

[11]Denton RO, Sherrill JD. Sciatic syndrome dueto endometriosis of sciatic nerve. South Med J.1955;48(10):1027–1031.

[12]Lemos N, Kamergorodsky G, Ploger C, Castro R,Schor E, Girão M. Sacral nerve infiltrative endometriosispresenting as perimenstrual right-sided sciatica andbladder atonia: case report and description of surgicaltechnique. J Minim Invasive Gynecol. 2012;19(3):396–400. https://doi.org/10.1016/j.jmig.2012.02.001.

[13]Lemos N, D'Amico N, Marques R, KamergorodskyG, Schor E, Girão MJ. Recognition and treatment ofendometriosis involving the sacral nerve roots. IntUrogynecol J. 2016;27(1):147–150.

[14]Missmer SA, Bove GM. A pilot study of the prevalenceof leg pain among women with endometriosis.J Bodyw Mov Ther. 2011;15(3):304–308. https://doi.org/10.1016/j.jbmt.2011.02.001.

[15]Pacchiarotti A, Milazzo GN, Biasiotta A, Truini A,Antonini G, Frati P, Gentile V, Caserta D, MoscariniM. Pain in the upper anterior-lateral part of the thighin women affected by endometriosis: study of sensitiveneuropathy. Fertil

Steril. 2013;100(1):122–126.https://doi.org/10.1016/j.fertnstert.2013.02.045.

[16]Amarenco G, Lanoe Y, Perrigot M, Goudal H. A newcanal syndrome: compression of the pudendal nervein Alcock's canal or perinal paralysis of cyclists.Presse Med. 1987;16(8):399.

[17]Possover M, Lemos N. Risks, symptoms, and managementof pelvic nerve damage secondary to surgeryfor pelvic organ prolapse: a report of 95 cases.Int Urogynecol J. 2011;22(12):1485–1490. https://doi.org/10.1007/s00192-011-1539-4.

[18]Ganeshan A, Upponi S, Hon LQ, Uthappa MC,Warakaulle DR, Uberoi R. Chronic pelvic pain dueto pelvic congestion syndrome: the role of diagnosticand interventional radiology. Cardiovasc Intervent Radiol. 2007;30(6):1105–1111.

[19]Lemos N, Marques RM, Kamergorodsky G, Ploger C, Schor E, Girão M. Vascular entrapment of the sciatic plexus causing catamenial sciatica and urinary symptoms. In: 44th annual meeting of the International Continence Society (ICS), 2014, Rio de Janeiro.Neurourology and urodynamics, vol. 33. Hoboken: Wiley; 2014. p. 999–1000. https://doi.org/10.1016/j.jbmt.2011.02.001.

[20]Possover M. Laparoscopic management of endopelvic etiologies of pudendal pain in 134 consecutive patients. J Urol. 2009;181(4):1732–1736. https://doi. org/10.1016/j.juro.2008.11.096.

[21]Possover M. The sacral LION procedure for recovery of bladder/rectum/sexual functions in paraplegic patients after explantation of a previous Finetech-Brindley controller. J Minim Invasive Gynecol. 2009;16(1):98–101.

[22]Rempel D, Dahlin L, Lundborg G. Pathophysiology of nerve compression syndromes: response of peripheral nerves to loading. J Bone Joint Surg Am. 1999;81(11):1600–1610.

[23]Lemos N, et al. Intrapelvic nerve entrapments: a neglected cause of perineal pain and urinary symptoms. In: "Scientific Programme, 45th Annual Meeting of the International Continence Society (ICS), 6–9 October 2015, Montreal, Canada." Neurourology urodynamics, vol. 34(Suppl 3); 2015. p. S53–55. https:// doi.org/10.1002/nau.22830.

[24]Possover M, Schurch B, Henle K. New strategies of pelvic nerves stimulation for recovery of pelvic visceral functions and locomotion in paraplegics. Neurourol Urodyn. 2010;29:1433–1438.

[25]Possover M. Recovery of sensory and supraspinal control of leg movement in people with chronic paraplegia: a case series. Arch Phys Med Rehabil. 2014;95(4):610–614.

第 8 章　臀深综合征

Hal D. Martin，Juan Gómez-Hoyos
谭洪波　陈　刚　译

8.1 简介

　　髋后方疼痛在诊断方面常常是一种挑战，医生必须意识到臀区深部间隙异常，以获得正确的诊断并制定治疗计划。症状来源可包括以下一个或多个层面的疾病：骨、关节囊盂唇、肌肉肌腱、神经血管和动力链。

　　臀深综合征的特征是非椎间盘源性，骨盆外坐骨神经受压，在臀部、髋或大腿后部出现疼痛和感觉异常的症状和（或）根性疼痛。梨状肌综合征早期被广泛发现于臀深疼痛的患者中，因为梨状肌被认为是压迫臀区深部疼痛坐骨神经的唯一结构。然而，诊断方式和手术技术的进步已证明许多结构可压迫坐骨神经：含血管的纤维带、臀肌、腘绳肌、孖肌－闭孔内肌复合体、骨结构、血管异常、坐骨－股骨撞击、大转子撞击和占位性病变等。考虑到解剖学上卡压结构的变化，术语"臀深综合征"更适合描述坐骨神经在臀深部间隙的卡压。坐骨神经也可能在臀肌深部上方和下方受到影响，如骨盆内血管和妇科疾病。此外，卡压可以发生在同一神经纤维中的多个位置，或者与腰骶神经根压迫共存。考虑到坐骨神经可能被髋关节每层的结构影响，臀区深部疼痛时，全面的体格检查以及对解剖学和生物力学的全面理解是至关重要的。

8.2 臀区深部间隙解剖

　　第一章中全面介绍了髋部的解剖，本章将对臀区深部结构和坐骨神经解剖进行简要回顾。臀区深部间隙位于臀大肌前方，位于髋臼柱、髋关节囊和股骨近端后方。其解剖学边界包括股骨粗线（外侧）、骶结节韧带和镰状筋膜（内侧）、坐骨结节下缘（上方）和坐骨大切迹下缘（下方）（图 8.1）。骶结节韧带和骶棘韧带分隔形成坐骨大、小孔，它们将臀区深部间隙与真正的骨盆

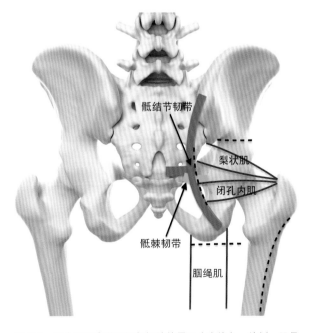

图 8.1　臀大肌下方臀区深部间隙的界限（虚线）：外侧，股骨粗线；内侧，骶髂韧带和镰状筋膜；上方，坐骨大切迹的下缘；下方，坐骨结节的远端边界

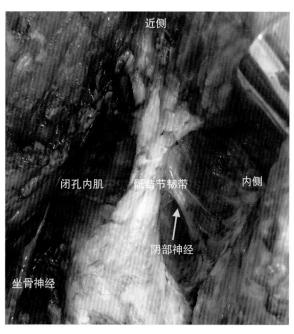

图 8.2　尸体解剖中在骶结节韧带下方走行的阴部神经（黄色箭头）

和坐骨肛门窝进行分隔。骶结节韧带通常由两部分组成：韧带束和膜状镰状突。骶棘韧带和骶结节韧带在解剖学上都与阴部神经接近，可能与该神经的卡压有关（图 8.2）。

　　梨状肌占据臀部的中心位置，是分辨其上、下神经血管结构的重要参考（图 8.3）。梨状肌起于骶骨的腹外侧面，髂骨的臀面和骶髂关节囊。梨状肌的远端附着于大转子上边缘的内侧，通常与孖肌－闭孔内肌复合体的共同肌腱部分混合。梨状肌的远端是短外旋肌群：上孖肌、闭孔内肌、下孖肌和股方肌。在坐骨结节处，股二头肌和半腱肌的长头有一个共同的腱止点。半膜肌也来源于坐骨，位于股二头肌/半腱肌的长头前外侧（图8.4）。

　　有 7 条神经通过坐骨大孔出骨盆：股后皮神经、臀上神经、臀下神经、闭孔内肌神经、股方

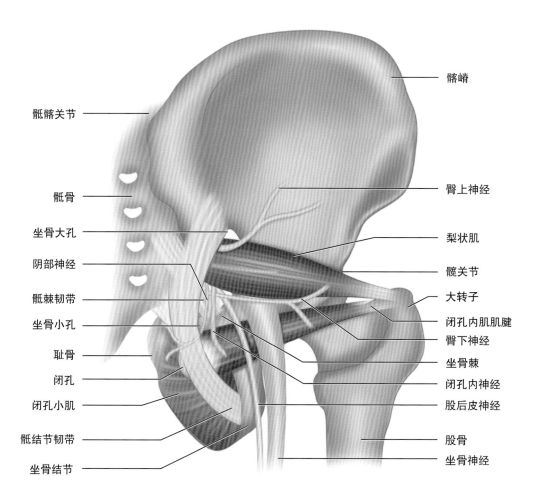

图 8.3　臀区深部间隙的神经解剖结构示意图

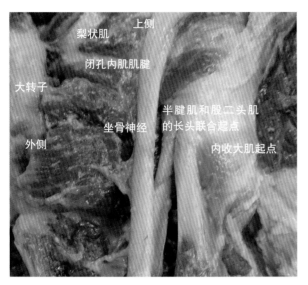

图 8.4　左臀部的后视图。坐骨结节的腘绳肌起点。半膜肌起点在半腱肌和股二头肌的长头联合起点的前侧和外侧

肌神经、阴部神经和坐骨神经（图 8.3）。表 8.1总结了每条神经常用的运动和感觉功能。伴随着

各自的神经是臀上血管、臀下血管和阴部内血管。

　　臀下动脉（IGA）和旋股内侧动脉（MCFA）的解剖位置与臀区深部间隙相关。臀下动脉并行臀下神经进入臀肌深部并供应臀大肌。这条动脉还可形成浅表动脉分支，在梨状肌和上孖肌之间横向穿过坐骨神经。据尸体研究，臀下动脉的另一个分支是下行分支，以 72% 的概率沿着股后皮神经并行。旋股内侧动脉沿着闭孔外肌的下缘并穿过它的肌腱，位于外旋肌和梨状肌下方。臀下动脉和旋股内侧动脉之间常存在吻合（图 8.5）。

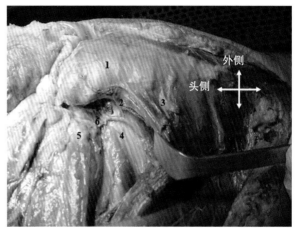

图 8.5　旋股内侧动脉深支。右髋关节后方，显示旋股内侧动脉深支的解剖位置。（1）大转子，（2）旋股内侧动脉的转子分支，（3）股方肌，（4）闭孔外肌，（5）闭孔内肌和孖肌，（6）与臀下动脉吻合支

表 8.1　臀区深部间隙神经功能总结

神经	运动支配	感觉支配
股后侧皮神经		臀区、会阴和大腿后侧、腘窝
臀上神经	臀中肌、臀小肌和阔筋膜张肌	
臀下神经	臀大肌	
闭孔内肌神经	上孖肌和闭孔内肌	
股方肌	下孖肌和股方肌	髋关节囊
阴部神经	会阴部肌肉、尿道外括约肌和肛门外括约肌	
坐骨神经	半腱肌、股二头肌、半膜肌、大收肌的伸肌部分、小腿及足部肌肉	小腿和足，腓长神经支配区除外

8.3　坐骨神经解剖和生物力学

　　坐骨神经由骶神经丛的 L4 ~ S3 腹侧分支形成。腓侧和胫神经纤维在坐骨神经中是分开的。坐骨神经从骨盆到腘窝部分胫侧束和腓侧束分开位置变化较大，在大腿远端更常见。通常情况下，分叉是斜行的，可能不会在单个 MRI 平面中看到。大多数坐骨神经纤维用于支配膝关节远端的运动和感觉。然而，在臀区深部和大腿也有重要的神经分支。根据 Seidel、Sunderlan 和 Hughes 等的研究，描绘了大腿中坐骨神经分支的模式图（图 8.6）。

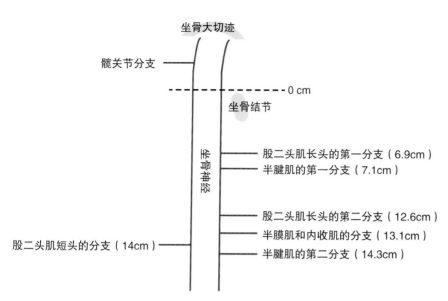

图 8.6　标示出在胫神经和腓神经物理分离之前坐骨神经分支的示意图。在括号内描述了从坐骨结节到分支出现的平均距离

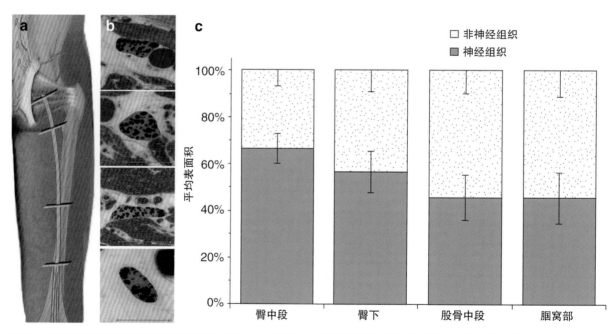

图 8.7　不同部位坐骨神经的非神经和神经组织成分。（a）显示 4 个位置的示意图：臀中段、臀下、股骨中段和腘窝部坐骨神经。（b）4 个位置的坐骨神经的横向视图，非神经内容物（右侧，黑点）和神经（灰色区域）。（c）神经外膜内神经组织与非神经组织的相对比值（百分比）（标准差）

神经组织和非神经组织构成坐骨神经。神经 / 非神经组织的比例从梨状肌水平的 2 : 1 变为股骨中段的 1 : 1，即坐骨神经向远端行进时非神经组织增加（图 8.7）。坐骨神经的组成在衰老过程中也会发生变化，结缔组织逐渐增加，而有髓神经纤维逐渐减少。

坐骨神经的胫侧和腓侧分支之间没有神经纤维相交叉。然而，神经纤维束通常在每个分支内相互交叉。Sunderland 报道了神经干内具有恒定的束状模式的最大长度是 6mm，尽管单个束内包含相同的神经纤维走行可以更远。通常，大多数束包含大部分（如果不是全部）外围分支的纤

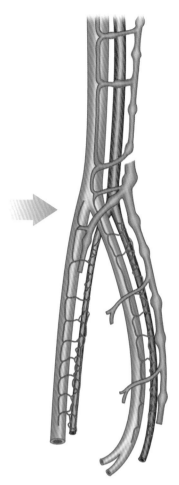

图 8.8　坐骨神经静脉引流示意图。箭头表示膝关节平面。从近端到远端，坐骨神经的主要静脉引流是通过大腿深层系统的闭膜孔，直接经过膝关节的腘静脉。在小腿部，胫骨和腓神经主要流向其伴随动脉周围的静脉丛以及肌肉静脉

维。然而，存在一组神经纤维支配具备相同功能的不同肌肉的趋势，例如支配腘绳肌的神经纤维位于近端坐骨神经的前内侧。直到神经纤维束支配特定分支时，才会有进一步的排列。

坐骨神经由臀下动脉分支，即旋股内侧动脉（MCFA）和大腿穿支动脉（通常是第一和第二）分段动脉供给。坐骨神经的静脉回流通过穿支进入股深静脉系统和膝关节的腘静脉（图 8.8）。坐骨静脉失去功能可能会导致坐骨神经症状。

骶神经丛在解剖学上靠近髂内血管及其分支。臀上血管位于腰骶干（L4 ~ L5 腹侧支）和 S1 腹侧之间或 S1、S2 之间，而臀下血管位于 S1 ~ S2 或 S2 ~ S3 骶骨支之间（图 8.9）。卵

巢靠近骶神经丛左侧，乙状结肠通常位于卵巢和骶神经丛之间。髂血管、卵巢和骶神经丛之间的紧密解剖关系可能是导致骶神经丛血管压迫和子宫内膜异位引起的坐骨神经痛的重要因素。

坐骨神经是骶神经丛的末端分支，位于梨状肌前方。坐骨神经和梨状肌组织之间关系存在 16% ~ 17% 的变异，并且可能是坐骨神经卡压的原因。离开梨状肌后，坐骨神经延伸至孖肌 - 闭孔内肌复合体和股方肌后方，位于距离坐骨结节 1.2 ± 0.2cm 处，并与坐骨结节腘绳肌止点保持密切关系（图 8.4）。然后坐骨神经进入大腿后方的大收肌，并穿过股二头肌的长头。接下来，神经在半膜肌和股二头肌之间走行，然后进入腘窝。

在正常情况下，坐骨神经能够伸展和滑动，可适应与关节运动相关的牵拉或挤压。在膝关节伸直位直腿抬高时，坐骨神经在髋关节屈曲 70° ~ 80° 时向近端滑行 28.0mm。相对于髋关节伸直位，神经张力增加 6.6%。Fleming 等在 10 例髋关节成形术中测量了坐骨神经张力。在膝关节伸直时，髋关节屈曲，张力平均增加 26%。张力过大可能会导致神经功能障碍。有动物研究报道，在 1h 内拉伸 12% 的神经长度后，神经传导完全阻断。在 6% 的张力下，研究人员发现 1h 后动作电位的放大率降低了 70%。股骨形态的变化也可能影响髋关节运动时坐骨神经的运动。因此，评估骨性参数（包括股骨和髋臼倾斜）也很重要（图 8.10）。髋关节屈曲、内收和内旋增加了大转子和髂后上棘之间的距离以及大转子和坐骨结节之间的距离。在髋关节这个体位拉伸梨状肌，会导致梨状肌下缘、上孖肌和骶结节韧带之间的间隙变窄。

8.4 病因

梨状肌及其肌腱病变是骨盆外坐骨神经撞击最常见的原因。Yeoman 在 1928 年首次描述了梨

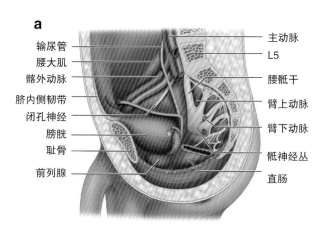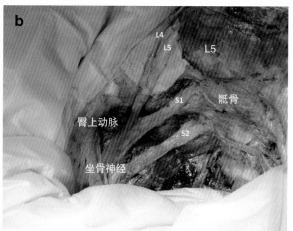

图 8.9 （a）在进入臀区深部间隙之前穿过骶神经丛的臀上、下动脉。（b）骨盆内的尸体解剖显示臀上动脉与形成坐骨神经的神经根（L4、L5、S1、S2）之间的密切关系

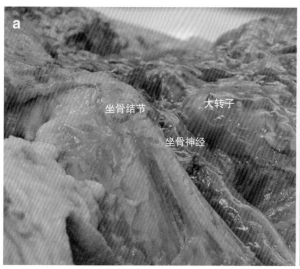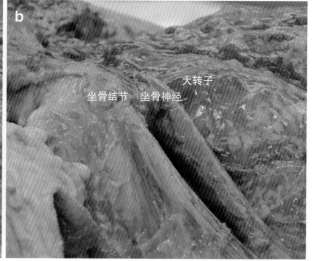

图 8.10 （a、b）坐骨神经在大转子与坐骨结节之间走行（右髋，后视图，尸体标本）。增加髋关节屈曲和外旋时，坐骨神经被推向大转子和坐骨后方。这种坐骨神经移动的模式会因为骨骼形态、邻近软组织限制和膝关节位置（屈或伸）而改变

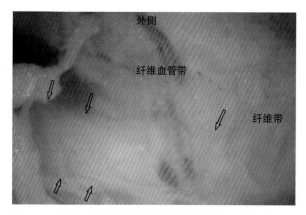

图 8.11 内镜下观察纤维血管瘢痕带对坐骨神经的卡压。坐骨神经由空心箭头指示，位于纤维血管带和另一个纤维带前方

状肌卡压坐骨神经的可能性。Robinson 在 1947 提出"梨状肌综合征"这一术语。诊断方法在过去几十年有所进展，并且发现许多结构与臀区深部的坐骨神经卡压有关：梨状肌、含有血管的纤维带（图 8.11）、臀肌、孖肌 - 闭孔内肌复合体、腘绳肌、坐骨结节和占位性病变。此外，据报道，血管异常、长时间坐位手术、髋臼重建手术和全髋关节置换会导致坐骨神经受压。考虑到导致卡压的解剖结构的变化，术语"臀深综合征"似乎更准确地描述了这种非椎间盘源性坐骨神经痛。

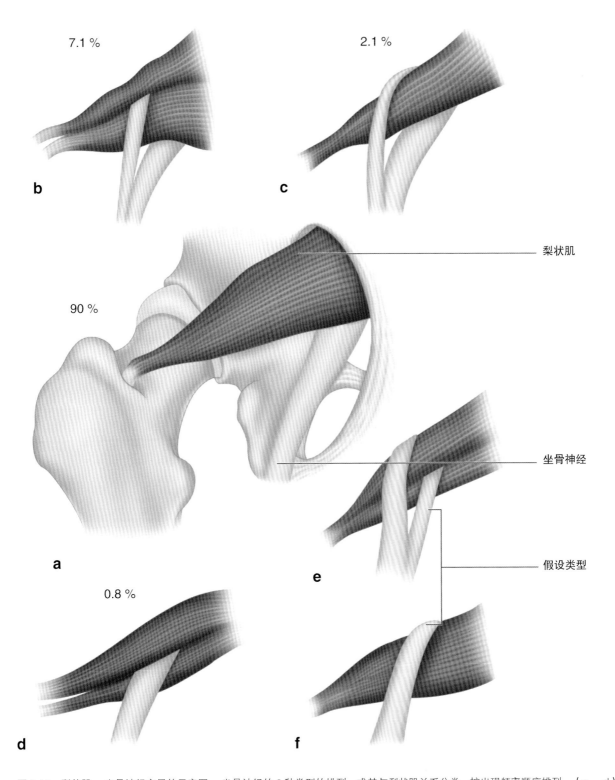

图 8.12　梨状肌－坐骨神经变异的示意图。坐骨神经的 6 种类型的排列，或其与梨状肌关系分类，按出现频率顺序排列。（a～d）臀部（外部）视图，显示了 240 个标本中的发生率。（e）和（f）是 1938 年的假设。（a）神经未分叉通过坐骨大孔，在梨状肌下方。（b）神经分叉并在分叉肌肉下方穿过。（c）神经在未分叉的肌肉上方和下方分别穿过。（d）未分叉的神经在肌肉分叉之间穿过。（e）神经分别穿过分叉肌肉之间和之上。（f）未分叉的神经穿过未分叉肌肉上方

梨状肌病变是坐骨神经卡压最常见的原因。梨状肌与坐骨神经之间关系存在解剖变异，增加了神经卡压的风险。已经报道了 6 种类型的梨状肌与坐骨神经变异（图 8.12）。然而，已经明确也有其他坐骨神经变异。例如，本章的作者在常规解剖期间偶然发现了一个双头的坐骨神经，在梨状肌下方走行（图 8.13）。在尸体研究的 Meta 分析中，解剖变异的发生率为 16.9%，回顾研究，已发表的外科手术中发生率为 16.2%。值得一提的是，变异本身可能不是臀深综合征症状的病因。Martin 等报道了 35 例内镜治疗臀深综合征的患者。18 例患者将梨状肌病变作为病因，包括梨状肌穿过坐骨神经或梨状肌肌腱的一部分穿过或位于坐骨神经前方。厚的梨状肌肌腱

隐藏在梨状肌的肌腹也会导致坐骨神经受压（图 8.13）。梨状肌的肥大也与坐骨神经压迫有关。然而，Benson 和 Schutzer 发现，14 例创伤后梨状肌综合征患者中，只有 2 例梨状肌肥大，有 7 例反而比未受影响的一侧小。

在许多坐骨神经卡压病例中发现非典型的纤维血管瘢痕带和大转子滑囊的肥大（图 8.14）。Martin 等统计 35 例患者中有 27 例大转子滑囊过度增厚，并且许多患者出现大的纤维血管瘢痕带。纤维血管带从大转子的后缘延伸到臀大肌，跨过坐骨神经，最后向近端延伸到坐骨大孔。孖肌 - 闭孔内肌复合体通常与坐骨神经疼痛相关。当坐骨神经通过梨状肌的腹部和孖肌 - 闭孔内肌复合体上部时，两个肌肉之间的剪刀效应可能是卡压

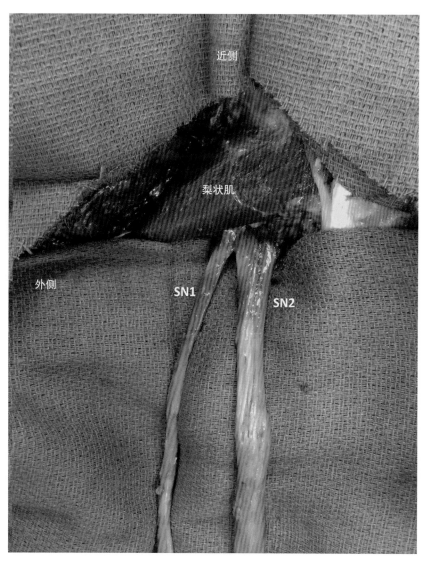

图 8.13　58 岁男性尸体，髋后方解剖。观察在梨状肌下方走行的双头坐骨神经（SN1 和 SN2）

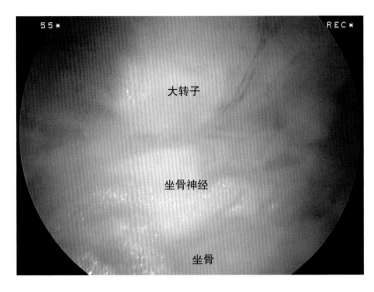

图 8.14 内镜下观察坐骨神经卡压在大转子和坐骨结节之间。随着髋关节屈曲和外旋，坐骨神经由于坐骨增生无法移动

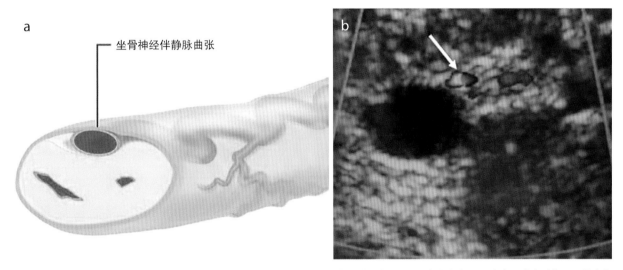

图 8.15 坐骨神经周围的静脉曲张。（a）神经束膜和坐骨神经内静脉曲张的示意图。（b）在患者出现疼痛和肿胀时位于股骨中段坐骨神经内的静脉曲张（箭头）。在神经的粘连中也可观察到更大的回流静脉

的来源。Martin 等发现 1 例患者坐骨神经从闭孔内肌穿过。

坐骨神经走行于坐骨结节的最外侧面，靠近腘绳肌起点（图 8.4）。腘绳肌肌腱或固有纤维带的撕脱可以影响坐骨神经，引起症状。其他坐骨神经卡入臀区深部间隙的原因包括：坐骨畸形愈合或肌腱撕脱的愈合、大转子坐骨撞击（图 8.14）、肿瘤、坐骨神经静脉曲张（图 8.15）和臀大肌（源于既往的髂胫束松解）。髋关节内疾病也可能与坐骨神经症状有关。髋臼 - 股骨撞击综合征患者经手术治疗常可恢复髋关节活动度，

或可消除活动时关节内疼痛。考虑到神经结构对牵拉敏感，髋关节活动度的增加会导致坐骨神经的牵拉过重，引发梨状肌 - 坐骨神经发育变异患者的坐骨神经卡压症状。对于患有关节囊松弛和股骨过度前倾或后倾等骨骼异常形态的患者，这一因素可能更为明显，如股骨内、外翻或后倾增加。坐骨神经也可以在腰椎、骨盆和大腿中受到卡压。关于坐骨神经骨盆内卡压的病因讨论将在鉴别诊断部分中探讨。表 8.2 总结了主要文献中报道坐骨神经卡压的常见病因。

表 8.2 主要文献中臀区深部间隙坐骨神经的卡压原因

梨状肌压迫	Martin 等，Guvencer 等，Papadopoulos，Kahn，Adams，Beauchesne，Schutzer，Benson，Schutzer，Chen，Dezawa 等，Filler 等，Hughes 等，Mayrand 等，Sayson 等，Vandertop，Bosma，McCrory，Bell
腘绳肌压迫	Martin 等，Puranen，Orava，Young 等，
孖肌 - 闭孔内肌复合体压迫	Martin 等，Meknas et al.，Cox，Bakkum
含血管纤维带	Martin 等，Adams，Vandertop，Bosma
坐骨结节压迫	Miller 等，Patti et al. (2008), Torriani 等，(2009)
坐骨神经静脉曲张或血管异常	Martin 等，Papadopoulos，Kahn，Hughes 等，Papadopoulos 等，Labropoulos 等
臀肌压迫	Martin 等，McCrory，Bell
髋臼重建手术	Issack 等
坐位长时间手术	Brown 等
全髋关节置换术后	Uchio 等，
继发于骨盆内占位病变	Beauchesne，Schutzer，Chen
妇科病和血管异常	Possover，Possover 等，

8.5 临床表现及辅助检查

8.5.1 病史及体格检查

全面的体格检查、详细的病史采集和标准化的影像学检查对评估髋关节疼痛至关重要。当评估髋关节后方疼痛时，体格检查中需要考虑到对骨、髋臼、肌肉肌腱和神经与血管进行评估。此外，要认识到这些疾病可以共存。腰椎、腹部、泌尿生殖系统的问题可以通过病史、体格检查和辅助检查排除。对于有过妇科手术和月经相关疼痛的患者，要注意考虑骨盆内坐骨神经压迫。在所有疑似坐骨神经压迫的病例中，必须首先通过 MRI、病史采集和体格检查排除脊柱疾病。

有坐骨神经卡压症状的患者往往有创伤史和坐位疼痛（不能坐着超过 30min）、下背部或髋关节的神经根痛以及腿部的感觉异常等症状。患者可能出现病理反射或神经源性运动无力。有些症状可能类似于腘绳肌肌腱撕裂或髋关节内病变，如疼痛、烧灼感，或臀部及大腿后部痉挛。坐位疼痛的症状也可能由阴部神经压迫引起，这

种疼痛位于坐骨内侧，本章稍后将对此进行讨论。当触诊梨状肌时，Robinson 医生用"柔软的肠状肿块"来描述这一 "梨状肌综合征"的关键特征。梨状肌与闭孔内肌之间的空间随着髋关节屈曲、内收和内旋而缩小。被功拉伸试验和主动收缩试验等体格检查常常能为该病的临床诊断提供依据。

坐位梨状肌拉伸试验（图 8.16a）是一种屈曲、内收和内旋试验。患者保持坐姿，检查人员伸直患者的膝关节（牵拉坐骨神经），被动地将屈曲的髋部内收、内旋，同时触诊坐骨外侧 1cm（中指）和坐骨切迹近端（食指）。此试验是在梨状肌或外旋肌水平上再现后部疼痛。主动梨状肌试验（图 8.16b）是由患者将脚后跟向下屈膝，在阻力下外展和外旋腿，同时检查人员观察梨状肌。在最近发表的一项研究中，内镜检查表明坐位梨状肌拉伸试验与主动梨状肌试验相结合检查坐骨神经卡压的敏感性为 91%，特异性为 80%。

臀肌触诊是诊断臀部和坐位疼痛的基础。患者以骨盆与检查床成直角的姿势就坐，检查者以坐骨结节（IT）作为触诊参照点（图 8.17a ~ c）。

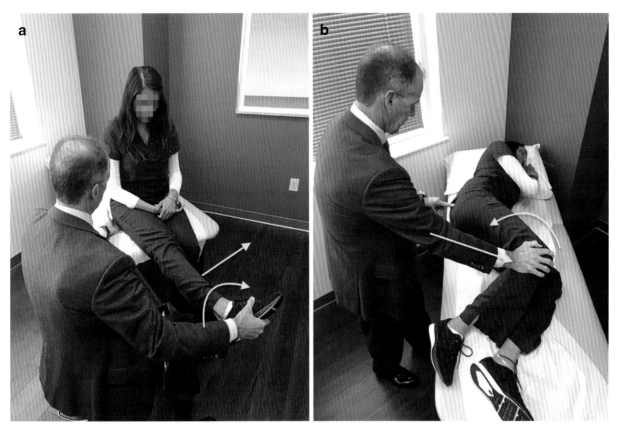

图 8.16　（a）坐位梨状肌拉伸试验。患者就坐并将膝盖伸直。检查者被动地将屈曲的髋部内收、内旋，同时触诊坐骨外侧 1cm（中指）和坐骨切迹近端（食指）。（b）主动梨状肌试验。当患者处于侧卧位时，检查者触诊梨状肌。患者将脚跟屈曲向后，然后开始髋关节外旋，同时主动抗阻外展及外旋

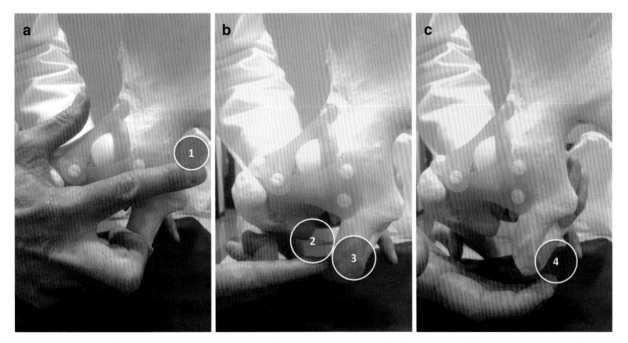

图 8.17　（a～c）臀区深部间隙触诊。以坐骨结节为参照触诊臀区：（1）触诊梨状肌上外侧 / 坐骨神经（食指），（2）移动食指来触诊坐骨结节外侧、坐骨 – 股骨压迫及坐骨隧道综合征，（3）在坐骨结节上，触诊肌腱源性疾病及撕脱伤（中指），（4）触诊闭孔内肌 / 阴部神经内侧（环指）

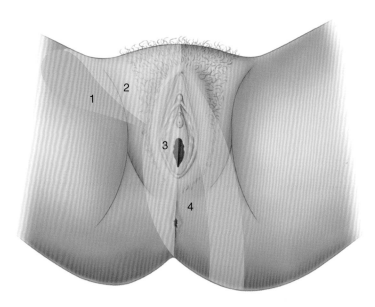

图 8.18　女性会阴感觉区。感觉区域是根据神经支配区域来做标记。区域 1 代表闭孔神经区域。区域 2 代表生殖器股神经和髂腹股沟神经支配区域。区域 3 代表阴部神经。区域 4 表示臀下神经支配。尽管图中显示了神经支配的明确区域，但必须要记住，皮肤感觉区域的重叠分布是很常见的

坐骨切迹上的坐骨结节外侧疼痛是臀部深区综合征的特征；对于坐骨结节外侧疼痛，需要考虑到坐骨管综合征或坐骨 – 股骨的压迫；如果是坐骨结节疼痛，可能是腘绳肌肌腱病变；如果坐骨结节内侧疼痛，则需要考虑阴部神经卡压。主动膝关节屈曲抗阻试验中，膝关节屈曲 30° 与 90°，可以帮助评估腘绳肌肌腱近端。

坐骨管综合征或腘绳肌综合征可引起臀下部的疼痛，可以从大腿后部向下放射到腘窝，并且通常与腘绳肌无力有关。该综合征与由坐骨结节处腘绳肌肌腱外侧插入的瘢痕或纤维带所致的坐骨神经压迫有关。患者在坐、伸展和运动时感到疼痛，主要是跑步（短跑和加速）。可触及的压痛位于坐骨结节周围的近端腘绳肌区域。临床方面，Young 等的研究表明，直腿抬高检查（Lasègue 测试）呈轻弱阳性，无神经功能缺失。在膝关节弯曲 30° 时，腘绳肌明显力弱，而在膝关节弯曲 90° 时，腘绳肌力恢复正常，提示坐骨管综合征。

在坐骨神经受压的情况下，可能会观察到与其他神经相关的症状，例如臀中肌和臀小肌（臀上神经）无力，臀大肌（臀下神经）无力，会阴感觉丧失（阴部神经），或后部皮肤感觉丧失（股后部皮肤神经）（表 8.1）（图 8.18）

8.5.2 辅助试验

引导穿刺注射有助于支持 DGS 的诊断，特别是当梨状肌受累时。电脑断层摄影、透视、超声、神经电图或 MRI，这些辅助检查都有助于获得更精确的穿刺注射。在治疗部分将更详细地讨论臀区深部间隙注射的作用和技术。体格检查联合穿刺注射也被用来排除髋关节内病变、腰椎神经根受压和阴部神经压迫。

肌电图和神经传导功能检查可能有助于臀深综合征的诊断。梨状肌压迫坐骨神经常表现为胫骨和（或）腓骨神经的 H- 反射紊乱。重点的是要进行双侧比较，行膝关节的伸展和髋关节内收内旋的动态测试。这种姿势会使梨状肌收缩，压迫坐骨神经，使神经远端受到刺激。有坐骨神经卡压症状的患者，即使神经根病变同时存在，也可能不会表现为椎旁去神经症状。虽然电生理诊断评估在适当的体格检查和注射试验时是有用的，但是肥胖、水肿和年龄会损害下肢感觉神经动作电位的获取，主要是对于邻近神经。此外，

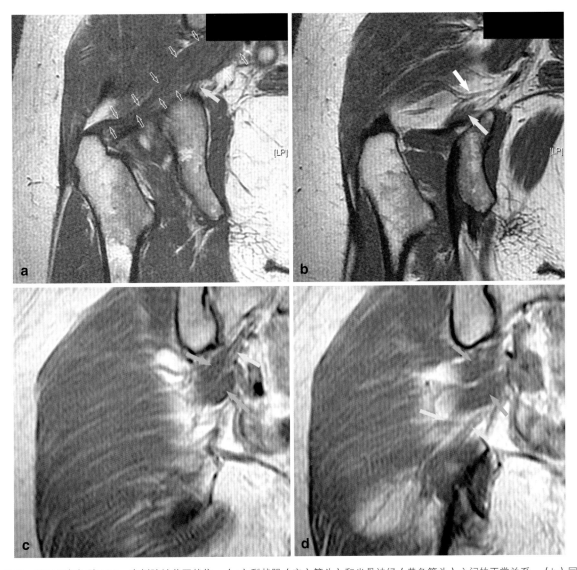

图 8.19　臀区深部间隙 MRI，右侧髋关节冠状位。（a）梨状肌（空心箭头）和坐骨神经（黄色箭头）之间的正常关系。（b）同一髋部偏后的切面，显示臀下动脉（白色箭头）在坐骨神经（黄色箭头）附近出坐骨切迹。（c、d）臀深综合征患者坐骨神经 / 梨状肌关系的变化。坐骨神经的分叉（图 c 中的黄色箭头）位于梨状肌的两个部分之间（绿色箭头）

无症状患者（通常为老年人）在电反射诊断研究中经常出现神经源性改变。这些特性可能影响对腰骶部及周围神经压迫的鉴别诊断。

　　MRI 是评价坐骨神经卡压最有效的影像学方法。可以通过这种成像方法检测坐骨神经解剖和潜在的压迫源，包括梨状肌异常、近端腘绳肌撕脱伤瘢痕、骨压迫、盆腔内异常等（图 8.19）。MRI 还有助于检测神经损伤的直接和间接征象。

　　在液体敏感的图像上，聚集成灶的相似的毗邻血管的高信号图像会比较有意义。然而，由于被称为"魔角效应"的伪影，在正常神经中可以

看到周围神经的高强度影。神经大小异常、束状模式或神经周围脂肪组织模糊提示神经损伤，但是这些特征在小直径的神经中很难被注意到。神经压迫损伤的主要间接征象是肌肉失神经水肿。除了坐骨神经压迫评估，MRI 对排除脊柱疾病、髋关节内病变和其他鉴别诊断也很重要。尽管 MRI 诊断臀区深部疼痛很有效，但还是有潜在的假阳性和假阴性结果的可能，因此，我们还应熟练掌握体格检查。超声引导下神经阻滞十分有用，由于其对血管神经供血的动态评估和多普勒评估的优点，现在在神经诊断中得到

表8.3 臀深综合征的主要鉴别诊断

诊断	病史	体格检查	辅助检查
阴部神经压迫	阴部神经支配区疼痛，坐姿加重，不会夜间痛醒，麻木	坐骨内侧压痛	骨盆内影像引导下注射
坐骨－股骨撞击综合征	坐骨神经症状，下腰痛，跛行	大幅度走时在髋关节伸展末端产生疼痛 坐骨外侧压痛 坐骨－股骨撞击试验阳性	MRI显示坐股－股骨间隙和股方肌间隙缩小，股方肌水肿
大转子－坐骨撞击综合征	坐骨神经症状，可能松弛，跛行	大转子后部压痛 深屈、外展和外旋痛	影像引导下穿刺注射
坐骨隧道综合征	坐骨神经症状，跛行、屈髋和伸膝加剧	坐骨外侧压痛 腘绳肌主动活动试验阳性	影像引导下穿刺 MRI显示腘绳肌肌腱源性撕脱伴坐骨神经周围水肿

了越来越多的应用。

现已通过体格检查、影像学检查和梨状肌注射试验相结合的方式，建立了坐骨神经压迫的鉴别诊断表（表8.3）。

8.6 治疗

8.6.1 非手术治疗

臀深综合征的非手术治疗从处理可疑的卡压部位开始。对于肥大、挛缩或有炎症的肌肉（梨状肌，股四头肌，闭孔内肌，上、下孖肌），发病初期采用静养、抗生素、肌肉松弛剂和物理疗法治疗。物理治疗方案应包括针对外旋肌的伸展动作。梨状肌伸展，或称FAIR，包括髋部弯曲、内收和内旋（图8.20a）。凸轮型撞击、钳夹型撞击或髋臼后倾的患者可能无法充分伸展到这个位置，应主要针对关节内的病理进行评估和治疗，因为大多数这类患者如果手术干预恰当，

预后会比较好。患者维持坐姿，把膝盖靠近并越过身体中线，在20s内把膝盖拉向对侧肩部。通过增加拉伸时间和强度，推进拉伸，直到获得最大拉伸。坐骨神经滑动和髋关节外周运动有助于维持坐骨神经的活动度，应轻柔地进行（图8.20b～d）。其他可能有用的物理治疗技术包括超声波和电刺激。较重或急性症状的患者可能无法忍受膝关节伸展时的髋部屈曲位。在这种情况下，用一个支架保持坐骨神经放松。支架根据直腿抬高试验进行调整，让患者可以在4～6周内逐渐适应伸展膝关节。

在梨状肌内注射麻醉剂或皮质类固醇，可以减轻物理治疗无效患者的疼痛。找到正确的注射部位是很重要的，所以应该应用辅助技术引导，包括X线透视、CT、超声、肌电图和MRI等。在选择更积极的治疗之前，建议进行3次注射试验，并根据具体情况进行治疗。有多篇研究报道了各种情况下梨状肌注射可能的结果。Pace和Nagle报道了一种针对梨状肌的曲安奈德和利多

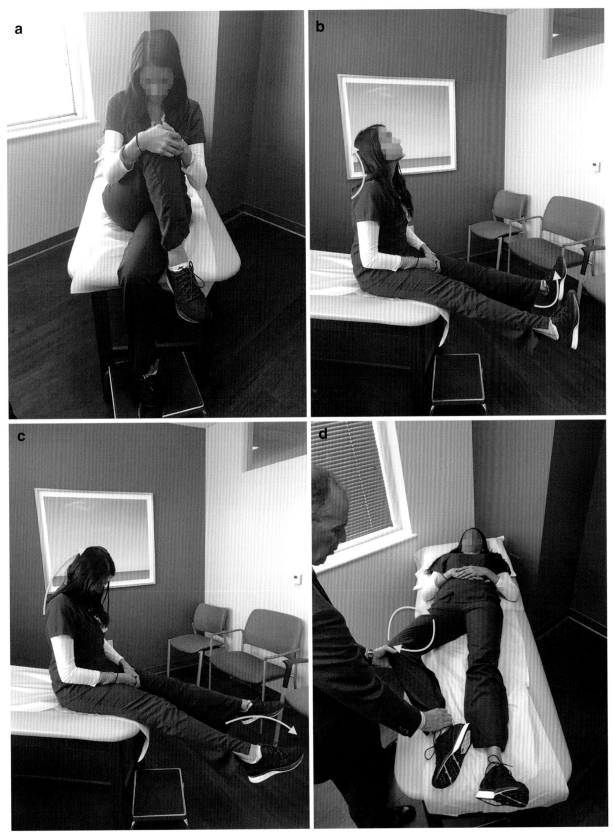

图 8.20 梨状肌伸展，坐骨神经滑动，髋关节环转。（a）梨状肌伸展是在坐姿进行的，患者把膝盖向对侧的肩膀拉动。（b）坐骨神经滑动，患者首先进行颈椎伸展和足踝关节跖屈。（c）颈椎屈曲后踝关节背屈。（d）仰卧位，做轻柔的被动环转运动，顺序为：外展、外旋、屈曲、内旋、伸展

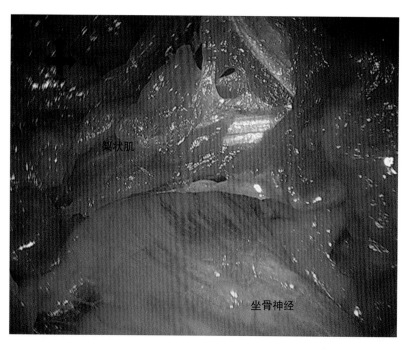

梨状肌

坐骨神经

图 8.21　利用二氧化碳（CO$_2$）气体作为介质的臀区深部间隙探查

卡因双重注射技术，该技术缓解了 45 例患者中的 41 例疼痛。据报道，在 162 例患者中，有 37 例患者在注射了 1 或 2 次马卡因和赛来斯通后，疼痛得到了持续缓解。梨状肌也可注射肉毒杆菌毒素。另一种选择是坐骨周围神经注射麻醉剂和皮质类固醇代替梨状肌内注射。非手术治疗对大多数臀深综合征或坐骨神经卡压症状有效。

8.6.2　手术治疗

　　一般来说，只有对于保守治疗失败的患者，才会考虑手术治疗。手术方案取决于临床和影像学诊断，对靶向注射的反应有助于预测手术效果。

　　在诊治包括坐骨神经卡压在内的许多髋关节后方病变上，开放手术及关节镜技术已被确认为有效（图 8.13）。创新的外科技术，如二氧化碳气体作为介质的深部髋关节镜正在开发，在简化技术的同时也可减少并发症（图 8.21）。

　　本书其他章节，对治疗臀深综合征的开放手术及关节镜手术进行了全面的描述，并对到达髋后区域的手术入路进行了介绍。

参考文献

[1]McCrory P, Bell S. Nerve entrapment syndromes as a cause of pain in the hip, groin and buttock. Sports Med. 1999;27:261–274.

[2]Martin HD, Shears SA, Johnson JC, Smathers AM, Palmer IJ. The endoscopic treatment of sciatic nerve entrapment/deep gluteal syndrome. Arthroscopy. 2011;27:172–181.

[3]Vandertop WP, Bosma NJ. The piriformis syndrome. A case report. J Bone Joint Surg Am. 1991;73:1095–1097.

[4]Puranen J, Orava S. The hamstring syndrome. A new diagnosis of gluteal sciatic pain. Am J Sports Med. 1988;16:517–521.

[5]Young IJ, van Riet RP, Bell SN. Surgical release for proximal hamstring syndrome. Am J Sports Med. 2008;36:2372–2378.

[6]Cox JM, Bakkum BW. Possible generators of retrotrochanteric gluteal and thigh pain: the gemelliobturator internus complex. J Manip Physiol Ther. 2005;28:534–538.

[7]Meknas K, Kartus J, Letto JI, Christensen A, Johansen O. Surgical release of the internal obturator tendon for the treatment of retro-trochanteric pain syndrome: a prospective randomized study, with long-term follow-up. Knee Surg Sports Traumatol Arthrosc. 2009;17:1249–1256.

[8]Miller A, Stedman GH, Beisaw NE, Gross PT. Sciatica caused by an avulsion fracture of the ischial tuberosity. A case report. J Bone Joint Surg Am. 1987;69:143–145.

[9]Labropoulos N, Tassiopoulos AK, Gasparis AP, Phillips B, Pappas PJ. Veins along the course of the sciatic nerve. J Vasc Surg. 2009;49:690–696

[10]Papadopoulos SM, McGillicuddy JE, Albers JW. Unusual cause of 'piriformis muscle syndrome'. Arch Neurol. 1990;47:1144–1146.

[11]Beauchesne RP, Schutzer SF. Myositis ossificans of the piriformis muscle: an unusual cause of piriformis syndrome. A case report. J Bone Joint Surg Am. 1997;79:906–910.

[12]Chen WS. Sciatica due to piriformis pyomyositis. Report of a case. J Bone Joint Surg Am. 1992;74:1546–1548.

[13] Possover M. Laparoscopic management of endopelvic etiologies of pudendal pain in 134 consecutive patients. J Urol. 2009;181:1732–1736.

[14]Loukas M, Louis RG Jr, Hallner B, Gupta AA, White D. Anatomical and surgical considerations of the sacrotuberous ligament and its relevance in pudendal nerve entrapment syndrome. Surg Radiol Anat. 2006;28:163–169.

[15]Meknas K, Christensen A, Johansen O. The internal obturator muscle may cause sciatic pain. Pain. 2003;104:375–380.

[16] Solomon LB, Lee YC, Callary SA, Beck M, Howie DW. Anatomy of piriformis, obturator internus and obturator externus: implications for the posterior surgical approach to the hip. J Bone Joint Surg Br. 2010;92:1317–1324.

[17]Standring S. Grays anatomy the anatomical basis of clinical practice. London: Elsevier; 2008.

[18]Miller SL, Gill J, Webb GR. The proximal origin of the hamstrings and surrounding anatomy encountered during repair. A cadaveric study. J Bone Joint Surg Am. 2007;89:44–48.

[19]Filler AG. Diagnosis and treatment of pudendal nerve entrapment syndrome subtypes: imaging, injections, and minimal access surgery. Neurosurg Focus. 2009;26:E9.

[20]Moore K, Dalley A. Essential clinical anatomy. Philadelphia: Lippincott Williams and Wilkins; 1999.

[21]Windhofer C, Brenner E, Moriggl B, Papp C. Relationship between the descending branch of the inferior gluteal artery and the posterior femoral cutaneous nerve applicable to flap surgery. Surg Radiol Anat. 2002;24:253–257.

[22]Kalhor M, Beck M, Huff TW, Ganz R. Capsular and pericapsular contributions to acetabular and femoral head perfusion. J Bone Joint Surg Am. 2009;91:409–418.

[23]Gautier E, Ganz K, Krugel N, Gill T, Ganz R. Anatomy of the medial femoral circumflex artery and its surgical implications. J Bone Joint Surg Br. 2000;82:679–683.

[24]Sunderland S, Hughes ES. Metrical and non-metrical features of the muscular branches of the sciatic nerve and its medial and lateral popliteal divisions. J Comp Neurol. 1946;85:205–222.

[25]Sunderland S, Ray LJ. The intraneural topography of the sciatic nerve and its popliteal divisions in man. Brain. 1948;71:242–273.

[26]Seidel PM, Seidel GK, Gans BM, Dijkers M. Precise localization of the motor nerve branches to the hamstring muscles: an aid to the conduct of neurolytic procedures. Arch Phys Med Rehabil. 1996;77:1157–1160.

[27]Moayeri N, Groen GJ. Differences in quantitative architecture of sciatic nerve may explain differences in potential vulnerability to nerve injury, onset time, and minimum effective anesthetic volume.Anesthesiology. 2009;111:1128–1134.

[28]Sladjana UZ, Ivan JD, Bratislav SD. Microanatomical structure of the human sciatic nerve. Surg Radiol Anat. 2008;30:619–626.

[29]Georgakis E, Soames R. Arterial supply to the sciatic nerve in the gluteal region. Clin Anat. 2008;21:62–65.

[30]Karmanska W, Mikusek J, Karmanski A. Nutrient arteries of the human sciatic nerve. Folia Morphol (Warsz). 1993;52:209–215.

[31]Ugrenovic SZ, Jovanovic ID, Vasovic LP, Stefanovic BD. Extraneural arterial blood vessels of human fetal sciatic nerve. Cells Tissues Organs. 2007;186:147–153.

[32]Del Pinal F, Taylor GI. The venous drainage of nerves; anatomical study and clinical implications. Br J Plast Surg. 1990;43:511–520.

[33]Testut L, Latarjet A. Traite d'anatomie humaine. Paris: G. Doin & Cie; 1949.

[34]Possover M, Schneider T, Henle KP. Laparoscopic therapy for endometriosis and vascular entrapment of sacral plexus. Fertil Steril. 2011;95:756–758.

[35]Beaton L, Anson B. The sciatic nerve and the piriformis muscle: their interrelation and possible cause of coccygodynia. J Bone Joint Surg Am. 1938;20:686–688.

[36]Smoll NR. Variations of the piriformis and sciatic nerve with clinical consequence: a review. Clin Anat. 2010;23:8–17.

[37]Coppieters MW, Alshami AM, Babri AS, Souvlis T, Kippers V, Hodges PW. Strain and excursion of the sciatic, tibial, and plantar nerves during a modified straight leg raising test. J Orthop Res. 2006;24:1883–1889.

[38]Fleming P, Lenehan B, O'Rourke S, McHugh P, Kaar K, McCabe JP. Strain on the human sciatic nerve in vivo during movement of the hip and knee. J Bone Joint Surg Br. 2003;85:363–365.

[39]Wall EJ, Massie JB, Kwan MK, Rydevik BL, Myers RR, Garfin SR. Experimental stretch neuropathy. Changes in nerve conduction under tension. J Bone Joint Surg Br. 1992;74:126–129.

[40]Guvencer M, Akyer P, Iyem C, Tetik S, Naderi S. Anatomic considerations and the relationship between the piriformis muscle and the sciatic nerve. Surg Radiol Anat. 2008;30:467–474.

[41]Yeoman W. The relation of arthritis of the sacro-iliac joint to sciatica, with an analysis of 100 cases. Lancet. 1928;2:1119–1122.

[42]Robinson DR. Pyriformis syndrome in relation to sciatic pain. Am J Surg. 1947;73:355–358.

[43]Adams JA. The pyriformis syndrome – report of four cases and review of the literature. S Afr J Surg. 1980;18:13–18.

[44]Benson ER, Schutzer SF. Posttraumatic piriformis syndrome: diagnosis and results of operative treatment. J Bone Joint Surg Am. 1999;81:941–949.

[45]Dezawa A, Kusano S, Miki H. Arthroscopic release of the piriformis muscle under local anesthesia for piriformis syndrome. Arthroscopy. 2003;19:554–557.

[46]Filler AG, Haynes J, Jordan SE, Prager J, Villablanca JP, Farahani K, McBride DQ, Tsuruda JS, Morisoli B, Batzdorf U, Johnson JP. Sciatica of nondisc origin and piriformis syndrome: diagnosis by magnetic resonance neurography and interventional magnetic resonance imaging with outcome study of resulting treatment. J Neurosurg Spine. 2005;2:99–115.

[47]Hughes SS, Goldstein MN, Hicks DG, Pellegrini VD Jr. Extrapelvic compression of the sciatic nerve. An unusual cause of pain about the hip: report of five cases. J Bone Joint Surg Am. 1992;74:1553–1559.

[48]Mayrand N, Fortin J, Descarreaux M, Normand MC. Diagnosis and management of posttraumatic piriformis syndrome: a case study. J Manip Physiol Ther. 2006;29:486–491.

[49]Sayson SC, Ducey JP, Maybrey JB, Wesley RL, Vermilion D. Sciatic entrapment neuropathy associated with an anomalous piriformis muscle. Pain. 1994;59:149–152.

[50]Bano A, Karantanas A, Pasku D, Datseris G, Tzanakakis G, Katonis P. Persistent sciatica induced by quadratus femoris muscle tear and treated by surgical decompression: a case report. J Med Case Rep. 2010;4:236.

[51]Brown JA, Braun MA, Namey TC. Pyriformis syndrome in a 10-year-old boy as a complication of operation with the patient in the sitting position. Neurosurgery. 1988;23:117–119.

[52]Issack PS, Kreshak J, Klinger CE, Toro JB, Buly RL, Helfet DL. Sciatic nerve release following fracture or reconstructive surgery of the acetabulum. Surgical technique. J Bone Joint Surg Am. 2008;90(Suppl 2 Pt 2):227–237.

[53]Uchio Y, Nishikawa U, Ochi M, Shu N, Takata K. Bilateral piriformis syndrome after total hip arthroplasty. Arch Orthop Trauma Surg. 1998;117:177–179.

[54]Porta M. A comparative trial of botulinum toxin type A and methylprednisolone for the treatment of myofascial pain syndrome and pain from chronic muscle spasm. Pain. 2000;85:101–105.

[55]Papadopoulos EC, Khan SN. Piriformis syndrome and low back pain: a new classification and review of the literature. Orthop Clin North Am. 2004;35:65–71.

[56]Filler AG. Piriformis and related entrapment syndromes: diagnosis & management. Neurosurg Clin N Am. 2008;19:609–622, vii.

[57]Chakravarthy J, Ramisetty N, Pimpalnerkar A, Mohtadi N. Surgical repair of complete proximal hamstring tendon ruptures in water skiers and bull riders: a report of four cases and review of the literature. Br J Sports Med. 2005;39:569–572.

[58]Orava S. Hamstring syndrome. Oper Tech Sports Med.

1997;5:143–149.

[59]Wood DG, Packham I, Trikha SP, Linklater J. Avulsion of the proximal hamstring origin. J Bone Joint Surg Am. 2008;90:2365–2374.

[60]Martin H. Clinical examination and imaging of the hip. In: Byrd J, Guanche C, editors. AANA advanced arthroscopy: the hip. Philadelphia: Saunders; 2010.

[61]Martin HD, Kelly BT, Leunig M, Philippon MJ, Clohisy JC, Martin RL, Sekiya JK, Pietrobon R, Mohtadi NG, Sampson TG, Safran MR. The pattern and technique in the clinical evaluation of the adult hip: the common physical examination tests of hip specialists. Arthroscopy. 2010;26:161–172.

[62]Martin HD, Kivlan BR, Palmer IJ, Martin RL, Hatem M. Diagnostic accuray of clinical tests for sciatic nerve entrapent in the gluteal region. Knee Surg Sports Traumatol Arthrosc. 2013;22(4):882–888.

[63]Migliorini S, Merlo M. The hamstring syndrome in endurance athletes. Br J Sports Med. 2011;45:363.

[64]Labat JJ, Riant T, Robert R, Amarenco G, Lefaucheur JP, Rigaud J. Diagnostic criteria for pudendal neuralgia by pudendal nerve entrapment (Nantes criteria). Neurourol Urodyn. 2008;27:306–310.

[65]Fishman LM, Wilkins AN. Piriformis syndrome: electrophysiology vs. anatomical assumption. In: Fishman LM, Wilkins AN, editors. Functional electromyography. New York: Springer; 2011.

[66]Jawish RM, Assoum HA, Khamis CF. Anatomical, clinical and electrical observations in piriformis syndrome. J Orthop Surg Res. 2010;5:3.

[67]Katirji B. Electrodiagnostic approach to the patient with suspected mononeuropathy of the lower extremity. Neurol Clin. 2002;20:479–501, vii.

[68]Petchprapa CN, Rosenberg ZS, Sconfienza LM, Cavalcanti CF, Vieira RL, Zember JS. MR imaging of entrapment neuropathies of the lower extremity. Part 1. The pelvis and hip. Radiographics. 2010;30:983–1000.

[69]Chappell KE, Robson MD, Stonebridge-Foster A, Glover A, Allsop JM, Williams AD, Herlihy AH, Moss J, Gishen P, Bydder GM. Magic angle effects in MR neurography. AJNR Am J Neuroradiol. 2004;25:431–440.

[70]Kim SJ, Hong SH, Jun WS, Choi JY, Myung JS, Jacobson JA, Lee JW, Choi JA, Kang HS. MR imaging mapping of skeletal muscle denervation in entrapment and compressive neuropathies. Radiographics. 2011;31:319–332.

[71]Barton PM. Piriformis syndrome: a rational approach to management. Pain. 1991;47:345–352.

[72]Benzon HT, Katz JA, Benzon HA, Iqbal MS. Piriformis syndrome: anatomic considerations, a new injection technique, and a review of the literature. Anesthesiology. 2003;98:1442–1448.

[73]Pace JB, Nagle D. Piriform syndrome. West J Med. 1976;124:435–439.

[74]Hanania M, Kitain E. Perisciatic injection of steroid for the treatment of sciatica due to piriformis syndrome. Reg Anesth Pain Med. 1998;23:223–228.

第9章 阴部神经痛和卡压

Sung-Jung Yoon, Juan Gómez-Hoyos,William Henry Márquez-Arabia, Hal D. Martin
朱俊峰 译

9.1 简介

包括阴部痛、慢性肛部痛、尾骨痛、外阴痛和阴部神经痛等的慢性骨盆部疼痛发生率为7% ~ 24%，危害患者生活质量，增加医疗费用负担。

阴部神经支配区域疼痛大多有明确的器质性病变，但部分疼痛确实无法找到确定的病因。阴部神经中阿尔科克（Alcock）管的卡压经常被医生漏诊，延误了病因治疗的时机。髋部生物力学环境异常也会影响整个骨盆及其运动学状态，使阴部神经在髋部运动中承受过多应力。此类患者往往反复就诊，找不到器质性病变的证据，泌尿、肛肠和妇科检查正常，多种药物治疗无效。

阴部神经痛病因不明，目前认为与拉伸或压缩应力引起的神经损害有关。阴部神经痛往往是排他性诊断，尽管没有特征性的症状和体征，但临床诊断标准还是很有帮助的。临床神经电生理检查诊断效能极低，仅仅作为辅助手段。理想的治疗策略包括行为习惯调整、理疗、镇痛、神经阻滞和外科手术神经减压。

骨盆部的神经病变能够引发严重疼痛，严重损害患者生活质量，限制其日常坐、排便和性生活等活动。本文概述了神经源性的骨盆部疼痛的诊疗方案。

9.2 解剖

阴部神经来源于第 S2 ~ S4 骶神经，伴行坐骨神经，位于梨状肌和尾骨肌之间，越过坐骨棘后再次进入骨盆，依次穿过坐骨大孔和小孔。在坐骨棘区域，它位于骶棘韧带浅层，坐骨结节韧带深面，容易被压迫和限制。随后神经伴行阴部内血管，沿着坐骨直肠窝外壁，位于闭孔筋膜裂隙形成的通道里（阿尔科克管）。此通道也是一个易产生神经压迫的区域。

阴部神经感觉支配区域分为 3 个终末支：直肠下神经、会阴神经和阴茎阴蒂背神经。直肠下神经支配肛周的皮肤，并与股后皮神经的会阴支和终末支——阴囊（大阴唇）后神经交通。会阴神经包含深部运动支和两个浅表感觉支：内、外阴囊（阴唇）后神经。阴茎阴蒂背神经沿着阴茎阴蒂背侧走行，支配其表面皮肤。阴部神经痛可以表现为全部或部分上述神经分支支配区域的疼痛。

阴部神经发生卡压部位众多，包括坐骨大孔、坐骨小孔和闭孔内肌、提肛肌筋膜远端。阴部神经解剖个体差异明显。在 100 例大体髋标本研究中，87 例骶结节韧带包含韧带束和膜性镰刀状结节束镰状的膜性隆起两部分。膜性隆起与坐骨支的附着存在两种形式。大多情况下，骶结节韧带朝向坐骨支并顺之延至闭孔筋膜。另一种情况是骶结节韧带沿坐骨支走行，与闭孔筋膜汇合，延续至坐骨直肠窝。镰状隆起的内侧缘下降与肛尾韧带汇合。骶棘韧带位于骶结节韧带上方。曾在 1 例大体标本中发现很少见的情况：阴部神经和血管移行于骶结节韧带的后方。阴部神经和骶棘韧带的关系是多样的，同样容易被其卡压（图 9.1，图 9.2）。

9.3 病因和流行病学

大约 4% 的慢性骨盆疼痛为阴部神经痛。女性多见，偶见于男性。阴部神经痛的发病年龄为 50 ~ 70 岁。阴部神经紊乱的发生有外在和内在因素，大多是由于机械性损伤，如骨盆手术中的医源性损伤、产程中的神经牵拉、长时间坐位的挤压和长时间的牵拉体位，后者经常在骨科手术中发生。放化疗、肿瘤和子宫内膜异位同样也可以引起阴部神经受压。由于个体的解剖变异，骶结节韧带的镰状隆起有时也会引起神经牵拉。与卡压相比，内源性因素很少见，但也有免疫异常和炎性疾病引发阴部神经痛的报道。

根据卡压位置的不同，阴部神经卡压分为 4 种类型：1 型位于坐骨大孔出口，伴有梨状肌痉挛；2 型位于坐骨棘、骶结节韧带和坐骨小孔入

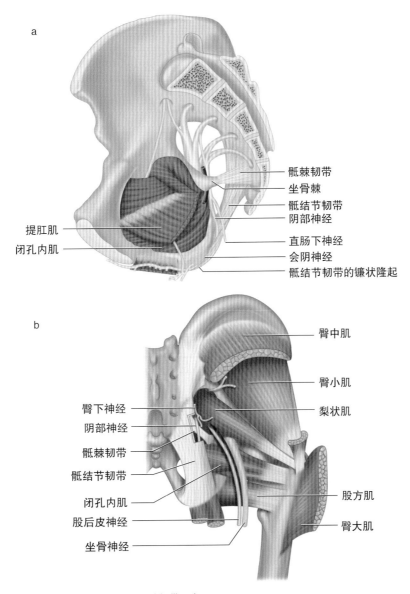

图 9.1　（a、b）大体解剖：阴部神经移行于骶结节韧带下方

口；3 型位于阿尔科克（Alcock）管入口，伴有闭孔内肌痉挛；4 型是终末支的卡压。该分型能够指导局部封闭治疗。

很多情况下，阴部神经并没有被卡压在上述位点，而是由于某些生物力学因素被过度牵拉，例如盆底肌肉痉挛和骨盆倾斜。甚至有假说认为反复的髋部屈曲运动，例如体育活动和力量训练，可以造成盆底肌肉肥大、坐骨棘增生和重

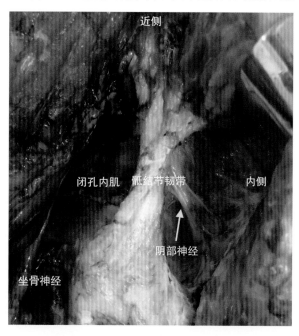

图 9.2　阴部神经解剖。神经的后侧观及其与骶结节韧带、坐骨神经、闭孔内肌等重要结构的关系

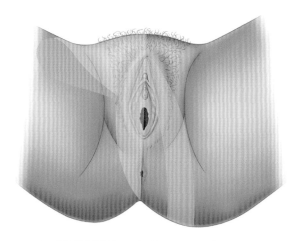

- 闭孔神经
- 生殖股和髂腹股沟神经
- 阴部神经
- 臀下神经

图 9.3　会阴的神经支配

新向后塑形，导致神经在骶棘韧带上被过度拉伸。

9.4　诊断

病史和体格检查对诊断至关重要。许多疾病有与阴部神经痛类似的临床表现，例如膀胱疼痛综合征、外阴痛、梨状肌综合征、马尾综合征和相邻神经痛，这些都需要仔细排除（图 9.3）。

详细的病史应包含疼痛的起始症状、类型、持续时间、频率、加重和缓解因素等。体检项目应包括所有外阴部的损伤检查、全面的髋部体格检查尤其是髋后方和坐骨周围区域。

坐骨棘或阴部神经的压痛或麻木提示 Tinel 征阳性。部分患者习惯坐位时偏向一侧骨盆，这可以在病史问询和体格检查中被发现。

2008 年，Labat 等推荐南特标准用于诊断，包含 5 项必要条件：①疼痛位于阴部神经的解剖区域；②坐位时加重，但是坐在抽水马桶上并不诱发症状；③夜间不至于痛醒；④找不到明显的感觉障碍区域；⑤诊断性的阴部神经封闭后疼痛缓解。Labat 等还提出了补充诊断标准、排除诊断标准和不能排除诊断的伴随症状（表 9.1）。神经电生理检查能够协助诊断。体格检查对阴部神经痛的初步分型很有帮助。1 型，仅有坐骨切迹压痛；2 型，坐骨中部压痛；3a 型，仅有闭孔内肌压痛，3b 型，同时有闭孔和梨状肌压痛；4 型，没有压痛。MRI 或神经显影对明确神经和相邻肌肉血管异常很有帮助。阳性的 MRI 结果指导局部封闭的注射位点：1 型梨状肌注射；2 型在坐骨棘封闭阴部神经；3a 型闭孔内肌注射，3b 型同时注射闭孔和梨状肌；4 型在阿尔科克（Alcock）管封闭阴部神经。如果采用上述措施后，症状没有缓解或恶化，建议评估患者风湿免疫情况和感觉神经末梢功能。如果两者还是阴性，建议考虑行神经节阻滞。如果有必要，反复的注射是有利于阴部神经痛诊疗的。影像学引导下的注射，具体详见本书第 6 章。

表 9.1 阴部神经卡压致阴部神经痛的诊断标准（南特标准）

诊断阴部神经痛的必要条件

– 疼痛位于阴部神经支配区域：从肛门到阴茎或阴蒂

– 疼痛大多在坐位时发生

– 夜间不至于痛醒

– 疼痛不伴有感觉减退

– 阴部神经阻滞后疼痛缓解

补充诊断标准

– 灼痛、抽痛、刺痛和麻木

– 痛觉异常或超敏

– 直肠或阴道异物感

– 白天疼痛加重

– 单侧痛为主

– 排便可引发疼痛

– 坐骨棘压痛明显

– 男性或未产妇神经电生理检查阳性

排除标准

– 明确的尾骨、臀部、耻骨和下腹部疼痛

– 瘙痒

– 明确的阵发性疼痛

– 有明确影像学病因的疼痛

不能排除诊断的伴随症状

– 坐位时臀部疼痛

– 坐骨神经牵涉痛

– 大腿内侧牵涉痛

– 耻骨上疼痛

– 尿频和（或）膀胱膨胀时疼痛

– 射精后疼痛

– 性交困难和（或）性交时疼痛

– 勃起功能障碍

– 临床神经生理检查正常

9.5 辅助检查

影像学检查对于阴部神经卡压的诊断并没有太大帮助。但是 X 线、CT 和 MRI 可以帮助排除引起疼痛的其他原因，从而提示潜在的卡压可能。肌电图和其他神经生理检查作为辅助手段可以提供一些帮助。但也有可能带来不少假阳性的结果。检查结果正常也不能就此排除阴部神经痛的可能，因为检查测试的仅仅是运动纤维。同样，检查结果异常也仅仅提示阴部神经受影响，诊断仍然缺乏特异性。

超声引导下的阴部神经注射对于阴部神经痛

的确诊是非常有效的，同时也可以鉴别诊断其他骨盆来源的疼痛。患者取俯卧位，探头置于臀部以显示髂骨的横断面。沿躯体纵轴移动探头以显示坐骨棘，此时探头在水平方向上多位于骶骨和坐骨棘之间水平。坐骨棘显影为平直的高回声线。该位置上可见骶棘韧带和骶结节韧带。阴部神经就位于骶棘韧带和骶结节韧带之间。由内往外方向插入 100mm 长的脊麻穿刺针，直到针头穿过骶结节韧带，此时有明显的"咔嗒感"。回抽以排除误入血管可能，然后注射 5mL 含皮质激素的局麻药。超声监测下可见局麻药在骶棘韧带和骶结节韧带之间弥散开。这种超声引导下的局封浸润操作过程精细准确，对鉴别诊断很有帮助。

9.6 治疗

引起阴部神经疾病原因众多，许多治疗方案已被提出。最有效的方法大致有以下 3 类：①保守治疗；②阴部神经阻滞；③外科减压。

物理治疗，例如盆底治疗，被大多数研究人员认为是治疗的第一选择。

其他治疗手段包括电刺激和生物反馈疗法。肉毒素治疗效果报道参差不齐。随机对照研究证实，相较于安慰剂，肉毒素可明显减少盆底肌痉挛。因此该疗法对于存在盆底肌痉挛且保守治疗无效的女性患者可能有帮助。

阴部神经阻滞可以经臀肌、经直肠或经阴道进行。坐骨可以作为解剖标志来确认注射位点。许多研究中报道了影像学引导的穿刺方法。例如第 6 章介绍的 CT 引导下的穿刺，提高了阴部神经阻滞的准确性。

阴部神经痛的局封药物，已见报道的配方有多种。根据使用药物、注射次数和时机的不同，配比都有相应的调整。大多数研究人员使用局麻药和糖皮质激素的混合液。患者可以从多次注射中获益，当然保守治疗方法也应当个体化。

保守治疗无效的患者可以考虑外科手术减压，开放和内镜的手术都可以取得良好效果。Filler 报道了 200 例阴部神经卡压患者，12% 在神经阻滞后取得了长期（1 年以上）缓解，185 例需要手术减压（部分患者双侧）。得益于靶向的微创技术，87% 的患者在术后获得了优良的效果（50% ~ 100% 的疼痛或功能评分改善）。许多患者在术后 4 周即可获得症状改善，另一些在术后 12 个月内逐步获得改善。另有研究报道外科治疗的成功率为 57% ~ 81%。

Robert 等发表的前瞻性随机对照研究，将经臀肌的手术减压和非手术治疗、多次神经阻滞相比较。两组分别有 16 例患者，治疗 1 年之后，外科手术组有 71.4% 的患者症状得到了改善，而非手术组只有 13.3%。

文献报道，在手术减压治疗后，40% 的患者疼痛消失，30% 的患者症状改善，剩下的 30% 患者症状既没有改善，也没有加重。

参考文献

[1]Possover M, Forman A. Voiding dysfunction associated with pudendal nerve entrapment. Curr Bladder Dysfunct Rep. 2012;7:281–285.

[2]Stav K, Dwyer PL, Roberts L. Pudendal neuralgia: fact or fiction? Obstet Gynecol Surv. 2009;64(3):190–199.

[3]Elkins N, Hunt J, Scott KM. Neurogenic pelvic pain. Phys Med Rehabil Clin N Am. 2017;28(3):551–569.

[4]Robert R, Prat-Pradal D, Labat JJ, Bensignor M, Raoul S, Rebai R, Leborgne J. Anatomic basis of chronic perineal pain: role of the pudendal nerve. Surg Radiol Anat. 1998;20(2):93–98.

[5]Thor KB, Donatucci C. Central nervous system control of the lower urinary tract: new pharmacological approaches to stress urinary incontinence in women. J Urol. 2004;172(1):27–33.

[6]Benson JT, Griffis K. Pudendal neuralgia, a severe pain syndrome. Am J Obstet Gynecol. 2005;192(5):1663–1668.

[7]Loukas M, Louis RG, Hallner B, Gupta AA, White D. Anatomical

and surgical considerations of the sacrotuberous ligament and its relevance in pudendal nerve entrapment syndrome. Surg Radiol Anat. 2006;28:163–169.

[8]Mahakkanukrauh P, Surin P, Vaidhayakarn P. Anatomical study of the pudendal nerve adjacent to the sacrospinous ligament. Clin Anat. 2005;18:200–215.

[9]Bohrer JC, Walters MD, Park A, et al. Pelvic nerve injury following gynecologic surgery: a prospective cohort study. Am J Obstet Gynecol. 2009;201:531.e1–7.

[10]Antolak SJ, Hough DM, Pawlina W, et al. Anatomical basis of chronic pelvic pain syndrome: the ischial spine and pudendal nerve entrapment. Med Hypotheses. 2002;59:349–353.

[11]Alevizon SJ, Finan MA. Sacrospinous colpopexy: management of postoperative pudendal nerve entrapment. Obstet Gynecol. 1996;88:713–715.

[12]Pailhe R, Chiron P, Reina N, et al. Pudendal nerve neuralgia after hip arthroscopy: retrospective study and literature review. Orthop Traumatol Surg Res. 2013;99:785–790.

[13]Leibovitch I, Mor Y. The vicious cycling: bicycling related urogenital disorders. Eur Urol. 2005;47:277–286.

[14]Elahi F, Callahan D, Greenlee J, et al. Pudendal entrapment neuropathy: a rare complication of pelvic radiation therapy. Pain Physician. 2013;16:E793–797.

[15]Filler AG. Diagnosis and treatment of pudendal nerve entrapment syndrome subtypes: imaging, injections, and minimal access surgery. Neurosurg Focus. 2009;26:E9.

[16]Khoder W, Hale D. Pudendal neuralgia. Obstet Gynecol Clin N Am. 2014;41(3):443–452.

[17]Martin HD, Reddy M, Gómez-Hoyos J. Deep gluteal syndrome. J Hip Preserv Surg. 2015;2(2):99–107.

[18]Amarenco G, Lanoe Y, Ghnassia RT, Goudal H, Perrigot M. Alcock's canal syndrome and perineal neuralgia. Rev Neurol (Paris). 1988;144(8–9):523–526.

[19]Labat J-J, Riant T, Robert R, Amarenco G, Lefaucheur J-P, Rigaud J. Diagnostic criteria for pudendal neuralgia by pudendal nerve entrapment (Nantes criteria). Neurourol Urodyn. 2008;27:306–310.

[20]Popeney C, Ansell V, Renney K. Pudendal entrapment as an etiology of chronic perineal pain: diagnosis and treatment. Neurourol Urodyn. 2007;26:820–827.

[21]Olsen AL, Ross M, Stansfield RB, Kreiter C. Pelvic floor nerve conduction studies: establishing clinically relevant normative data. Am J Obstet Gynecol. 2003;189(4):1114–1119.

[22]Abbott JA, Jarvis SK, Lyons SD, Thomson A, Vancaille TG. Botulinum toxin type A for chronic pain and pelvic floor spasm in women: a randomized controlled trial. Obstet Gynecol. 2006;108(4):915–923.

[23]McDonald JS, Spigos DG. Computed tomography-guided pudendal block for treatment of pelvic pain due to pudendal neuropathy. Obstet Gynecol. 2000;95(2):306–309.

[24]Calvillo O, Skaribas IM, Rockett C. Computed tomography-guided pudendal nerve block. A new diagnostic approach to long-term anoperineal pain: a report of two cases. Reg Anesth Pain Med. 2000;25(4):420–423.

[25]Hibner M, Desai N, Robertson LJ, Nour M. Pudendal neuralgia. J Minim Invasive Gynecol. 2010;17(2):148–153.

[26]Shafik A. Endoscopic pudendal canal decompression for the treatment of fecal incontinence due to pudendal canal syndrome. J Laparoendosc Adv Surg Tech A. 1997;7:227–234.

[27]Shafik A. Pudendal canal syndrome as a cause of vulvodynia and its treatment by pudendal nerve decompression. Eur J Obstet Gynecol Reprod Biol. 1998;80(2):215–220.

[28]Beco J, Climov D, Bex M. Pudendal nerve decompression in perineology: a case series. BMC Surg. 2004;4:15.

[29]Robert R, Labat JJ, Bensignor M, Glemain P, Deschamps C, Raoul S, Hamel O. Decompression and transposition of the pudendal nerve in pudendal neuralgia: a randomized controlled trial and longterm evaluation. Eur Urol. 2005;47(3):403–408.

第 10 章　腘绳肌起点损伤和坐骨管综合征

Hamstring Origin Avulsions，Ischial Tunnel Syndrome，
Carlos A. Guanche

黄添隆　译

10.1 简介

随着对髋部疾病的认识进一步加深，既往很多认识不清甚至是棘手的疾病现都能够得到有效诊治。髋后方疾病的认识和关节镜处理技术仍在不断进步和发展。腘绳肌损伤好发于运动员，且在所有层次运动员均可发生。腘绳肌损伤部位从肌肉肌腱移行处到起点均可发生，程度从部分撕裂到完全撕裂不等。尽管腘绳肌完全撕裂或起点撕脱意味着肌腱骨结构连续性中断，但大部分腘绳肌损伤患者仅需休息和康复治疗，无须手术干预。

腘绳肌复合体中半腱肌、半膜肌和股二头肌长头起自坐骨结节，半腱肌、半膜肌止于膝关节和胫骨内侧。股二头肌短头起自股骨粗线的外侧下半部分及外侧肌间隔，与股二头肌长头融合止于腓骨头。半腱肌和半膜肌由坐骨神经的胫骨支支配，股二头肌由坐骨神经腓骨支支配。

腘绳肌复合体在坐骨结节起点有一个很强的骨性附着，其中半腱肌和股二头肌长头混合在一起，而半膜肌起点则清晰可辨。半膜肌起点位于股二头肌长头和半腱肌新月形起点的外侧和前方。

急性腘绳肌损伤患者往往有外伤病史，受伤时肢体往往处于伸膝屈髋位。最常见于滑水运动中，其他运动中急加速或急减速时也可能发生。

近端腘绳肌损伤分为完全撕裂、部分撕裂、起点撕脱和退变性损伤。腘绳肌退变性损伤发病隐匿，好发于过度劳损者。受伤机制往往是腘绳肌腱内侧部分与坐骨结节外侧部反复摩擦导致磨损所致。

发生腘绳肌损伤时运动员往往会有肌肉撕裂感，同时伴有髋后方疼痛和瘀斑。也有部分患者会自诉坐骨神经支配区域针刺感，与坐骨神经痛类似。急性损伤时症状系血肿压迫坐骨神经近端引起，慢性损伤时症状与局部瘢痕和肌腱刺激神经有关。与此类似，坐骨滑囊炎症状包括臀部疼痛、髋部疼痛、坐骨结节局部压痛，慢性滑囊炎可能还伴有臀部刺痛并向远端放射。

该类疾病都需要影像学确诊。拍摄标准的骨盆 X 线片和患侧侧位片可用来排除撕脱骨折，对于年轻患者，尤其应注意观察坐骨结节。一旦发现坐骨 - 股骨间隙明显减小，需考虑坐骨 - 股骨撞击综合征是髋后方疼痛的原因（图 10.1）。通过 MRI 可以发现腘绳肌坐骨结节止点各种类型损伤，其中 3 根肌腱完全损伤很常见且更容易诊断清楚。

腘绳肌起点部分撕裂诊断则困难得多，尽管常伴有第三根肌腱移行处损伤，两根肌腱的撕裂仍然很难诊断明确。没有明显回缩的部分撕裂在 MRI 上表现为镰刀征（图 10.2），同时应注意评估坐骨神经受累情况，仔细分辨，常可以发现坐骨神经卡压征象（图 10.3）。

对于腘绳肌部分撕裂和起点腱病，一般推荐非手术治疗，包括休息、口服非甾体类抗炎药和康复治疗。若患者无法坚持非手术治疗，可以超

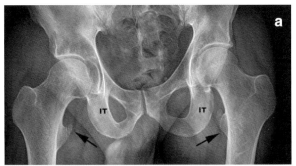

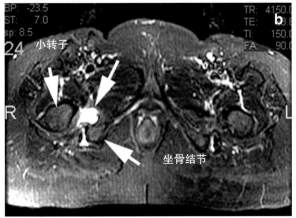

图 10.1　坐骨 – 股骨撞击综合征。（a）骨盆 X 线片显示两侧坐骨 – 股骨撞击，坐骨 – 股骨间隙明显小于正常。箭头所示为小转子（IT：坐骨结节）。（b）横断位 T2 MRI 像显示坐骨 – 股骨间隙狭窄，局部积液合并腘绳肌撕裂（长箭头：股方肌局部积液；短箭头：坐骨结节）

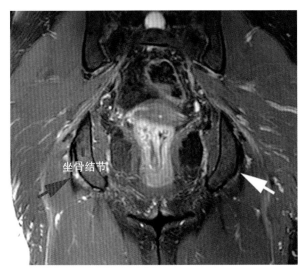

图 10.2　冠状位 T2 MRI 显示镰刀征，提示腘绳肌起点部分撕裂，红色箭头处为坐骨滑囊积液。注意红色剪头所示镰刀征与白色箭头所示的正常部位对比

声引导下行局部糖皮质激素注射，50% 患者注射后 1 个月内症状明显缓解。与髌腱、股四头肌肌腱和肱二头肌肌腱部分撕裂类似，非手术治疗无

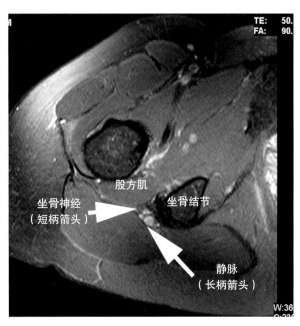

图 10.3　轴位 T1 MRI 显示坐骨神经周围静脉扩张

效时可以考虑手术清理和修复。

开放手术治疗的文献较多，但关节镜下处理此类损伤的报道几乎没有。由于关节镜手术的小切口几乎不损伤臀大肌、关节镜的放大作用有利于保护坐骨神经，因此理论上较传统开放手术相比，关节镜手术能够提高治疗效果，减少并发症。

10.2　手术技术

麻醉后保护好所有骨性凸起和神经血管，患者俯卧位，髋后方消毒铺巾时注意保证髋、膝关节能够自由活动（图 10.4）。

确认坐骨结节后在其内外侧 2cm 处分别建立入路（图 10.5）。先建立外侧入路，使用交换棒钝性分离臀大肌后建立臀肌下操作空间。镜下确认坐骨结节及其内、外侧壁。仔细确认坐骨结节内侧壁后建立内侧入路，外侧入路为观察入路，内侧入路为操作入路。置入射频以彻底清理坐骨周围纤维组织和臀大肌纤维，清理坐骨结节和内侧壁时注意保护坐骨神经，显露出坐骨外侧壁后

使用交换棒向前方和外侧钝性分离软组织以显露
坐骨神经（图10.6）。从近端向远端仔细分离坐
骨神经和周边软组织，恢复神经活动度并充分保
护，为之后修复腘绳肌做好准备。对于术前存在
坐骨神经痛和腘绳肌管撞击患者，该步骤为手术
关键。坐骨神经周围经常能发现大量瘢痕组织（图
10.6）。部分患者该部位存在血管扩张部，往往
是静脉扩张部，该扩张部应仔细处理以避免出血
影响手术视野，该血管扩张部与神经血供相关，
即使水泵压力下降十几秒，也可观察到神经周围
血管的搏动。当存在神经卡压症状，可以观察到
局部血流减少，甚至发现卡压部位血管狭窄。

　　显露并保护好坐骨神经后，辨认出坐骨结
节尖，此处探查腘绳肌起点并确认有无肌腱撕

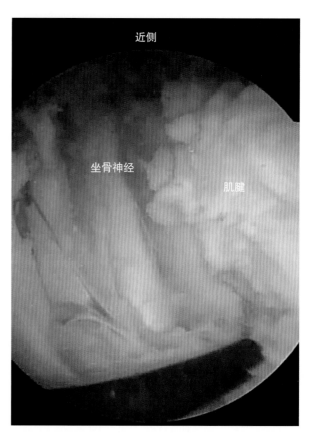

图 10.6　左髋关节外侧入路中观察坐骨神经和坐骨外侧壁。注意器械从内侧入路置入

裂（图10.7）。对于急性撕裂，很容易发现损伤
区域，肌腱向远端回缩。部分病例中可发现局部
血肿需要清理，血肿往往包裹坐骨神经，清理时
应特别小心。

　　确定肌腱部分撕裂部位后，使用香蕉刀纵行
切开肌腱并显露正常纤维（图10.8）。撕裂部位
往往可以触及，局部空虚、变软。使用刨削器清
理损伤局部和坐骨外侧壁后可发现损伤腘绳肌就
在深层。当清理完失活组织，将松质骨骨床清理
至渗血即可准备修复肌腱。为获得外侧组织良好
的移动度，可进一步清理坐骨远端、下方软组织
以及坐骨滑囊。为保证前方组织复位，可进入并
清理相应滑囊（图10.9）。

　　下方入路位于坐骨结节尖远端4cm，与内外
侧入路构成等腰三角形（图10.5）。该入路用
于植入锚钉和缝线管理。可以使用任何术者熟
悉的缝合器械，缝合原则与肩袖缝合一致。缝
合肌腱，牢固打结后完成腘绳肌修复。一般每隔

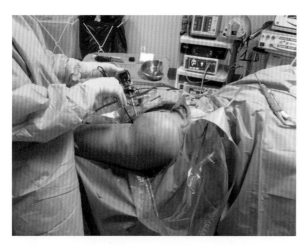

图 10.4　术中体位，图示右髋关节俯卧位，需保证手术侧下肢活动度。关节镜设备置于健侧。手术床向术者倾斜 20°

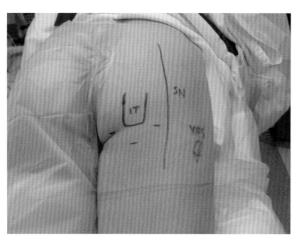

图 10.5　关节镜入路。关节镜从内侧入路置入，刨削器从远端入路置入

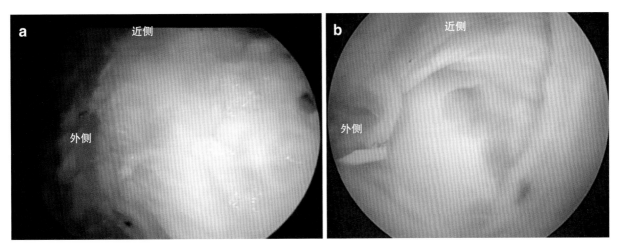

图 10.7　左髋关节坐骨结节远端清理后（外侧入路中观察）。（a）清理腘绳肌鞘前。（b）清理腘绳肌鞘后，坐骨结节得以显露

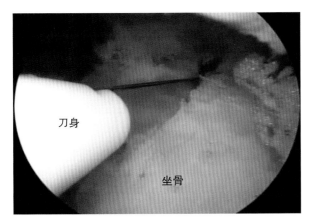

图 10.8　切开肌腱以显露撕裂部位和坐骨滑囊

1cm 使用 1 枚锚钉（图 10.10）。

　　术后 4 周内避免负重，并使用支具维持膝关节屈曲 90°。屈膝可以使腘绳肌处于低张力状态以保证愈合。4 周起膝关节每周减少 30°屈曲逐步恢复伸直，逐步负重，8 周内扶拐。之后康复治疗逐步跟上，早期注意恢复髋膝关节活动度，完全恢复活动度并能无痛行走后，从 10 ～ 12 周开始腘绳肌力量锻炼。完全、无限制运动一般术后 4 个月开始。

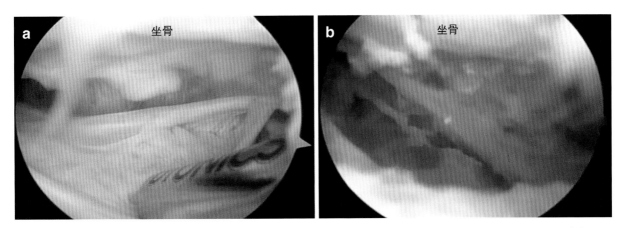

图 10.9　清理并显露坐骨外侧和下方，坐骨滑囊也可清理。（a）对坐骨外侧壁的清理和准备。注意清理相应回缩组织。（b）滑囊清理后。注意彻底显露骨床，不残留软组织（图片上半部分）

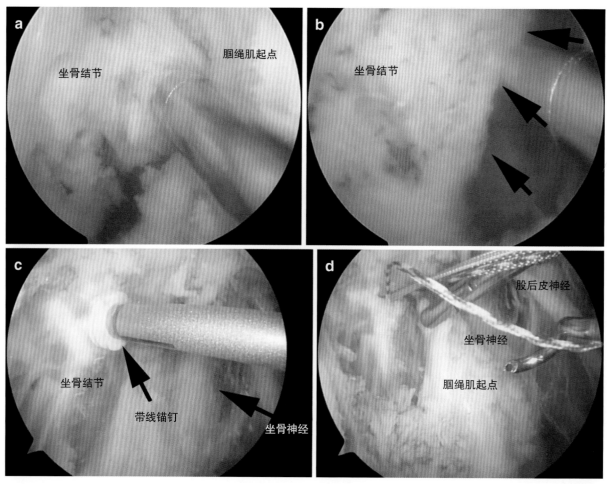

图 10.10　修复右髋关节腘绳肌损伤，内侧入路为观察入路，外侧入路为操作入路。（a）先显露磨损组织。（b）骨床准备，箭头所示为坐骨表面已充分显露。（c）带线锚钉就位。注意黑色箭头所示的坐骨神经近端。（d）使用组织抓钳抓住肌腱，用缝合钩缝合肌腱。注意坐骨神经近端和股后皮神经

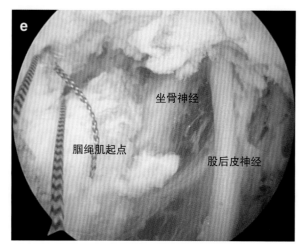

图 10.10（续）　（e）肌腱修复完成，尚未剪断缝合线

10.3　结论

由于腘绳肌起点周围解剖复杂，腘绳肌部分损伤和慢性滑囊炎发病率不高，没有经过系统培训的骨科医生通常没有该方面的知识，因此腘绳肌起点修复的外科治疗一直没得到重视，相关临床研究也罕见报道。更遗憾的是，慢性坐骨神经痛患者有时未得到相关治疗，或仅得到疼痛科医生处理，甚至部分患者会被认为装病。随着髋关节镜的出现，体格检查准确性提高和手术技术的进步，许多以前未被认识到的疾病逐渐可以尝试用关节镜处理。腘绳肌损伤就是这种疾病的代表。

诊疗腘绳肌近端损伤最重要的就是早期诊断

和早期治疗。急性损伤的修复效果明显好于慢性损伤。非手术治疗的晚期并发症包括屈膝、伸髋无力、坐下困难和腘绳肌畸形。研究人员采用前述手术技术已经成功地治疗了很多腘绳肌急慢性损伤患者。

手术修复腘绳肌近端损伤固然有其潜在风险。传统开放手术有浅表和深部感染风险，尤其手术切口靠近会阴部进一步增加了感染风险。关节镜治疗极大降低了感染风险，但关节镜治疗时应注意避免股后皮神经、臀下神经和坐骨神经的医源性损伤。坐骨神经紧靠坐骨结节近端，沿坐骨外侧壁走行。由于神经在关节镜下可以清晰辨别，因此无须像开放手术一样牵拉保护神经。

灌注液是用来扩张腘绳肌周围潜在间隙的，但灌注液有渗进盆腔的潜在风险，这也是关节镜的特有并发症。围手术期一定要常规监测腹部情况，一旦发生血压不正常下降，就要高度警惕有无腹腔膨隆和腹膜后过度积液。术中应在保证视野清晰的前提下尽量降低液体灌注压，同时应注意手术部位液体出入量，谨防灌注液外渗。

通过正确应用关节镜技术，很多既往需要开放手术的急慢性腘绳肌损伤现都得到有效处理，随着技术的改进，相信大家对腘绳肌损伤的理解会进一步加深，相关后遗症能够进一步减少。

参考文献

[1]Martin HD, Shears SA, Johnson JC, et al. The endoscopic treatment of sciatic nerve entrapment/deep gluteal syndrome. Arthroscopy. 2011;27:172–181.

[2]Byrd JWT, Polkowski G, Jones KS. Endoscopic management of the snapping iliopsoas tendon. Arthroscopy. 2009;25(6):e18.

[3]Brown T. Thigh. In: Drez DD, JC DL, Miller MD, editors. Orthopaedic Sports medicine. Principles and practice, vol. 2. Philadelphia: Saunders; 2003. p. 1481–1523.

[4]Clanton TO, Coupe KJ. Hamstring strains in athletes: diagnosis and treatment. J Am Acad Orthop Surg. 1998;6:237–248.

[5]Garrett WE Jr. Muscle strain injuries. Am J Sports Med. 1996;24(6 Suppl):S2–8.

[6]Garrett WE Jr, Rich FR, Nikolaou PK, et al. Computed tomography of hamstring muscle strains. Med Sci Sports Exerc. 1989;2:506–514.

[7]Elliott MC, et al. Hamstring muscle strains in professional football players: a 10-year review. Am J Sports Med. 2011;39:843–850.

[8]Miller SL, Gill J, Webb GR. The proximal origin of the hamstrings and surrounding anatomy encountered during repair. A cadaveric study. J Bone Joint Surg. 2007;89A:44–48.

[9]Blasier RB, Morawa LG. Complete rupture of the hamstring origin from a water skiing injury. Am J Sports Med. 1990;18:435–437.

[10]Orava S, Kujala UM. Rupture of the ischial origin of the hamstring muscles. Am J Sports Med. 1995;23(6):702–705.

[11]Klingele KE, Sallay PI. Surgical repair of complete proximal hamstring tendon rupture. Am J Sports Med. 2002;30(5):742–747.

[12]Mica L, Schwaller A, Stoupis C, et al. Avulsion of the hamstring muscle group: a follow-up of 6 adult nonathletes with early operative treatment: a brief report. World J Surg. 2009;33(8):1605–1610.

[13]Sallay PI, Friedman RL, Coogan PG, et al. Subjective and functional outcomes following surgical repair of complete ruptures of the proximal hamstring complex. Orthopedics. 2008;31(11):1092–1096.

[14]Sarimo J, Lempainen L, Mattila K, et al. Complete proximal hamstring avulsions: a series of 41 patients with operative treatment. Am J Sports Med. 2008;36(6): 1110–1115.

[15]Konan S, Haddad F. Successful return to high level sports following early surgical repair of complete tears of the proximal hamstring tendons. Int Orthop. 2010;34(1):119–123.

[16]Mendiguchia J, Brughelli M. A return-to-sport algorithm for acute hamstring injuries. Phys Ther Sport. 2011;12(1):2–14.

[17]Zissen MH, Wallace G, Steven KJ, et al. High hamstring tendinopathy: MRI and ultrasound imaging and therapeutic efficacy of percutaneous corticosteroid injection. Am J Roentgenol. 2010;195(4):993–998.

[18]Lempainen L, Sarimo J, Mattila K, et al. Proximal

hamstring tendinopathy: results of surgical management and histopathologic findings. Am J Sports Med.2009;37(4):727–734.

[19]Chakravarthy J, Ramisetty N, Pimpalnerkar A, et al. Surgical repair of complete proximal hamstring tendon ruptures in water skiers and bull riders: a report of four cases and review of the literature. Br J Sports Med. 2005;39(8):569–572.

[20]Cross MJ, Vandersluis R, Wood D, et al. Surgical repair of chronic complete hamstring tendon rupture in the adult patient. Am J Sports Med. 1998;26(6): 785–788.

[21]Cohen S, Bradley J. Acute proximal hamstring rupture. J Am Acad Orthop Surg. 2007;15(6):350–355.

[22]Harris JD, Griesser MJ, Best TM, et al. Treatment of proximal hamstring ruptures – a systematic review. Int J Sports Med. 2011;32(7):490–495.

[23]Puranen J, Orava S. The hamstring syndrome. A new diagnosis of gluteal sciatic pain. Am J Sports Med. 1988;16(5):517–521.

[24]Lempainen L, Sarimo J, Heikkila J, et al. Surgical treatment of partial tears of the proximal origin of the hamstring muscles. Br J Sports Med. 2006;40(8):688–691. C. A. Guanche.

第 11 章　闭孔神经卡压

Elan Jack Golan，Srino Bharam

王志学　译

11.1 解剖

闭孔神经起自 L2、L3、L4 神经的前支在腰神经丛出口的汇合处。L3 神经的前支通常是上述中最大的，而 L2 神经的前支往往是其中最小的。两者合并后穿过腰大肌，并沿着腰大肌内缘向远端走行至髂总动脉的上方和浅层，到达髂总动脉分叉处和输尿管的外侧。之后，闭孔神经继续沿着骨盆的外侧壁与闭孔血管伴行延伸向闭孔。随后穿过闭孔管从骨盆延伸向髋关节方向，其走行于周围膜状组织围成的肌管。

一般认为，闭孔神经在穿过闭孔管时分为前支和后支。但是，现在很多研究都普遍报道了前、后支在起始部位存在变异。尸体研究证实：50% 的标本确实在闭孔管内出现了典型的分叉；而出现变异的标本中，在骨盆近端，或者在大腿的远侧出现分叉，两种情况大约各占 25%。闭孔神经在骨盆中下行的过程中，被闭孔外肌的纤维分隔为两支。最终前支和后支分布在短收肌的两侧。

由浅向深观察，闭孔神经的前支紧贴长收肌肌腹的深面，行走于短收肌的表层。不同的是，闭孔神经的后支穿行于短收肌肌腹的深面和大收肌的表层。由此可见，由内侧向外侧依次是长收肌、闭孔神经前支、短收肌、闭孔神经后支，最后是大收肌（图 11.1）。

11.1.1 闭孔神经前支

闭孔神经前支在下行穿过闭孔的过程中可发生变异，它在大腿部位向远端发出分支。闭孔神经前支在闭孔管的起始处或邻近此处发出关节支延伸向髋关节。关节支支配长收肌、短收肌以及股薄肌，少数情况下也支配耻骨肌。经典的解剖学著作（格氏解剖学）描述其在穿过闭孔外肌上缘的浅层时与闭孔静脉伴行。

近期的尸体研究证实：在所有接受研究的闭孔神经标本中，仅有一半的标本符合上述描述走行。在神经走行过程中还有很多其他的变异被发现，包括闭孔神经前支有一部分在更远端的部位穿过闭孔外肌，随后又重新与神经主支合并。同样的，闭孔神经的前支和后支都可能在大腿更近端的部位出现变异。副闭孔神经也曾经被发现，报道的发生率大小不一，为 8% ~ 30%。虽然闭孔神经在穿过闭孔的过程中确切的变异数据仍不清楚，但是神经的高度解剖变异，加上包括腹股沟韧带和耻骨体在内的多个邻近组织结构的存在，都可能将闭孔神经前支置于容易受压迫的位置。

一些研究闭孔神经前支在长收肌和短收肌以及耻骨肌之间的潜在性压迫的文章描述了位于两个肌肉之间的独立存在的筋膜层。研究认为这种筋膜层是发生闭孔神经卡压症的主要部位。这种薄而独立存在的筋膜层由几个部分组成，包括脂

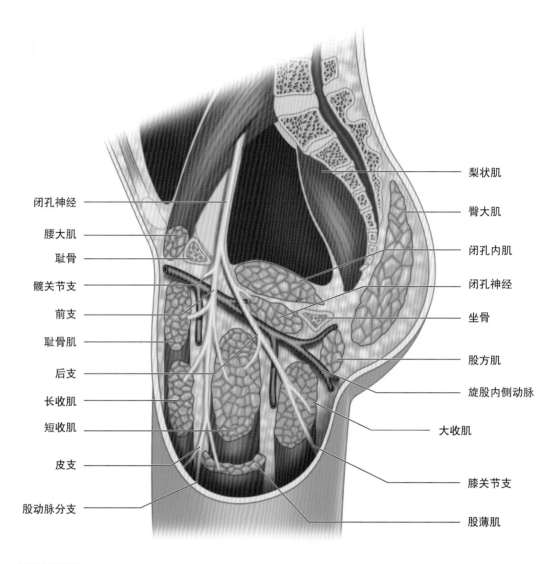

图 11.1　闭孔神经解剖

肪，毗邻周围血管结构的结缔组织，还有带血管蒂的肌内层。

　　一些研究者注意到，内侧肌内隔膜的血管越多，短收肌和长收肌以及耻骨肌之间的分隔就会越少。实际上，假如这种特殊的肌内隔膜很厚的话，上述的 3 个肌肉就变成了在筋膜层之间几乎没有分隔的融合在一起的包块。

　　闭孔神经前支将无数个小分支汇集成 3 个主支。第一个主支在最上方，走行于长收肌上缘的外侧。第二个主支靠近内侧穿行，支配长收肌和耻骨肌。第三个主支大部分在内侧走行，支配股薄肌，并下行汇入缝匠肌下丛。另外还有其他分

支形成皮下支，下行进入收肌管，最终支配大腿远端内侧的筋膜和皮肤感觉。

　　闭孔神经前支也被证实与周围的血管组织存在密切关联。前支在闭孔内走行时很靠近闭孔静脉。继续沿着前支走行很快便会发现旋股内侧动脉的分支位于耻骨肌和长收肌之间的隔膜内。最后，随着前支下行至缝匠肌下丛，2 ~ 3 个血管束跨过动脉从内侧延伸向外侧。因此，有研究人员认为，为耻骨肌、长收肌以及短收肌提供血供的旋股内侧动脉血管蒂，是造成筋膜层增厚从而导致神经卡压的主要病因。旋股内侧动脉血管蒂在沿着形似三角的内收肌走行时，将神经包绕在

内，这可能会增加神经卡压的发生风险。

11.1.2　闭孔神经压迫的其他病因

近期文献中关于外源性原因导致闭孔神经卡压的病例报道很常见。那些导致闭孔神经压迫的详尽的继发性原因在此章节不再赘述。概而言之，除了本章所述的筋膜层导致的神经压迫之外，多系统紊乱导致的闭孔本身的病理改变，还有一些报道中最常见的病因包括恶性病变压迫，骨科或者妇产科术后改变或者医源性改变，非特异性炎症或者感染性改变，还有骨盆骨折，均可导致闭孔神经卡压。

11.2　临床表现

髋关节疼痛的临床评估，尤其是对于高水平运动员的髋关节疼痛临床评估，是骨科临床实践中最复杂的诊断难题之一。复杂的解剖环境，种类繁多的组织结构，局限在狭小的空间，都是各种疼痛产生的潜在性根源。这就需要系统的全面考虑和排除才能得到最终诊断。即使对于经验最丰富的医生，诊断过程也常常是一个挑战。运动员与其他患者髋关节疼痛的差别在于疼痛范围更加广泛，包括肌腱炎、滑囊炎、骨性炎症、疝，同时合并的肌腱性病理改变、应力性骨折、肌腱止点炎以及其他潜在性的疼痛病因。综合体格检查，先进的影像学检查，再加上依从性比较好的患者提供的详尽而准确的病史，这种多管齐下的诊断方法是获得最终诊断的最重要的途径。

根据近期的文献报道，闭孔神经卡压几乎都发生于男性患者中。在一个最大的关于闭孔神经受压的系列研究中，29 例患者中有 28 例是男性。目前仍然不清楚这种差别是由于性别的解剖学差异导致男性更易罹患闭孔神经卡压，还是不同性别的体育活动参与率有差别导致的，尤其是一些需要反复快速的横向移动的体育活动，比如橄榄球和澳式足球。在其他的腹股沟相关的损伤诸如运动员疝或者是长收肌损伤中，也可以看到以男性患者为主的损伤模式的类似趋势。

虽然还没有物理检查能够作为诊断闭孔神经卡压的确诊手段，但是一些物理检查，如肌电图的检查结果，能够在最大程度上显示患者是否存在闭孔神经卡压。

需要注意的是，很多闭孔神经卡压的患者可能在休息时没有症状，只有在活动后才会出现症状。患者经常会出现大腿前方、内侧和（或）后方的难以定位的隐痛。这种疼痛经常会围绕着整个大腿区域扩散至长收肌的起点耻骨结节处，有些患者描述的疼痛症状还会扩散至同侧的髂前下棘。

在一个纳入了 29 例诊断为闭孔神经卡压患者的研究中，Bradshaw 等描述了最重要的 3 个临床表现，即内收肌肌力减弱、内收肌痉挛和大腿内侧面感觉异常。在上述的 3 个临床表现中，对于诊断闭孔神经卡压最具有价值的是内收肌的肌力减弱和痉挛，同时伴有活动后的大腿内侧面感觉异常。运动员患者在尝试完成跳跃动作和单腿站立后可能会出现患侧大腿内侧和内收肌无力。这种无力通常是不完全地继发于长收肌（股神经）和大收肌（坐骨神经）的双重支配的情况下。

患侧髋关节内收肌肌腱反射的消失也提示闭孔神经卡压，但是并不能确诊。因为内收肌肌腱反射对于许多正常人来说本来就是不存在的，而且是双侧下肢均不存在。但是如果患侧的内收肌肌腱反射消失，而对侧肢体反射存在的话，就具备了闭孔神经卡压的诊断价值。最后，对于比较少见的闭孔神经长期卡压的患者，临床医生会注意到患肢的内收功能减弱。这种表现说明患者为"环形"宽基底步态，而且患侧肢体常处于外展和外旋位。

也有一些查体适用于怀疑有闭孔神经压迫的患者。患者经常会有耻骨肌牵拉疼痛，以及被动外旋和外展患侧髋关节或者对抗髋关节内旋从而诱发疼痛的经历。强制性的外展髋关节可能也会

诱发霍希普 – 罗姆伯格征，它是指由于髋关节逐渐外展、伸直和内旋时引起的膝关节内侧疼痛的现象。

11.3 辅助检查

影像检查是准确诊断闭孔神经卡压的关键部分，贯穿整个诊断的过程，通过多个不同途径进行诊断是非常重要的。如此一来，临床医生就不会盲目地依赖先进的成像技术来做出诊断，而是综合一些如查体之类的途径来明确诊断和排除其他可以引起腹股沟疼痛的隐匿性病变。

与任何的骨科损伤一样，常规的评估应该从X 线片开始，尤其是在怀疑有创伤病史的情况下，应该拍摄骨盆正位 X 线片并且应用患侧髋关节的专用成像，以排除可能会引起相应症状的隐匿性骨折等骨性损伤。

实际上在闭孔神经卡压的情况下，X 线片是不具备诊断价值的。在获得准确的病史并结合查体的情况下，肌电图检查成为一项合理的而且性价比高的诊断措施。在一些闭孔神经卡压的运动员患者中，肌电图检查作为最重要的诊断手段，显示出了长收肌和短收肌的慢行去神经化改变。在 Bradshaw 等的研究中，全部的 29 例确诊的患者都有肌电图去神经化的现象，这为明确闭孔神经卡压的诊断提供了极大的帮助。具体现象通常表现为纤颤电位或持续较长时间的高振幅运动单元电位。另外，闭孔神经压迫在手术松解之后 6周和 12 月复查肌电图，可以证实上述的现象得到了改善，这就进一步证明肌电图在初步的诊断和术后随访方面都可以应用。

闭孔神经卡压后在超声诊断学方面的改变也有报道。超声评估通常可以显示出压迫部位近端的局部水肿，并伴有闭孔神经前支所支配的区域出现肌肉萎缩和退行性改变。近期的研究报道，虽然不是所有患者都可以探查到，但是 85% 的接受调查的患者都可以用超声探查到闭孔神经前支。闭孔神经前支在超声探查中走行平直，前后中位尺寸比和内外尺寸比分别为 0.32 和 0.18，是超声探查的下肢外周神经中最平直的一个。近期的一项尸体相关研究界定了一个高回声三角形区域，该区域以耻骨支、股动脉和静脉为边界，显示出闭孔神经前支的定位。

在进行肌电图和（或）超声检查之后，如果仍然不能确定诊断，则会建议患者进行 MRI 检查。通过 MRI 检查，临床医生能够筛查导致运动员髋关节疼痛的其他原因，比如骨折、肌腱撕脱，或者盆腔内包块。基于 MRI 检查可以发现，闭孔神经前支在长收肌和短收肌之间的脂肪组织穿过。冠状位上，MRI 会将神经增强优化为细薄的低信号影，其被丰富的脂肪组织构成的神经外膜包裹。在闭孔神经垂直下行穿过内后侧到达腰大肌时，很容易在 MRI 上显示出其走行。神经在闭孔管内走行时，轴位的 MRI 则是显示神经定位的最佳方式。但闭孔神经前支的远端分支通常是难以清晰显示的，尤其是对于一些年轻的，肌肉比较发达的患者，因为此类患者肌肉之间脂肪组织相对较少。

当坐骨神经前支在闭孔和大腿远端走行时，通常没有特定的 MRI 表现。MRI 可显示神经支配区域的肌肉萎缩，提示神经受压时间较长。这种变化在液体敏感序列的表现是最直观的。

是否能将闭孔去神经化与常见的周围肌肉组织张力性改变区分开来是非常重要的。这两种变化最主要的区别是，在肌肉高张力的情况下，肌肉起止点周围的信号更集中，而闭孔外肌相对较少。耻骨炎时闭孔去神经化在 MRI 上表现为信号更加弥散，尤其是在截石位的手术术后。

骨扫描通常在耻骨支水平上会显示浓聚的轻度增加，与长收肌或短收肌的起点相一致。目前还不清楚这一发现是否代表闭孔卡压本身，或是合并的周围肌肉组织的张力改变和激惹引起的。

闭孔神经卡压的其他诊断措施：神经阻滞

对于闭孔神经有压迫征象的患者，神经阻滞

既可以作为诊断措施也可以作为治疗手段。闭孔神经阻滞通常作为一些诸如全膝关节置换等下肢手术时配合股神经阻滞的一项术后辅助措施。文献所报道的闭孔神经阻滞的成功率差异很大，目前的成功率因技术的不同而有很大差异。临床上，神经阻滞的准确位置通常靠推测确定，其大致位于闭孔神经前支支配的大腿远端内侧敏感区出现感觉异常的区域。

也许将神经阻滞纳入患者病情评估最令人信服的论据是其可以预测手术后症状的缓解情况。这种局麻的结果对于那些继发性、同时存在如疝或者内收肌紧张等其他疼痛病因的患者尤其重要。事实上，在闭孔神经阻滞后症状仍不完全缓解应该是一个提示，提示我们需要进一步的评估来排除同时存在的其他疼痛原因。此外，虽然还没有关于闭孔病理改变的长期治疗效果的研究存在，但类似的"耻骨裂"注射已被证明在治疗其他原因引起的慢性疼痛方面具有良好的效果。

11.4　手术治疗

在损伤发生的急性期，基本的治疗包括休息和改变运动方式以及口服非甾体类抗炎药物。除了正规的物理治疗，按摩、拉伸和筋膜推拿等辅助治疗也被提倡用于急性损伤期的治疗。Sorenson 等报道了在闭孔神经卡压症状急性发作的早期阶段应用上述的保守治疗收到了良好的效果。然而，与更常见的身体其他部位的神经压迫性病变一样，文献表明，闭孔神经卡压一旦确诊，保守治疗的作用有限。

最终，接诊肌电图已经存在神经传导速度下降的患者时，临床医生的目标是通过减轻压迫，来使患者获得最佳的恢复机会。对于那些症状持续时间较长、无缓解，而且伴有肌电图病理改变或者闭孔神经阻滞试验呈阳性反应的患者，应该考虑手术治疗。

松解手术以长收肌的外缘为中心点，于耻骨结节远端大约1cm处做一长约3cm的斜形切口。打开长收肌肌膜层，显露隐静脉并注意保护。钝性分离扩大长收肌、耻骨肌和深层的短收肌之间的间隙。轻柔切开此间隙底层的深筋膜即可显露闭孔神经前支。沿神经走行仔细游离神经近端直至闭孔，游离过程中使用电刀烧灼遇到的穿支血管。如有任何旋股内侧动脉的分支，则沿着这些分支向近端分离是非常关键的，因为这些分支对于筋膜层的血供具有至关重要的作用，而筋膜层病变通常是引起闭孔神经卡压的主要原因。一旦显露至闭孔内，则钝性分离去除多余的脂肪组织，因为这些脂肪组织可能在闭孔神经前支下行至远端分支之前的部位引起压迫。

Harvey 描述了在进行闭孔神经前支减压过程中 3 处主要的潜在出血点，这些出血点都提示了神经与其周围的血管组织存在着密不可分的关系，两者相伴走行于下肢。第一处也是最容易发生问题的出血点就是之前提到的位于长收肌和耻骨肌水平的旋股内侧动脉分支。这个位置正是这些分支在供应周围肌肉组织之前的终末分叉处。最好能通过游离深至耻骨肌来避免此位置的出血，因为旋股内侧动脉的分支恰好穿过耻骨肌的表层。第二处潜在的出血部位是闭孔神经周围的远端筋膜层。这一区域通常出现问题的可能性较小，因为这一区域的血管变异较多。但是，应谨慎地进行游离，并立即电凝所有通行的血管，以避免不必要的出血。第三处出血点位于闭孔附近，此处存在很多的旋股内侧动脉和闭孔血管的吻合支。除了众多的静脉支，闭孔动脉也可以在闭孔管内的这个区域遇到。然而，由于这往往是一个比较深处的结构，该区域仍然相对安全，可仔细钝性分离以清除任何阻挡显露的脂肪组织。

11.5　治疗效果

关于闭孔神经前支松解术后的效果评价在目前的文献中的报道相对较少。幸运的是，有 1 个纳入了 29 例患者的研究报道采用如上所述的手术技术在术后获得了优良的疗效。在此项研究中，根据临床表现不同将患者分为 3 组。第 1 组纳入了证实存在闭孔神经受压症状且没有既往已知的创伤史和手术史的患者共 24 例，这些患者在神经松解手术之后都获得了良好疗效。第 2 组的纳入标准与第 1 组相同，但在手术评估时发现伴有腹股沟直疝。除了神经松解术外，这些患者还同时接受了疝修补术的治疗。第 3 组的患者为闭孔神经相关症状出现之前有腹股沟部位手术史的患者共 3 例（内收肌切断、耻骨联合刮除术、股神经探查术）。该组的 3 个病例中，术中都进行了大量瘢痕组织的清理，且神经松解术后都成功解除了相应症状。

参考文献

[1]Anagnostopoulou S, Kostopanagiotou G, Paraskeuopoulos T, Chantzi C, Lolis E, Saranteas T. Anatomic variations of the obturator nerve in the inguinal region: implications in conventional and ultrasound regional anesthesia techniques. Reg Anesth Pain Med. 2009;34(1):33–39.

[2]Anloague PA, Huijbregts P. Anatomical variations of the lumbar plexus: a descriptive anatomy study with proposed clinical implications. J Man Manip Ther. 2009;17(4):e107–114.

[3]Gerlach U, Lierse W. Functional construction of the superficial and deep fascia system of the lower limb in man. Cells Tissues Organs. 1990;139(1):11–25.

[4]Harvey G, Bell S. Obturator neuropathy. An anatomic perspective. Clin Orthop Relat Res. 1999;363:203–211.

[5]Kowalska B, Sudol-Szopinska I. Ultrasound assessment of selected peripheral nerves pathologies. Part II: entrapment neuropathies of the lower limb. J Ultrasonography. 2012;12(51):463–471.

[6]Quain J, Sharpey-Schäfer EA, Symington J, Godlee RJ, Thane GD. Quain's elements of anatomy. London: Longmans, Green; 1894.

[7]Sinnatamby CS. Last's anatomy: regional and applied. Amsterdam: Elsevier Health Sciences; 2011.

[8]Tipton JS. Obturator neuropathy. Curr Rev Musculoskelet Med. 2008;1(3–4):234–237.

[9]Warwick R, Williams PL. Gray's anatomy. Edinburgh: Longman; 1973.

[10]Akkaya T, Comert A, Kendir S, Acar HI, Gumus H, Tekdemir I, et al. Detailed anatomy of accessory obturator nerve blockade. Minerva Anestesiol. 2008;74(4):119–122.

[11]Katritsis E, Anagnostopoulou S, Papadopoulos N. Anatomical observations on the accessory obturator nerve (based on 1000 specimens). Anat Anz. 1980;148(5):440–445.

[12]Jo SY, Chang JC, Bae HG, Oh JS, Heo J, Hwang JC. A morphometric study of the obturator nerve around the obturator foramen. J Korean Neurosurg Soc. 2016;59(3):282–286.

[13]Bradshaw C, McCrory P, Bell S, Brukner P. Obturator nerve entrapment. A cause of groin pain in athletes. Am J Sports Med. 1997;25(3):402–408. 11 Obturator Nerve Entrapment.

[14]Soong J, Schafhalter-Zoppoth I, Gray AT. Sonographic imaging of the obturator nerve for regional block. Reg Anesth Pain Med. 2007;32(2):146–151.

[15]Sorenson EJ, Chen JJ, Daube JR. Obturator neuropathy: causes and outcome. Muscle Nerve. 2002;25(4):605–607.

[16]Sureka J, Panwar S, Mullapudi I. Intraneural ganglion cysts of obturator nerve causing obturator neuropathy. Acta Neurol Belg. 2012;112(2):229–230.

[17]Van Ba OL, Wagner L, de Tayrac R. Obturator neuropathy: an adverse outcome of a trans-obturator vaginal mesh to repair pelvic organ prolapse. Int Urogynecol J. 2014;25(1):145–146.

[18]Ghijselings S, Bruyninckx F, Delport H, Corten K. Inflammatory neuropathy of the lumbosacral plexus following periacetabular osteotomy. Case Rep Orthop. 2016;2016:3632654.

[19]Stuplich M, Hottinger AF, Stoupis C, Sturzenegger M. Combined femoral and obturator neuropathy caused by synovial cyst of the hip. Muscle Nerve. 2005;32(4):552–554.

[20]Lehmann W, Hoffmann M, Fensky F, Nuchtern J, Grossterlinden L, Aghayev E, et al. What is the frequency of nerve injuries associated with acetabular fractures? Clin Orthop Relat Res. 2014;472(11):3395–3403.

[21]Ashby EC. Chronic obscure groin pain is commonly caused by enthesopathy: 'tennis elbow' of the groin. Br J Surg. 1994;81(11):1632–1634.

[22]Brukner P, Bradshaw C, McCrory P. Obturator neuropathy: a cause of exercise-related groin pain. Phys Sportsmed. 1999;27(5):62–73.

[23]Harmon KG. Evaluation of groin pain in athletes. Curr Sports Med Rep. 2007;6(6):354–361.

[24]LeBlanc KE, LeBlanc KA. Groin pain in athletes. Hernia. 2003;7(2):68–71.

[25]Schilders E, Talbot JC, Robinson P, Dimitrakopoulou A, Gibbon WW, Bismil Q. Adductor-related groin pain in recreational athletes: role of the adductor enthesis, magnetic resonance imaging, and entheseal pubic cleft injections. J Bone Joint Surg Am. 2009;91(10):2455–2460.

[26]Suarez JC, Ely EE, Mutnal AB, Figueroa NM, Klika AK, Patel PD, et al. Comprehensive approach to the evaluation of groin pain. J Am Acad Orthop Surg. 2013;21(9):558–570.

[27]Dimitrakopoulou A, Schilders E. Current concepts of inguinal-related and adductor-related groin pain. Hip Int. 2016;26(Suppl 1):2–7.

[28]Schilders E, Dimitrakopoulou A, Cooke M, Bismil Q, Cooke C. Effectiveness of a selective partial adductor release for chronic adductor-related groin pain in professional athletes. Am J Sports Med. 2013;41(3):603–607.

[29]Robinson P, Barron DA, Parsons W, Grainger AJ, Schilders EM, O'Connor PJ. Adductor-related groin pain in athletes: correlation of MR imaging with clinical findings. Skelet Radiol. 2004;33(8):451–457.

[30]Dawson D, Hallett M, Wilbourn A. Miscellaneous uncommon syndromes of the lower extremity. In: Entrapment neuropathies. 3rd ed. Philadelphia: Lippincott-Raven; 1988. p. 369–379.

[31]Stewart JD. Peripheral nerve fascicles: anatomy and clinical relevance. Muscle Nerve. 2003;28(5):525–541.

[32]Bradshaw C, McCrory P. Obturator nerve entrapment. Clin J Sport Med. 1997;7(3):217–219.

[33]Gottschalk F. Transfemoral amputation: biomechanics and surgery. Clin Orthop Relat Res. 1999;361:15–22.

[34]Vasilev SA. Obturator nerve injury: a review of management options. Gynecol Oncol. 1994;53(2):152–155.

[35]Mumenthaler M, Schliack H. Lesions of individual nerves of the lower limb plexus and the lower extremity. In: Peripheral nerve lesions diagnosis and therapy. New York: Thieme Medical; 1991. p. 297–343.

[36]Pecina MM, Markiewitz AD, Krmpotic-Nemanic J. Tunnel syndromes. Boca Raton: CRC; 2001.

[37]Saurenmann P, Brand S. Obturator neuralgia (Howship-Romberg phenomenon). Schweiz Med Wochenschr. 1984;114(42):1462–1464.

[38]Akkaya T, Ozturk E, Comert A, Ates Y, Gumus H, Ozturk H, et al. Ultrasound-guided obturator nerve block: a sonoanatomic study of a new methodologic approach. Anesth Analg. 2009;108(3):1037–1041.

[39]Pavlov H, Nelson TL, Warren RF, Torg JS, Burstein AH. Stress fractures of the pubic ramus. A report of twelve cases. J Bone Joint Surg Am. 1982;64(7):1020–1025.

[40]Freire M, Winalski CS, Miniaci A, Sundaram M. Radiologic case study. Avulsion of the right adductor longus from the symphysis pubis. Orthopedics. 2012;35(2):85, 158–160.

[41]Dimitrakopoulou A, Schilders EM, Talbot JC, Bismil Q. Acute avulsion of the fibrocartilage origin of the adductor longus in professional soccer players: a report of two cases. Clin J Sport Med. 2008;18(2):167–169.

[42]Vogt S, Ansah P, Imhoff AB. Complete osseous avulsion of the adductor longus muscle: acute repair with three fiberwire suture anchors. Arch Orthop Trauma Surg. 2007;127(8):613–615.

[43]Tehranzadeh J, Kurth LA, Elyaderani MK, Bowers KD. Combined pelvic stress fracture and avulsion of the adductor longus in a middle-distance runner: a case report. Am J Sports Med. 1982;10(2):108–111.

[44]Redwine DB, Sharpe DR. Endometriosis of the obturator nerve. A case report. J Reprod Med. 1990;35(4):434–435.

[45]Martinoli C, Miguel-Perez M, Padua L, Gandolfo N, Zicca A, Tagliafico A. Imaging of neuropathies about the hip. Eur J Radiol. 2013;82(1):17–26.

[46]Litwiller JP, Wells RE Jr, Halliwill JR, Carmichael SW, Warner MA. Effect of lithotomy positions on strain of the obturator and lateral femoral cutaneous nerves. Clin Anat. 2004;17(1):45–49.

[47]Macalou D, Trueck S, Meuret P, Heck M, Vial F, Ouologuem S, et al. Postoperative analgesia after total knee replacement: the effect of an obturator nerve block added to the femoral 3-in-1 nerve block. Anesth Analg. 2004;99(1):251–254.

[48]McNamee D, Parks L, Milligan K. Post-operative analgesia following total knee replacement: an evalu-ation of the addition of an obturator nerve block to combined femoral and sciatic nerve block. Acta Anaesthesiol Scand. 2002;46(1):95–99.

[49]Jo YY, Choi E, Kil HK. Comparison of the success rate of inguinal approach with classical pubic approach for obturator nerve block in patients undergoing TURB. Korean J Anesthesiol. 2011;61(2):143–147.

[50]Wassef M. Interadductor approach to obturator nerve blockade for spastic conditions of adductor thigh muscles. Reg Anesth Pain Med. 1993;18(1):13–17.

第 12 章　坐骨－股骨撞击综合征

Juan Gómez-Hoyos，Hal D. Martin
沈　超　译

12.1 简介

　　非关节炎性髋后疼痛的发展与整个生物力学轴的解剖学结构和运动学有关。在正常情况下，步态不同阶段对髋关节周围不同骨性空间动态改变的影响应该是协调的。当解剖结构和运动状态出现异常时，可因具体情况产生相应的撞击和（或）不稳定。坐骨－股骨撞击综合征（IFI）可能是髋后疼痛最常见且最易被忽视的原因之一。

　　坐骨与小转子之间的摩擦机制可能导致股四头肌水肿，腘绳肌起点的肌腱炎/撕裂，坐骨神经卡压，最终导致功能障碍。

　　近年来 IFI 才被阐明，且目前可以获得该问题的流行病学统计数据很少。Singer 等最近发表了的一项基于 4 项研究和 166 例 IFI 的 Meta 分析。报道显示患者多为女性（142 例），平均年龄为 50.8 岁（标准差 ±12.7）。关于儿童期人群的 IFI 报道也已发表。

　　对于疑似 IFI 患者，需要综合病史、临床查体和影像学进行评估。最佳治疗是选择物理治疗还是手术取决于撞击的原因和保守措施的效果。

12.2 解剖

　　股方肌是扁平的四边形肌肉，位于髋关节的后部。它起源于坐骨结节的前缘，并止于股骨近端的后内侧。股方肌的前方为闭孔外肌，后方为坐骨神经，上方为下孖肌，下方为大收肌。Torriani 等将坐骨－股骨间隙（IFS）定义为坐骨结节外侧皮质与小转子内侧皮质之间的最小距离，而股方肌间隙（QFS）是股方肌通过由腘绳肌肌腱的上外侧面和髂腰肌肌腱或小转子的后内侧面所形成通道的最小间隙（图 12.1）。

　　在坐骨－股骨间隙内，坐骨神经与小转子共享相同的空间位置，小转子通过股方肌与坐骨神经隔离。坐骨外侧面半膜肌的近端止点也共享同一解剖空间（图 12.2）。

　　另一个值得一提的解剖结构是小转子上髂腰肌肌腱远端止点，当通过小转子成形术进行坐骨－股骨撞击综合征减压时可以将其游离。

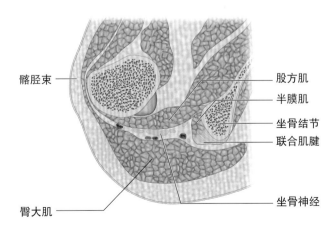

图 12.1　从头端向下观察坐骨－股骨间隙和周围结构水平轴向截面

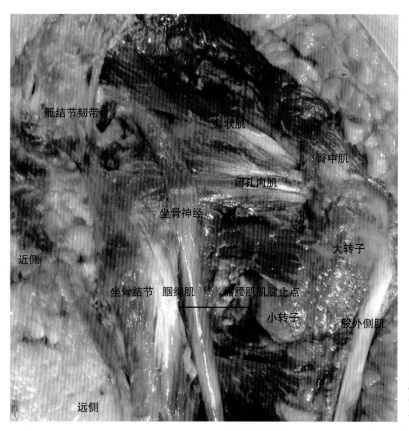

图 12.2 65 岁男性尸体臀区深部后视图。股骨处于中立位置，显示正常的坐骨 – 股骨间隙（实线）（股方肌部分切除，以便显示小转子）

更多解剖学细节可参考第 1 章对于臀区深部间隙的介绍。

12.3 定义

坐骨 – 股骨撞击综合征于 1977 年首次由 Johnson 报道。他描述了一次成功的髋关节置换术后，髋部疼痛持续存在可能是由于骨突起之间的软组织"挤压"造成的。他介绍了 3 例因小转子与坐骨之间发生撞击引起疼痛的患者，并通过切除小转子减轻了患者症状（图 12.3）。在第一次报道之后，在许多没有手术史的患者中报道了坐骨 – 股骨撞击综合征。

在 Johnson 的第一次描述中，他认为当髋关节处于轻微的内收、外旋和过伸时，正常情况下小转子与坐骨彼此距离在 2cm 内。然而，正常的坐骨 – 股骨间隙（IFS）值仍然存在争议。

Torriani 等第一次提出了关于正常坐骨 – 股骨间隙的定义。他们观察了 9 例髋部疼痛且 MRI 显示股方肌出现异常信号患者的 12 个髋关节，测量了其 MRI 上的坐骨股骨间隙和股方肌间隙（QFS）。并将数据与 10 例对照患者中的 11 个髋关节进行比较。与对照组相比，股方肌水肿患者的坐骨 – 股骨间隙和股方肌间隙明显变窄（13±5mm ：23±8mm 和 7±3mm ：12±4mm）。此外，检测中坐骨 – 股骨间隙 ROC 曲线最佳临界值为 ≤ 17mm，股方肌间隙为 ≤ 8mm。Torriani 的临界值现在通常用于确定患者是否有异常的坐骨 – 股骨间隙或股方肌间隙。然而，坐骨 – 股骨间隙是动态变化的，并且与步态相关。正常的步态模式允许近端股骨从屈曲移动到伸展过程中不与坐骨的外侧部分发生任何接触。如果正常的步态模式因不同原因而受到干扰，则可能会发生撞击。在步态期间，骨盆额状面的位移、腿内收增加和（或）外旋转增加将使坐骨 – 股骨间隙变窄。

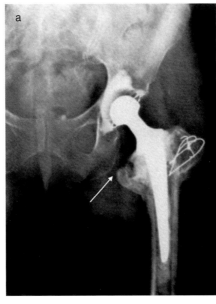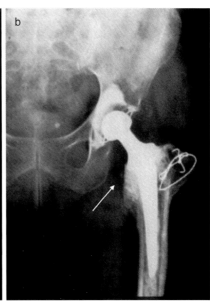

图 12.3　Johnson 于 1977 年发表的原始病例。（a）全髋关节置换术后 X 线片显示小转子变大（白色箭头）。（b）小转子成形术后的 X 线片（白色箭头）

传统上应用 MRI 评估坐骨－股骨间隙和股方肌间隙的大小，但最近的一项研究报道显示，使用超声诊断同样可以测量不同程度的股骨外展－内收和内－外旋转时坐骨－股骨间隙的大小。该研究的结果表明，股骨位置显著地影响坐骨－股骨间隙的尺寸，股骨内收和外旋转时间隙变得最小，股骨外展和内旋时间隙最大。

除了测量坐骨－股骨间隙和股方肌间隙以及识别股方肌水肿之外，最近还提出了基于这些空间测量的新标准。然而，由于这些测量与体位相关，因而运动全程成像技术可能有助于该疾病的诊断。通过使用 MRI 评估一系列运动，Springer 等检测到 1 例涉及坐骨结节和大转子的撞击病例。他们提出，运动全程 MRI 可以提高关节外髋部撞击诊断的准确性。

有必要进一步延伸和改进坐骨－股骨撞击的定义，因为相关间隙的测量可能受到诸如种族、年龄、性别和身高等多种因素的影响。

12.4 病因

各种静态和动态因素的组合影响髋关节本身复杂的机制。髋部形态异常可能减少关节活动范围。对于股骨近端或坐骨周围的结构及其对原发性髋部活动范围的影响研究较少。最近一项关于股骨近端角度畸形对无撞击髋关节活动范围影响的研究使用三维模型来模拟股骨近端的增量变形。他们发现，当增加股骨颈干角 ≥ 135° 和股骨前倾角 ≥ 25° 时，可诱发坐骨－股骨撞击综合征。

在普通髋关节中，坐骨－股骨撞击综合征通常被认为是髋外翻造成的。特异的 MRI 检查结果支持了这些意见，严重髋外翻畸形与小转子和坐骨结节之间存在密切关系，伴股方肌内典型的信号改变。此外，其他研究人员提出坐骨－股骨撞击综合征的患者出现股骨过度前倾和骨盆解剖的其他变化。Gómez-Hoyos 等评估了 11 例确诊为坐骨－股骨撞击患者的股骨前倾度（FNV）和小转子前倾度（LTV）。组间平均 LTV 无差异（−23.6° ∶ −24.2°；P = 0.8；95% CI，−7.5 ～ 6.4）；然而，有症状组平均 FNV（21.7° ∶ 14.1°；P = 0.02；95% CI，−14.2 ～ −1.1）高于无症状组患者，具有统计学意义。

Oliveira 等最近发现 250 例患者全髋关节置换术后坐骨－股骨间隙没有缩小；然而，异常前倾的股骨假体可能有助于解释髋关节置换后医源性的坐骨－股骨撞击综合征。

除解剖异常外，空间占位性病变也可能引起坐骨－股骨撞击综合征症状。Spencer-Gardner 等报道了 10 例与坐骨结节不愈合 / 畸形愈合相关的坐骨－股骨撞击综合征患者。所有病例均进行了手术，2 年随访显示其功能明显改善。其他类似病例已在年轻运动员中报道。

同样，骨骼或软组织肿瘤可能会缩小坐骨－股骨间隙并产生症状。由于单侧或双侧骨软骨瘤而继发性坐骨－股骨撞击综合征者较少；然而，这种诊断可能是最常见肌肉骨骼系统肿瘤导致坐骨－股骨间隙狭窄。在 20% ~ 45% 的患者中，坐骨－股骨撞击综合征是双侧发病或发生在年轻人中，这一现象支持了坐骨－股骨间隙可存在先天性狭窄的假设。

Yoong 等进行了一项 MRI 病例对照研究，通过与正常受试者相比，评估多发性遗传性骨软骨瘤（MHE）影响股骨近端的患者的坐骨－股骨撞击间隙是否存在显著差异。在分析了 42 个髋关节后后，他们发现与对照组（平均 18.1 mm，10.5 ~ 26.5mm）相比，多发性遗传性骨软骨瘤患者（平均 10.7 mm，0 ~ 21 mm）的最小坐骨－股骨间隙存在显著差异。在 MHE 组中，62% 的髋关节出现了坐骨－股骨撞击症状，而对照组为 0。

与坐骨－股骨撞击综合征相关的软组织问题也被报道过。还报道了与 IFI 相关的软组织问题。Papoutsi 等描述了由肌间脂肪瘤引起坐骨－股骨撞击综合征的罕见病例。手术切除肿瘤后症状消失，组织学证实了肿瘤的脂肪源性。

坐骨－股骨间隙应被理解为受多因素影响的动态步态相关区域。例如 Ali 等报道的 1 例患者，异常的步态是引起坐骨－股骨间隙狭窄的根本原因。这名 48 岁女性的步态异常是由外展肌功能障碍引起的，从而使股方肌有由于步态引起的髋内收而受到撞击的风险。

表 12.1 列出了坐骨－股骨撞击综合征的潜在病因和诱发因素。

表 12.1　坐骨－股骨撞击综合征的潜在病因和诱发因素

1. 原发性或先天性（骨科疾病）
1.1 髋外翻
1.2 小转子突出
1.3 先天性股骨的后内侧移位
1.4 股骨的直径较大
1.5 股骨前倾角异常
1.6 短颈畸形
1.7 骨盆解剖的变化
2. 继发性或获得性
2.1 功能障碍
（a）髋关节不稳定
（b）骨盆和脊柱不稳定
（c）外展 / 内收肌不平衡
2.2 坐骨结节肌腱止点端病变
2.3 创伤，过度使用和极端髋关节运动
2.4 医源性原因
2.5 肿瘤
2.6 膝外翻，下肢不等长，足内翻

12.5 病史和临床发现

坐骨－股骨撞击综合征的临床表现多变，但最常见的症状是坐骨深部外侧到臀区深部的髋后疼痛。同时这些患者可能会提及弹响现象和（或）各种类似坐骨神经损伤的症状，这些症状会扩散到小腿，这是由于股方肌近端压迫和刺激坐骨神经引起的（图 12.2）。

坐骨神经卡压患者常有创伤史和坐位疼痛症状（无法持续坐 > 30min），下背部或臀部的根性疼痛，以及患侧腿部的感觉异常。应考虑同时存在坐骨－股骨撞击综合征和坐骨神经问题。

因为臀区深部的复杂解剖结构与髋后关节疼痛其他原因的临床表现高度相似，小转子和坐骨之间的撞击很容易被忽视。Hatem 等报道，在一个坐骨－股骨撞击综合征的患者人群中，患者平均症状持续时间为 29.2 个月（16.6 ~ 59.3 个月）。

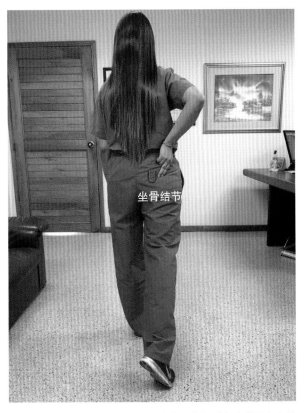

坐骨结节

图 12.4 大步行走试验旨在髋关节伸展期间引起小转子和坐骨之间的撞击。如果患者髋关节在伸展期间受影响，在坐骨外侧面手扶患髋且臀后疼痛重现，则认为该试验的结果是阳性的。在小步行走或外展步态时疼痛得到缓解

由于坐骨 – 股骨间隙的病理性狭窄，坐骨的外侧部分和小转子的后内侧部分之间的异常应力导致炎症和髋后疼痛，这一症状可以在体检中再现。

坐骨 – 股骨撞击综合征的最初描述提出，通过使髋部过伸、内收和外旋，可以诱发疼痛；然而，直到 2016 年 Gómez-Hoyos 等才报道针对髋后疼痛的坐骨 – 股骨撞击综合征患者的如下两项临床查体方法准确性的研究，并通过内镜确诊。

患者处于侧卧位进行坐骨 – 股骨撞击综合征检查（图 12.4）。检查者将患者的髋关节过伸。坐骨 – 股骨撞击试验旨在激发中立或内收位髋关节诱发撞击（在坐骨外侧面重现髋后方疼痛）并在伸髋外展时减轻症状。该试验的灵敏度为 0.82，特异性为 0.85，阳性预测值为 0.88，阴性预测值为 0.79，阳性似然比为 5.35，阴性似然比为 0.21，诊断比值比为 25.6。

当患者走路时，大步行走（LSW）试验旨在伸髋末期引起小转子和坐骨之间的撞击（图 12.5）。如果在大步行走髋关节过伸过程中坐骨

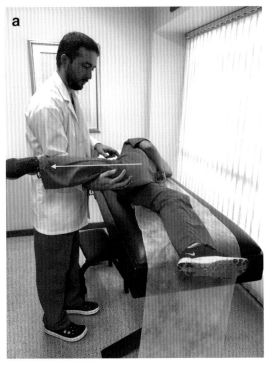

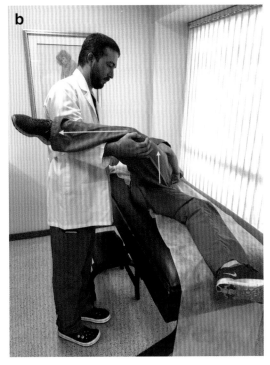

图 12.5 （a、b）坐骨 – 股骨撞击试验是在患者处于对侧卧位并将受影响的髋关节置于被动伸展的情况下进行的。当症状在中立或内收时再现，该试验的结果被认为是阳性，而外展过伸不会再现症状

外侧面再现髋后方疼痛，则该试验的结果被认
为是阳性的，而当小步行走或外展步态时疼痛
会减轻。该试验的灵敏度为 0.94，特异性为 0.85，
阳性预测值为 0.89，阴性预测值为 0.92，阳性
似然比为 6.12，阴性似然比为 0.07，诊断比值
比为 88.8。

伴有其他相关问题 [例如腘绳肌综合征和
（ 或 ）坐骨神经卡压] 的患者，可以出现其他症状。

髋后疼痛的鉴别诊断可以定位于近端或远端
区域。那些产生远端坐骨神经撞击的患者与那些
表现出行走或坐着疼痛的患者主诉不同。坐着会
加剧疼痛的情况例如驾驶；当髋关节屈曲 30°
与 90° 时相比，腘绳肌（半膜肌）显示出不同
的力矢量角。当腘绳肌受累时，维持 30° 屈髋
姿势的活动可以再现坐骨神经损伤症状。相反，
坐骨 – 股骨撞击综合征患者坐时更舒适；然而，
在髋关节行走伸髋末期当坐骨与小转子之间的空
间减小时，疼痛会加剧 。这个缩小的空间是坐
骨神经所在区域。如果该空间的正常生物力学被
破坏，则坐骨神经可能遭受动态撞击。

髋关节活动范围受限对于脊柱活动性和功能
的影响已被证明是慢性腰痛的原因之一。由于髋
关节伸展受限，坐骨 – 股骨撞击综合征患者可能
出现腰痛的相关症状。在一项尸体研究中，这一
临床观察结果得到了 Gómez-Hoyos 等的证实。由
坐骨 – 股骨间隙变小导致的髋关节伸展受限可造
成腰椎（ L3/L4 和 L4/L5 ）的小关节压力显著增加。
完整的髋关节查体必须包括腰椎的检查；反之亦
然，对于腰痛的病例，必须进行髋关节评估。

12.6 影像诊断

标准影像学资料包括站立位骨盆前后位 X
线片、假斜位 X 线片和侧位 X 线片。坐骨 – 股
骨撞击综合征没有具体的影像学表现。坐骨 – 股
骨间隙在骨盆前后位 X 线片上显示变窄可能导
致误判，因为小转子位于坐骨神经隧道的后方。

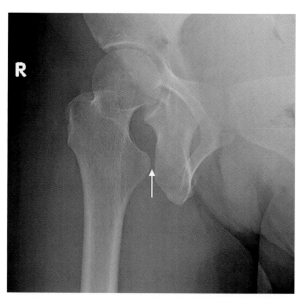

图 12.6　1 例 56 岁女性的坐骨 – 股骨撞击综合征患者髋关节
假斜位片。可见坐骨 – 股骨间隙的缩小（白色箭头）。该病例
通过 MRI 确认病情，X 线片无法准确用来测量坐骨 – 股骨间隙

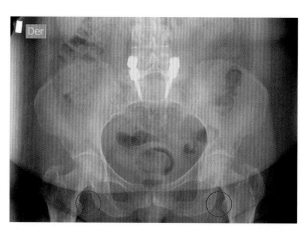

图 12.7　63 岁的女性的骨盆前后位 X 线片。与右侧（蓝色圆圈）
相比，左侧髋部（红色圆圈）可见缩小的坐骨 – 股骨间隙

尽管假斜位 X 线被认为可用于确定狭窄的坐骨 –
股骨间隙（图 12.6），但髋关节和骨盆 X 线片
主要用于诊断可能导致坐骨 – 股骨撞击的骨质异
常，如多发性外生骨疣、小转子畸形愈合和（或）
特发性坐骨 – 股骨间隙狭窄（图 12.7）。

超声检查一直用于确诊疑似坐骨 – 股骨撞击
综合征患者坐骨 – 股骨间隙内股方肌水肿的存
在。然而，在最近的一项研究中，Finnoff 等使
用超声波评估股骨内、外旋转以及髋关节内收和
外展时坐骨 – 股骨间隙大小的变化。股骨位置
显著改变了坐骨 – 股骨间隙的大小。股骨外展和

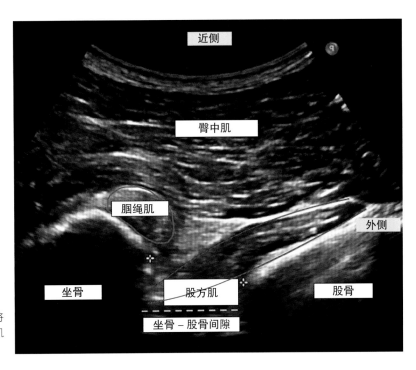

图 12.8　坐骨 – 股骨间隙的超声图像。将弯曲的探头放置在的髋后方上。观察股方肌与坐骨 – 股骨间隙之间的密切关系

内旋时坐骨股骨间隙尺寸最大（平均 51.8 mm，49.2 ~ 54.5mm），髋内收和外旋时最窄（平均 30.8mm，25.5 ~ 36.0mm）。虽然这项研究提供了关于髋关节位置和坐骨 – 股骨间隙大小之间关系的有用信息，但研究人员没有提供超声可以准确用来测量坐骨 – 股骨间隙的证据。一年后，Finnoff 等发表了一项新研究，旨在确定与 MRI 的"金标准"模式相比，超声是否能准确测量坐骨 – 股骨间隙（图 12.8）。他们发现使用超声波获得的坐骨 – 股骨间隙测量值与使用 MRI 获得的测量值相似无显著统计学差异（29.5mm，标准差 4.99 与 28.25mm，标准差 5.91）。

尽管有新的证据表明超声技术可用于测量坐骨 – 股骨间隙，但 MRI 仍然是疑似坐骨 – 股骨撞击综合征患者影像评估的"金标准"。

在评估 MRI 上的坐骨 – 股骨间隙之前，应排除所有关节内源性和盆腔内源性的髋后方疼痛。

当使用 MRI 时，患者体位对坐骨 – 股骨撞击综合征的评估很重要。脚维持在中立的行走位置，这将尽可能地模拟对坐骨 – 股骨间隙的动态评估。如果脚未固定在该功能位置，则可能出现坐骨 – 股骨间隙变小的误判。T2 像轴位或 T2 像冠状位 MRI 是评估观察半膜肌及其坐骨侧起点的最佳图像。该视野可以用于检测半膜肌的部分撕裂或表面下撕裂。

Torriani 等最早描述了坐股区域两个间隙宽度的测量方法。一个是坐骨结节的外侧皮质与小转子的内侧皮质之间的最小距离（IFS），另一个是由腘绳肌肌腱的上外侧表面与髂腰肌肌腱或小转子后内侧表面界定的股方肌的最小通过空间（QFS）（图 12.9）。

到目前为止，Torriani 等提出的利于诊断坐

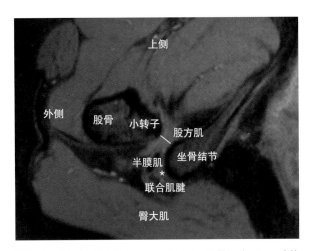

图 12.9　54 岁女性右侧髋部狭窄的坐骨 – 股骨间隙 T2 MRI（纯白线）。坐骨 – 股骨间隙被定义为坐骨结节外侧皮质与小转子内侧皮质之间的最小距离（该例患者为 8mm）。可见伴随的腘绳肌肌腱撕脱（星号）

骨 – 股骨撞击综合征临界值（IFS ≤ 17mm 和 QFS ≤ 8mm）被广泛使用。尽管如此，一些研究人员仍在尝试寻找一种可靠的方法来测量坐骨 – 股骨间隙，以便更准确地区分正常和异常情况。

Ozdemir 等进行了一项研究，以便在无症状人群中进行坐骨 – 股骨间隙的标准宽度测量，并记录坐骨 – 股骨间隙内的软组织 MRI 信号变化，以确定这些变化是否与坐骨 – 股骨间隙大小相关。他们研究包括来自 209 名无症状志愿者的 418 个髋关节 1.5T 髋关节 MRI 图像。他们发现平均坐骨 – 股骨间隙宽度为 2.56 ± 0.75cm（右，2.60 ± 0.75cm；左，2.53 ± 0.75cm）。在 209 名志愿者的 19 名（9.1%）中，MRI 上存在坐骨 – 股骨间隙内软组织信号异常。坐骨 – 股骨空间内的软组织异常包括股方肌的水肿（3 / 209，1.4%）和（或）股方肌的周围软组织和脂肪浸润（16 / 209，7.7%）。

虽然之前的研究报道，并非所有股方肌水肿患者都有坐骨 – 股骨撞击综合征，但 MRI 显示股方肌水肿和萎缩应提示需要进行坐骨 – 股骨间隙狭窄的检查。坐骨 – 股骨间隙和股方肌间隙的减小可导致股方肌受压，导致水肿和萎缩。另外，股方肌水肿和脂肪浸润可导致这些空间进一步变窄。

除了股方肌水肿外，MRI 还可以用来确定其他相关的异常情况，如骨髓水肿、腘绳肌肌腱炎、坐骨滑囊炎和坐骨神经刺激等。

坐骨 – 股骨撞击综合征是一个动态问题，并不完全通过影像学评估。诊断应该基于影像学与所有解剖学结构和功能层体格检查的结合。

12.7 非手术治疗

保守治疗通常适用于坐骨 – 股骨撞击综合征，通常包括改变活动（如教导患者限制步幅）、使用抗生素、外展肌强化、核心肌肉强化和髋关节运动锻炼。物理治疗计划应根据诸如运动需

求、运动范围限制和肌肉力量的客观下降等因素进行个体化实施。坐骨 – 股骨撞击综合征患者的干预策略旨在通过软组织动员、拉伸和加强锻炼以及有氧运动重新平衡髋部 / 骨盆和脊柱的肌肉关节功能。由于外展肌无力导致的坐骨 – 股骨撞击综合征患者应该在针对恢复外展肌力量和步态平衡的个性化物理治疗后得到完全缓解。假如涉及足过度旋前的患者，可使用矫形器。

影像学引导注射可用作诊断工具和治疗替代方案（见第 6 章）。对于那些疑似坐骨 – 股骨撞击综合征的患者，如果正确注射在需要观察的解剖结构中，疼痛缓解，则可用于鉴别其他原因引起的疼痛。

超声引导的股方肌皮质类固醇注射对坐骨 – 股骨撞击综合征效果明显，已被作为有效的治疗方法。Backer 等报道在其患者中百分之百地出现了中度到良好的疼痛缓解。然而，疼痛的位置可能不仅限于坐骨 – 股骨间隙中，而是在向近端转移。

已有关于超声引导下肉毒杆菌毒素和多脱氧核糖核苷酸钠注射的病例报告发表。使用这些疗法时应慎重，因为支持这些方法的证据尚不充足。

12.8 手术治疗

如果患者通过保守治疗无法缓解疼痛，则应考虑手术干预。手术治疗选择取决于临床诊断和影像学评估以及患者在保守治疗阶段对靶向注射的反应。手术的目的是重建正常间隙，可能不需要完全切除小转子。

在必要时可以通过进行小转子成形术、坐骨成形术或两者并举来实现对坐股空间的减压。

手术治疗方案可以包括开放和（或）内窥镜技术，以恢复正常的解剖结构。使用后路进行小转子成形术更安全，以避免旋股内侧动脉损伤，（详见第 1 章）。

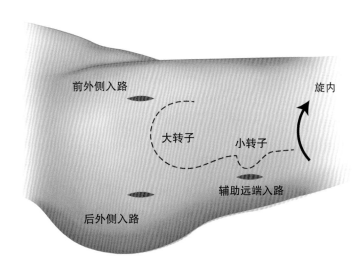

图 12.10　髋镜治疗坐骨－
股骨撞击综合征的手术入
路。使用 3 个入路：前外
侧入路、后外侧入路和小
转子水平的辅助远端入路

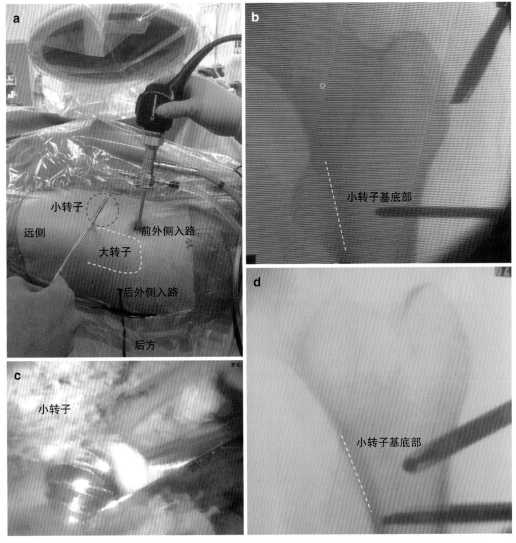

图 12.11　内镜下小转子成形术，患者仰卧在牵引床上。（a）使用前外侧入路置入 70° 高清关节镜以获得视野。
后外侧入路和辅助远端入路用于引入探头、磨钻、弯曲牵开器或镜头。（b）用于确定小转子位置的 X 线透视图
像。（c）髋镜观察下通过后外侧入路使用磨钻行小转子成形术。（d）切除小转子后股骨最终的透视图

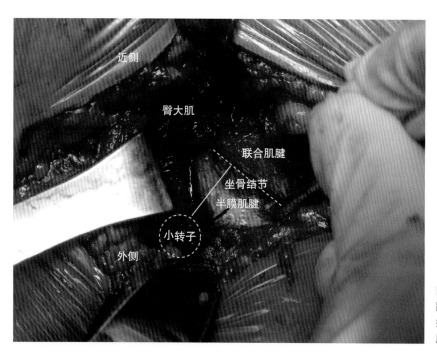

图 12.12 患者俯卧位，左侧，后方入路。 通过开放手术在伴随腘绳肌起点撕脱的患者中行坐骨成形术对坐骨－股骨间隙（黄色实线）减压

全内镜下手术采用与 Hatem 等术式类似的手术方法。患者仰卧在牵引床上，床向对侧倾斜20°。使用 3 个入路：前外侧入路、后外侧入路和小转子水平的远端辅助入路（图 12.10）。牵引使用最多 15min，关节内空间进行关节镜检查，其余过程无须牵引。在前外侧入路中使用 70°高清关节镜头，而后外侧和辅助远端入路主要用于放置探头、磨钻、弯曲牵开器或镜头。股方肌的切除对于提供进入旋股内侧动脉和第一股动脉穿孔之间的窗口是必要的，如此才能看到小转子。然后对后 1/3 的小转子进行成形术（留下股方肌的远端部分以避免血管损伤）以获得功能正常的坐骨－股骨间隙。内收－过伸和内－外旋转的动态髋关节运动用于验证小转子减压程度（图 12.11）。

无论切除技术如何，减小小转子的尺寸和（或）坐骨的外侧面都可以导致髂腰肌和（或）腘绳肌肌腱撕脱。Gómez-Hoyos 等进行尸体研究以描述髂腰肌腱小转子止点的确切位置，明确小转子成形术的意义。他们发现，为增加坐骨－股骨间隙，对小转子部分或全部成形术不可避免会造成髂腰肌部分或完全撕脱。

坐骨－股骨撞击综合征伴有腘绳肌撕裂的病例可以通过坐骨成形术和腘绳肌修复术或小转子成形术来治疗。手术的目标是重新创建标准坐骨－股骨间隙，以实现正常的髋关节伸展，并避免后续任何运动学上的腰椎异常。识别并松解受压的坐骨神经对于获得最佳结果至关重要。

另一种方法是采用微创开放式外科技术，需要干式内窥镜和神经监测辅助。神经监测可降低术中神经损伤的风险。微创经臀肌入路需要患者处于俯卧位。在 X 线透视下确定坐骨结节和坐股空间，并绘制 8cm 横向线。坐股空间、股方肌和腘绳肌可通过臀大肌近端 2/3 和肌肉远端1/3 进入（图 12.12）。

12.9 术后康复

术后 4 周康复措施包括拐杖辅助和部分负重以及中立位髋关节屈肌增强训练。足够的术后恢复的重要里程碑是恢复脊柱骨盆的力线和稳定以控制髋关节伸展和外展肌强化；然后，在负重期间避免提放臀部锻炼或下肢过度内收。建议不要主动直腿抬高，以保护剩余的肌腱止点。

参考文献

[1]Singer AD, Subhawong TK, Jose J, Tresley J, Clifford PD. Ischiofemoral impingement syndrome: a metaanalysis. Skelet Radiol. 2015;44(6):831–837.

[2]Tosun Ö, Çay N, Bozkurt M, Arslan H. Ischiofemoral impingement in an 11-year-old girl. Diagn Interv Radiol. 2012;18(6):571–573.

[3]Stenhouse G, Kaiser S, Kelley SP, Stimec J. Ischiofemoral impingement in children: imaging with clinical correlation. AJR Am J Roentgenol. 2016;206(2):426–430.

[4]Duque Orozco MD, Abousamra O, Rogers KJ, Thacker MM. Magnetic resonance imaging in symptomatic children with hereditary multiple exostoses of the hip. J Pediatr Orthop. 2018;38(2):116–121.

[5]Aydıngöz Ü, Özdemir Z, Güneş A, Ergen FB. MRI of lower extremity impingement and friction syndromes in children. Diagn Interv Radiol. 2016;22(6):566–573.

[6]Torriani M, Souto SCL, Thomas BJ, Ouellette H, Bredella MA. Ischiofemoral impingement syndrome: an entity with hip pain and abnormalities of the quadratus femoris muscle. AJR Am J Roentgenol. 2009;193(1):186–190.

[7]Martin HD, Reddy M, Gomez-Hoyos J. Deep gluteal syndrome. J Hip Preserv Surg. 2015;2(2):99–107.

[8]Miller SL, Webb GR. The proximal origin of the hamstrings and surrounding anatomy encountered during repair. Surgical technique. J Bone Joint Surg Am. 2008;90(Suppl 2):108–116.

[9]Gómez-Hoyos J, Schröder R, Palmer IJ, Reddy M, Khoury A, Martin HD. Iliopsoas tendon insertion footprint with surgical implications in lesser trochanterplasty for treating ischiofemoral impingement: an anatomic study. J Hip Preserv Surg. 2015;2(4):385–391.

[10]Johnson KA. Impingement of the lesser trochanter on the ischial ramus after total hip arthroplasty. Report of three cases. J Bone Joint Surg Am. 1977;59:268–269.

[11]Patti J, Ouellette H, Bredella M, Torriani M. Impingement of the lesser trochanter on ischium as a potential cause of hip pain. Skelet Radiol. 2008;37:939–941.

[12]Finnoff J, Bond JR, Collins MS, Sellon JL, Hollman JH, Wempe MK, Smith J. Variability of the ischiofemoral space relative to femur position: an ultrasound study. PM&R. 2015;7:930–937.

[13]Singer A, Clifford P, Tresley J, Jose J, Subhawong T. Ischiofemoral impingement and the utility of full-range-of-motion magnetic resonance imaging in its detection. Am J Orthop (Belle Mead NJ). 2014;43(12):548–551.

[14]Vallon F, Reymond A, Fürnstahl P, Zingg P, Kamath A, Snedeker J. Effect of angular deformities of the proximal femur on impingement-free hip range of motion in a three-dimensional rigid body model. Hip Int. 2015;25(6):574–580.

[15]Bedi A, Dolan M, Leunig M, Kelly BT. Static and dynamic mechanical causes of hip pain. Arthroscopy. 2011;27(2):235–251.

[16]Bredella MA, Azevedo DC, Oliveira AL, Simeone FJ, Chang CY, Stubbs AJ, Torriani M. Pelvic morphology in ischiofemoral impingement. Skelet Radiol. 2015;44(2):249–253.

[17]Gómez-Hoyos J, Schröder R, Reddy M, Palmer IJ, Martin HD. Femoral neck anteversion and lesser trochanteric retroversion in patients with ischiofemoral impingement: a case-control magnetic resonance imaging study. Arthroscopy. 2016;32(1):13–18.

[18]Oliveira AL, Azevedo DC, Eajazi A, Palmer WE, Kwon YM, Bredella MA, Torriani M. Assessment of total hip arthroplasty as a predisposing factor for ischiofemoral impingement. Skelet Radiol. 2015;44(12):1755–1760.

[19]Spencer-Gardner L, Bedi A, Stuart MJ, Larson CM, Kelly BT, Krych AJ. Ischiofemoral impingement and hamstring dysfunction as a potential pain generator after ischial tuberosity apophyseal fracture non-union/malunion. Knee Surg Sports Traumatol Arthrosc. 2015;25(1):55–61.

[20]Hayat Z, Konan S, Pollock R. Ischiofemoral impingement resulting from a chronic avulsion injury of the hamstrings. BMJ Case Rep. 2014;25:2014.

[21]Schatteman J, Vanhoenacker FM, Somville J, Verstraete KL. Ischiofemoral impingement due to a solitary exostosis. JBR-BTR. 2015;98(1):39–42.

[22]Viala P, Vanel D, Larbi A, Cyteval C, Laredo JD. Bilateral ischiofemoral impingement in a patient with hereditary multiple exostoses. Skelet Radiol. 2012;41:1637–1640.

[23]Yoong P, Mansour R, Teh JL. Multiple hereditary exostoses and

ischiofemoral impingement: a casecontrol study. Skelet Radiol. 2014;43(9):1225–1230.

[24]Papoutsi D, Daniels J, Mistry A, Chandraseker C. Ischiofemoral impingement due to a lipoma of the ischiofemoral space. BMJ Case Rep. 2016;8:2016.

[25]Ali AM, Whitwell D, Ostlere SJ. Ischiofemoral impingement: a retrospective analysis of cases in a specialist orthopaedic centre over a four-year period. Hip Int. 2013;23:263–268.

[26]Hernando MF, Cerezal L, Pérez-Carro L, Abascal F, Canga A. Deep gluteal syndrome: anatomy, imaging, and management of sciatic nerve entrapments in the subgluteal space. Skelet Radiol. 2015;44(7):919–934.

[27]Young IJ, van Riet RP, Bell SN. Surgical release for proximal hamstring syndrome. Am J Sports Med. 2008;36(12):2372–2378.

[28]Hatem MA, Palmer IJ, Martin HD. Diagnosis and 2-year outcomes of endoscopic treatment for ischiofemoral impingement. Arthroscopy. 2015;31(2):239–246.

[29]Gómez-Hoyos J, Martin RL, Schröder R, Palmer IJ, Martin HD. Accuracy of 2 clinical tests for ischiofemoral impingement in patients with posterior hip pain and endoscopically confirmed diagnosis. Arthroscopy. 2016;32(7):1279–1284.

[30]Schroder R, Reddy M, Hatem M, et al. A MRI study of the lesser trochanteric version and its relationship to proximal femoral osseus anatomy. J Hip Preserv Surg. 2015;2(4):1–7.

[31]Gómez-Hoyos J, Khoury A, Schroder R, et al. The hip-spine effect: A cadaveric study of ischiofemoral impingement in hip extension effecting loads in lumbar facet joints. Arthroscopy. 2017;33(1):101–107.

[32]Finnoff JT, Johnson AC, Hollman JH. Can ultrasound accurately assess ischiofemoral space dimensions? A validation study. PM&R. 2017;9(4):392–397.

[33]Martin HD, Khoury A, Schröder R, Palmer IJ. Ischiofemoral impingement and hamstring syndrome as causes of posterior hip pain: where do we go next? Clin Sports Med. 2016;35(3):469–486.

[34]Özdemir Z, Aydıngöz Ü, Görmeli CA, Sağır Kahraman A. Ischiofemoral space on MRI in an asymptomatic population: normative width measurements and soft tissue signal variations. Eur Radiol. 2015;25(8):2246–2253.

[35]Tosun O, Algin O, Yalcin N, Cay N, Ocakoglu G, Karaoglanoglu

M. Ischiofemoral impingement: evaluation with new MRI parameters and assessment of their reliability. Skelet Radiol. 2012;41(5):575–587.

[36]Michel F, Decavel P, Toussirot E, et al. Piriformis muscle syndrome: diagnostic criteria and treatment of a monocentric series of 250 patients. Ann Phys Rehabil Med. 2013;56(5):371–383.

[37]Backer MW, Lee KS, Blankenbaker DG, Kijowski R, Keene JS. Correlation of ultrasound-guided corticosteroid injection of the quadratus femoris with MRI findings of ischiofemoral impingement. AJR Am J Roentgenol. 2014;203(3):589–593.

[38]Kim WJ, Shin HY, Koo GH, Park HG, Ha YC, Park YH. Ultrasound-guided prolotherapy with polydeoxyribonucleotide sodium in ischiofemoral impingement syndrome. Pain Pract. 2014;14(7):649–655.

[39]Jenkins K, Chen YT. Poster 111 ultrasonographic finding of ischiofemoral impingement syndrome and novel treatment with botulinum toxin: a case report. PM&R. 2016;8(9S):S198.

[40]Howse EA, Mannava S, Tamam C, Martin HD, Bredella MA, Stubbs AJ. Ischiofemoral space decompression through posterolateral approach: cutting block technique. Arthrosc Tech. 2014;3(6):e661–665.

[41]Jo S, O'Donnell JM. Endoscopic lesser trochanter resection for treatment of ischiofemoral impingement. J Hip Preserv Surg. 2015;2(2):184–189.

[42]Truong WH, Murnaghan L, Hopyan SKS. Ischioplasty for femoroischial impingement. JBJS Case Connect. 2012;2(3):e51.

[43]Gómez-Hoyos J, Reddy M, Martin HD. Dry endoscopic-assisted mini-open approach with neuromonitoring for chronic hamstring avulsions and ischial tunnel syndrome. Arthrosc Tech. 2015;4(3):e193–199.

[44]Porat M, Orozco F, Goyal N, et al. Neurophysiologic monitoring can predict iatrogenic injury during acetabular and pelvic fracture fixation. HSS J. 2013;9(3):218–222.

45. Calder HB, Mast J, Johnstone C. Intraoperative evoked potential monitoring in acetabular surgery. Clin Orthop Relat Res. 1994;305:160–167.

46. Baumgaertner MR, Wegner D, Booke J. SSEP monitoring during pelvic and acetabular fracture surgery. J Orthop Trauma. 1994;8:127–133.

第 13 章　大转子 – 坐骨撞击综合征

Jeremy A. Ross, Jennifer Marland, Hugh S. West Jr.
欧阳侃　译

13.1 简介

以往认为，坐骨神经在髋关节附近受到压迫有以下几种情况，包括梨状肌综合征、臀深综合征（Deep Gluteal Syndrome，DGS）、坐骨 – 股骨撞击综合征（Ischiofemoral Impingement，IFI），新发现的坐骨神经可能受到撞击的位置在股骨大转子后方和坐骨之间，已经被命名为大转子 – 坐骨撞击综合征（Greater Trochanteric–Ischial Impingement，GTII）（图 13.1）。虽然到目前为止，还没有关于这个问题的临床资料，但解剖分析提示这是坐骨神经受到撞击以及髋、臀后方疼痛的潜在位置。

13.2 解剖及生物力学

坐骨神经是一根粗大的、具有复合功能的神经，由 L4 ～ S3 神经根组成。坐骨神经从梨状肌肌腹下方或者周围通过，经坐骨大孔穿出，进入臀区深部，向远端走行至大腿后方间室，其在越过坐骨时，紧贴腘绳肌肌腱和股方肌。坐骨神经可能发生脊柱外卡压的位置包括梨状肌、臀部深区以及坐骨 – 股骨间隙（Ischiofemoral Space，IFS）。另外一个最新认识的可能发生坐骨神经卡压的位点在股骨大转子后方和坐骨外侧面之间，此处卡压称之为大转子 – 坐骨撞击。当坐骨神经在该位置受到卡压，会导致髋关节后方

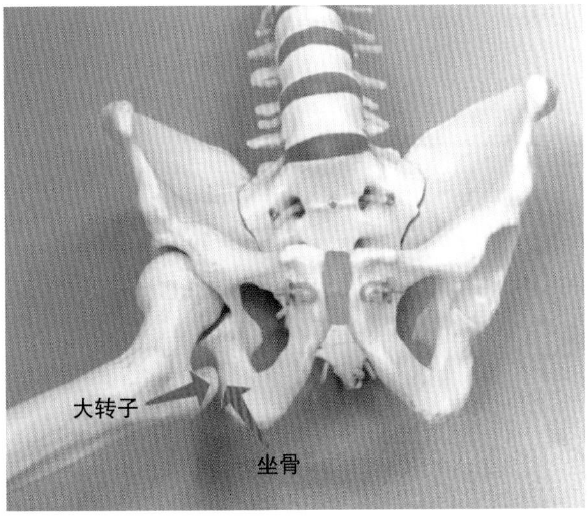

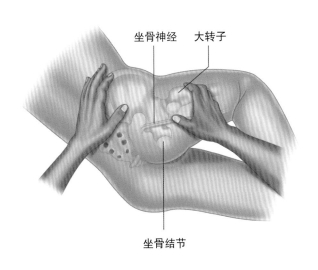

大转子

坐骨

图 13.1　大转子 – 坐骨撞击综合征（Greater Trochanteric–Ischial Impingement,GTII）

坐骨神经　大转子

坐骨结节

图 13.2　股骨大转子、坐骨结节及坐骨神经

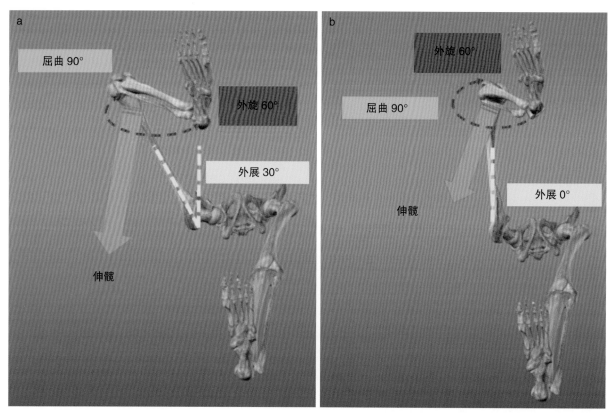

图 13.3 （a）体位 1：髋关节屈曲 90°、外旋 60°、外展 30°。（b）体位 2：将体位改变成外展 0°。两种体位均显示髋关节伸直时大转子与坐骨之间的接近

疼痛以及前面所描述的坐骨神经卡压相关的临床症状。大转子 - 坐骨撞击综合征和大转子 - 骨盆撞击综合征（Greater Trochanteric-Pelvic Impingement，GTPI）有着显著差别，后者是大转子的内侧面和髂骨发生撞击，导致髋关节外侧疼痛，无神经卡压症状。

　　虽然目前没有大转子 - 坐骨撞击的临床资料，但最近 Kivlan 等发表的尸体研究为坐骨神经在该部位发生撞击提供了解剖学支持。髋关节在屈曲、外展、外旋位时，有可能发生撞击（图 13.2）。该研究通过 14 具尸体标本的 25 个髋来测定髋关节在不同的体位时撞击的存在；将髋关节从屈曲 90°、外旋 60°、外展 30° 或 0° 逐渐伸直，来确定在哪个屈曲角度时，大转子和坐骨会发生撞击（图 13.3）。

　　数据显示，髋关节外展 30° 时，屈髋 20° ～ 60° 会发生撞击；髋外展中立位时，屈髋 52° ～ 70° 会发生撞击。因此，在髋关节由

屈曲到伸直时，增加外展角度会加大大转子后方和坐骨撞击的可能性；该研究同时也检测了帕特里克试验——屈髋外展外旋试验确定大转子和坐骨撞击的可靠性；发现用这个体格检查方法在 25 例标本中有 24 例复制了大转子 - 坐骨撞击。这些数据表明，髋关节在特定体位时，股骨大转子与坐骨之间可能会发生病理性撞击，因此，通过未曾描述的临床方法导致坐骨神经在该处受到卡压诱导髋关节后方疼痛看似可行。

13.3 病因 / 危险因素

　　虽然尚需进一步研究以确定大转子 - 坐骨撞击综合征是否为髋关节外疼痛的病因，但是从理论上讲，髋关节外展、外旋时由屈曲到伸直的活动可能会导致撞击发生（表 13.1）；大转子 - 坐

骨撞击综合征的其他可能的病因则与髋或骨盆的结构畸形有关，包括空间占据伤害，或者医源性结构改变（表 13.2）；髋内翻、股骨前倾异常、关节假体过度内移被认为与关节外撞击有关，因髋关节功能活动时大转子更接近坐骨，理论上是大转子 – 坐骨撞击综合征的风险因子；Perthes 病（扁平髋）也可能同时与大转子 – 坐骨撞击综合征存在，因 Perthes 病而导致的股骨头和颈的形态改变，包括股骨头扁平、股骨颈短缩且内翻，两者都会导致大转子更接近髂骨和坐骨，从而可能导致后方撞击；腘绳肌肌腱的腱病或者其从坐骨上撕脱骨折导致坐骨股骨间隙变窄，理论上也会促成大转子坐骨撞击，撞击坐骨神经和（或）股方肌。

表 13.1　**活动 / 功能体位**

芭蕾：髋关节外展外旋时下蹲
盘腿坐
棒球接球手
瑜伽体式

表 13.2　**解剖因素**

结构畸形	髋内翻
	股骨转位
空间占据	腘绳肌肌腱的腱病
	坐骨撕脱骨折
医源性因素	关节假体过度内移

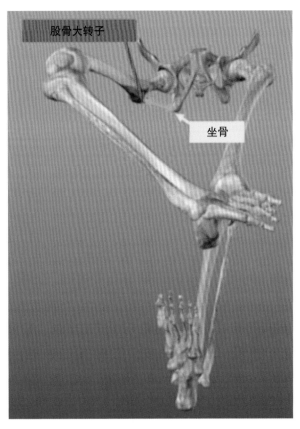

图 13.4　屈曲外展外旋试验

13.4 临床诊断 / 影像学检查

目前，大转子 – 坐骨撞击综合征还是一个理论上的概念，所以还没有有效的临床试验可以进行检查；Kivlan 等的尸体标本研究的目的是描述大转子与坐骨之间的相对位置，将大转子 – 坐骨撞击综合征与坐骨 – 股骨撞击综合征区分开来；虽然没有病例研究，但提供了一个大转子 – 坐骨撞击综合征的病理力学模型；基于这些研究

成果，临床中可以通过屈曲外展外旋试验（图 13.4）诱发髋关节疼痛以证明存在大转子 – 坐骨撞击综合征，但这暂未被完全证实。

诊断性注射在临床上被广泛地应用于确定或排除肌骨骼来源的疼痛；诊断性注射阳性有利于得出大转子 – 坐骨撞击综合征的诊断；股方肌间隙在 IFI 和 GTII 时都会受累，所以诊断性注射阳性时，还需同时用其他诊断试验阳性来鉴别两者；MRI 可能对 GTII 的诊断有帮助，可以辨别股方肌的水肿和（或）坐骨神经信号的不规则；然而，这些表现在 IFI 也很常见。根据目前 IFI 的治疗观点，当 IFS 在正常范围时，建议保守治疗；目前尚没有关于测量 GTII 最小距离的描述；由于 GTII 时髋关节的体位原因，用静态的影像无法确定 GTII；可能需要研究功能性影像来作为 GTII 首选的诊断方式。

13.5 干预 / 治疗

目前尚没有关于 GTII 保守或手术治疗的研究报道，然而，治疗理念可以从之前关于 GTPI 和 IFI 治疗的描述中借鉴，针对解剖因素的手术操作包括股骨颈延长、坐骨成形、腘绳肌肌腱近端清理和修复、旋转截骨等。相对股骨颈延长术曾被认为是 GTPI 的手术治疗手段，推断可能也可以用于 GTII 治疗；将股骨大转子相对于股骨颈向远端移位，可增加大转子和骨盆或坐骨间的距离，减少该部位发生撞击的可能。非手术治疗包括改变活动方式、纠正错误的运动模式以及关注神经的移动度及神经保护。

13.6 结论

人们认识的坐骨神经脊柱外卡压的原因逐渐增多，GTII 目前只是一个理论上的概念，虽然有尸体研究支持，但仍需要进一步确认为临床疾病，本章主要目的在于让大家考虑坐骨神经脊柱外卡压的另一可能原因，并尽可能地使诊断更精确。

参考文献

[1]Cheatham S. Extra-articular hip impingement: a narrative review of the literature. J Can Chiropr Assoc. 2016;60:47–56.

[2]de Sa D. Extra-articular hip impingement: a systematic review examining operative treatment of psoas, subspine, ischiofemoral, and greater trochanteric/pelvic impingement. Arthroscopy. 2014;30(8):1026–1041.

[3]Kivlan BR, Martin RRL, Martin HD. Defining the greater trochanter-ischial space: a potential source of extra-articular impingement in the posterior hip region. J Hip Preserv Surg. 2016;3(4):1–6.

[4]Martin HD, Palmer IJ. History and physical examination of the hip: the basics. Curr Rev Musculoskelet Med. 2013;6(3):219–225.

[5]Bucknor MD, Steinbach LS, Saloner D, Chin CT. Magnetic resonance neurography evaluation of chronic extraspinal sciatica after remote proximal hamstring injury: a preliminary retrospective analysis. J Neurosurg. 2014;121:408–414.

[6]Ricciardi BF, Fabricant PD, Fields KG, Poultsides L, Zaltz I, Sink EL. What are the demographic and radiographic characteristics of patients with symptomatic extraarticular femoral impingement. Clin Orthop Relat Res. 2015;473:1299–1308.

[7]Filler AG, Haynes J, Jordan SE, Prager J, Villablanca JP, Farahani K, McBride DQ, Tsuruda JS, Morisoli B, Batzdorf U, Johnson JP. Sciatica of nondisc origin and piriformis syndrome: diagnosis by magnetic resonance neurography and interventional magnetic resonance imaging with outcome study of resulting treatment. J Neurosurg Spine. 2005;2:99–115.

[8]Bardakos NV. Hip impingement: beyond FAI. J Hip Preserv Surg. 2015;2(3):1–188.

[9]Martin HD, Reddy M, Gomez-Hoyos J. Deep gluteal syndrome. J Hip Preserv Surg. 2015;2(2):1–9.

[10]Reich MS, Shannon C, Tsai E, Salata MJ. Hip arthroscopy for extra-articular hip disease. Curr Rev Musculoskelet Med. 2013;6:250–257.

第 14 章　坐骨神经滑囊炎

William Henry Márquez-Arabia, Lorena Bejarano-Pineda, Francisco Javier Monsalve, Luis Pérez-Carro

欧阳侃　译

14.1 简介

临床描述过人体超过 140 种滑囊炎；然而，近年来由于临床医生主要关注于肌腱、肌肉、骨骼、关节等，滑囊炎被医学研究忽视。黏膜滑囊起到保持身体光滑、无摩擦运动的作用。

1932 年，Frazer 等报道了 1 例 50 岁患者，采用外科手术切除了坐骨滑囊，患者是一名船长，诉近 20 年右侧臀部增大；患者一开始被诊断为脂肪瘤，但肿块充满了液体（0.9kg）。1974 年，Swartout 和 Compere 对坐骨神经滑囊炎进行文献综述，发现只有 3 例报道；后来，Swartout 自己出现了相同的病症，他详细描述了临床表现和病理。

坐骨神经滑囊炎是一种较少见的疾病，被认为职业体位使得持续压力作用于这个特殊部位的人更容易发生；坐骨神经滑囊炎曾被称为"织布者或者船工屁股"，因为它发生在需要长期保持坐姿的人中，或者以下一些工作者中如织布、驾驶牵引车或道路装备机器者，这些工作使得坐骨神经滑囊产生炎症。坐骨神经滑囊位于坐骨结节和臀大肌之间。尤其是在坐骨侧，炎症导致的疼痛经常被认为是坐骨神经疾病、坐骨问题或者腘绳肌肌腱的问题。

坐骨神经滑囊可能因跌倒致背部（臀部）着地受伤，或者不同的活动或运动时造成的急性或慢性剪切力损伤，导致慢性不适，有时使得运动员无法参加运动。参与坐姿的运动如划船、骑马、残疾人的轮椅竞赛等，增加发生坐骨神经滑囊炎的风险。而且，坐姿时坐骨结节承受身体的重量，对这一点产生压力，导致疲劳。尤其是瘫痪或恶性肿瘤患者容易产生坐骨神经滑囊炎。症状为臀部疼痛，放射至大腿后方；经常被误诊为腘绳肌肌腱近端炎或脊柱或坐骨神经的放射痛。

14.2 解剖

在人体中有两种类型的滑囊：恒定的和不恒定的。恒定的滑囊在正常胚胎发育过程中形成，是内皮细胞线形排列的囊状结构，通常位于腱、骨或者皮肤之间，使得摩擦力大的点更容易滑动，有的甚至与附近的关节相通；而不恒定滑囊则是由之后纤维组织黏液样变性中形成，由于邻近组织之间摩擦力大的部位的应力刺激形成，这类滑囊没有内皮内衬，因此这类滑囊不含有滑液。坐骨神经滑囊是不恒定滑囊的一种。滑囊炎通常是由于滑囊的反复亚急性损伤引起，反复的损伤导致局部血管扩张、渗透性增加，血清蛋白外渗导致液体进入到滑囊里面。

解剖发现，不恒定的坐骨神经滑囊在臀大肌深面、坐骨结节之上。站立时，坐骨结节被臀大肌覆盖，在坐位时，肌肉向上滑动，所以在骨与皮肤之间只有纤维组织和坐骨神经滑囊（如果有的话）。坐骨神经和股后皮神经在坐骨结节

附近从腘绳肌肌腱旁边经过，从股方肌后方跨
过。在此点，坐骨神经被纤维束压迫或固定（图
14.1），或被变异的腘绳肌肌腱或者坐骨神经滑
囊卡压或刺激。

　　腘绳肌肌腱由半腱肌肌腱、股二头肌肌腱长
头和半膜肌肌腱组成，起自坐骨结节，除股二头
肌短头外，向远端止于膝关节以远的胫骨近端。
腘绳肌肌腱复合体近端在坐骨结节上有一个坚固
的止点（图 14.2）。半腱肌肌腱和股二头肌长头
腱共同起自坐骨结节的内侧部分。坐骨结节的
椭圆形足印纵径为 2.7 ± 0.5 cm，内、外侧径为
1.8 ± 0.2 cm；半膜肌的起点更靠外侧，呈"新月"
形，近、远侧径为 3.1 ± 0.3 cm，内、外侧径为
1.1 ± 0.5 cm。

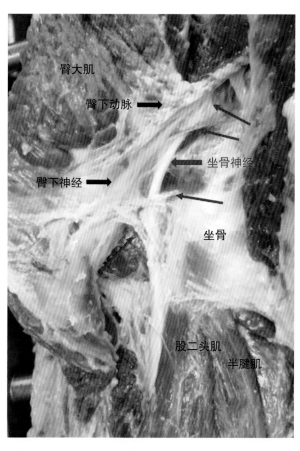

图 14.1　尸体标本左髋后面观，显示臀大肌近端。坐骨神经和纤
维血管束（红色箭头），臀下动脉及支配臀大肌的臀下神经（黑色
箭头，分别为臀下动脉及神经），最远端是坐骨及腘绳肌肌腱止点
（股二头肌和半腱肌）

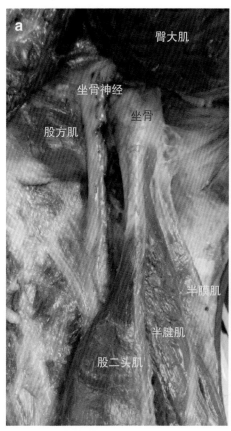

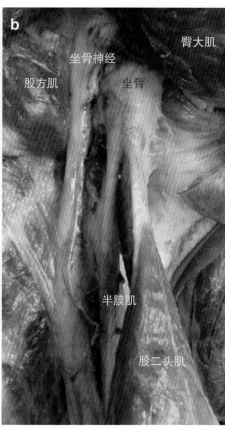

图 14.2　尸体标本左髋后面
观。（a）显示臀大肌近端，
坐骨神经跨过股方肌的后方，
腘绳肌肌腱的近端止点。（b）
半膜肌在坐骨上的起点在最
外侧，邻近坐骨神经

14.3 病因

坐骨神经滑囊炎由反复发生的亚急性摩擦引起。其他常见的原因有创伤（出血性滑囊炎）、炎症性疾病（例如类风湿性关节炎、脊椎关节病、系统性红斑狼疮、赖特综合征）、感染（例如结核）和结晶沉着。

相当多的骑手，尤其在娱乐活动时，经历过一定程度的马鞍引起的疼痛。游客在开始长途骑行时也诉相似的症状。这一类患者通常发展为疼痛性坐骨神经滑囊炎，但有时候更改合适的马鞍则可以防止出现滑囊炎。

结晶沉着也是导致滑囊炎的原因之一，可以采用显微镜偏振光辨别滑液中的结晶类型来进一步分类。这些结晶可以由尿酸结晶（痛风）、焦磷酸钙二水化合物（焦磷酸盐关节病、假痛风）或羟磷灰石组成。炎症性滑囊炎也可以继发于全身系统性疾病，比如梅毒、甲状腺功能减退、系统性硬皮病等。

坐骨神经滑囊炎曾被报道发生于恶病质、严重的体重减轻和癌症患者中。有人假定臀部皮下脂肪减少，导致滑囊反复损伤，开启了炎症过程。

14.4 临床表现

坐骨神经滑囊炎的患者往往自诉臀下方区域疼痛或者臀下方坐骨结节局部疼痛；疼痛可能突然发作，锐痛或射击感，夜间不间断，使得患者无法找到舒适体位。尽管坐骨神经滑囊炎更常发生于长时间坐姿活动的患者中，但它也发生于不需要持续坐姿的患者中。坐姿或者背朝下躺、起立时疼痛更严重，用脚尖站立或向前弯腰会加剧疼痛。坐骨神经滑囊炎的患者通常在站立或行走时身体向发病侧倾斜，步幅减少，几乎无法做背部过伸。疼痛可能扩散到大腿或小腿，患者通常抬高患侧臀部坐，以避免压着滑囊，除了晚期的

患者，一般不发生肌肉萎缩。

坐骨神经滑囊炎的患者查体时，可以发现患者抬高臀部以防止患侧受压的防痛步态，坐骨结节压痛，患侧髋关节被动屈曲或抗阻伸直时会加重疼痛；直腿抬高能引发沿腘绳肌肌腱行径的疼痛；屈曲外展外旋试验阳性，能在一些患者的坐骨结节处扪及痛性软组织团块，也可以发现臀部发红及皮温升高等炎症表现。建议行直肠指检，在某些患者的患侧直肠侧壁可触及痛性的炎性组织膨出。

Rubayi 等报道一例系统性红斑狼疮坐骨滑囊感染病例，巨大的坐骨滑囊结核感染，并感染坐骨。

14.5 诊断

X 线片对诊断坐骨神经滑囊炎不能提供有用的信息，除非坐骨结节区域的软组织出现肿胀或钙化。可以在结核性感染滑囊炎 X 线片上看到骨的侵蚀。

一般情况下，超声探测不到滑囊。由于典型的位置及内含液体，CT 和 MRI 诊断坐骨神经滑囊炎并不困难。在超声下，滑囊炎表现为充满液体的囊腔扩张，可以看到带有或不带间隔或壁瘤的软组织壁。而且，在超声下滑囊可以压缩，这点可以和固态新生物相鉴别。滑囊中可能有高回声或结晶沉着的不均匀内容物。

CT 显示邻近坐骨结节、带有薄壁的软组织病变，中央区域呈低衰减。

在 MRI 图像上，与周围肌肉比较，坐骨神经滑囊炎在 T1 加权像上呈低或中等信号，而在 T2 加权像上显著呈高信号（图 14.3，图 14.4），T1 加权增强图像上，病变周围信号增强。在 MRI 上典型的特点为静脉注射造影剂后显影增强的滑囊壁瘤，而且病变位于坐骨结节与臀大肌之间。坐骨神经滑囊炎内部在 T1 加权像上的信号与其他的滑囊炎相比较通常更明亮，这可能

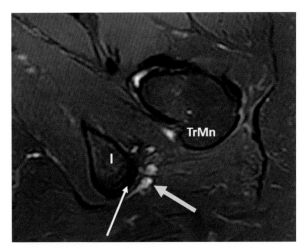

图 14.3 横轴位短时间反转恢复序列（STIR）图像显示臀大肌深面臀大肌坐骨滑囊内高信号（黄色箭头），腘绳肌肌腱在坐骨（I）上的止点（白色箭头），股骨小转子 (TrMn)

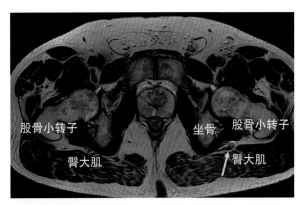

图 14.4 横轴位质子密度（PD）像显示左髋坐骨神经滑囊（黄色箭头）位于臀大肌前方

是由于频繁作用于坐骨结节上的剪切力刺激导致病情加重使得滑囊内部出血的原因。

Nguyen 等报道了 1 例在使用 18- 氟脱氧葡萄糖 PET/CT 检查股骨头颈癌时偶然发现的巨大、无症状的坐骨神经滑囊炎病例。

14.6 鉴别诊断

髋后方的疼痛评估很困难，因为多种病理状态可以共存，多种解剖结构在这区域接近。坐骨神经滑囊炎可以与起源于坐骨、腘绳肌肌腱、坐骨神经或者根性改变的任何一种病理改变相似。发生于年长患者的髋后方疼痛可能与许多种病变相关，比如骨关节炎、股骨头缺血坏死、隐匿性骨折、臀大肌臀中肌血管功能不全、肿瘤转移灶以及软组织疾病等。

梨状肌综合征引起的疼痛区域比坐骨神经滑囊炎所累及区域要更靠髋近端一些。肌肉拉伸及触诊同样导致疼痛，而且由于刺激和压迫坐骨神经，都能出现神经症状，两种病可能会混淆。坐骨结节的触痛点有利于鉴别坐骨神经滑囊炎和梨状肌综合征。

腰椎间盘髓核脱出或坐骨神经刺激可能会和坐骨神经滑囊炎混淆。滑囊炎的患者会调节姿势以寻找更舒适的体位，而神经性疼痛的患者则不愿意活动，两者可以鉴别；另一有利于得出正确诊断的线索是疼痛与髋关节活动有关。

腘绳肌肌腱病临床症状出现在坐骨神经滑囊炎相同的解剖区域，但前者通常与体育运动中突然或者反复拉伸有关，而坐骨神经滑囊炎则隐匿起病，或者患者记不起开始发病的时间。

腰骶及骶尾部改变也可能导致臀部及臀大肌坐骨区域的牵涉性疼痛，尽管这类患者宁愿站立以避免疼痛，但坐骨神经滑囊炎的患者疼痛程度会逐渐增大，触及压痛点的不同也有利于鉴别这一类的疾病。

鉴别诊断必须包括坐骨神经的鞘膜囊肿和肿瘤、臀部的良性和恶性肿瘤，因为这一类疾病也可以产生相似的临床症状和放射线表现，有时候需要穿刺或者手术切除后病理检查来鉴别各种黏液样肿瘤，包括神经纤维瘤、神经鞘瘤和黏液瘤。

最后，另一个容易发炎的结构是位于臀大肌、臀中肌以及骨之间的臀大肌囊，疼痛分别位于臀部的外上 1/4，下肢的抗阻外展、伸直时引发疼痛。

14.7 治疗

坐骨神经滑囊炎相关的疼痛治疗应该多方

式，包括非甾体类抗炎药物（NSAIDs）、局部冷热敷和物理治疗，大多数患者采用这些方案治疗有效，顽固性疼痛的患者在排除伴感染后，可以在坐骨滑囊内注射类固醇类药物或局麻药。任何可能加重症状的反复活动均应该避免，患者坐时必须加坐垫。坐骨神经滑囊注射时，患者最好侧卧位（有些医生采用俯卧位），患侧朝上，患侧屈膝；戴无菌手套后触诊确定坐骨结节位置，但最好在透视或超声引导下注射；在针头穿刺前应该告诉患者，如果穿刺时下肢有异样感觉，应该立即告诉医生，因为异样感觉提示针头刺到了坐骨神经；小心将针头穿过皮肤、皮下组织、肌肉、肌腱，直到坐骨结节骨头；小心地回抽，如果无异常感觉，则轻柔地将药物注入滑囊内。注射后患者采用物理治疗，包括局部热疗、轻度牵拉练习；治疗后，多数患者症状改善。对于顽固性的病例，有必要采用手术切除滑囊，包括切开手术和内镜手术，手术后应仔细处理以防肛周污染（图 14.5）。

坐骨滑囊的感染不常见。Chafetz 等报道了 1 例系统性红斑狼疮患者，巨大的坐骨滑囊合并结核感染并侵犯坐骨。对于这样的病例，应该进行臀皱褶处外科引流，行骨的活检以排除坐骨骨感染；引流和活检时取标本进行培养确定病原体后使用抗生素。

14.8　结论

在外科医生临床遇到的髋后方疼痛中，坐骨神经滑囊炎是原因之一，它可以和鹅足肌腱炎、骶髂关节炎合并存在。此外，将坐骨神经滑囊炎与坐骨周围的新生物相鉴别很重要。对于大多数坐骨神经滑囊炎患者，采取保守治疗有效；对于顽固性病例，注射治疗失败后可以采用手术治疗切除滑囊。

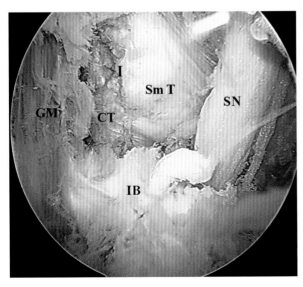

图 14.5　关节镜下图像，半膜肌肌腱（Sm T）和联合肌腱（CT：股二头肌肌腱和半腱肌肌腱）在坐骨（I）上的止点，左边的是臀大肌（GM），右边的是坐骨神经（SN），图的底部是臀大肌深面邻近坐骨神经的坐骨神经滑囊（IB）

参考文献

[1]Bywaters EG. The bursae of the body. Ann Rheum Dis. 1965; 24:215–218.

[2]Fraser I, Belf MC. A very large bursa. Lancet. 1932; 219(5658):290–291.

[3]Swartout R, Compere EL. Ischiogluteal bursitis. The pain in the arse. JAMA. 1974;227(5):551–552.

[4]Letter: Weaver's bottom. JAMA. 1974;228(5):565–566.

[5]Cho KH, Lee SM, Lee YH, Suh KJ, Kim SM, Shin MJ, et al. Non-infectious ischiogluteal bursitis: MRI findings. Korean J Radiol. 2004;5(4):280–286.

[6]Rubayi S, Montgomerie JZ. Septic ischial bursitis in patients with spinal cord injury. Paraplegia. 1992;30(3):200–203.

[7]Schon L, Zuckerman JD. Hip pain in the elderly: evaluation and diagnosis. Geriatrics. 1988;43(1):48–62.

[8]Butcher JD, Salzman KL, Lillegard WA. Lower extremity bursitis. Am Fam Physician. 1996;53(7):2317–2324.

[9]Van Mieghem IM, Boets A, Sciot R, Van Breuseghem I. Ischiogluteal bursitis: an uncommon type of bursitis. Skelet Radiol. 2004;33(7):413–416.

[10]Puranen J, Orava S. The hamstring syndrome. A new diagnosis of gluteal sciatic pain. Am J Sports Med. 1988;16(5):517–521.

[11]Hernando MF, Cerezal L, Perez-Carro L, Abascal F, Canga A. Deep gluteal syndrome: anatomy, imaging, and management of sciatic nerve entrapments in the subgluteal space. Skelet Radiol. 2015;44(7):919–934.

[12]Cohen S, Bradley J. Acute proximal hamstring rupture. J Am Acad Orthop Surg. 2007;15(6):350–355.

[13]Miller SL, Gill J, Webb GR. The proximal origin of the hamstrings and surrounding anatomy encountered during repair. A cadaveric study. J Bone Joint Surg Am. 2007;89(1):44–48.

[14]Cohen GC. Cycling injuries. Can Fam Physician. 1993;39:628–632.

[15]Mills GM, Baethge BA. Ischiogluteal bursitis in cancer patients: an infrequently recognized cause of pain. Am J Clin Oncol. 1993;16(3):229–231.

[16]Hitora T, Kawaguchi Y, Mori M, Imaizumi Y, Akisue T, Sasaki K, et al. Ischiogluteal bursitis: a report of three cases with MR findings. Rheumatol Int. 2009;29(4):455–458.

[17]Kim SM, Shin MJ, Kim KS, Ahn JM, Cho KH, Chang JS, et al. Imaging features of ischial bursitis with an emphasis on ultrasonography. Skelet Radiol. 2002;31(11):631–636.

[18]Garcia-Porrua C, Gonzalez-Gay MA, Corredoira J, Vazquez-Caruncho M. Hip pain. Ann Rheum Dis. 1999;58(3):148–149.

[19]Akisue T, Yamamoto T, Marui T, Hitora T, Nagira K, Mihune Y, et al. Ischiogluteal bursitis: multimodality imaging findings. Clin Orthop Relat Res. 2003;406:214–217.

[20]SD W. Pain management. 2nd ed. Amsterdam: Elsevier; 2011. 1408 p.

[21]Schuh A, Narayan CT, Schuh R, Hönle W. Calcifying bursitis ischioglutealis: a case report. J Orthop Case Rep. 2011;1(1):16–18.

[22]Clanton TO, Coupe KJ. Hamstring strains in athletes: diagnosis and treatment. J Am Acad Orthop Surg. 1998;6(4):237–248.

[23]Chafetz N, Genant HK, Hoaglund FT. Ischiogluteal tuberculous bursitis with progressive bony destruction. J Can Assoc Radiol. 1982;33(2):119–120.

[24]Cho KH, Park BH, Yeon KM. Ultrasound of the adult hip. Semin Ultrasound CT MR. 2000;21(3):214–230.

[25]Nguyen BD, Roarke MC. F-18 FDG PET/CT incidental finding of large ischiogluteal bursitis. Clin Nucl Med. 2007;32(7):535–537.

[26]Yasar E, Singh J, Hill J, Akuthota V. Image-guided injections of the hip. J Novel Physiother Phys Rehabil. 2014;1(2):39–48.

第 15 章　后方髋臼－股骨撞击综合征

Justin J. Mitchell, Karen K. Briggs, Marc J. Philippon
张善星 译

15.1 简介

　　在运动及日常活动时，髋关节承担相当大负重。因为髋关节是包容且匹配的球杵关节，正常骨及软组织形态的异常会改变正常生物力学及应力传导，导致关节囊盂唇、关节软骨等软组织损伤。撞击综合征是这些解剖结构异常最易导致的临床表现，常常被分为关节内撞击或关节外撞击。关节内髋臼－股骨撞击综合征（Femoroacetabular Impingement, FAI）被认为会导致髋痛、软骨盂唇损伤以及髋关节骨关节炎。股骨头颈交界区解剖异常导致股骨头颈偏心距减小（凸轮型）或者髋臼缘过度覆盖（钳夹型）。有症状的关节内 FAI 的患者常常在股骨和髋臼侧均有形态改变。

　　与之不同，关节外撞击被认为由关节囊外的解剖形态异常或者结构碰撞引起。越来越多的证据证明关节外撞击（坐骨－股骨撞击）的存在，股骨小转子和坐骨发生异常接触，产生定位不明确的髋关节后方疼痛或者臀部疼痛。尽管这是一个被认识得非常少的病因，但可能是撞击综合征患者产生髋关节后方疼痛的原因。随着对后方撞击的病因和损伤机制认识越来越深入，本章将讨论髋关节发生后方撞击时关节内和关节外改变。

15.2 后方撞击的病因及发病机制

　　除去有外伤的患者，FAI 的病因常常是未知的。尽管如此，在儿童时期遗留的疾病如亚临床股骨头骨骺滑脱、Legg-Calve-Perthes 病，或者股骨颈骨折后旋转畸形、内翻畸形、外翻畸形等可能是患者发生 FAI 的原因。髋臼处的解剖异常如髋臼过深、髋臼内陷、髋臼倾斜异常等往往使髋关节发生钳夹型撞击。

15.2.1 股骨侧（凸轮型）病变

　　股骨头形态异常特别是股骨头不圆会导致 FAI，这种解剖异常在 X 线片上表现为股骨头－颈偏心距减小及 α 角增大（侧位片中 α 角＞55°），导致髋关节凸轮型病变。根据分析，凸轮型病变好发于青少年男性，常常位于股骨头颈交界区的前上方。在髋关节屈曲和内旋时，骨性突起会与原先正常的髋臼缘发生异常接触。随着髋关节屈曲角度增大，异常的股骨头和髋臼失去匹配，股骨头对盂唇和髋臼产生挤压。随着凸轮区向髋臼中心移动，在软骨－盂唇交界区产生剪切力，造成盂唇撕裂甚至从髋臼缘撕脱以及髋臼中心区域软骨损伤。

　　凸轮型解剖变异常常影响盂唇和髋臼内软骨。如凸轮型解剖变异位于后方的头颈交界区，当髋关节在屈曲或者伸直并外旋时，凸轮会与后方或者后上方盂唇和髋臼发生撞击，产生后方髋臼 – 股骨撞击综合征（Posterior FAI，PFAI）。除了后方髋臼软骨和盂唇的损伤，PFAI 可能会造成更多的损伤，有研究人员预测，当股骨和后方的髋臼发生撞击时，凸轮型骨赘可能像一个支点，使股骨头向前方半脱位，造成前方软骨盂唇损伤，印证了为什么 PFAI 患者前方撞击试验阳性以及前方髋臼处软骨盂唇损伤。

Siebenrock 等认为，PFAI 与股骨前倾角增大及颈干角外翻增大有关。他们发现，上述解剖异常的患者同时有髋关节外旋受限和髋后疼痛，且髋后伸、外旋会增加髋后疼痛，表明有 PFAI 存在。该研究纳入 13 个髋外翻伴前倾过大的髋关节、22 个撞击征髋关节和 27 个正常髋关节，通过 CT 三维重建评价他们的关节活动度（Range of Motion, ROM）、前方和后方撞击部位以及关节外撞击的发生率。结果髋外翻合并股骨前倾角过大的髋关节的后伸、外旋、外展活动度均减小，而屈髋 90° 位内旋增加。PFAI 患者发生撞击的部位常常位于髋臼的后下部，后方或关节外的混合型撞击概率更大。他们总结认为，髋过度外翻合并股骨前倾角过大则最易导致 PFAI 和关节外撞击。此外，髋关节发育不良伴随髋外翻合并股骨前倾角过大时会增加前方动态不稳定，因股骨颈过度外翻和外侧偏心距减小，在髋关节极度屈曲时髋关节前方会产生撞击。Tonnis 和 Heinecke 等证明，行截骨纠正股骨颈后倾时如果纠正过度（造成医源性股骨颈前倾过大），也会造成髋关节外旋受限，且在髋后伸和外旋时诱发髋部疼痛。

15.2.2 髋臼边缘（钳夹型）病变

与凸轮型病变不同，单纯钳夹型撞击是髋臼对正常形态的股骨头过度覆盖造成的。与单纯凸轮型撞击不同，有症状的单纯钳夹型撞击好发于中年女性。前上方的髋臼缘过度延伸导致髋臼过深，髋关节屈曲和内旋时髋臼缘和股骨颈发生撞击。然而，当髋臼后缘过度覆盖时，髋关节后伸，或者屈曲外旋时在髋关节后方也会发生撞击。

在这些情况下，前方或者后方的髋臼盂唇与股骨颈发生撞击时往往比凸轮型撞击更容易导致盂唇损伤。过大的应力和直接损伤导致盂唇退变和间隙性撕裂。由于盂唇在髋臼缘呈 360° 延伸，钳夹型病变会导致整个盂唇全部损伤。盂唇持续受损会导致盂唇退变、钙化以及邻近关节软骨炎。这些继发改变会进一步加重髋臼过度覆盖，使得髋关节在特殊体位时持续发生撞击。

单纯钳夹型撞击损伤也会影响关节软骨，但造成的损伤程度较小，且往往局限于软骨盂唇连接部内侧附近的狭窄条带区。当髋臼前方过度覆盖时，髋关节屈曲时股骨颈与髋臼前上缘发生接触，迫使股骨头移向后方，使得股骨头后内面与髋臼后下面之间应力过大，转而导致股骨头向后方轻微地半脱位，产生 PFAI 的症状及股骨头和髋臼后下部两侧关节软骨对冲伤。

尽管描述不够详细，髋臼前倾过大也会导致髋臼后方覆盖相对过多并且产生 PFAI 症状。文献报道，在对患者进行股骨头表明置换后如果髋臼过度前倾或者股骨前倾角过大，则会导致后方偏心距减小，产生影像学（植入物远端头颈交界区后方囊性变）及症状性 PFAI。原生的髋臼前倾角度与骨盆前倾角度有关，因此往往难以预测。骨盆过度前倾会使得髋臼前倾减小，且骨盆的方向会随着体位改变而改变。研究证实，髋臼过度前倾时骨盆会通过加大前倾来代偿，并改变髋关节生物力学特性，产生反应性改变，如臀肌肌腱病等。我们有理由相信髋臼过度前倾会导致髋关节后方疼痛及和 PEAI 相一致的症状，但这种解剖形态异常如何产生这些结果则需要进一步研究来证实。

15.2.3 凸轮型与钳夹型复合损伤

临床工作中最常面对的 FAI 类型是混合型 FAI，这种类型的撞击会使股骨及髋臼侧同时发生之前提到的病理改变，髋关节镜术中观察也是以凸轮型和钳夹型病变同时存在最好常见。Beck 等发现，混合型撞击患者股骨颈和髋臼反复接触，会导致与钳夹型损伤相似的盂唇退变或者与凸轮型病变相似的盂唇损伤、扁平甚至分离等损伤。在严重的混合型撞击患者身上可见盂唇实体内部囊肿形成或者盂唇软骨退变。

15.2.4 后方关节外 FAI 和坐骨 – 股骨撞击综合征

关节外撞击是导致髋关节疼痛相对少见的原因，常常产生与关节内 FAI 相似的症状。即使对于经验丰富的髋关节外科医生，诊断关节外撞击仍是具有一定挑战的。目前尚未对髋关节外撞击的症状表现进行总结归纳。

关节外 FAI 是由于股骨大转子、小转子或者关节外的股骨颈和髂骨、坐骨、髂前下棘或者髋臼缘发生异常接触。这些异常接触可能是髋关节周围的软组织（如关节囊、髂腰肌等周围肌肉组织、神经和血管组织等）直接发生挤压导致的，或髋臼 – 股骨关节面应力增加发生撞击诱发的髋关节不稳定导致的。与关节内撞击的因素一样，这些病理状态会导致软骨损伤或者盂唇撕裂，但是还有可能会导致关节囊或者关节外肌肉组织损伤。关节囊松弛会使髋关节活动范围过大，使得髋关节更容易发生骨性碰撞，也是诱发关节外撞击的原因之一。关节囊松弛、关节外撞击会形成一个支点，减低关节囊强度，导致关节囊松弛加剧、微不稳定、髋痛等一系列后果。

人们认为，关节外 FAI 的本质与髋关节大范围动作有关，常见于体操运动员或者做特殊动作的舞者中，也包括那些需要做极度伸展或者内旋的日常生活动作者。Ricciardi 等将关节外撞击分为 3 型：Ⅰ 型，股骨大转子与髋臼缘或者髂前下棘撞击；Ⅱ 型，发生在髋关节的后外侧，是股骨头大转子或者股骨颈与坐骨发生撞击；Ⅲ 型为后侧混合型撞击，是指髋关节前方和后方均发生撞击。总体来讲，与单纯关节内 FAI 的患者相比，大多是同侧髋关节有手术史的年轻女性更易发生关节外撞击且需要行手术治疗。那些存在后方关节外撞击的患者中有 75% 的患者后方撞击试验

阳性，屈髋 90° 时内旋角度增大（40°：15°），股骨前倾角增大（21°：8°），此外，屈髋 90° 时外旋角度减小（40°：60°），后伸较大时也减小（40° ~ 48°：70°）。

坐骨 – 股骨撞击综合征（Ischiofemoral Impingement，IFI）是后方 FAI 的一种特殊的类型。Beckman 等认为，IFI 是由于坐骨与股骨小转子发生撞击，挤压它们之间的股方肌，导致髋关节后方或者腹股沟区比较模糊的疼痛。这种模糊性疼痛在 IFI 患者中并不少见，因为止于股骨小转子的腰大肌、起于髂骨的髂胫束或者相关的滑囊都会被影响。

IFI 在小转子或者坐骨结节较为突出的女性患者中更为常见。有研究证明，FAI 患者坐骨、股骨的间距、股方肌体积均明显小于正常人群。这种情况可能是先天的，也可能是后天的。Yoong 等报道，遗传性多发外生骨疣、股骨近端骨折畸形愈合、股骨近端截骨、髋臼突出（造成小转子需要进行治疗）等患者均有可能因髋关节后方骨性撞击而表现出与 IFI 相似的症状。

15.3 临床表现

对有髋关节后方疼痛的患者进行查体时，需要掌握完整的病史，医生需要仔细询问患者疼痛的程度和部位、引发疼痛的活动或动作以及疼痛的特点等。正如前面所说，引发 PFAI 的原因尚不明确，因此，关节损伤、运动比赛、儿童时期的状况等信息需要详细了解，便于明确最开始的损伤原因。PFAI 的临床表现常常非常隐蔽，患者最开始常表现为髋关节前方、后方、或腹股沟区疼痛，特别在长时间坐位或步行，或者体育比赛之后更加明显。由于腹股沟区、大转子以及臀部等部位的疼痛无显著特异性，在诊断 PFAI 时需要加强临床鉴别诊断，避免漏诊，应让患者接受进一步的影像学检查甚至有创检查。

然而，PFAI 诊断也有可能比较模糊，PFAI

也常常表现为无明显诱因的髋关节后方或者臀部疼痛。患者常常表示屈曲、外展、外旋时髋关节疼痛，因为髋关节屈曲、外展、外旋时会让后方的盂唇、髋臼或者骨盆结构与股骨头颈交界区或者小转子发生撞击。因坐骨神经紧贴股方肌后方走行，除了髋关节后方疼痛，部分患者还会自诉坐骨神经痛。

15.4 体格检查

大多数髋臼–股骨撞击的患者（50%～65%）逐渐起病，但在髋关节扭伤或者撞击损伤后立即出现髋关节疼痛。一些患者是在没有外伤的情况出现髋关节急性疼痛，而腹股沟区疼痛是所有类型的撞击征患者最常见的主诉（大约占80%）。对于后方撞击，患者常常表示疼痛位于髋关节外侧、臀部、后侧以及腰部，部分患者会有下肢放射痛和关节不稳的症状。这些症状会由于过度活动而加重，在日常活动或者运动时反复发作。

结合患者讲述的病史和完整的双侧髋关节查体结果，常常能够得到正确的诊断。完整的髋关节查体是一个逐步的过程，包括视诊、触诊以及各个平面下关节活动度、稳定性和肌力检查。让患者完成一些简单的任务，比如从椅子上站起、躺上检查床以及从检查床上下来、从坐姿转换到睡姿（以及相反动作），观察患者疼痛的原因以及活动受限的情况。因为有些患者会有防痛步态或者臀中肌无力步态，因此必须对所有患者进行步态检查。

髋关节触诊应该由近端开始，检查髂骨棘高度是否对称，检查 SI 关节、腰椎、脊旁肌肉组织是否有压痛，仔细检查屈髋肌群和髋短外旋肌群，检查肌群时要特别检查位于髋关节和肌肉组织周围的滑囊。大转子滑囊及坐骨结节滑囊炎症会导致髋关节后方疼痛。检查关节活动度时，需要对患侧和健侧髋关节同时进行检查。避免先对患侧髋关节进行检查，因为先从健侧髋关节检查

可以使患者在检查患者时更放松，减少保护性对抗和肌肉张力。利用量角器分别测量髋关节被动和主动屈曲、后伸、内旋、外旋、内收、外展的角度，并且与对侧髋关节做比较。通过查体明确患者髋关节上述活动的肌力，对疼痛和肌力下降程度进行评价。

通过单一的特殊检查很难诊断髋关节后方撞击，但检查者可以综合相关检查手段来鉴别有髋关节后方撞击的患者。托马斯试验可以用来评价髋关节屈曲挛缩。屈曲挛缩会导致髋关节后方结构应力增加继而导致髋关节后方疼痛。让患者处于仰卧位，让患者屈曲对侧髋关节，用双手握住患者膝部使大腿靠紧胸部，患侧髋关节自然伸展，让患者保持下肢平放于检查床上。如果患肢不能维持伸直，可表示试验结果阳性。后方撞击试验可以与托马斯试验同时进行，让患者保持托马斯试验体位，患侧髋关节后伸、外旋、轻度外展，医生对患髋向后方施加压力使髋关节后伸。髋关节后伸试验使股骨头颈交界区后方与髋臼后缘靠拢，挤压后方盂唇产生疼痛。采用后方撞击试验检查 PFAI 时，因盂唇撞击诱发髋关节后方疼痛，或因股骨头刺激前方关节囊导致髋关节前方疼痛都被认为后方撞击试验阳性，表示后方盂唇有撞击。

屈曲外展外旋试验（FABER）同样对诊断 PFAI 有意义。当患者仰卧位时，让患髋屈曲、外展、外旋呈"4"字位，踝关节置于对侧膝关节近端，固定对侧骨盆，轻轻下压患侧膝关节，如果膝关节和检查床之间的距离较对侧大，表示 FABER 试验阳性。虽然下肢滚动试验和屈曲、内收内旋试验（FADIR）是经典的前方 FAI 的检查方法，但是对于髋关节后方疼痛的患者，应进行上述试验进行评估，排除其他可能导致髋关节疼痛的原因。

Gómez-Hoyos 最近验证了坐骨–股骨撞击的特殊检查。大步行走试验可以在髋后伸终末期诱发 LT 与坐骨发生撞击，如果患者行大跨步步行时在髋后伸时坐骨外侧发生疼痛，而行小跨步步行时疼痛缓解，则认为大步行走试验结果阳性。

坐骨－股骨撞击试验时让患者处于侧卧位，检查者使患侧髋关节被动后伸，在髋关节中立位或者内收位时诱发撞击产生疼痛，外展髋关节则疼痛缓解。

之前提到，部分 IFI 患者会有坐骨神经放射痛的情况，当怀疑有 IFI 时需要行完整的腰椎神经检查来排除腰椎病变。

15.5 影像学检查

一些 PFAI 患者的 X 线片检查结果是正常的，而有些 PFAI 患者的 X 线片中可以看到股骨近端及髋臼侧的解剖异常。从研究经验来看，骨盆前后位、髋关节穿桌侧位以及假斜位 X 线片基本可以用来完成对 PFAI 患者骨骼形态的评估，但也有人采用其他的拍摄角度来评估骨骼的形态。在骨盆前后位 X 线片上可以看到髋臼钳夹样异常，有时还能看到股骨侧的凸轮型异常，比如枪柄征、股骨头倾斜、外侧隆起以及疝窝。在骨盆前后位上测量髋关节间隙非常重要，因为如果关节间隙小于 2mm，则患者行髋关节手术后的改良 Harris 髋关节评分更低，且进展至髋骨关节炎需行全髋关节置换的风险是一般患者的 39 倍。

股骨头的非圆部分常常位于前上方或后下方的头颈交界区，因此，这种凸轮型异常在股骨的侧位片上尤为明显。Notzli 等最早提出在 MRI 图片上测量 α 角来反应股骨颈的偏心距（offset），最近也有一些研究是在 X 线片上测量 α 角，当 α 角为 50° ~ 55° 时，则认为股骨颈偏心距过大。有研究认为，Dunn 位和穿桌侧位是评价 α 角最合适的拍摄角度。在 X 线片上，小转子与坐骨撞击导致的骨硬化及骨囊肿也会被发现。X 线片也能显示股骨颈偏心距减小、创伤性或者先天的骨性隆起（与股骨撕脱骨折或者 MHE 类似）。X 线片上还能观察到髋外翻和颈干角过大，这些解剖异常也与 PFAI 和 IFI 有关。

MRI 能显示和 PFAI 有关的软组织异常，还

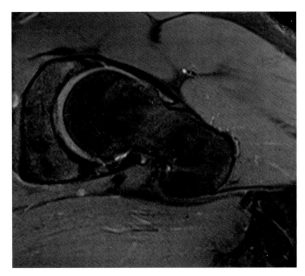

图 15.1　23 岁男性曲棍球运动员左髋 MRI（3T）显示其后方盂唇损伤

能揭示其他引起髋痛的原因，如常伴随 PFAI 同时存在的转子滑囊炎、坐骨结节滑囊炎、髋短外旋肌群及外展肌撕裂。MRI 还能用来对骨组织活性进行评价，对股骨的病理改变如缺血性坏死等也能进行评估。单髋 MRI 的分辨率及细节显示均优于显示范围更广的骨盆 MRI，对两种 MRI 进行研究是十分必要的。PFAI 患者的 MRI 显示后方盂唇撕裂、后方头颈交界区骨髓水肿以及髋臼后方撞击损伤（图 15.1）。有时还能在髋臼前部区域或者前上区域的关节面观察到软骨软化，这是因为股骨与髋臼后方发生撞击时髋臼后缘提供杠杆支持使股骨头在髋臼前方产生对冲伤。IFI 患者，其 MRI 常常显示股方肌高信号和脂肪变性萎缩而无所谓的肌肉撕裂。因为很多无症状的患者有上述影像学改变，因此需要结合患者临床症状对 MRI 检查结果进行评估。

除了 MRI 检查，CT 三维重建可以更好地显示骨组织病理改变和解剖异常。动态的超声检查对于诊断 PFAI 和 IFI 也非常重要。因为 MRI 和 CT 是静态检查，容易遗漏那些有动态撞击的患者。

15.6 PFAI 治疗方案

15.6.1 非手术治疗

PFAI 患者最开始的治疗主要是非手术的形式，包括休息、冰敷、口服非甾体类抗炎药、髋关节周围肌肉锻炼、核心肌群锻炼、理疗、关节腔注射糖皮质激素或者玻璃酸钠制剂等。CT 或超声引导下髋关节腔注射局麻药物及糖皮质激素同时具有诊断和治疗的作用，股方肌内注射糖皮质激素对关节外撞击损伤（如 IFI）患者有相同的治疗效果。

15.6.2 手术治疗

（1）股骨和髋臼骨成形术及盂唇修复术

髋关节镜治疗 PFAI 的目的是改善髋关节活动功能，减少股骨近端与髋臼缘或关节囊外组织撞击。股骨成形可以使股骨获得正常的偏心距并保持盂唇正常的密封作用。术者可以根据喜好，在患者侧卧位或者仰卧位时进行股骨成形，在改良仰卧体位时利用 2 个关节镜入路（前外侧入路和正中前方入路）进行股骨成形手术（患肢屈髋 10°、内旋 15°、外展 10°）。

患者固定体位后进行患肢牵引，前外侧入路定位在大转子尖近端、向前方各 1cm 处。正中前外侧入路位于距离前外侧入路 6～7cm、与纵行前方成 45°～60° 角处。该入路位于髂前上

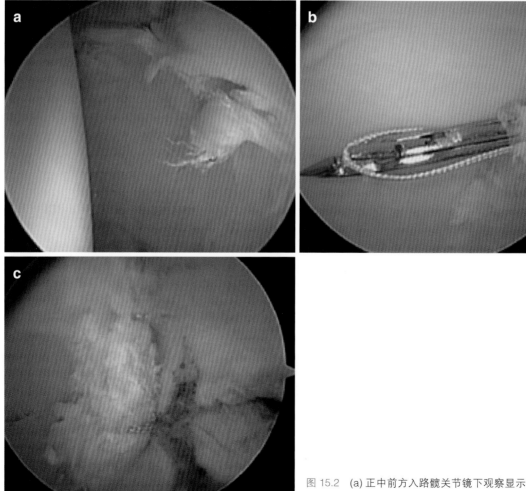

图 15.2 (a) 正中前方入路髋关节镜下观察显示后方盂唇严重磨损和撕裂。(b、c) 套扎缝合后盂唇重新固定于髋臼缘

棘纵行延长线和前外侧入路纵行延长线之间。该入路和前方入路相比，距离股外侧皮神经更远。利用关节镜刀切开关节囊连通 2 个入路，便于器械在关节囊内移动。充分暴露髋关节中央间室后检查是否有相关的病理改变，如盂唇损伤、软骨损伤、圆韧带损伤、髋臼缘钳夹型骨赘等（图 15.2）。

行股骨成形时，放松下肢牵引，暴露髋关节周围间室。股骨侧的凸轮型病变如一个隆起位于股骨头颈交界区，呈不同的颜色（常呈灰色或紫色）和质地（纤维性、裂隙、肿胀），并覆盖有软骨组织。屈髋 45°，从前外侧入路探入磨钻，股骨成形区域近端距离盂唇 1cm，切除区域沿股骨颈延伸 1.5 ~ 2cm 并逐渐变窄。术中对内侧滑膜皱襞和外侧骺部血管进行探查并保护，可作为股骨成形区域的上方和下方边界。

在髋关节周围间室，调整髋关节的体位便于对股骨头颈交界区不同部位病变进行去除，增加髋关节屈曲角度可以改善股骨头前下部的视角，减少屈髋角度并将镜头移至前外侧入路便于打磨股骨颈外上部的凸轮型病变。利用关节镜头翘拨关节囊可能改善术中视野。

股骨成形时，凸轮型病变要去除充分，使头颈交界区呈光滑的凹陷。去除过度会增加股骨颈骨折的风险并且不利于盂唇维持负压作用。会在有些患者的股骨颈处发现滑囊疝，股骨成形后局部呈浅的骨缺损。有研究人员（MJP）倾向于对较大的滑囊疝植入骨替代栓治疗。股骨成形后反复活动髋关节，确保骨赘充分磨除且维持盂唇密封性。采用可吸收缝线缝合关节囊，关节腔内注射富血小板血浆维持内稳态。

（2）小转子成形术

对于 IFI 保守治疗无效者，可以开放或者关节镜下行小转子成形术。关节镜下通过前方入路或者后方入路均可以到达小转子，但各有优缺点。使用前方入路，可以避免操作器械离旋股内侧动脉和坐骨神经太近，但需要切开腰大肌肌腱。后方入路中则器械离旋股内侧动脉和坐骨神经太近，有血管神经损伤风险。

15.7　术后康复

PFAI 患者髋关节镜术后需要限制其髋关节负重、旋转和活动。患者术后 2 ~ 3 周内负重应不超过 9kg，避免成形后的股骨颈发生骨折。2 周内每天持续被动活动 4h、骑行零阻力标准自行车 20min。术后 2 ~ 3 周内佩戴髋关节支具和抗旋转垫，限制髋关节外旋和后伸。这些保护措施有利于关节囊愈合。

运动疗法包括早期被动活动、中期主动活动、后期力量训练。被动环行活动可以预防关节粘连，主动屈髋练习需要循序渐进地进行，避免髋关节屈肌发生肌腱炎。

15.8　并发症

股骨成形术后可能发生的并发症包括凸轮型病变残留、股骨成形过度、股骨颈骨折、股骨头缺血性坏死以及关节囊粘连等。

股骨凸轮型病变残留是髋关节镜术后翻修的最常见的原因之一，在术中仔细观察凸轮型骨赘并且通过活动髋关节动态观察股骨成形是否充分，可以避免凸轮型骨赘残留，相反股骨成形过度不仅增加股骨颈骨折的风险，还会破坏髋臼盂唇的密封作用。通过更换观察和操作入路，磨除骨赘后使头颈交界区呈圆滑的曲线，避免股骨成形过度。

股骨颈骨折是镜下或者镜下结合前方有限切开股骨成形手术后常见并发症之一。Mardones 通过尸体研究证实股骨颈成形去除股骨颈小于 30% 时不会改变股骨的负荷能力，并建议股骨成形时切除股骨颈的程度必须小于股骨颈 30%，然而股骨成形中几乎不需要切除到这个程度。术后限制负重可以避免股骨颈发生骨折，对于骨质强度较差的患者，需要延长其限制负重的时间。

术后发生股骨头缺血性坏死的风险较小，在

术中探查内侧滑膜皱襞和外侧髂部血管，行股骨成形时避免损伤上述结构。关节囊粘连也是髋关节镜手术翻修的常见原因之一。

15.9 结论

PFAI 是由于髋臼缘和股骨头颈交界区或者股骨近端与关节外结构发生异常撞击引起，产生髋关节疼痛，造成盂唇和关节软骨损伤甚至髋关节早期骨关节炎。通过临床评估和影像学检查明确诊断后，外科干预是 PFAI 的一线治疗方法，关节镜手术是手术治疗手段之一。髋关节镜术中纠正骨骼形态异常，股骨成形时反复检查，确保股骨头 – 颈偏心距得到改善。在髋关节镜术后，限制患者进行部分负重，通过康复锻炼改善关节活动度。采用髋关节镜手术治疗 PFAI 的并发症较少。

参考文献

[1]Crawford K, Philippon MJ, Sekiya JK, et al. Microfracture of the hip in athletes. Clin Sports Med. 2006;25:327–333.

[2]Philippon MJ, Goljan P, Briggs KK. FAI: from diagnosis to treatment. Tech Orthop. 2015;27(3): 167–171.

[3]Beck M, Kalhor M, Leunig M, et al. Hip morphology influences the pattern of damage to the acetabular cartilage: femoroacetabular impingement as a cause of early osteoarthritis of the hip. J Bone Joint Surg Br. 2005;87:1012–1018.

[4]Ganz R, Parvizi J, Beck M, et al. Femoroacetabular impingement: a cause for osteoarthritis of the hip. Clin Orthop Relat Res. 2003;417:112–120.

[5]Ganz R, Leunig M, Leunig-Ganz K, et al. The etiology of osteoarthritis of the hip: an integrated mechanical concept. Clin Orthop Relat Res. 2008;466:264–272.

[6]Philippon MJ, Maxwell RB, Johnston TL, et al. Clinical presentation of femoroacetabular impingement. Knee Surg Sports Traumatol. 2007;15:1041–1047.

[7]Stafford GH, Villar RN. Ischiofemoral impingement. J Bone Joint Surg Br. 2011;93:1300.

[8]Beckmann JT, Safran MR, Abrams GD. Extraarticular impingement: ischiofemoral impingement and trochanteric-pelvic. Oper Tech Sports Med. 2015; 23:184.

[9]Leunig M, Casillas MM, Hamlet M, et al. Slipped capital femoral epiphysis: early mechanical damage to the acetabular cartilage by a prominent femoral metaphysis. Acta Orthop Scand. 2000;71:370–375

[10]Leunig M, Beaule PE, Ganz R. The concept of femoroacetabular impingement: current status and future perspectives. Clin Orthop Relat Res. 2009;467:616–622.

[11]Eijer H, Myers SR, Ganz R. Anterior femoroacetabular impingement after femoral neck fractures. J Orthop Trauma. 2001;15:475–481.

[12]Philippon MJ, Stubbs AJ, Schenker ML, Maxwell RB, Ganz R, Leunig M. Arthroscopic management of femoroacetabular impingement: osteoplasty technique and literature review. Am J Sports Med. 2007;35(9):1571–1580.

[13]Notzli HP, Wyss TF, Stoecklin CH, et al. The contour of the femoral head-neck junction as a predictor for the risk of anterior impingement. J Bone Joint Surg Br. 2002;84:556–560.

[14]Vaughn ZD, Safran MR. Arthroscopic femoral osteoplasty/chielectomy for cam-type femoroacetabular impingement in the athlete. Sports Med Arthrosc Rev. 2010;18:90–99.

[15]Siebenrock KA, Steppacher SD, Haefeli PC, Schwab JM, Tannast M. Valgus hip with high antetorsion causes pain through posterior extraarticular FAI. Clin Orthop Relat Res. 2013;471(12):3774–3780.

[16]Tonnis D, Heinecke A. Acetabular and femoral anteversion: relationship with osteoarthritis of the hip. J Bone Joint Surg Am. 1999;81:1747–1770.

[17]Larson CM. Arthroscopic management of pincer- type impingement. Sports Med Arthrosc Rev. 2010;18:100–107.

[18]Seldes RM, Tan V, Hunt J, et al. Anatomy, histologic features, and vascularity of the adult acetabular labrum. Clin Orthop Relat Res. 2001;382:232–240.

[19]Morris WZ, Chen JY, Cooperman DR, Liu RW. Characterization of ossification of the posterior rim of acetabulum in the developing hip and its impact on the assessment of femoroacetabular impingement. J Bone Joints Surg Am. 2015;97(3):e11.

[20]Ball ST, Schmalzried TP. Posterior femoroacetabular impingement (PFAI) – after hip resurfacing arthroplasty. Bull NYU Hosp Jt Dis. 2009;67:173.

[21]Yoo MC, Cho YJ, Chun YS, Rhyu KH. Impingement between the acetabular cup and the femoral neck after hip resurfacing arthroplasty. J Bone Joint Surg. 2011;93:99–106.

[22]Zahn RK, Grotjohann S, Ramm H, et al. Pelvic tilt compensates for increased acetabular anteversion. Int Orthop. 2015;40(8):1571–1575.

[23]Moulton KM, Aly A, Rajasekaran S, Shepel M, Obaid H. Acetabular anteversion is associated with gluteal tendinopathy at MRI. Skelet Radiol. 2015;44: 47–54.

[24]Ricciardi BF, Fabricant PD, Fields KG, et al. What are the demographic and radiographic characteristics of patients with symptomatic extraarticular femoroacetabular impingement? Clin Orthop Relat Res. 2015;476(4):1299–1308.

[25]Ali AM, Teh J, Whitwell D, Ostlere S. Ischiofemoral impingement: a retrospective analysis of cases in a specialist orthopaedic centre over a four-year period. Hip Int. 2013;23:263–268.

[26]Ali AM, Whitwell D, Ostlere SJ. Case report: imaging and surgical treatment of a snapping hip due to ischiofemoral impingement. Skelet Radiol. 2011;40:653–656.

[27]Hetsroni I, Larson CM, Dela Torre K, et al. Anterior inferior iliac spine deformity as an extra- articular source for hip impingement: a series of 10 patients treated with arthroscopic decompression. Arthroscopy. 2012;28:1644–1653.

[28]Johnson KA. Impingement of the lesser trochanter on the ischial ramus after total hip arthroplasty. Report of three cases. J Bone Joint Surg Am. 1977;59:268–269.

[29]Tosun O, Algin O, Yalcin N, et al. Ischiofemoral impingement: evaluation with new MRI parameters and assessment of their reliability. Skelet Radiol. 2012;41:575–587.

[30]Viala P, Vanel D, Larbi A, et al. Bilateral ischiofemoral impingement in a patient with hereditary multiple exostoses. Skelet Radiol. 2012;41:1637–1640.

[31]Yoong P, Mansour R, Teh JL. Multiple hereditary exostoses and ischiofemoral impingement: a casecontrol study. Skelet Radiol. 2014;43(9):1225–1230.

[32]Frank RM, Slabaugh MA, Grumet RC, et al. Posterior hip pain in an athletic population: differential diagnosis and treatment options. Sports Health. 2010;2(3):237–246.

[33]Philippon MJ, Schenker ML. Arthroscopy for the treatment of femoroacetabular impingement in the athlete. Clin Sports Med. 2006;25:299–308.

[34]Margo K, Drezner J, Motzkin D. Evaluation and management of hip pain: an algorithmic approach. J Fam Pract. 2003;52(8):607–617.

[35]Gómez-Hoyos J, Martin RL, Schröder R, Palmer IJ, Martin HD. Accuracy of 2 clinical tests for ischiofemoral impingement in patients with posterior hip pain and endoscopically confirmed diagnosis. Arthroscopy. 2016;32(7):1279–1284.

[36]Johnston TL, Schenker ML, Briggs KK, et al. Relationship between offset angle alpha and hip chondral injury in femoroacetabular impingement. Arthroscopy. 2008;24:669–675.

[37]Clohisy J, Carlisle J, Beaule P, et al. A systematic approach to the plain radiographic evaluation of the young adult hip. J Bone Joint Surg Am. 2008;90:47–66.

[38]Leunig M, Beck M, Kalhor M, et al. Fibrocystic changes at anterosuperior femoral neck: prevalence in hips with femoroacetabular impingement. Radiology. 2005;236:237–346.

[39]Philippon MJ, Briggs KK, Yen YM, et al. Outcomes following hip arthroscopy for femoroacetabular impingement with associated chondrolabral dysfunction: minimum two-year follow-up. J Bone Joint Surg Br. 2009;91:16–23.

[40]Ochoa LM, Dawson L, Patzkowski JC, et al. Radiographic prevalence of femoroacetabular impingement in a young population with hip complaints is high. Clin Orthop Relat Res. 2010;468(10):2710–2714

[41]Neumann M, Cui Q, Siebenrock KA, et al. Impingement-free hip motion: the 'normal' angle alpha after osteochondroplasty. Clin Orthop Relat Res. 2009;467:699–703.

[42]Allen D, Beaulé PE, Ramadan O, et al. Prevalence of

associated deformities and hip pain in patients with cam-type femoroacetabular impingement. J Bone Joint Surg Br. 2009;91:589–594.

[43]Meyer DC, Beck M, Ellis T, et al. Comparison of six radiographic projections to assess femoral head/ neck asphericity. Clin Orthop Relat Res. 2006;445: 181–185.

[44]Czerny C, Hofmann S, Neuhold A, et al. Lesions of the acetabular labrum: accuracy of MR imaging and MR arthrography in detection and staging. Radiology. 1996;200:225–230.

[45]Singer AD, Subhawong TK, Jose J, et al. Ischiofemoral impingement syndrome: a meta-analysis. Skelet Radiol. 2015;44:831–837.

[46]Finnoff JT, Bond JR, Collins MS, et al. Variability of the ischiofemoral space relative to femur position: an ultrasound study. PM&R. 2015;7(9):930–937.

[47]Robertson WJ, Kelly BT. The safe zone for hip arthroscopy: a cadaveric assessment of central, peripheral, and lateral compartment portal placement. Arthroscopy. 2008;24:1019–1026.

[48]Safran M, Ryu J. Ischiofemoral impingement of the hip: a novel approach to treatment. Knee Surg Sports Traumatol Arthrosc. 2014;22:781–785.

[49]Philippon MJ, Christensen JC, Wahoff MS. Rehabilitation after arthroscopic repair of intra-articular disorders of the hip in a professional football athlete. J Sport Rehabil. 2009;18:118–134.

[50]Philippon MJ, Schenker ML, Briggs KK, et al. Revision hip arthroscopy. Am J Sports Med. 2007;35:1918–1921.

[51]Sampson TG. Complications of hip arthroscopy. Tech Orthop. 2005;20:63–66.

[52]Mardones RM, Gonzalez C, Chen Q, et al. Surgical treatment of femoroacetabular impingement: evaluation of the effect of the size of the resection. J Bone Joint Surg Am. 2005;87:273–279.

第 16 章　骶髂关节疼痛

William Henry Márquez-Arabia, Francisco Javier Monsalve,
Juan Gómez-Hoyos, Hal D. Martin
刘　阳　译

16.1 简介

　　髋关节后方疼痛可由骨盆内外多个部位和解剖结构病变引起。从腰椎和骶髂关节（Sacroiliac Joint,SIJ）开始向臀部区域下行，伴随着肌肉、神经、滑囊和肌腱，能够引发疼痛的原因有 10 多种。

　　骶髂关节紊乱被定义为慢性、稳定的疼痛导致患者关节功能障碍，并且被认为是后腰部和盆腔后方疼痛的重要原因。本章将对其不同的病理改变逐一讨论。在 10% ~ 25% 的后腰部疼痛患者中，骶髂关节被认为是主要的疼痛来源，但是很少有相关文献定义骶髂关节的病理诊断和治疗，其诊断还经常与椎间盘源性疼痛及关节炎相混淆。因为这些结构疼痛可能与骶髂关节相关，或骶髂关节功能障碍可能是这些结构适应性改变的结果。在腰椎融合术后疼痛的患者中，有 40% ~ 43% 出现骶髂关节损伤症状。

　　了解骶髂关节的解剖、生物力学、神经支配和病理生理对于区分骶髂关节疼痛与肌肉、椎间盘源性、退变性腰椎症状非常重要。

16.2 解剖学

　　骶髂关节是一个具有软骨面的不规则 "C" 形微动关节。它本身具有纤维囊，囊内有滑膜液。

后方致密的韧带复合体起到稳定关节的作用，同时限制了关节的运动。骨盆由两侧的髂骨和骶骨组成；骶骨位于 2 个髂骨之间，5 个融合的椎骨构成骨盆后柱。骶骨侧关节面前方为厚厚的透明软骨，髂骨侧关节面后方为纤维软骨。骶髂关节是人体最大的轴向关节，表面积约为 17.5cm^2。尽管骶髂关节内表面 75% 不是滑膜，但它仍被认为是滑膜关节。关节软骨会随着时间的推移而逐渐退化，部分纤维性强直和关节旁滑膜病变在 50 岁以上人群中非常常见（图 16.1~ 图 16.4）。

　　骶髂关节前关节囊较薄，骶髂腹侧韧带在 S1 ~ S3 水平横跨覆盖腹部和尾部（图 16.5）。骶髂关节插入靠近骶骨和髂骨关节表面边缘的骨膜，并与髂腰韧带融合。关节后面是骶结节韧带和骶棘韧带。骶结节韧带（STL）起源于髂后上棘（PSIS）、背韧带、骶结节、骶骨和尾骨近端。

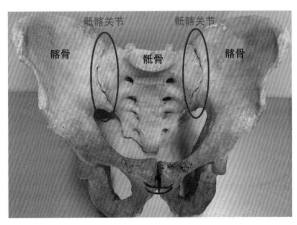

图 16.1　骶髂关节解剖。骨盆前后视图，显示左右髂骨和骶骨；骶髂关节已被标注

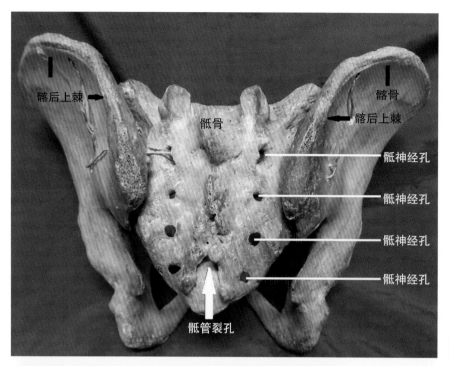

图 16.2 骶髂关节及其周围
结构的后视图

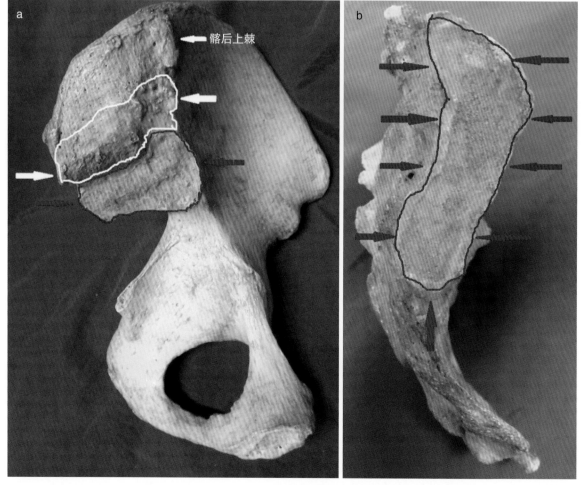

图 16.3 髂骨 (a)、骶骨 (b) 侧面观，可见关节部分，分隔髂骨腹侧 (软骨关节部分，红色箭头) 及背侧 (纤维状部分，白色箭头)
和骶骨关节面

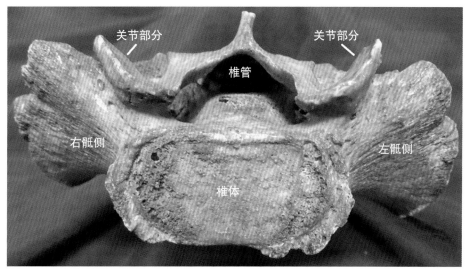

图 16.4　骶骨俯视图

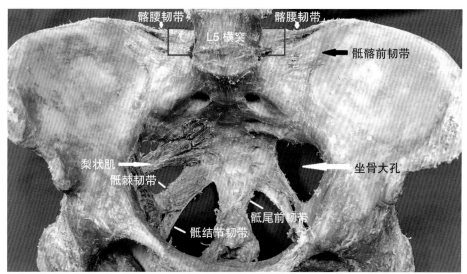

图 16.5　骶髂关节及其周围结构前面观，L5TP 与髂肌的撞击可导致骶髂关节上区疼痛

它具有一定旋转度，止于坐骨结节，有时与股二头肌长头肌肌腱相连续，内侧纤维起源于骶骨近端，外侧纤维源于骶骨的远端。梨状肌背侧筋膜和臀大肌与骶结节韧带相连。骶结节韧带前面是骶棘韧带（SSL）。STL 从骶骨和尾骨顶端的外侧向坐骨棘延伸。它是坐骨大切迹和坐骨小切迹的分界线。阴部神经经过骶结节韧带前面和骶棘韧带的后面，然后在闭孔内肌的后面走行（图 16.6，图 16.7）。

骶髂后韧带由骶髂长韧带和骶髂短韧带组成，起于髂后上棘止于骶结节（S3 ~ S5）。外侧与臀大肌肌腱膜相连，内侧与胸腰筋膜后层相连。臀中皮神经外侧分支穿过骶髂后韧带，骨间

韧带位于骶骨和髂骨之间的头侧。

骶髂关节的近端是髂腰韧带，该韧带由背侧束、腹侧束和骶髂部组成。背侧带起于 L5 横突的顶端，止于髂结节和髂嵴的腹侧及头侧，腹侧束起源于 L5 横突的前下侧面，止于髂结节前上侧（图 16.5）。

骶髂关节受臀大肌、臀中肌、竖脊肌、背阔肌、股二头肌、腰肌、梨状肌、腹斜肌和腹横肌的肌力以及胸背筋膜的影响。

L5 神经前支和腰骶干在骶髂关节近端前方，S1 神经前支在骶髂关节前下侧。S1~S4 神经外侧出椎间孔中孔于椎间孔中线外侧。这些分支经过不同的路径进入背侧韧带、骨间韧带及骶髂关节

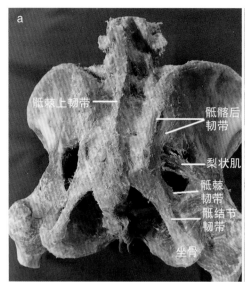
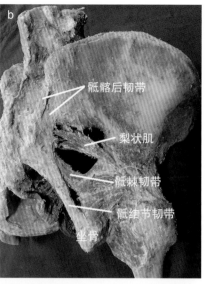

图 16.6 （a、b）骶髂关节相关韧带及其周围结构后视图

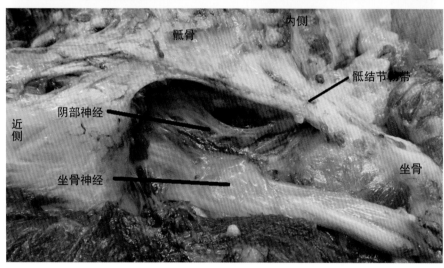

图 16.7 尸体解剖后视图显示骶结节韧带起于骶骨止于坐骨结节，以及其与阴部神经、坐骨神经的关系

在内的不同区域。

骶髂关节前方由 L5 ～ S2 前支和骶神经丛支配，后方由 S1 ～ S4 后支支配。上述韧带内的受体包括机械受体、本体感受器和自由神经末梢。

16.3 生物力学

骶髂关节运动包括矢状面、冠状面和轴向 3 个方向的旋转和平移。骶骨矢状面的运动可以描述为骶骨屈曲或伸展。骶髂关节作为脊柱轴线的基座，可以传递和缓冲来自躯干的应力负荷。而

腰椎、髋关节和耻骨联合的运动和肌筋膜不平衡则可能会影响骶髂关节运动。尸体标本的影像学研究表明，骶髂关节可旋转 1° ～ 4°，平移 1 ～ 2mm。另一项针对健康男性的研究，测量了髋关节在站立位屈曲运动中髂后上棘和股骨大转子的移位情况，结果显示右侧两参考点相对距离为 7.7mm，而左侧为 8.5mm。

40 ～ 50 岁男性和 50 岁以上女性的骶髂关节活动度会呈现渐进性减少。尸体研究表明，骶髂关节的整体运动范围很小，只有在骶髂离断后整体运动会略有增加。

一项研究通过体内三维运动分析系统对比退行性腰椎疾病患者与正常人的骶髂关节的运动学

特征，其结果显示：退行性腰椎疾病患者脊柱屈伸、畸形、骶髂关节运动、个体差异均显著增加。退行性腰椎疾病患者群体中女性组移动度明显大于男性组。

　　一项横断面研究表明，无骶髂关节紊乱的下腰痛患者双侧髋关节外旋明显大于内旋，而有骶髂关节紊乱的患者只是单侧髋关节外旋大于内旋，尤其是在髂骨相对于骶骨后旋的一侧。本研究提示股骨在髋关节屈伸活动中对髋部应力传递的重要性。

　　下肢不等长（Leg Length Discrepancy，LLD）会导致骶髂关节不对称的应力从而影响生物力学。利用接触区总载荷和接触区载荷分布（应力）两个生物力学参数评价下肢长度差异的影响，研究表明下肢腿长差异会显著增加骶髂关节的载荷和应力。载荷峰值也随着差异的增大而显著增大。下肢腿长差异会增加整个下肢关节的应力负荷，尤其是在腿长的一侧肢体。仅 1cm 的下肢长度差异就会增加 5 倍骶髂关节载荷（详见第 18 章）。

16.4 病因学

　　骶髂关节疼痛可以起源于耻骨联合或髋关节远端，也可能是关节生物力学改变的结果。引起疼痛的原因主要包括韧带或关节囊组织的张力、压力、剪切力、运动轨迹改变以及异常的关节机械载荷，这些力学紊乱及不平衡均会导致关节内的炎症和疼痛。还有一些情况与骶髂关节疼痛具有相关性，如分娩时臀部的直接应力，汽车碰撞时直腿刹车的影响，同侧骶髂关节压力转移，下肢长度差异，脊椎相关的关节炎病史，如强直性脊柱炎、脊柱侧弯、移植骨供区侧以及腰骶融合。

　　骶髂关节疼痛的关节内病因主要包括骨关节炎和感染。感染常由血行传播并引起髋关节前关节囊扩张，同时也刺激腰骶神经根引发疼痛。而关节外病因则可能和骶髂关节后方的韧带、

肌腱、筋膜和其他软组织损伤相关。

　　人体新陈代谢的过程可能导致关节出现早期退变、炎症和疼痛。而引起骶髂关节疾病的病因则包括焦磷酸钙结晶沉积病、痛风、黄褐病、甲状旁腺功能亢进、肾性骨营养不良和肢端肥大症，而原发性骶髂肿瘤则非常罕见。

16.5 临床表现

　　因为还没有高特异性的检查技术来证实骶髂关节功能障碍，因此该疾病的临床的诊断并不容易。骶髂关节疼痛的来源通常被描述为由于过度活动而导致，如爬楼梯、从椅子上站起来或下车动作。一些下肢或骨盆负荷不对称的体育运动，如滑冰、体操、高尔夫和健美操等也可能会引起骶髂关节疼痛。疼痛是否来源于骶髂关节主要靠体格检查和诊断性注射来判断。3 个常见的骶髂关节疼痛症状有：坐姿困难、睡眠中翻身疼痛，以及患者因剧烈锐痛行走困难。

　　Dreyfuss 等指出：骶髂关节源性疼痛患者的疼痛范围均没有超过 L5 椎体水平，并认为这可以作为一个鉴别特征。Fortin 等研究发现，无骶髂关节症状的志愿者在透视引导下接受关节腔注射，并在随后进行感觉检查中，可发现臀部会出现一个髂后上棘向远端延伸约 10cm，向外侧延伸 3cm 的感觉敏锐区域。骶髂关节引起的疼痛可辐射到臀部、腹股沟，甚至整个下肢（图 16.8）。

　　目前还没有特异性的体格检查用来诊断骶髂关节疼痛。常用的体格检查包括神经检查和髋关节功能评估。患者常会指出疼痛最严重的部位，医生可以标记其位置并进一步评估骶髂关节线或骶沟的压痛。需要注意抬腿过程中引起骶髂关节疼痛而出现直腿抬高试验假阳性。

　　诊断骶髂关节疼痛最常用的疼痛刺激试验方法包括：

　　·屈曲外展外旋试验（FABER 或 Patrick）：

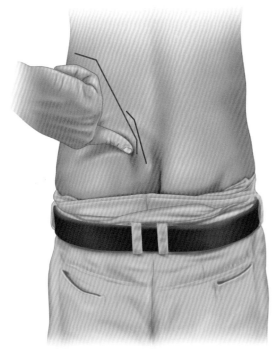

图 16.8　患者指出髂后上棘内侧和下方的疼痛区域。蓝线为臀大肌止点。红线为骶髂关节疼痛部位

患者仰卧位，将患者髋部置于屈曲外展外旋位，使下肢呈"4"字形。然后，检查者在稳定对侧骨盆的同时，轻轻向下按压膝盖对髋关节施加伸展力，力量通过股骨的杠杆作用传导至骶髂关节前方（图 16.9）

· 大腿挤压（后方剪切应力）试验：患者呈仰卧位，髋膝关节均屈曲，检查者将患者的大腿和腿夹在检查者的上臂和前臂之间，抓住患者的大腿。然后检查人员施加由上向下的运动，从而对骶髂关节施加前后方向剪切应力（图 16.10）。

· 髂骨分离（骨盆分离）试验：患者呈仰卧位，检查者面向患者头部，双手放在患者双侧髂前上棘（Anterior Superior Iliac Spines，ASIS）上。然后，同时对双侧髂前上棘施加后外侧方向的力，从而对骶髂关节前方施加拉力（图 16.11）。

· 髂骨挤压（骨盆挤压）试验：患者侧卧位

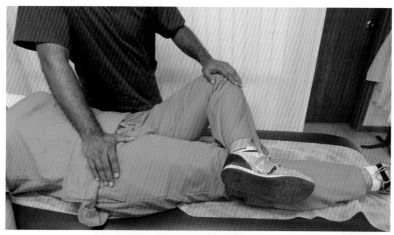

图 16.9　患者仰卧位屈曲外展外旋试验（FABER 或 Patrick）

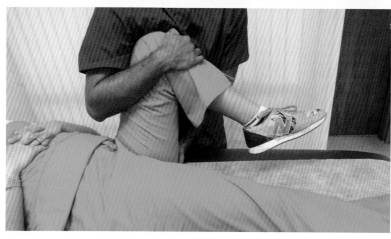

图 16.10　大腿挤压试验

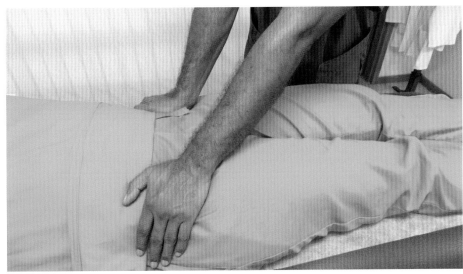

图 16.11　髂骨分离试验

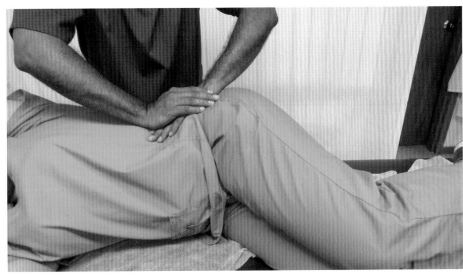

图 16.12　髂骨挤压试验

时，检查者将手放在髂嵴上，向下内方向施加压力，从而对骶髂关节施加挤压力（图 16.12）。

　　· Gaenslen 试验：可以仰卧位也可以侧卧位进行。一侧髋关节腹侧屈曲，另一侧腿从桌子边缘垂下来。检查者对悬空的腿施加的向下的伸展力。还有一种改良方法是患者侧卧位，将膝关节向胸部靠拢，患者被动地伸展另一侧髋关节。本方法是对骶髂关节施加旋转应力（图 16.13）。

　　· 骶骨挤压试验：患者俯卧位，检查者将手放在骶骨上，然后向近端和前方施加压力，这是对骶髂关节施加前后方向剪切力（图 16.14）。

　　如果以上检查方法中有 3 个为阳性，那么诊断性注射为阳性概率约为 85%。其他还有一些有意义的体格检查包括髂后上棘（PSIS）手指压痛、

触压痛，同侧 Trendelenburg 试验阳性，因髂后上棘疼痛无法仰卧位直腿抬高等。虽然疼痛部位和体查测试被证明在诊断骶髂关节疼痛方面缺乏信度和效度，但在区分臀大肌源性疼痛和骶髂关节源性疼痛中显得十分重要。

16.6 实验室检查

　　骶髂关节炎也可起源于炎症性疾病（如血清阴性脊柱炎、强直性脊柱炎、银屑病关节炎等）。当怀疑年轻患者有炎症或感染性疾病时，对炎症和风湿标志物（如血沉、C- 反应蛋白、抗核

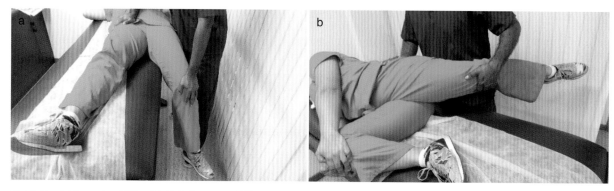

图 16.13　(a)Gaenslen 试验。(b) 改良 Caenslen 试验

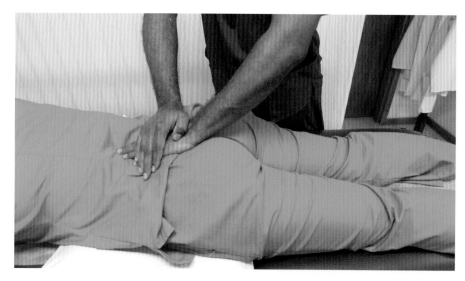

图 16.14　骶骨挤压试验

抗体、人类白细胞抗原 B27、类风湿因子）进行实验室检查是要考虑的。但一般来说，这些检查通常不会增加特定的诊断价值。对于年龄较大的患者，当有初期的治疗症状改善不佳或有值得进一步检查的症状时，必须用实验室检查排除恶性疾病。

16.7　影像学检查

　　骶髂关节的影像学评估仍然有一定挑战性。没有研究明确指出骶髂关节功能障碍有影像学异常。影像学检查无法用来明确区分出有症状和无症状骶髂关节疾病患者，因此在临床工作中针对

骶髂关节疾病的影像学评估仍存在较大的争议。但是对于已经确诊的血清阴性脊柱关节病、关节炎、感染或肿瘤患者，影像学检查有明确的意义。

　　影像学检查必须先从普通 X 线片开始，标准的骶骨前后位和骨盆侧位片是评估骶髂关节的最佳影像。所有病例均应拍摄包括髋关节、腰的骨盆前后位及侧位 X 线片，以排除髋关节骨性关节炎和下腰段的其他疾病。CT、MRI 和骨扫描是为了鉴别诊断其他疾病引起的疼痛，而不是为了诊断骶髂关节疼痛。与诊断性骶髂关节注射相比，骶髂关节 CT 的敏感性和特异性更差。MRI 对于识别软组织疾病（如肿瘤）非常有用，它还可以帮助检测脊柱关节病或感染的早期炎症反应（图 16.15~ 图 16.17）。骨扫描的结果是非特异性的，但可以帮助我们识别应力性骨折、炎

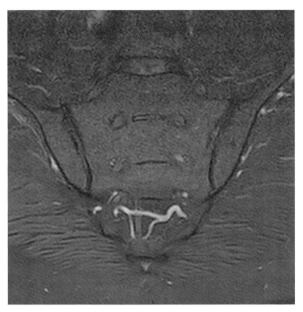

图 16.15　正常骶髂关节 T2 MRI 图像，显示关节间隙良好，无骨水肿

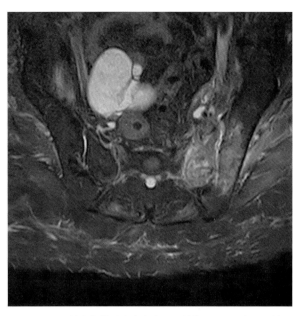

图 16.17　左侧感染性骶髂炎患者，冠状位 T2 MRI 中可见软骨下水肿（高信号）及软组织水肿

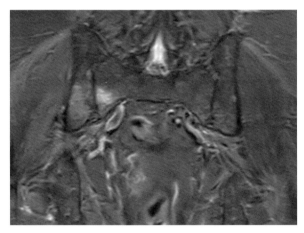

图 16.16　非感染性骶髂炎患者，冠状位 T2 MRI 中可见右侧骶髂关节软骨下水肿

症进展及其他肿瘤疾病。

综合征（DGS）。目前认为，骶髂关节封闭注射治疗后局部疼痛缓解是诊断骶髂关节源性疼痛的"金标准"。骶髂关节疼痛可能被误诊为腰椎小关节源性疼痛，反之亦然。透视下注射治疗并结合相关体格检查，有助于排除了小关节源性疼痛、髂腰综合征、臀上皮神经炎等相关疾病，从而获得一个准确的诊断。有研究表明：注射后疼痛缓解大于 75%，即可做出骶髂关节源性疼痛的诊断；不到 50% 的缓解率，则诊断为非骶髂关节源性疼痛；51% ~ 74% 的缓解率，则无法明确疼痛是否来源于骶髂关节。根据临床经验（非影像学引导）进行骶髂关节内注射成功率较低，因此不推荐使用。一些影像学引导（如 X 线透视、CT）下的骶髂关节内注射是非常有必要的，这样才能保证关节内注射的可靠性。

16.8　诊断性注射

　　由于对患者病史、体格检查和影像学特征判断的限制，在 X 线透视或 CT 引导下进行对比增强注射是诊断或排除骶髂关节源性疼痛的重要方法。梨状肌位于骶髂关节前方，其可以引起臀深

16.9　治疗

　　除了急性创伤导致的骨盆环不稳定，对于骶髂关节源性的疼痛首先均应行保守治疗。保守治疗方法包括手法物理治疗、骶髂关节动态稳定及

功能平衡的重建、进行髂腰部及下肢肌肉的强化和拉伸训练、腰椎骨盆及髋部姿势矫正、核心力量加强训练、疼痛干预、封闭注射、抗生素、减肥、心理干预及慢性疼痛治疗等。当患者经过非手术治疗后疼痛缓解效果仍不明显时可考虑行手术治疗。由于髋关节生物应力负荷传导会对骶髂关节疾病的病理改变产生影响，因此对骶髂关节潜在的生物应力负荷传导进行正确的评估和理解是至关重要的。通过手术和非手术方法治疗关节病变可能对继发性骶髂关节源性疼痛有较大作用。

某些病例通过早期的物理手法治疗，包括手法正骨、推拿或按摩等物理疗法均可以改善周围软组织的柔韧度、力量及稳定性，从而达到减轻疼痛的目的。但这些技术中哪些方法更具优势，尚无定论。如果骶髂关节出现复发性不稳定，则很可能存在比较明显的肌肉不平衡。目前还没有关于骶髂关节疼痛的手法治疗对照研究。通过手法治疗（或）功能训练后疼痛改善的病理原理尚不清楚。在对 10 例骶髂关节疼痛患者行手法治疗，通过 X 线立体摄影分析研究，治疗前后没有观察到患者骶骨或髂骨的相对位置变化，这表明手法治疗并没有导致患者骶髂关节出现可测量的力学变化。

如果患者通过休息、药物治疗后疼痛症状减轻，其机体自我修复机制也可以通过下肢主动肌、拮抗肌之间长度和力量平衡，从而改善髂骨和骶骨的直接和间接力学传导。肌肉强化和伸展是在保持脊柱中立位置的前提下进行的。在治疗中应尽早了解及评估下肢肢体长度的差异，以便用矫形器及鞋子适当地改善这种情况。在整个过程中，三维立体评估同样会对结果产生至关重要的影响。

如果患者通过非甾体类抗炎药物治疗，骶髂关节源性疼痛没有充分缓解，下一步治疗通常应在 X 线透视下骶髂关节注入利多卡因、丁哌卡因及类固醇类药物，以发挥此类混合药物快速缓解疼痛、持久有效的作用。文献一篇关于透视引导下的骶髂关节内封闭注射的诊断和治疗方面的系统回顾分析文献显示，接受骶髂关节局麻

药和类固醇注射的患者预后分为两部分：早期起效和延迟起效。单纯注射局麻药，35% 的患者（87/246）疼痛至少缓解了 75%；当局麻药和类固醇联合注射时，49% 的患者（339/685）至少缓解了 75%。治疗性骶髂关节注射有效性方面的证据等级为中度。增生性疗法通常是指在肌腱或韧带周围注射非药物或非活性刺激性溶液（葡萄糖和富血小板血浆），通过刺激韧带、肌腱周围胶原蛋白的合成，以达到在某个特定靶点恢复组织功能及缓解肌肉骨骼疼痛的目的。然而，该疗法在骶髂关节功能紊乱方面应用的安全性和临床有效性，一直缺乏前瞻性的随机对照研究去证实。经上述方法治疗，如果骶髂关节疼痛持续存在，也可以考虑射频去神经化疗法。可通过射频凝固引起患者疼痛等神经症状的神经，以达到长效缓解疼痛的目的。射频可切断 L5 神经背支的骶髂关节分支和导致慢性骶髂关节疼痛的 S1 ~ S3 背支外侧分支。一项回顾性研究对患者进行感觉刺激引导下的骶外侧支神经射频术进行分析，发现主观疼痛缓解 60% 以上和视觉疼痛评分下降 50% 以上，并且疗效维持 6 个月以上视为治疗有效，在 14 例患者中，研究人员发现 64% 的患者疼痛减轻了 50% 以上。对于经保守治疗疼痛仍无法缓解，且经过诊断性麻醉封闭治疗证实有骶髂关节源性疼痛存在的患者，在排除腰源性疼痛后推荐行手术治疗。大多数研究均涉及骶髂关节手术融合（有两种基本入路：背侧入路和外侧入路），并且包括小关节的融合，各种关节融合术的融合成功率和临床结果均无比较研究。虽然一些小样本、回顾性的研究结果显示融合术疗效尚可。但是，所有患者的疼痛均未完全缓解，并且术后恢复时间较长。一篇系统回顾的文献以疼痛缓解、功能改善和生活质量提高为评价标准，显示了骶髂关节融合术良好的手术效果及临床预后，其中进行了开放性融合手术患者满意率为 54%，接受微创手术患者术后满意率为 84%。但研究人员仍指出，由于骶髂关节源性疼痛诊断的复杂性及骶髂关节融合术的疗效缺乏高等级的证据，在实施手术前，应认真考虑疼痛的原因和其

他可替代的治疗方法。综上所述，虽然手术对于骨折或脱位等疾病有明确的疗效，但其对退行性疾病的适用性尚未完全明确。假如髋关节解剖和生物力学已经被评估和纠正，在骶髂关节功能障碍疾病中，必须要对髋关节－骨盆－脊柱生物力学进行认识和了解。正确认识髋关节－骨盆－脊柱的三维立体结构及其生物力学的传导是成功治疗骶髂关节功能障碍所必需的。

参考文献

[1]Zelle BA, Gruen GS, Brown S, George S. Sacroiliac joint dysfunction: evaluation and management. Clin J Pain. 2005;21:446–455.

[2]Dreyfuss P, Michaelsen M, Pauza K, McLarty J. The value of medical history and physical examination in diagnosing sacroiliac joint pain. Spine. 1996;21:2594–2602.

[3]Bernard TN, Kirkaldy-Willis WH. Recognizing specific characteristics of nonspecific low back pain. Clin Orthop. 1987;217:266–280.

[4]Fortin JD, Aprill CN, Ponthieux B, et al. Sacroiliac joint: pain referral maps upon applying a new injection/ arthrography technique. Part II: clinical evaluation. Spine. 1994;19:1483–1489.

[5]Liliang PC, Lu K, Liang CL, et al. Sacroiliac joint pain after lumbar and lumbosacral fusion: findings using dual sacroiliac joint blocks. Pain Med. 2011;12:565–570.

[6]De Palma MJ, Ketchum JM, Saullo TR. Etiology of chronic low back pain in patients having undergone lumbar fusion. Pain Med. 2011;12:732–739.

[7]Rashbaum RF, Ohnmeiss DD, Lindley EM, Kitchel SH, Patel VV. Sacroiliac joint pain and its treatment. Clin Spine Surg. 2016;29:42–48.

[8]Dreyfuss P, Dreyer S, Cole A, Mayo K. Sacroiliac joint pain. J Am Acad Orthop Surg. 2004;12:255–265.

[9]Rahl M. Anatomy and biomechanics. In: Dall BE, Eden SV, Rahl MD, editors. Surgery for the painful, dysfunctional sacroiliac joint. A clinical guide. New York: Springer; 2015. p. 15–35.

[10]Lanzieri CG, Hilal SK. Computed tomography of the sacral plexus and sciatic nerve in the greater sciatic foramen. AJR Am J Roentgenol. 1984;143:165–168.

[11]McGrath C, Nicholson H, Hurst P. The long posterior sacroiliac ligament: a histological study of morphological relations in the posterior sacroiliac region. Joint Bone Spine. 2009;76(1):57–62.

[12]Pool-Goudzwaard AL, Kleinrensink GJ, Entius C, Snijders CJ, Stoeckart R. The sacroiliac part of the iliolumbar ligament. J Anat. 2001;199:457–463.

[13]Yin W, Willard F, Carreiro J, et al. Sensory stimulation guided sacroiliac joint radiofrequency neurotomy: technique based on neuroanatomy of the dorsal sacral plexus. Spine (Phila Pa 1976). 2003;28:2419–2425.

[14]Barker PJ, Hapuarachchi KS, Ross JA, Sambaiew E, Ranger TA, Briggs CA. Anatomy and biomechanics of gluteus maximus and the thoracolumbar fascia at the sacroiliac joint. Clin Anat. 2014;27(2):234–240.

[15]Rebello da Veiga T, Da Silva A, Gomes da Silva R, Machado Carvalho S, Orsini M, Sila J. Intraobserver reliability in three-dimensional kinematic analysis of sacroiliac joint mobility. J Phys Ther Sci. 2015;27:1001–1004.

[16]Vrahas M, Hern TC, Diangelo D, Kellam J, Tile M. Ligamentous contributions to pelvic stability. Orthopedics. 1995;18(3):271–274.

[17]Nagamoto Y, Iwasaki M, Sakaura H, Sugiura T, Fujimori T, Matsuo Y, Kashii M, Murase T, Yoshikawa H, Sugamoto K. Sacroiliac joint motion in patients with degenerative lumbar spine disorders. J Neurosurg Spine. 2015;23(2):209–216.

[18]Cibulka MT, Sinacore DR, Cromer GS, Delitto A. Unilateral hip rotation range of motion asymmetry in patients with sacroiliac joint regional pain. Spine. 1998;23(9):1009–1015.

[19]Kiapour A, Abdelgawad AA, Goel VK, Souccar A, Terai T, Ebraheim NA. Relationship between limb length discrepancy and load distribution across the sacroiliac joint – a finite element study. J Orthop Res. 2012;30(10):1577–1580.

[20]Dall B, Eden S, Rahl M, Graham Smith A. Algorithm for the diagnosis and treatment of the dysfunctional sacroiliac joint. In: Dall BE, Eden SV, Rahl MD, editors. Surgery for the painful, dysfunctional sacroiliac joint. A clinical guide. New York:

Springer; 2015. p. 57–67.

[21]Prather H. Sacroiliac joint pain: practical management. Clin J Sport Med. 2003;13(4):252–255.

[22]Laslett M, Aprill CN, McDonald B, et al. Diagnosis of sacroiliac joint pain: validity of individual provocation tests and composites of tests. Man Ther. 2005;10(3):207–218.

[23]Fortin JD, Dwyer AP, West S, Pier J. Sacroiliac joint: pain referral maps upon applying a new injection/arthrography technique. Part I: asymptomatic volunteers. Spine (Phila Pa 1976). 1994;19(13):1475–1482.

[24]Sembrano JN, Reiley MA, Polly DW, et al. Diagnosis and treatment of sacroiliac joint pain. Curr Orthop Pract. 2011;22(4):344–350.

[25]Polly D. The sacroiliac joint. Neurosurg Clin N Am. 2017;28:301–312.

[26]Freburger JK, Riddle DL. Measurement of sacroiliac joint dysfunction: a multicenter intertester reliability study. Phys Ther. 1999;79:1134–1141.

[27]Van der Wurff P. Clinical diagnostic tests for the sacroiliac joint: motion and palpation tests. Aust J Physiother. 2006;52:308.

[28]Riddle DL, Freburger JK. Evaluation of the presence of sacroiliac joint region dysfunction using a combination of tests: a multicenter intertester reliability study. Phys Ther. 2002;82:772–781.

[29]Elgafy H, Semaan HB, Ebraheim N, Coombs R. Computed tomography findings in patients with sacroiliac pain. Clin Orthop. 2001;382:112–8. 16 Sacroiliac Joint Pain 266.

[30]Eskander J, Ripoll J, Calixto F, Beakley B, Baker J, Healy P, Gunduz O, Shi L, Clodfelter J, Liu J, Kaye A, Sharma S. Value of examination under fluoroscopy for the assessment of sacroiliac joint dysfunction. Pain Physician. 2015;18:E781–786.

[31]Rosenberg JM, Quint DJ, de Rosayro AM. Computerized tomographic localization of clinically- guided sacroiliac joint injections. Clin J Pain. 2000;16:18–21.

[32]Tullberg T, Blomberg S, Branth B, Johnsson R. Manipulation does not alter the position of the sacroiliac joint: a roentgen stereophotogrammetric analysis. Spine. 1998;23:1124–1128.

[33]Kennedy D, Engel A, Kreiner S, Nampiaparampil D, Duszynski B, MacVicar J. Fluoroscopically guided diagnostic and therapeutic intra-articular sacroiliac joint injections: a systematic review. Pain Med. 2015;16:1500–1518.

[34]Cohen S, Chen Y, Neufeld N. Sacroiliac joint pain: a comprehensive review of epidemiology, diagnosis and treatment. Expert Rev Neurother. 2013;13(1):99–116.

[35]Yin W, Willard F, Carreiro J, Dreyfuss P. Sensory stimulation- guided sacroiliac joint radiofrequency neurotomy: technique based on neuroanatomy of the dorsal sacral plexus. Spine. 2003;28:2419–2425.

[36]Belanger T, Dall B. Sacroiliac arthrodesis using a posterior midline fascial splitting approach and pedicle screw instrumentation: a new technique. J Spinal Disord. 2001;14:118–124.

[37]Lippitt A. Recurrent subluxation of the sacroiliac joint: diagnosis and treatment. Bull Hosp Jt Dis. 1995;54:94–102.

[38]Rand J. Anterior sacro-iliac arthrodesis for post-traumatic sacro-iliac arthritis: a case report. J Bone Joint Surg. 1985;67(A):157–159.

[39]Waisbrod H, Krainick J, Gerbershagen H. Sacroiliac joint arthrodesis for chronic lower back pain. Arch Orthop Trauma Surg. 1987;106:238–240.

[40]Zaidi H, Montoure A, Dickman C. Surgical and clinical efficacy of sacroiliac joint fusion: a systematic review of the literature. J Neurosurg Spine. 2015;23(1):59–66.

第 17 章　表现为髋后疼痛的脊柱和骨盆病变

Joshua S. Bowler, David Vier, Frank Feigenbaum, Manu Gupta, Andrew E. Park

赵永飞　译

17.1 简介

很多脊柱和骨盆病变表现为臀部或髋部疼痛，需要详细询问病史，并进行系统、仔细的体格检查。根据获得的信息，进行有针对性的影像学检查，有利于明确诊断。由于很多病变都会导致该区域疼痛，所以医生首诊患者时，需要有全面系统的考虑和评估。

骨盆后方是人体多系统交错的区域，当患者自诉此处不适时，需要明确其加重或缓解的因素。骨骼肌肉系统疾病，如骶髂关节病变、坐骨 - 股骨撞击综合征、关节突退变、腘绳肌肌腱损伤等，可以通过询问病史、影像学评估和体格检查予以鉴别。而对于神经相关病变，如梨状肌综合征、椎管狭窄、椎间盘突出、Tarlov 囊肿和脊膜囊肿，需要进一步行 MRI 检查以明确诊断。血管源性跛行可以通过询问病史、危险因素评估和外周血管检查进行鉴别，但是最终诊断需要依据超声、CT 血管造影和 MRI 等相关检查。

凡是治疗过下腰部、骨盆和髋关节相关疾病的医生，都时常会被臀部后方疼痛的病因所困惑。随着对矢状位平衡和骨盆参数（骨盆指数、骨盆倾斜角）认识的深入，研究人员越来越感觉到腰椎与髋关节的密切关系。随着腰椎前凸减小（退变或之前手术所致），骨盆产生代偿性反倾。这导致正常行走时，髋关节后伸减少，进而促进髋关节相关病变出现，如坐骨 - 股骨撞击综合征。能体现相关改变的影像学参数有骶骨倾斜角（SS）、骨盆倾斜角（PT）和骨盆指数（PI）。

经验不足的医生，可能没有见过有症状的骶髂关节病变、梨状肌综合征或 Tarlov 囊肿。但是经验丰富者，可以诊断出多数相关疾病，并予以正确治疗。如果不能考虑到会引起患者不适的一些罕见病变，则无法做出准确诊断，予以正确治疗。

髋部后方疼痛多为常见疾病所致。脊柱相关病变多为腰椎管狭窄、腰椎间盘突出、椎间盘退行性病变和关节突退变。如果无法诊断为常规疾病，则需要扩大疾病谱，考虑患者不适是否为某些罕见病变所致。

为明确诊断，有时需要行电生理监测（EMG/NCV）或诊断性封闭。这些复杂的检测技术可能是鉴别诊断的必需方法。在后面的章节，将对以下疾病的特点和诊断进行介绍：周围血管病变、腰椎管狭窄、腰椎间盘突出、关节突退变 / 囊肿、椎间盘退行性病变、骶髂关节病变、梨状肌综合征、腘绳肌损伤、Tarlov 囊肿和脊膜囊肿。

17.2 腰椎间盘突出

17.2.1 背景资料

腰椎间盘突出是引起下腰痛的常见病因，可表现为髋部后方疼痛。通常压力导致外层纤维环撕裂，引起下腰痛。在下腰痛同时，或者发生在下腰痛之后，位于椎间盘中央的髓核从破裂的纤维环穿出，压迫神经，出现相应的临床症状。经常在下腰痛缓解后，患者出现根性疼痛。

根据椎间盘突出的位置不同，可以压迫到圆锥、上 / 中 / 下腰椎的相应神经。突出的髓核可以压迫相应节段的神经，也可能脱出后游离至其他节段，压迫相关神经。充分了解每一节段出口根和走行根的解剖关系，可以准确分析不同症状的来源。

椎间孔处或椎间孔外突出的髓核会压迫神经根出口，在 L3/L4 节段，会压迫 L3 神经根（图17.1）。更为常见的是关节突下或侧隐窝处椎间盘突出，压迫走行根出现相应症状。所以，L5/S1 后外侧椎间盘突出，会压迫 S1 神经根出现相应支配区域的症状（图 17.2）。中央型突出很少引起根性症状，多引起轴性下腰痛。少数情况下，中央型巨大突出会压迫所有马尾神经，引起马尾

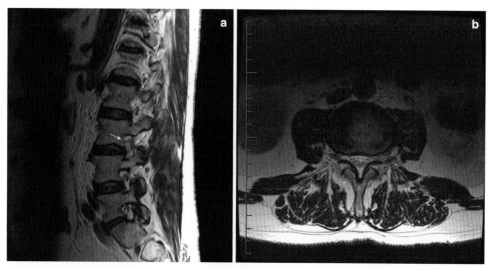

图 17.1　椎间孔处椎间盘突出。（a）患者左侧髋部疼痛，MRI 显示左侧 L3/L4 椎间孔处椎间盘突出，导致左侧 L3/L4 椎间孔狭窄，压迫 L3 神经根。（b）MRI 显示 L3/L4 左侧椎间孔处椎间盘突出，压迫左侧 L3 神经根

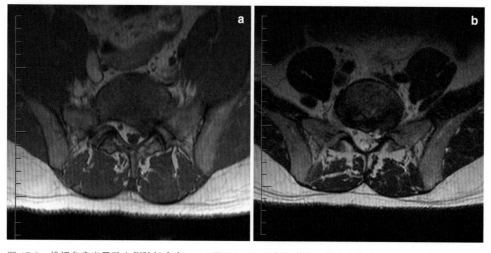

图 17.2　椎间盘突出导致左侧髋部疼痛。MRI 显示 L5/S1 左侧关节突下椎间盘突出，压迫 S1 神经根。（a）图像显示 L5/S1 左侧关节突下侧隐窝处椎间盘突出，并向下延伸，压迫左侧 S1 神经根向后方移位。（b）轴位 T2 MRI 显示突出的高信号区（high-intensity zone），这容易跟硬膜外脂肪混淆，可通过 T1 MRI 予以鉴别

综合征，这需要急诊手术。椎间盘突出压迫神经引起症状，最常见于 L4/L5 或 L5/S1 节段。但是，椎间盘突出可发生于 C2 至骶骨的任一节段。关节突下椎间盘突出是最常见的突出类型。

17.2.2 病史

疼痛多在做腰部剧烈后伸时诱发，也可在没有任何诱因下出现。临床症状可以是下腰痛、臀部疼痛或下肢痛，坐位或前倾时加重，站立或后伸时缓解。其他症状包括下肢无力、麻木和感觉异常。偶尔会出现马尾综合征，患者表现为下肢无力、鞍区麻木、大小便失禁。随着时间的推移，大多数椎间盘突出患者的症状会改善，突出的髓核也会被吸收。通常，椎间盘突出症发病越急、突出的髓核越大，越容易吸收。但是，这种突出也更容易引起根性症状。其他引起相似症状的病变有椎管狭窄或关节突囊肿，需行 MRI 检查予以鉴别。这两种病变多引起走行根的症状。

17.2.3 体格检查

若要明确患者症状为腰椎间盘突出所致，需要行详细的体格检查。经常，MRI 或 CT 脊髓造影显示椎间盘突出，但是患者没有相关症状。因此需要行体格检查，以判断患者的症状体征与椎间盘突出的节段和压迫的神经是否吻合。当椎间盘突出压迫神经根时，会出现相应支配区域肌力的减弱。如 L5 神经根受压时，会出现胫骨前肌肌力下降和足背伸力减弱。如果出现上运动神经元受损的表现，如反射亢进和阵挛，则提示压迫部位是在脊髓，而不是神经根。按照皮节分布区域行感觉相关检查，可以进一步定位病变部位。

虽然椎间盘突出患者多表现为沿相应皮节分布的坐骨神经痛和相关的肌力下降，但是临床表现可能差异很大。经常，患者只是偶尔表现出坐骨神经痛，更多表现为"中央型"下腰痛和臀部的疼痛。因此，髋部后方和臀部的疼痛很可能是很多椎间盘突出患者的主诉。

17.2.4 影像学检查

评估腰背痛最经济和方便的检查是 X 线检查。通过 X 线片，可以看到退变、突出节段的椎间隙高度降低。站立位 X 线片可显示患者是否有滑脱、后凸、侧凸等畸形。通过过伸过屈位 X 线片，可以观察患者是否存在节段性不稳。

辨别诊断腰椎间盘突出的最佳检查是 MRI。如果患者之前行腰椎手术，可以行增强 MRI 检查，以区分瘢痕组织和再次突出的髓核。行腰椎 MRI 检查，需要轴位和矢状位的 T1 和 T2 图像。有的医院常规给出脂抑 MRI 图像，可用来辨别椎间盘周围炎症和骨的水肿。MRI 可以显示椎间盘突出的位置和大小，同时可以鉴别其他压迫神经根的病变，如椎管狭窄、关节突退变或关节突囊肿。但是，有些 MRI 显示椎间盘突出的患者并没有症状，所以不能单纯凭 MRI 影像制定治疗方案，必须是影像学表现与临床症状相符。另外，如果怀疑感染或肿瘤，可以行增强 MRI 检查。

17.2.5 诊断性检查

MRI 和 CT 是诊断腰椎间盘突出的主要检查方法。不能行 MRI 检查者，可以行 CT 脊髓造影。一般情况下，如果患者能进行 MRI 或 CT 检查，则没有必要行 CT 脊髓造影。而且颈椎经常有骨性压迫，而腰椎相对较少，所以在腰椎行 CT 脊髓造影意义不大。若患者因为有心脏起搏器，则不能行 MRI 检查，可以行肌电图 EMG 检查，判断受压的神经根。对相应神经根行诊断性封闭，也可明确患者的疼痛来源。

17.2.6 治疗

最初，通常采用保守治疗，如应用非甾体类抗炎药、物理治疗、应用肌松剂、短期口服激素。经过综合、系统的保守治疗，大部分患者的症状可以改善。如果以上保守治疗效果不佳，可以行硬膜外激素注射或手术治疗。当患者经过所有保守治疗无效时，可考虑行手术治疗。与保守治疗相比，手术治疗可以有效减轻疼痛和改善功能。通常采用的手术方式是椎板开窗减压髓核摘除术。

17.3 骶髂关节病变

骶髂关节也是导致机械性腰背痛的一个病因，容易被忽视。骶髂关节疼痛往往表现为下腰部、骨盆臀区的慢性疼痛。骶髂关节病变可能是创伤、怀孕所致，也可以是因为感染、强直性脊柱炎或 Reiter 综合征。脊柱长节段融合至骶骨，也会导致骶髂关节疼痛。相关疾病的影像学表现差异很大。

17.3.1 病史

骶髂关节病变表现为慢性下腰痛，无根性疼痛，通常有摔倒后臀部着地或车祸等诱因。详细了解病史有助于分析相关症状并进行诊断。强直性脊柱炎是自身免疫性疾病，通常为 HLA-B27 阳性，伴有葡萄膜炎和骶髂关节疼痛。Reiter 综合征表现为髋关节炎、结膜炎和尿道炎"三联征"。另外有相似表现的疾病有关节突病变、梨状肌综合征、椎间盘退行性病变。

17.3.2 体格检查

对骶髂关节病变患者行体格检查时，通过 2 种或 3 种诱发试验可引出典型的疼痛。可以按压骶髂关节，也可以行 FABER 试验——屈曲、外展、外旋下肢，诱发相应疼痛。还可以行 Gaenslen 试验——患者平卧，将一侧膝关节屈曲至胸部，伸展另一条腿将其垂在床下，这样可以使两侧骶髂关节同时承受应力。

17.3.3 影像学检查

X 线片可以显示非特异性改变，如骶髂关节硬化、侵袭、骨赘、强直等。因为 MRI 对骨水肿和局部炎性改变敏感，所以增强 MRI 检查很有意义。与其他检查相比，MRI 能更早地显示局部水肿和关节间隙增大以及关节液形成。CT 可以用来观察病变末期局部畸形的情况，可以用来观察硬化、强直和局部侵袭的情况（图 17.3）。

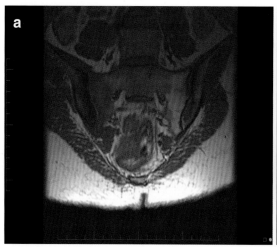
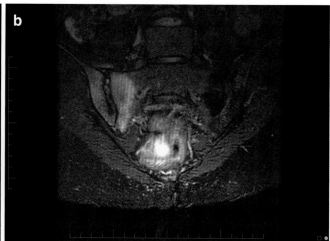

图 17.3 （a）冠状面 T1 MRI 显示左侧骶髂关节处的骶骨和髂骨信号降低，左侧骶骨高信号可能是炎症后脂肪侵入。（b）冠状面脂抑 MRI 显示右侧骶髂关节高信号，这是典型的骶髂关节炎的表现

17.3.4 诊断性检查

X 线透视下骶髂关节封闭既是骶髂关节疼痛的治疗方法，也是骶髂关节病变的诊断方式。如果向骶髂关节注入局麻药或激素，可以有效缓解疼痛，则考虑骶髂关节病变。对于骶髂关节炎者，可行 ESR、CRP、WBC 等血液学检查；对于强直性脊柱炎者，可查 HLA-B27；对于脊柱关节病者，可查 RF。

17.3.5 治疗

治疗初期可选用保守治疗，如应用非甾体类抗炎药和物理治疗。如果疼痛持续，可以行骶髂关节激素封闭治疗。脊柱关节病患者，可用 TNF 阻断剂。对于感染的患者，可以静脉使用抗生素，症状好转后改为口服药物。

本章节不过多讨论脊柱关节病的用药问题，现在有很多调节免疫应答的新药用于临床。对于此类患者，需行风湿相关的评估，然后行药物治疗。如果服用免疫调节药物的患者需行手术治疗，术前应停用免疫调节药物，并在术后合适时间重新使用，以最大程度减少术后感染。

17.4 关节突病变 / 关节突囊肿

关节突病变也是下腰痛的常见病因。随着关节突内软骨的磨损和消失，产生关节突骨性关节炎，出现下腰痛（图 17.4）。另外，来源于关节突的囊肿可能会压迫走行根，引起相关症状。

对关节突囊肿患者行腰椎过伸过屈位 X 线检查，经常会发现其有节段性不稳。需常规行站立位和过伸过屈位 X 线检查，这对最终的治疗有指导意义。

17.4.1 病史

小关节骨性关节炎患者通常为五六十岁或年龄更大，其下腰痛有典型的机械性特点——活动剧烈时加重，休息后缓解。关节突囊肿患者的年龄段较广，可同时有下腰痛和根性疼痛。随着患者活动强度的变化，关节突囊肿会增大或缩小。因此，随着囊肿形状和体积的变化，患者的症状可能也时好时坏。

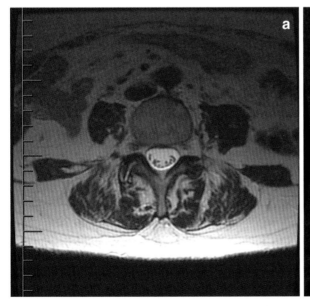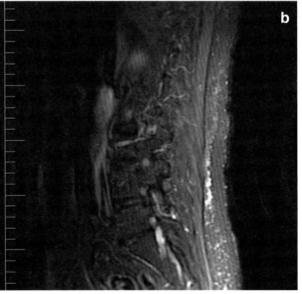

图 17.4　关节突退变。（a）轴位 T2 MRI 显示右侧关节突渗出和增生。（b）矢状位脂抑 MRI 显示关节突渗出和轻度骨水肿

17.4.2 体格检查

关节突骨性关节炎病变区域，可有触痛或压痛。由于脊柱后伸时，后方结构应力增大，所以关节突病变者，后伸时疼痛明显。如果侧屈时病变的关节突应力增大，也会诱发疼痛。需行详细的神经体格检查，以精确定位受压的神经根。

17.4.3 影像学 / 诊断性检查

在小关节骨性关节炎患者正侧位 X 线片上可以看到关节突硬化和增生。通过 MRI 可有效观察关节突病变，MRI 是唯一能准确辨别关节突囊肿和椎间盘突出的检查方法（图 17.3）。另外，也只有 MRI 能显示关节突的水肿、积液增多和关节突周围炎症，X 线和 CT 都无法显示（图 17.4）。增强 MRI 可以更加敏感地显示关节突内

或关节突周围的炎症。

17.4.4 治疗

无论是关节突退变，还是关节突囊肿，都首选保守治疗。关节突骨性关节炎者，可口服非甾体类抗炎药，行物理治疗或激素封闭治疗。如果激素封闭治疗有效，可行局部神经的射频消融，以取得更长久的效果。

多数关节突囊肿会逐渐变小，如果囊肿持续存在并引起相关症状，可考虑手术治疗，去除囊肿。如果没有滑脱，可单纯行椎板减压，显露并切除囊肿。如果囊肿太大，或者合并局部滑脱，则需行广泛的减压融合手术，以预防术后不稳或囊肿复发（图 17.5）。

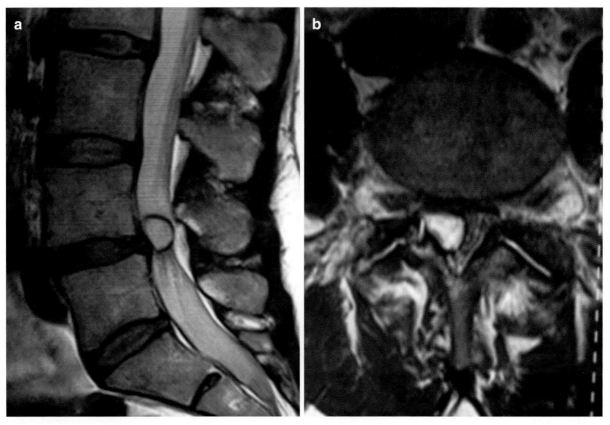

图 17.5　滑液性囊肿导致椎管狭窄。（a）矢状位 T2 MRI 显示 L4/L5 水平滑液性囊肿。（b）轴位 T2 MRI 显示在 L4/L5 水平，起源于右侧 L4/L5 关节突关节的滑液性囊肿，这种患者往往伴有隐匿性滑脱

17.5 腘绳肌撕裂

　　腘绳肌撕裂会导致髋部后方疼痛。大多数臀后肌腱损伤发生在肌肉和肌腱交接处，但也会出现坐骨结节撕脱。腘绳肌包括半腱肌、半膜肌、股二头肌。

17.5.1 病史

　　多数患者有剧烈运动（如冲刺跑、滑水等）损伤病史，多会表述运动时感觉到臀后方突发疼痛，然后出现瘀斑和肿胀。这种撕裂可以是急性的，也可能是慢性的。

17.5.2 体格检查

　　在大腿后方，可以看到广泛的瘀斑和水肿，可触及包块。一般情况下，患者很难在伤后即刻行走或跑动。

17.5.3 影像学检查

　　X 线片可显示坐骨结节处有撕裂的骨块。但是这种情况在成人很少见，多见于还未完全骨化的儿童中。MRI 是很好的检查方法，不仅能显示撕裂的肌腱，还能显示肌腱回缩的程度（图17.6）。

17.5.4 治疗

　　如果是单纯损伤，没有完全断裂，可以在数周内用患肢无负重行走，慢慢增加负重练习。如果完全断裂，可以行手术治疗，将肌腱铆钉缝合至坐骨结节。是否手术取决于患者对运动的需求和损伤的程度。

17.6 腰椎管狭窄

17.6.1 背景资料

　　腰椎管狭窄是多因素导致的整个椎管变窄。关节突增生、椎间盘突出、黄韧带肥厚都可导致椎管狭窄。60 岁以后，腰椎管狭窄的发生率明显增大。腰椎管狭窄也往往伴有退行性滑脱。如果存在滑脱，通常会首先影响关节突下侧隐窝。

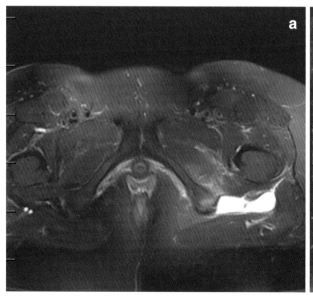
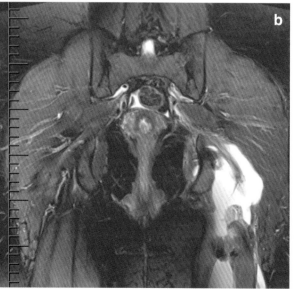

图 17.6　腘绳肌撕裂性损伤。（a）轴位脂抑 MRI 显示左侧坐骨结节处腘绳肌消失，周围软组织水肿、出血，左侧坐骨结节水肿。（b）冠状面脂抑 MRI 显示左侧肌腱完全断裂，向远端回缩（箭头），广泛血肿

大多数研究人员认为，腰椎管狭窄是多因素进展所致。椎间盘退变导致关节突关节负荷增加，进而引起关节突、关节囊和黄韧带增生肥大。腰椎处于过伸位时，黄韧带皱褶，进一步加重椎管狭窄。所以，患者后伸时症状加重。

17.6.2 病史

腰椎管狭窄患者通常会出现下腰痛、臀部和下肢疼痛、间歇性跛行、站立不适、下肢麻木无力等症状。这些症状在站立、行走、下山、下楼梯时会加重。疼痛从近端向远端逐渐发展。患者坐下或身体前倾时，症状能有所缓解。臀部和下肢的疼痛往往是单侧的，沿神经分布。通常无腹股沟处疼痛，这多是髋关节病变所致。另外，患者可能会出现马尾综合征。

神经源性跛行与血管源性跛行的不同之处在于腰背部后伸时症状加重、前屈时症状减轻。而血管源性跛行与活动有关，与体位无关。具体可见血管源性跛行有关内容，以进一步鉴别。

17.6.3 体格检查

腰椎管狭窄者，体格检查中往往没有阳性发现。有的患者会有腰椎相应部位的压痛。如果神经受压严重，患者可能会出现相应的肌力下降。通常无臀部或腹股沟区压痛，活动髋关节不会诱发相似的不适。如果怀疑血管源性跛行，可检测踝肱指数（ABI）。

17.6.4 相似症状病变

如背景资料中所述，腰椎管狭窄是多因素所致。其临床症状与很多其他疾病有相似之处，如血管源性跛行、髋关节骨性关节炎、股骨头缺血性坏死、梨状肌综合征、大转子滑囊炎、Tarlov囊肿、关节突囊肿、骶髂关节病变、外周神经病变等。

17.6.5 影像学检查

需行腰椎正侧双斜过伸过屈位 X 线检查，以及 MRI 和（或）CT 脊髓造影。一定要行站立位 X 线检查，观察站立的姿势、是否有滑脱和不稳。由于 MRI 和 CT 检查是在卧位下进行的，则有时无法显示轻度滑脱。斜位 X 线片可以显示是否有峡部裂。MRI 轴位片可以明确狭窄的部位和狭窄的病因（椎间盘、关节突、黄韧带、硬

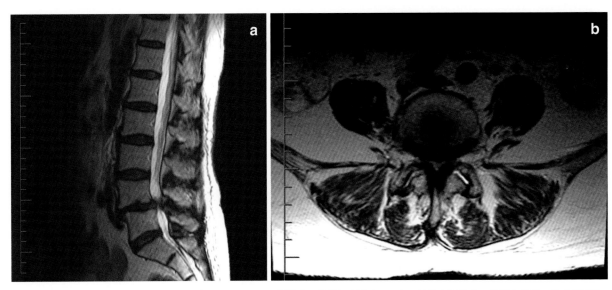

图 17.7 （a、b）椎管狭窄。矢状位和轴位 T2 MRI 显示腰椎滑脱、椎管极度狭窄、L4/L5 关节突下狭窄、椎间盘膨隆、关节突增生、黄韧带肥厚

膜外脂肪增多）（图 17.7）。不能行 MRI 检查者，可行 CT 脊髓造影。但是椎管极度狭窄者，很难行脊髓造影。

17.6.6　特殊的诊断性检查

肌电图 EMG 可以用来鉴别腰椎管狭窄和周围神经病变。如果怀疑血管源性跛行，可以检测踝肱指数。

17.6.7　治疗

腰椎管狭窄保守治疗的长期效果不佳时，可行药物治疗、物理治疗、硬膜外激素注射治疗。药物治疗最初选用对乙酰氨基酚和非甾体类抗炎药，可间断地短期使用麻醉类镇痛药和肌松药。物理治疗主要集中于加强腰椎的稳定性和有氧锻炼。硬膜外激素注射可以减轻患者的疼痛，但是不能阻止病情的进展。

如果保守治疗效果不佳，可以行手术治疗。主要的手术方式是通过椎板切除对神经进行直接减压。如果患者没有局部不稳和畸形，不建议行融合手术。通过撑开椎间隙和棘突间隙的间接减压，适合于部分患者。但是，SPORT 试验（Spine Patient Outcomes Research Trial）研究证实，椎板切除后可获得可重复的良好的手术效果。

17.7　椎间盘退行性病变

随着年龄的增长，椎间盘的成分会发生改变。可修复细胞和髓核内蛋白聚糖的数量减少，导致椎间盘脱水。这种变化导致内层纤维环膨胀，椎间隙高度丢失，进而引起局部生物力学的改变。将这种退行性变化称之为椎间盘退行性病变（Degenerative Disc Disease, DDD）。DDD 导致局部负荷加重，退变椎间盘周围的韧带和关节突应力增加，进而引起局部异常活动和关节突增生。

DDD 患者往往合并糖尿病、血管功能不佳等疾病，往往有吸烟史。但是，经循证医学分析没有直接相关性。

17.7.1　病史

DDD 最初表现为腰背痛，但无下肢疼痛。患者通常自诉腰部中线特定位置疼痛。轴向负荷增加、坐位或身体前屈时，症状加重。鉴别疼痛是急性发病还是慢性发病，是很重要的。

急性疼痛是指疼痛时间小于 3 个月，伴有功能受限。患者通常无神经症状，疼痛有自限性，经过一段时间可缓解，不需要行 EMG 等其他神经学检查。

虽然多数急性疼痛能随时间自行缓解，但是需特别注意某些引起急性疼痛的病因，包括转移癌、感染、椎体骨折、马尾综合征、椎间盘突出。因此询问病史时，要问患者是否有癌症病史、体重下降、发热、感染病史、精神状态改变、外伤、尿潴留、鞍区麻木，以及下肢麻木、刺痛等神经症状。要注意任何阳性发现，有针对性地行进一步检查。

对患者慢性疼痛的评估比较复杂。通常疼痛应该是位于脊柱的特定位置，患者能明确描述疼痛的性质。与急性疼痛一样，也需要明确引起慢性疼痛的病因，比如骨折、肿瘤、感染等。同时，要特别注意患者是否有精神问题，是否存在病史不一致和不同时间就诊查体结果不同等情况。

17.7.2　体格检查

DDD 患者在病变的特定区域会有压痛。要区别这种机械性疼痛和肌肉筋膜疼痛，两者可能都存在活动范围减小或活动时疼痛。直腿抬高试验等紧张性试验一般是正常的。

17.7.3　相似症状病变

如病史中所描述，转移癌、感染、椎体骨折、马尾综合征、椎间盘突出都可表现出与 DDD 相似的症状。另外，一些腹部疾患也以下腰痛为初始症状，如主动脉瘤、肾绞痛、盆腔感染、泌尿系感染、盲肠后位阑尾炎。

17.7.4 影像学检查

通过 X 线检查，可发现椎间隙高度降低，或者正常。如果怀疑为 DDD，需行 MRI 检查。DDD 在 MRI 的典型表现是椎间盘高度减小和 T2 MRI 的低信号，即"黑间盘"。进行性椎间盘退变会导致骨赘形成、椎间盘内气体形成、纤维环撕裂 / 高信号区和邻近椎体的 Modic 改变。当发现这些变化，就要考虑不是正常的老化退变，而是病理性退变。

17.7.5 特殊的诊断性检查

椎间盘造影是用来诊断 DDD 的一种方法。如果椎间盘造影能诱发相似的疼痛、发现椎间盘形态异常，而且邻近节段对比试验为阴性，则认为椎间盘造影结果为阳性。鉴于椎间盘造影的准确性问题，该诊断方法也一直备受质疑。对健康椎间盘的穿刺和对造影结果解读的主观差异，是该诊断方法的缺点。

17.7.6 治疗

非手术治疗包括休息、口服非甾体类抗炎药和肌松药、支具制动、物理治疗和控制体重等。另外有效的干预措施包括戒烟、生活习惯和运动模式的改变。

如果患者有肿瘤、感染、骨折、椎间盘突出、马尾综合征等神经损害，需行手术治疗。针对具体的疾病，采用有针对性的手术方法。

如果患者明确诊断为 DDD，经 6 个月保守治疗无效，则考虑行手术治疗。手术方式为减压固定融合手术或椎间盘置换术。

17.8 梨状肌综合征

17.8.1 背景资料

坐骨神经离开骨盆后受卡压，引起髋后方和下肢疼痛，称之为梨状肌综合征。卡压发生在坐骨结节水平，梨状肌前方、孖肌和闭孔内肌后方。

17.8.2 病史

梨状肌综合征患者通常会出现从臀部向大腿后方放射的烧灼样或常规性疼痛（详见第 8 章）。

17.8.3 体格检查

患者坐骨结节外侧会有压痛，下肢无力或感觉减退。明确梨状肌综合征的检查方法是让梨状肌和短外旋肌被动应力（称之为 FAIR 试验），及屈曲、内收、内旋髋关节。如果能给患者诱发出相似的症状，则为 FAIR 试验阳性。

17.8.4 影像学检查

梨状肌综合征患者，X 线检查多为阴性。最初认为 MRI 检查意义不大，但是最近证明，对于梨状肌综合征患者，MRI 检查有效。可以发现

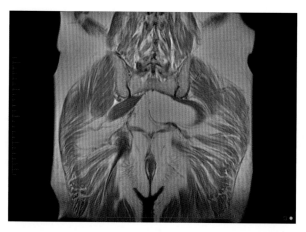

图 17.8　梨状肌综合征。冠状面 T1 MRI 显示左侧梨状肌脂肪瘤（箭头），出现左侧梨状肌综合征，右侧梨状肌正常（箭头）

梨状肌肥大，肌肉炎性改变或瘢痕形成，或先天性肌肉变异（图 17.8）。

17.8.5　特殊的诊断性检查

EMG 和神经传导检测有利于诊断梨状肌综合征，并判断坐骨神经受损的程度。但是，为阴性结果时也不能排除梨状肌综合征。

17.8.6　治疗

非手术治疗包括休息、口服非甾体类抗炎药和肌松药、物理治疗和皮质激素局部封闭。物理治疗主要集中于伸展梨状肌和短外旋肌。

如果经过所有保守治疗，症状仍不改善，可以考虑行手术治疗。手术治疗主要是行梨状肌松解术或坐骨神经松解术。

17.9　外周血管病变

17.9.1　背景资料

血管狭窄会导致动脉功能不足。动脉粥样硬化导致管腔狭窄，当患者行走或活动时，肌肉耗氧量增加，狭窄的血管不能提供充足的血液供氧，导致下肢疼痛和痉挛。腘动脉管腔直径最小，是动脉粥样硬化易堆积的部位，此处最容易产生病变。随着年龄的增长，动脉功能不足的发病率增加。大多数患者是 50 岁以后第一次出现症状。高血压、糖尿病、吸烟、肥胖是该疾病的危险因素（详见第 19 章）。

17.9.2　病史

动脉功能不足的典型表现是血管源性跛行。表现为活动后腿痛，可逐渐加重，影响活动能力。患者自诉脚、小腿、大腿出现抽筋样疼痛，

不能达到之前行走距离，休息后疼痛可缓解。患者也会自诉脚麻和刺痛。症状可能是单侧，也可能是双侧。最初，姿势改变不会诱发症状。但是，随着病情加重，仅站立时也会出现相应症状。

17.9.3　体格检查

患者会出现远端肢体脉搏减弱或消失、皮温降低、苍白或萎缩。肢体萎缩的表现为毛发脱落、肌肉萎缩、皮肤变薄。患侧肢体的踝肱指数（ABI）下降。

17.9.4　相似症状病变

临床工作中医生往往需要鉴别神经源性跛行和血管源性跛行。通常血管源性跛行会因活动而加重，而神经源性跛行与姿势有关。因此，如果患者诉活动减少后症状缓解，而姿势改变时症状无变化，则考虑为血管源性跛行。腰部后伸会加重椎管狭窄，引起神经源性跛行。因此，神经源性跛行会因为站立、直立行走、下山而加重，而上山、骑自行车或身体前倾推购物车行走时，症状得以改善。另一重要的鉴别诊断方法是外周血管检查——血管源性跛行患者会出现脉搏消失、皮肤变薄苍白、肢端皮温降低等表现。

17.9.5　影像学检查

超声检查是诊断血管狭窄或闭塞的重要的非侵入性检查。CT 和 MRI 血管造影也是判断狭窄部位和狭窄程度的常规检查。介入血管造影对需要进一步评估手术的患者非常有用。

17.9.6　治疗

非手术治疗包括生活习惯的改变，口服药物控制高脂血症、高血压、糖尿病。

手术治疗包括动脉成形、支架植入和动脉搭桥。如果患者糖尿病控制不佳，可以考虑行截肢

手术。

17.10 其他肌肉骨骼疾病

本章节不介绍髋关节置换并发症等导致的髋部疼痛。坐骨－股骨撞击综合征和其他髋关节病变，也将在其他章节讨论。

17.11 Tarlov 囊肿

17.11.1 背景资料

Tarlov 囊肿（神经周围囊肿）是位于腰骶区域一种脊膜囊肿（图 17.9），具有压迫神经根引起相关症状和侵袭骨组织引起骶部或髋后方疼痛的潜能。不幸的是，以前对这种囊肿了解很少，之前的教学也对此避而不提。主要是因为该疾病手术治疗效果差，手术并发症多，特别是脑脊液漏。尽管不一定引起症状，但 Tarlov 囊肿在影像学上可表现出很夸张的体积和侵袭范围（图 17.10）。正是由于这些原因，即使很有经验的脊柱外科医生或疼痛科医生也对该疾病望而生畏。

如果患者没有被诊断出有症状的 Tarlov 囊肿，而且髋部和骶髂关节等相关检查都正常，那么患者将不需要持续使用镇痛药和接受物理治理，甚至被认为是有精神问题。更糟糕的是，可能将患者误诊为其他骨科、妇科、泌尿外科或胃肠方面的疾病，并予以很多没有必要的治疗。最常见的错误治疗包括骶髂关节融合、其他脊柱手术、子宫切除术、开腹探查和膀胱相关手术操作（图 17.11）。

因此，本章节重点让读者了解骶部 Tarlov 囊

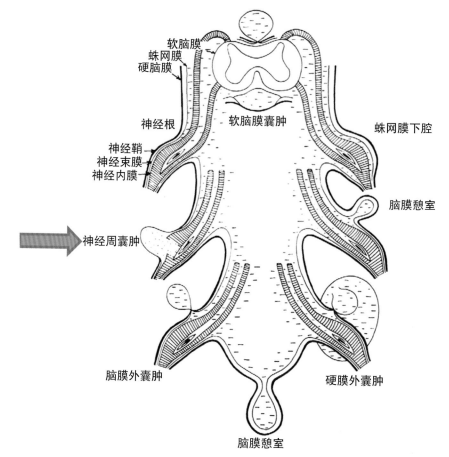

图 17.9　IM Tarlov 最初发表文章时描述的骶管内的一种特殊类型的脊膜囊肿，神经周围囊肿（箭头），后来以他的名字命名

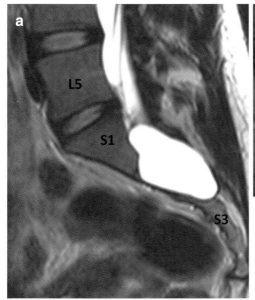

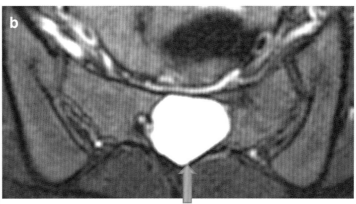

图 17.10 （a）矢状位 MRI。（b）轴位 T2 MRI，可见巨大的 Tarlov 囊肿，填满了 S1 ~ S3 的椎管，压迫相应神经。骶骨也受囊肿严重侵袭：矢状位上，几乎看不到 S2 椎体；从轴位片看，囊肿已经向后穿透整个椎板

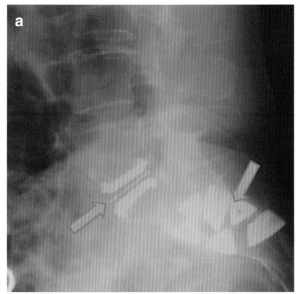

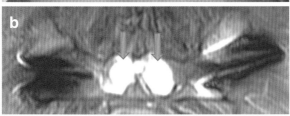

图 17.11 Tarlov 囊肿漏诊的骶部和髋后方疼痛的患者。该患者接受了 L5/S1 椎间盘置换手术（左侧箭头）和双侧骶髂关节融合术（右侧箭头）。（a）可在侧位 X 线片看到内固定。（b）尽管存在之前内固定的尾影，骶部 MRI 轴位片仍可清楚显示填满椎管的两个巨大的 Tarlov 囊肿（箭头），这才是患者症状的真正原因

肿和其临床表现，从而避免误诊、漏诊，给患者以恰当的治疗。

17.11.2 病理生理

IM Tarlov 本人定义 Tarlov 囊肿是起源于背侧神经节周围的神经根的扩张（图 17.9）。虽然 Tarlov 囊肿特定是指外周神经囊肿，但是由于影像学表现的相似性，临床工作中容易把它与其他类型的脊膜囊肿混淆。

Tarlov 囊肿的形成机制还不明了，考虑是脑脊液进入并会聚于神经根——或者是脑脊液在此处不断侵袭所致，抑或是硬脊膜在根袖处松弛引起。脑脊液不断聚集成球形，有时会压迫邻近结构引起相关症状。尽管这种囊肿可出现于脊柱的所有节段，但是有症状的囊肿多发生在骶部，压迫骶神经引起相关症状。囊肿多位于骶管内，也可能沿神经根进入椎间孔和腹膜外骨盆区（图 17.12）。

17.11.3 症状

Tarlov 囊肿压迫相邻的神经根，引起相应症状。在骶部，会引起骶神经相关症状（表

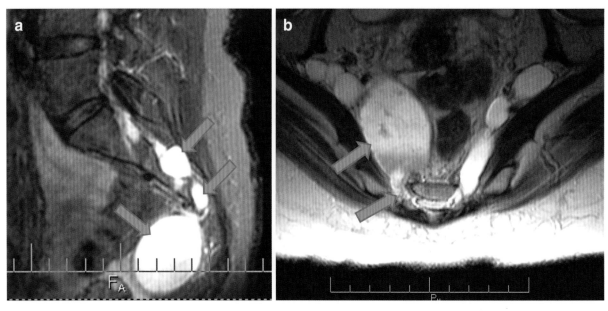

图 17.12   如图所示，Tarlov 囊肿可以沿着神经根走行延伸至各处。（a）矢状位 MRI 显示，Tarlov 囊肿位于椎管内（上箭头）、椎间孔处（中箭头）和腹膜外骨盆内（下箭头）。（b）轴位片上，如箭头所指，S3 神经根的椎间孔处（下箭头）和腹膜外骨盆内（上箭头）都被囊肿包绕，对侧也是如此

17.1）。根据压迫的神经不同，临床症状也有所变化。压迫 S1 和 S2 神经会产生骶部、臀部至大腿后侧、小腿后侧、足底或足外侧的麻木疼痛等相关症状，患者也会出现足趾屈无力。

骶部和髋后方疼痛导致患者不能久坐，总是

表 17.1   骶管 Tarlov 囊肿的常见症状

骶部疼痛放射至髋部、臀部、腿后侧和脚底，或相同区域的麻木、刺痛
足蹬屈肌或足内肌肌力下降
会阴区麻木疼痛
神经源性膀胱症状：尿急、尿频、尿潴留，需要采取 Valsalva 或 Crede 法才能排空膀胱
神经源性肠道症状：便秘，需要用缓解剂或手工干预
性交痛
性功能障碍
不能久坐

不停地活动以避免疼痛。患者也会保持某种特定的坐姿，如偏向一侧，以避免对患侧的压迫。有的患者会随身携带特制的垫子或枕头，以避免尴尬的坐姿。

压迫 S2~S4 神经根，会导致会阴区麻木疼痛。患者也会出现膀胱症状，多尿、尿急或尿潴留。尿潴留者，需要采取 Valsalva 法或按压腹部（Crede 法）协助排尿。患者还会出现便秘，需要用缓泻药或人工方式协助排便。还有的患者会出现大小便失禁。由于会阴区疼痛，患者会主诉性生活困难、疼痛，或因为会阴区感觉缺失，出现性功能障碍。

如果患者出现骶部和髋部的疼痛，合并上述骶神经症状，则需要行相关检查，判断是否是 Tarlov 囊肿压迫相应骶神经所致。

17.11.4 影像学检查

MRI 是诊断脊膜瘤最佳的检查方法，对于 Tarlov 囊肿也是如此。脑脊液充盈导致局部在 T2 上显像明显。因为 Tarlov 囊肿起源于神经根，所以更靠外侧，而不是像其他囊肿，靠近椎管中央。

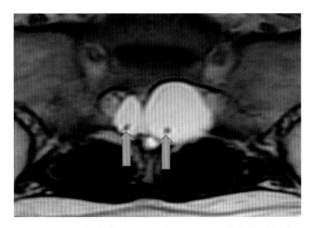

图 17.13　MRI 轴位片上显示两个 Tarlov 囊肿并行排列占满了椎管，囊肿内的脑脊液是亮的，每个囊肿内都可清楚看到神经纤维束（箭头）

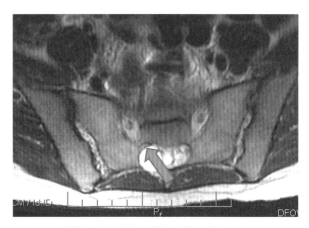

图 17.15　这位患者有右侧 S2 神经症状，轴位 MRI 显示来源于右侧 S3 神经根（被箭头遮挡）的 Tarlov 囊肿压迫了右侧 S2 神经根（箭头尖）

由于 Tarlov 囊肿伴随神经根生成，所以，其内部必然包含神经。因此行 MRI 检查时，可在囊肿内看到神经束，特别是在轴位上（图 17.13）。

Tarlov 囊肿可以单发，也可以多发（图 17.14）越是多发的囊肿，越容易引起临床症状。因为多发的囊肿占据了更多的通道空间，更容易对神经根产生压迫。多个小囊肿能够产生单发大囊肿的压迫效果。

MRI 也可以显示囊肿周围神经根的情况，判断其是否受压（图 17.15）。这对判断患者的临床症状和影像学改变是否相符是至关重要的，

也对决定是否需要手术和手术方案的制定非常关键。增强 MRI 可以用来鉴别肿瘤（如雪旺氏细胞瘤、神经纤维瘤、脊膜瘤等）引起的骶神经压迫。

虽然 Tarlov 囊肿越大，手术效果越好，但是引起症状的囊肿不一定是大的囊肿。我们更要重视囊肿的位置和压迫的神经根。如果患者的症状和囊肿压迫的神经根定位吻合，则无论大小，都考虑该囊肿为致病源。

当 MRI 显示囊肿时，我们的注意力容易集中于囊肿，而忽略对其他部位的仔细阅片分析。我们要整体浏览腰椎、腰骶部、盆腔、腰骶丛、

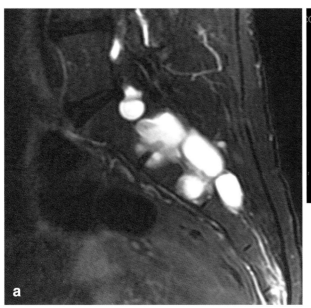

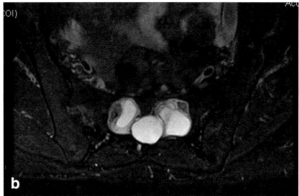

图 17.14　（a）矢状位 MRI。（b）轴位 MRI 显示这位有症状的患者的椎管内有多个 Tarlov 囊肿。这位患者同时患有结缔组织疾病

不放过任何一个细节，去寻找引起骶部和髋后方疼痛的病因。一些其他的线索也会提示患者存在骶神经功能受损。比如，过度充盈的膀胱，可能是因为 Tarlov 囊肿压迫骶神经引起尿潴留（图 17.16）。

CT 对于诊断 Tarlov 囊肿的意义不大，因为神经在 CT 上显像不佳。对于部分患者，可以通过 CT 判断骶骨的骨质改变，从而判断其受 Tarlov 囊肿侵袭的程度，或是否存在骨折（图 17.7）。如果患者不能行 MRI 检查，可以考虑行 CT 脊髓造影。但是，与 MRI 相比，CT 脊髓造影显示的脊膜囊肿形态会变化，结果不是很可靠。特别是

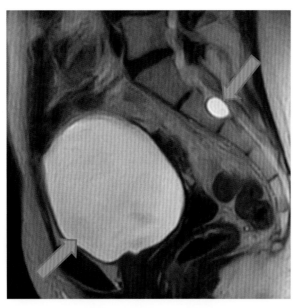

图 17.16　Tarlov 囊肿（右侧箭头）压迫骶神经导致尿潴留，膀胱充盈（左侧箭头）

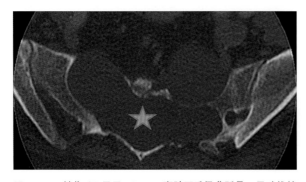

图 17.17　轴位 CT 显示，Tarlov 囊肿严重侵袭骶骨，导致椎管（五角星处）和椎间孔扩大，骨质广泛丢失，患者摔倒后出现骶骨骨折、脊柱骨盆脱位

显影剂进入囊肿速度缓慢，来不及完全充盈囊肿时。由于该原因，注入造影剂后延迟行 CT 检查，会发现更多或更大的囊肿。无论怎样，即使 CT 脊髓造影中未发现囊肿，也不能完全排除囊肿的存在。

过去有一种理论认为通过充盈速度不同，可用 CT 脊髓造影鉴别 Tarlov 囊肿和其他类型囊肿。但是，这一理论是不符合逻辑的，已被丢弃。因为不同类型的囊肿和硬膜囊的交通是没有特异性的。换言之，囊肿和硬膜囊接口的大小不以囊肿的类型而定，各有变化。

一些脊柱外科医生错误地认为，可以通过 CT 脊髓造影判断 Tarlov 囊肿手术的预后。认为如果在 CT 造影上没有发现囊肿，术后就不会出现脑脊液漏。这种想法是荒唐的，因为除了极其特殊的情况，Tarlov 囊肿和硬膜囊都是相通的，无论 CT 脊髓造影时染色剂进入囊肿的速度快慢，术后均有可能出现脑脊液漏。

17.11.5　电生理诊断

用 EMG 诊断 Tarlov 囊肿引起神经根功能障碍的意义不大，因为 EMG 不能用于检测 S1 以下的神经根。而 Tarlov 囊肿多引起 S2 ～ S4 神经功能异常，肌电图检测不到。由于这种原因，有的患者虽然存在骶神经功能障碍，但是其肌电图完全正常。有的医学中心也在行骶神经肌电图检查，但是在会阴区留置针，使患者极其痛苦。

17.11.6　治疗

如果患者出现神经功能障碍并进行性加重，怀疑是 Tarlov 囊肿，应尽快将其转给有经验的医生进行诊断和治疗。

Tarlov 囊肿患者，如果经过仔细的体格检查和评估，没有神经功能障碍，可尝试行保守治疗。保守治疗包括物理治疗，以及针对腰椎、髋部和骶髂关节的疼痛治疗，但是多数无效，甚至会加重症状。对于会阴区和骨盆症状者，有的医学中

心行盆底治疗法，但是目前没有可靠数据支持其有效性。

　　如在囊肿附近行神经根选择性诊断封闭，须由经验丰富的医生进行操作。如果患者左侧 S2 神经有 Tarlov 囊肿，而且存在 S2 神经支配区域的神经症状，若行左侧 S2 神经封闭有效，可进一步明确诊断。

　　不要考虑经皮穿刺引流这一做法。由于囊肿和硬膜囊相通，脑脊液不断注入，引流是无止境的，反而会增加感染、出血、神经损伤的风险。有的医生向囊肿内注入纤维蛋白胶等，认为这样可以封堵囊肿和硬膜囊的通道，避免脑脊液进一步注入囊肿。但是，这一技术有很多缺点，如之前文献报道，会出现注射后脊膜炎和粘连性蛛网膜炎。而且，任何注入囊肿内的物质都会进入中枢神经系统的脑脊液中。另外，注入纤维蛋白胶会增加后期手术难度，使分离和保护囊肿内的神经更加困难。

　　因为 Tarlov 囊肿内包裹着神经，所以不能简单切除。这在骶区尤为重要，切除神经会导致大小便功能障碍等不可接受的后果。另外，扩大局部空间而不处理 Tarlov 囊肿的手术方式（如椎板切除术），证明是无效的。即使是很有经验的脊柱外科医生，如果没有处理 Tarlov 囊肿的丰富经验，想进行相关手术，结果也往往很差。更加复杂的是，Tarlov 囊肿的影像学表现可能与其他囊肿相似，术前无法辨别，直到术中才能发现。不同囊肿的手术方法不同，术者需要有辨别和处理不同类型囊肿的能力。建议尽量在术前分清囊肿类型，制订相应手术方案，术中的"即兴发挥"是不可取的，建议由有处理囊肿丰富经验的医生完成此类手术。

参考文献

[1]Devin CJ, McCullough KA, Morris BJ, Yates AJ, Kang JD. Hip-spine syndrome. J Am Acad Orthop Surg. 2012;20:434–442.

[2]Savage JW, Patel AA. Fixed sagittal plane imbalance. Global Spine J. 2014;4:287–296.

[3]Jauregui JJ, Banerjee S, Issa K, Cherian JJ, Mont MA. Does co-existing lumbar spinal canal stenosis impair functional outcomes and activity levels after primary total hip arthroplasty? J Arthorplasty. 2015;30:1569–1573.

[4]Lazennec J, Brusson A, Rousseau M. Hip-spine relations and sagittal balance clinical consequences. Eur Spine J. 2011;20(suppl 5):S686–698.

[5]Fogel GR, Esses SI. Hip spine syndrome: management of coexisting radiculopathy and arthritis of the lower extremity. Spine J. 2003;3:238–241.

[6]Ben-Galim P, Ben-Galim T, Rand N, et al. Hip-spine syndrome: the effect of total hip replacement surgery on low back pain in severe osteoarthritis of the hip. Spine (Phila Pa 1976). 2007;32:2099–102. 17 Spine and Pelvic Pathology Presenting with Posterior Hip Pain 288.

[7]Offierski CM, MacNab I. Hip-spine syndrome. Spine. 1983;8:316–321.

[8]Fardon DF, Milette PC. Nomenclature and classification of lumbar disc pathology. Recommmendations of the combined task forces of the North American Spine Society, American Society of Spine Radiology, and American Society of Neuroradiology. Spine (Phila Pa 1976). 2001;26(5):E93–E113.

[9]Jordan J, Konstantinou K, O'Dowd J. Herniated lumbar disc. BMJ Clin Evid. 2011;2011:1118.

[10]Boden SD. The use of radiographic imaging studies in the evaluation of patients who have degenerative disorders of the lumbar spine. J Bone Joint Surg Am. 1996;78(1):114–124.

[11]Borenstein DG, O'Mara JW Jr, et al. The value of magnetic resonance imaging of the lumbar spine to predict low-back pain in asymptomatic subjects: a seven-year follow-up study. J Bone Joint Surg Am. 2011;83-A(9):1306–1311.

[12]Rhee JM, Schaufele M, Abdu WA. Radiculopathy and the herniated lumbar disc. Controversies regarding pathophysiology and management. J Bone Joint Surg Am. 2006;88(9):2070–2080.

[13]Casey E. Natural history of radiculopathy. Phys Med Rehabil Clin N Am. 2011;22(1):105.

[14]Aydin S, Abuzayed B, et al. Discal cysts of the lumbar spine:

report of five cases and review of the literature. Eur Spine J. 2010;19(10):1621–1626.

[15]Egund N, Jurik A. Anatomy and histology of the sacroiliac joints. Semin Musculoskelet Radiol. 2014;18(03):332–340.

[16]Forst S, Wheeler M. The sacroiliac joint: anatomy, physiology and clinical significance. Pain Physician. 2006;9:61–68.

[17]Schaeren S, Broger I, Jeanneret B. Minimum fouryear follow-up of spinal stenosis with degenerative spondylolisthesis treated with decompression and dynamic stabilization. Spine (Phila Pa 1976). 2008;33(18):E636–642. https://doi.org/10.1097/ BRS.0b013e31817d2435.

[18]Abdu WA, Lurie JD, Spratt KF, et al. Degenerative spondylolisthesis: does fusion method influence outcome? Four-year results of the spine patient outcomes research trial. Spine (Phila Pa 1976). 2009;34(21):2351–2360. https://doi. org/10.1097/ BRS.0b013e3181b8a829.

[19]Fischgrund JS, Mackay M, Herkowitz HN, Brower R, Montgomery DM, Kurz LT. Volvo award winner in clinical studies. Degenerative lumbar spondylolisthesis with spinal stenosis: a prospective, randomized study comparing decompressive laminectomy and arthrodesis with and without spinal instrumentation. Spine (Phila Pa 1976). 1997;22(24):2807–2812. http:// www.ncbi.nlm.nih.gov/ pubmed/9431616. Accessed 27 Apr 2016.

[20]Weinstein JN, Lurie JD, Tosteson TD, et al. Surgical compared with nonoperative treatment for lumbar degenerative spondylolisthesis four-year results in the Spine Patient Outcomes Research Trial (SPORT) randomized and observational cohorts. J Bone Joint Surg Am. 2009;91(6):1295–1304. https://doi. org/10.2106/JBJS.H.00913.

[21]Tosteson ANA, Tosteson TD, Lurie JD, et al. Comparative effectiveness evidence from the spine patient outcomes research trial: surgical versus nonoperative care for spinal stenosis, degenerative spondylolisthesis, and intervertebral disc herniation. Spine (Phila Pa 1976). 2011;36(24):2061–2068. https://doi. org/10.1097/BRS.0b013e318235457b.

[22]Martin CR, Gruszczynski AT, Braunsfurth HA, Fallatah SM, O'Neil J, Wai EK. The surgical management of degenerative lumbar spondylolisthesis: a systematic review. Spine (Phila Pa 1976). 2007;32(16):1791–1798. https://doi.org/10.1097/ BRS.0b013e3180bc219e.

[23]Radcliff K, Hilibrand A, Lurie JD, et al. The impact of epidural steroid injections on the outcomes of patients treated for lumbar disc herniation: a subgroup analysis of the SPORT trial. J Bone Joint Surg Am. 2012;94(15):1353–1358. https://doi.org/10.2106/ JBJS.K.00341.

[24]Radcliff KE, Rihn J, Hilibrand A, et al. Does the duration of symptoms in patients with spinal stenosis and degenerative spondylolisthesis affect outcomes?: analysis of the Spine Outcomes Research Trial. Spine (Phila Pa 1976). 2011;36(25):2197–2210. https://doi. org/10.1097/ BRS.0b013e3182341edf.

[25]Weinstein JN, Tosteson TD, Lurie JD, et al. Surgical versus nonsurgical therapy for lumbar spinal stenosis. N Engl J Med. 2008;358(8):794–810. https://doi. org/10.1056/ NEJMoa0707136.

[26]Weinstein JN, Lurie JD, Tosteson TD, et al. Surgical versus nonsurgical treatment for lumbar degenerative spondylolisthesis. N Engl J Med. 2007;356(22):2257– 2270. https://doi. org/10.1056/NEJMoa070302.

[27]Hopayian K, Song F, Riera R, Sambandan S. The clinical features of the piriformis syndrome: a systematic review. Eur Spine J. 2010;19(12):2095–2109. https:// doi.org/10.1007/ s00586-010-1504-9.

[28]Jawish RM, Assoum HA, Khamis CF. Anatomical, clinical and electrical observations in piriformis syndrome. J Orthop Surg Res. 2010;5:3. https://doi. org/10.1186/1749-799X-5-3.

[29]Pokorný D, Jahoda D, Veigl D, Pinskerová V, Sosna A. Topographic variations of the relationship of the sciatic nerve and the piriformis muscle and its relevance to palsy after total hip arthroplasty. Surg Radiol Anat. 2006;28(1):88–91. https:// doi.org/10.1007/ s00276-005-0056-x.

[30]Cass SP. Piriformis syndrome: a cause of nondiscogenic sciatica. Curr Sports Med Rep. 2015;14(1):41– 44. https://doi. org/10.1249/JSR.0000000000000110.

[31]Smoll NR. Variations of the piriformis and sciatic nerve with clinical consequence: a review. Clin Anat. 2010;23(1):8–17. https://doi.org/10.1002/ca.20893.

[32]Feigenbaum F, Henderson F. Surgical management of meningeal cysts, including perineurial (Tarlov) J. S. Bowler et al. 289 cysts and meningeal diverticula. Semin Spine Surg. 2006;18:154–160.

[33]Feigenbaum F, Henderson F. Tarlov cysts. In: Benzel E, editor. Spine surgery. 3rd ed. Philadelphia: Elsevier; 2012. p. 1135–1140.

[34]Hayashi K, Nagano J, Hattori S. Adhesive arachnoiditis after percutaneous fibrin glue treatment of a sacral meningeal cyst: case report. J Neurosurg Spine. 2014;20(6):763–766.

[35]Patel M, Louie W, Rachlin J. Percutaneous fibrin glue therapy of meningeal cysts of the sacral spine. AJR Am J Roentgenol. 1997;163:367–370.

[36]Tarlov IM. Spinal perineurial and meningeal cysts. J Neurol Neurosurg Psychiatry. 1970;33:833–843.

[37]Voyadzis J, Bhargava P, Henderson F. Tarlov cysts: a study of 10 cases with review of the literature. J Neurosurg Spine. 2001;95:25–32.

第 18 章　血管源性的髋关节后方疼痛

Luke Spencer-Gardner
高　奉　译

18.1 简介

　　髋关节后方疼痛的病因较多，大多由肌肉骨骼或神经受损所引起，而血管源性髋关节后方疼痛较为少见。但在排除肌肉骨骼或神经系统的病因后，应考虑血管源性导致的臀部跛行。

　　跛行定义为行走时反复的肌肉疼痛或不适，并且导致无法继续行走，但症状在休息后能够得到缓解。臀部跛行通常由外周动脉疾病，如血栓、炎症以及医源性的损伤所导致。无论何种病因引起的臀部跛行，髋关节疾病专科医生都应该了解该疾病的病因和临床表现。本章将介绍骨盆和臀区深部间隙的血管解剖，探讨臀部跛行的病因，概述其临床表现和辅助检查，最后讨论治疗选择及预后。

18.2 骨盆和臀区深部间隙的血管解剖

　　在考虑臀部跛行的病因和治疗时，需要详细了解骨盆和臀区深部间隙的血管解剖结构。腹主动脉在 L4 椎体水平上分支为髂总动脉，然后在骶髂关节前方，L5 和 S1 椎体水平分为髂内动脉和髂外动脉。髂内动脉（Internal Iliac artery, IIA）供应盆腔脏器，其分支供应臀部、大腿内侧和会阴区的血运。髂内动脉长约 4cm，从后内侧坐骨大切迹方向进入骨盆并分为前后支。髂内动脉前支包括：脐动脉、闭孔动脉、膀胱下动脉（男性）、阴道动脉（女性）、直肠中动脉、阴道内动脉和臀下动脉（图 18.1，图 18.2）。髂内动脉后支包括：臀上动脉（SGA）、髂腰动脉和骶外侧动脉。表 18.1 展示了髂内动脉的解剖走行和分布。研究显示，髂内动脉系统具有良好的侧支循环血供，而在医源性髂内动脉闭塞的情况下，其解剖学特点对局部缺血具有一定的保护作用。这些侧支循环中包括肠系膜下血管系统与髂内动脉系统之间通过直肠血管网连接吻合，同侧旋股内侧动脉和旋股外侧动脉分别与臀下动脉和臀上动脉相吻合。

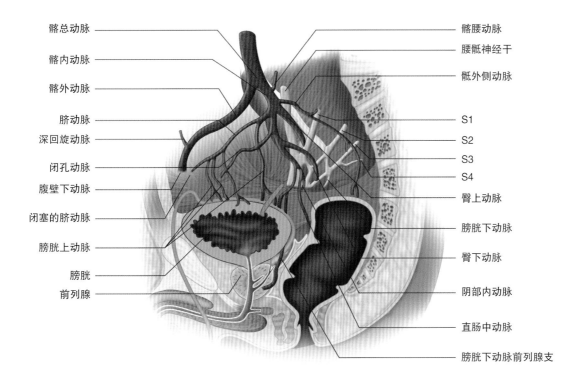

图 18.1　髂总动脉及其分支（男性）

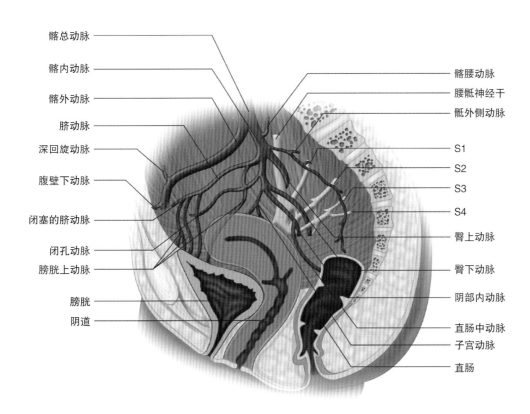

图 18.2　髂总动脉及其分支（女性）

表 18.1 骨盆动脉

动脉	起源	走行	分支	血供
髂内动脉 (IIA)	髂总动脉	从后内侧进入骨盆，指向坐骨大切迹	前分支 后分支	骨盆内脏、臀肌和会阴的血供来源
髂内动脉的前支	髂内动脉	在骨盆的前部，分为内脏分支、闭孔动脉和臀下动脉	脐部、膀胱上部、闭孔、下腔、动脉至输精管、前列腺、子宫、阴道、阴部内、中直肠、臀下	骨盆内脏、臀部区域和大腿内收肌
髂内动脉的后支	髂内动脉	从后侧走行，形成顶叶分支	髂腰、骶外侧、臀上	骨盆壁和臀部区域

18.3 病因学

臀部跛行是由于髂内动脉的血管供给骨盆内脏和臀区深部间隙内肌肉组织的血流减少而引起的，当血流减少不能由侧支血供补偿时，臀部和大腿近端肌肉组织在活动中引起相关疼痛、痉挛和疲劳，终末器官功能障碍诸如阳痿也可能随之发生。在髂内动脉或臀上动脉单独闭塞的情况下，由于有髂外动脉和其后的股动脉的血供，远端下肢的循环不受影响。血管损伤最常继发于动脉粥样硬化引起的狭窄、血栓形成、动脉瘤和系统性血管炎。医源性原因也有报道，比如主动脉瘤腔内隔绝术时为预防内漏而进行的髂内动脉栓塞。

18.4 临床诊断

在没有肌肉骨骼或神经损伤的情况下，患者出现典型的跛行临床表现，应考虑血管源性所致的臀部疼痛。将血管源性跛行与神经源性跛行进行鉴别是诊断上的一大挑战。神经源性跛行通常始于臀部，放射至患肢远端，并因姿势改变而加重或缓解。站立时症状通常加重，而脊柱前屈或

坐位时症状缓解。血管源性臀部跛行的患者通常自诉为与臀部和近端下肢肌肉活动相关的疼痛，痉挛、疲劳甚至阳痿或结肠缺血而导致的终末器官功能障碍，其临床表现严重度往往取决于血管闭塞的程度。髂动脉闭塞性疾病，也称为莱利彻综合征，是由主动脉分叉处近端血管闭塞而引起的，其典型三联征为臀部跛行、阳痿和股动脉无搏动。在髂内动脉或臀上动脉更远端出现血管闭塞的情况下，单纯的臀部跛行更加难以辨别，因为髂外动脉和更远端的动脉正常，因此股动脉存在搏动。

外周动脉疾病的风险因素包括吸烟、糖尿病、高龄（大于 40 岁）、高血压、高脂血症、高同型半胱氨酸血症、冠状动脉或肾动脉疾病。在体格检查中，如远端脉搏减弱或消失、肢体远端无毛发生长、皮肤干燥、伤口愈合差等这些表现可能在单纯臀部跛行患者中为阴性。询问既往血管性疾病病史和治疗经过时，对于有动脉瘤手术病史的患者应警惕其臀部跛行。因为该手术术中需要闭塞髂内动脉，因此臀部跛行是动脉瘤腔内隔绝术的常见并发症。如果临床怀疑是外周动脉疾病导致的臀部疼痛，常规测量踝肱指数（Ankle-Brachial Index, ABI）；然而单纯性臀部跛行患者的踝肱指数可能正常。虽然血管多普勒超声可能无法完全定位损伤位置，但臀部超声仍

是排除血管疾病的一个有效手段。无创性血管检查结合运动测试通常用来做有创检查前的筛查。测试中经皮氧分压（Transcutaneous Oxygen Tension, $tcPO_2$）下降 15mmHg 是提示髂内动脉血流下降的高特异性和敏感性指标。尽管这些无创检查能提供很多辅助信息，但对臀部跛行的诊断仍然缺乏确凿的测试方法。

在已经通过合理筛查排除了其他原因的情况下，可能还需要进一步的影像学检查对可疑的血管阻塞平面进行精确定位。CT 血管造影和 MRI 血管造影可以定位损伤位置并明确诊断，但这些检查需考虑造影剂的风险及花费。检查中如果考虑闭塞位置在臀上动脉时需要进行斜位投影观察，因为标准投影时臀上动脉的起始部会被髂外动脉遮挡。通常在进行这些检查前，需要咨询血管科医生并商讨进一步的评估和治疗。

18.5　治疗和预后

有下肢动脉问题的患者运动功能和生活质量均会下降。臀部跛行的保守治疗遵行外周动脉疾病的循证医学干预原则，包括改善风险因素、药物治疗、监管下锻炼等。

改善风险因素包括戒烟、使用降脂药、血糖优化控制、高血压药物治疗。药物治疗包括改善风险因素的药物、抗血小板药物如阿司匹林和氯吡格雷。研究发现改善风险因素和抗血小板药物对跛行的直接改善效果欠佳，而在治疗外周动脉疾病导致的跛行的药物中，3 型磷酸二酯酶抑制剂西洛他唑对缓解疼痛和提高最大行走距离是有效的，还能提高患者生活质量和运动功能。

对能够进行体育锻炼的间歇性跛行患者来说，锻炼是保守治疗的主要手段。锻炼的益处是提高相应肌群的摄氧能力和代谢效率。在最近的 Cochrane 综述中，每周至少进行 2 次锻炼的患者相较安慰剂组患者行走时间和距离显著增加，相较对照组人群，参加锻炼计划的患者还能提高身体和心理的评分结果。

若保守治疗后症状无明显改善，则考虑行血管再通手术。经皮血管内成形术是经典的手术治疗方式，尤其适用于远端狭窄或闭塞的患者。血管狭窄可通过球囊导管扩张使血管成形进行治疗。血管闭塞可进行血管再通手术，根据具体情况实施支架植入术。

目前已有一些臀部跛行血管内治疗的研究报道涉及髂内动脉和臀上动脉的再血管化。

Prince 等报道了血管内治疗对髂内动脉狭窄导致的臀部跛行的临床疗效。该研究回顾性分析纳入的 34 例患者，其中 79% 患者有部分或完全臀部跛行，术后平均随访 3 月。而另一项研究纳入了 22 例接受经皮腔内血管成形术治疗的患者，术后平均随访 14.7 个月，所有患者症状均减轻，且平均行走距离显著增加，从 85m 增加到 225m（$P<0.001$）。Batt 等进行了一项目前样本量最大的关于单纯臀上动脉狭窄治疗的研究。他们的研究包含了 34 例接受选择性经皮臀上动脉血管支架植入术的臀部跛行患者，术后平均随访 4 年，60% 患者没有再复发，13 例患者出现复发，其中 8 例通过再次血管成形术后取得了不错的疗效。他们认为血管成形术是治疗单纯臀上动脉损伤导致的臀部跛行的安全有效的治疗选择。de Borst 对 Batt 的报道进行了评述，认为该方法短期随访内安全有效，但有效的时间和随访的评估方式仍待考证。目前，越来越多的证据支持臀部跛行这一概念，并推动该领域的精确诊断和治疗。

在治疗主动脉瘤时，通常在行主动脉瘤腔内隔绝术之前会预防性的闭塞髂内动脉，由此所导致的医源性损伤是臀部跛行的常见病因之一。据报道，52% 的患者术后都出现了症状。为避免这种情况的发生，预防措施包括闭塞髂内动脉近端，这样可以使侧支循环最大化，行术前侧支循环评估、单侧栓塞等。使用髂侧支移植作为主动脉瘤腔内隔绝术的改良手段能使髂内动脉血流经移植侧支灌注，从而预防臀部跛行。

18.6 结论

髋关节后方及臀部的疼痛病因多种多样。在排除肌肉、骨骼和神经源性病因后，应考虑血管源性病因的可能。了解临床相关风险因素、病史和查体应该能帮助临床医生进行臀部跛行的鉴别诊断。诊断性检查包括踝肱指数、多普勒超声、活动测试中的臀部经皮氧分压等，它们均可用来进一步明确病因。保守治疗的选择中改善风险因素、药物治疗和体育锻炼均属于一线治疗。当保守治疗无效时可以在血管专科医师的指导下，行进一步影像学定位以明确病变位置，针对病因进行臀部跛行的临床治疗。

参考文献

[1]de Borst GJ, Moll FL. Commentary: endovascular treatment for buttock claudication: the proof of the pudding is in the eating! J Endovasc Ther. 2014;21(3):407.

[2]Hiatt WR. Medical treatment of peripheral arterial disease and claudication. N Engl J Med. 2001;344(21):1608. 18 Vascular Causes of Posterior Hip Pain 296.

[3]Kato H, Sugimura T, Akagi T, Sato N, Hashino K, Maeno Y, Kazue T, Eto G, Yamakawa R. Longterm consequences of Kawasaki disease. A 10- to 21-year follow-up study of 594 patients. Circulation. 1996;94(6):1379.

[4]Berthelot JM, Pillet JC, Mitard D, Chevalet-Muller F, Planchon B, Maugars Y. Buttock claudication disclosing a thrombosis of the superior left gluteal artery: report of a case diagnosed by a selective arteriography of the iliac artery, and cured by percutaneous stenting. Joint Bone Spine. 2007;74(3):289.

[5]Chaer RA, Faries PL, Lin S, Dayal R, McKinsey JF, Kent KC. Successful percutaneous treatment of gluteal claudication secondary to isolated bilateral hypogastric stenoses. J Vasc Surg. 2006;43(1):165.

[6]Batt M, Desjardin T, Rogopoulos A, Hassen-Khodja R, Le Bas P. Buttock claudication from isolated stenosis of the gluteal artery. J Vasc Surg. 1997;25(3):584.

[7]Dix FP, Titi M, Al-Khaffaf H. The isolated internal iliac artery aneurysm – a review. Eur J Vasc Endovasc Surg. 2005;30(2):119.

[8]Elsharawy MA, Cheatle TR. Buttock claudication secondary to isolated internal iliac artery stenosis. Eur J Vasc Endovasc Surg. 2000;19(1):87.

[9]Choi HR, Park KH, Lee JH. Risk factor analysis for buttock claudication after internal iliac artery embolization with endovascular aortic aneurysm repair. Vasc Spec Int. 2016;32(2):44.

[10]Moore KL, Dalley AF, Agur AM. Clinically oriented anatomy. Philadelphia, PA: Lippincott Williams & Wilkins; 2013.

[11]Yano OJ, Morrissey N, Eisen L, Faries PL, Soundararajan K, Wan S, Teodorescu V, Kerstein M, Hollier LH, Marin ML. Intentional internal iliac artery occlusion to facilitate endovascular repair of aortoiliac aneurysms. J Vasc Surg. 2001;34(2):204.

[12]Kofoed SC, Bismuth J, Just S, Baekgaard N. Angioplasty for the treatment of buttock claudication caused by internal iliac artery stenoses. Ann Vasc Surg. 2001;15(3):396.

[13]Chait A, Moltz A, Nelson J. The collateral arterial circulation in the pelvis: an angiographic study. Am J Roentgenol. 1968;102(2):392.

[14]Haig AJ, Park P, Henke PK, Yamakawa KS, Tomkins- Lane C, Valdivia J, Loar S. Reliability of the clinical examination in the diagnosis of neurogenic versus vascular claudication. Spine J. 2013;13(12):1826.

[15]Nadeau M, Rosas-Arellano MP, Gurr KR, Bailey SI, Taylor DC, Grewal R, Lawlor DK, Bailey CS. The reliability of differentiating neurogenic claudication from vascular claudication based on symptomatic presentation. Can J Surg. 2013;56(6):372.

[16]Frederick M, Newman J, Kohlwes J. Leriche syndrome. J Gen Intern Med. 2010;25(10):1102.

[17]Batt M, Baque J, Bouillanne PJ, Hassen-Khodja R, Haudebourg P, Thevenin B. Percutaneous angioplasty of the superior gluteal artery for buttock claudication: a report of seven cases and literature review. J Vasc Surg. 2006;43(5):987.

[18]Bruninx G, Salame H, Wery D, Delcour C. Doppler study of gluteal arteries. A useful tool for excluding gluteal arterial

pathology and an important adjunct to lower limb Doppler studies. J Mal Vasc. 2002;27(1):12.

[19]Abraham P, Picquet J, Vielle B, Sigaudo- Roussel D, Paisant-Thouveny F, Enon B, Saumet JL. Transcutaneous oxygen pressure measurements on the buttocks during exercise to detect proximal arterial ischemia: comparison with arteriography. Circulation. 2003;107(14):1896.

[20]Conte MS, Pomposelli FB. Society for Vascular Surgery Practice guidelines for atherosclerotic occlusive disease of the lower extremities management of asymptomatic disease and claudication. Introduction. J Vasc Surg. 2015;61(3 Suppl):1S.

[21]Batt M, Baque J, Ajmia F, Cavalier M. Angioplasty of the superior gluteal artery in 34 patients with buttock claudication. J Endovasc Ther. 2014;21(3):400.

[22]Vogt MT, Cauley JA, Kuller LH, Nevitt MC. Functional status and mobility among elderly women with lower extremity arterial disease: the study of osteoporotic fractures. J Am Geriatr Soc. 1994;42(9):923.

[23]Dawson DL, Cutler BS, Meissner MH, Strandness DE Jr. Cilostazol has beneficial effects in treatment of intermittent claudication: results from a multicenter, randomized, prospective, double-blind trial. Circulation. 1998;98(7):678.

[24]Dawson DL, Cutler BS, Hiatt WR, Hobson RW 2nd, Martin JD, Bortey EB, Forbes WP, Strandness DE Jr. A comparison of cilostazol and pentoxifylline for treating intermittent claudication. Am J Med. 2000;109(7):523.

[25]Money SR, Herd JA, Isaacsohn JL, Davidson M, Cutler B, Heckman J, Forbes WP. Effect of cilostazol on walking distances in patients with intermittent claudication caused by peripheral vascular disease. J Vasc Surg. 1998;27(2):267.

[26]Beebe HG, Dawson DL, Cutler BS, Herd JA, Strandness DE Jr, Bortey EB, Forbes WP. A new pharmacological treatment for intermittent claudication: results of a randomized, multicenter trial. Arch Intern Med. 2041;159(17):1999.

[27]Lane R, Ellis B, Watson L, Leng GC. Exercise for intermittent claudication. Cochrane Database Syst Rev. 2014;7:CD000990.

[28]Senechal Q, Auguste MC, Louail B, Lagneau P, Pernes JM. Relief of buttock claudication by percutaneous recanalization of an occluded superior gluteal artery. Cardiovasc Intervent Radiol. 2000;23(3):226.

[29]Morse SS, Cambria R, Strauss EB, Kim B, Sniderman KW. Transluminal angioplasty of the hypogastric artery for treatment of buttock claudication. Cardiovasc Intervent Radiol. 1986;9(3):136.

[30]Cook AM, Dyet JF. Percutaneous angioplasty of the superior gluteal artery in the treatment of buttock claudication. Clin Radiol. 1990;41(1):63.

[31]Prince JF, Smits ML, van Herwaarden JA, Arntz MJ, Vonken EJ, van den Bosch MA, de Borst L. Spencer-Gardner 297 GJ. Endovascular treatment of internal iliac artery stenosis in patients with buttock claudication. PLoS One. 2013;8(8):e73331.

[32]Donas KP, Schwindt A, Pitoulias GA, Schonefeld T, Basner C, Torsello G. Endovascular treatment of internal iliac artery obstructive disease. J Vasc Surg. 2009;49(6):1447.

[33]Pavlidis D, Hormann M, Libicher M, Gawenda M, Brunkwall J. Buttock claudication after interventional occlusion of the hypogastric artery--a mid-term follow- up. Vasc Endovasc Surg. 2012;46(3):236.

[34]Kritpracha B, Pigott JP, Price CI, Russell TE, Corbey MJ, Beebe HG. Distal internal iliac artery embolization: a procedure to avoid. J Vasc Surg. 2003;37(5):943.

[35]Fernandez-Alonso L, Fernandez-Alonso S, Grijalba FU, Farina ES, Aguilar EM, Alegret Sole JF, Pascual MA, Centeno R. Endovascular treatment of abdominal aortic aneurysms involving iliac bifurcation: role of iliac branch graft device in prevention of buttock claudication. Ann Vasc Surg. 2013;27(7):851. 18 Vascular Causes of Posterior Hip Pain.

第 19 章 髋后方手术入路

Bernardo Aguilera-Bohórquez，Miguel Eduardo Sanchéz-Otamendi
张晋，李颖智 译

19.1 简介

髋后方手术入路的建立需要医生掌握广泛的解剖学知识，它有助于医生对解剖标志以及其与内部器官的结构关系进行准确识别。

按照惯例，研究人员已经将髋后方的相关疾病或损伤分别进行了单独的描述。本章旨在将这些孤立的主题汇编在一起。

本章通过髋关节内、臀区深部间隙和骶骨 3 个区域，详细地描述和分析所有入路。

19.1.1 髋后的浅表解剖

需要识别的重要解剖标志是：
骨性标志：
* 髂后上嵴。
* 髂后上棘（PSIS）。
* 髂后下棘（PIIS）。
* 大转子。
* 坐骨结节。
* 骶骨。
* 骶髂关节。
* 尾骨。
肌肉和皮肤标志：
* 臀沟。
* 臀裂（图 19.1）。

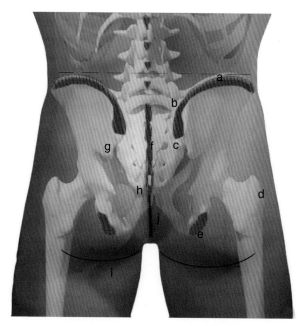

图 19.1 皮肤和骨性标志。（a）髂后上嵴，（b）髂后上棘（PSIS），（c）髂后下棘（PIIS），（d）大转子，（e）坐骨结节，（f）骶骨，（g）骶髂关节，（h）尾骨，（i）臀沟，（j）臀裂（骨性标志以红色显示）

19.1.2 深层解剖

髋关节被大量肌肉组织包绕，共 21 个肌肉参与关节功能，其中只有 9 个覆盖髋关节后方区域，分为 3 个肌肉层次：

* 浅层：阔筋膜张肌和臀大肌。
* 中层：臀中肌和臀小肌，位于关节的外侧和上侧部分。
* 深层：直接与髋关节后方相连。它由梨状肌、上孖肌、闭孔内肌和下孖肌形成（最后三个肌肉的肌腱会聚在一起）。此外，在该层中我们

发现了股方肌，其覆盖了小转子和髂腰肌肌腱的后内侧止点。

梨状肌需要特别提及，因为它是臀区深部间隙神经血管结构的恒定参考标志，是后方手术入路的主要内部标志。

位于梨状肌上方的神经血管结构有：

• 臀上血管：臀上动脉位于梨状肌上方并分成两个靠近髂后上棘的分支，因此在该区域的手术过程中受伤的风险很高。

• 臀上神经：它位于臀上血管旁，然后分成多个分支并在臀中肌和臀小肌之间穿过，为这两个肌肉和阔筋膜张肌提供运动神经支配。

位于梨状肌下方的神经血管结构有：

• 坐骨神经：它通常走行于梨状肌深面，在其下缘出现。

• 股后方皮神经：它位于骨盆转子肌后面的坐骨神经内侧。

• 臀下血管和神经：它们位于坐骨神经内侧，并深入到臀大肌，在那里它们分成几个分支。

• 阴部血管和神经：沿着坐骨神经内侧走行，经坐骨棘和骶棘韧带，然后环绕回来通过坐骨小孔进入会阴。

髋关节后方区域存在许多解剖变异，例如坐骨神经从梨状肌穿过（表 19.1）。这一变异改变了髋后方区域的所有解剖结构之间的关系，这可能让外科医生迷惑，使在梨状肌下方走行的所有结构处于医源性损伤的风险中。

表 19-1　坐骨神经相对梨状肌的解剖变异（Beaton 和 Anson 的分类）

Ⅰ型	坐骨神经在梨状肌下方通过而不形成分支
Ⅱ型	坐骨神经分支在梨状肌之间和下方通过
Ⅲ型	坐骨神经分支在梨状肌上方和下方通过
Ⅳ型	坐骨神经穿过梨状肌而不形成分支
Ⅴ型	坐骨神经分支在梨状肌之间和上方通过
Ⅵ型	坐骨神经在梨状肌上方通过而不形成分支

手术方法

当阐述髋关节疾病或损伤时，文献总是单独描述髋后不同的手术入路技术。

本章将尝试一起介绍所有不同的入路技术，使读者能够获得完整的髋后方手术入路指南。

髋后方可分为 3 个不同的解剖区域，并根据所治疗的疾病或损伤将这些区域进一步被分为数个特定区域（图 19.2）。

19.2 髋关节后方髋关节和髋臼后柱入路

髋关节的后方入路主要用于解决关节内病

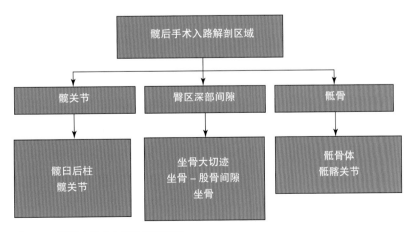

图 19.2　髋后方手术入路的解剖区域

变和髋臼后柱的病变。所有这些入路有共同的特征，但根据它们具体的干预区域，它们也存在一些区别。

后方入路的共同特征：

• 臀大肌拉向后方，根据手术的入路和目的也可能存在一些小的变化。

• 松解外旋肌群，根据手术目的（如保髋），保留相应的血管结构。

• 保留外展肌止点的大转子截骨术。当需要延伸切口以干预髋臼的上方和前方时，这是必要的。

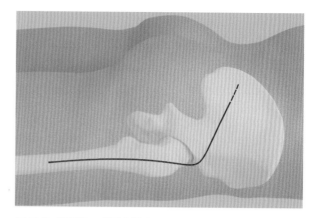

图 19.3　科赫尔 – 兰氏入路 1

19.2.1　后入路：科赫尔 – 兰氏（Kocher-Langenbeck's，KL）入路

（1）该入路的适应证

• 需暴露髋臼后柱的后方。

• 股骨头或颈部骨折的复位。

• 髋关节脱位不能通过手法复位。

• 髋臼和股骨头骨折。

患者体位：俯卧位或侧卧位。如果是治疗骨折，一些研究人员建议放置髁上牵引，同时膝关节保持至少 45° 的屈曲。

解剖标志：大转子、髂后上棘和股骨纵轴的外侧面。

（2）步骤

• 该入路的皮肤切口起于大转子朝向髂后上棘延伸时，不超过距脊柱 6cm 的范围，以避免损伤臀上血管。随后改变切口方向，从大转子向远端至大腿外侧约 10cm 或更长（图 19.3）。

• 分离皮下组织以暴露阔筋膜（图 19.4）。

• 平行于臀大肌纤维或皮肤切口切开阔筋膜（图 19.5）。

• 分离臀大肌肌纤维直至暴露大转子。此时，需要保护位于臀大肌前上部的臀下神经分支。

• 将大转子作为参考，找到股方肌并完整保留，以保护其下方的旋股内侧动脉上行分支（图19.6）。

• 辨认坐骨神经。

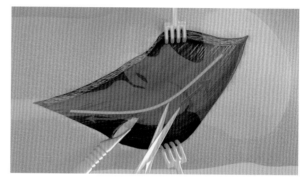

图 19.4　科赫尔 – 兰氏入路 2

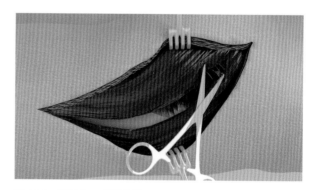

图 19.5　科赫尔 – 兰氏入路 3

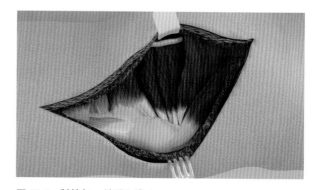

图 19.6　科赫尔 – 兰氏入路 4

- 辨认梨状肌肌腱。

- 辨认闭孔内肌和上、下孖肌，保留残端以便术后再次缝合。将它们向中间抬起，暴露下方的关节囊，并保护上述肌肉内侧的坐骨神经（图19.7）。

- 将臀中肌和臀小肌于髂骨骨膜下松解，辨认并保护从坐骨大切迹穿出的臀上神经血管束。

- 此时可暴露髋臼后方和后柱（图 19.8）。

- 切开关节囊后，使用霍曼（Hohman）拉钩来确定上、下平面，并对关节囊行 "H" 形或 "U" 形切开。

- 将霍曼拉钩置于髋臼边缘，以获得足够的术区显露。

- 手术完成后，进行彻底冲洗，取出骨软骨碎片，用大量生理盐水冲洗，缝合关节囊，修复外旋肌肉群（图 19.9）。

显露从坐骨结节到髂骨翼的下部髋臼后表面。此外，通过坐骨大、小切迹可触及四边孔。

（3）优势

- 可直视关节以及髋臼后柱，可充分处理股骨头的骨折以及骨软骨碎片。

- 可根据需要延长切口。

（4）缺点

- 损伤臀大肌。

（5）常见并发症

在用拉钩牵拉时或对臀上血管凝血时意外切断或拉伤坐骨神经。

技术改良

科赫尔 – 兰氏入路存在一个较小且微创的改良。在该技术改良中，仅传统入路近端部分稍有变化，即从大转子尖端斜向髂后上棘，然后分开臀大肌纤维，避免臀上神经损伤。使用这种方法，还可以暴露大转子，这将允许对骨折的大转子也进行钢板或螺钉的固定。

适应证

- 髋臼骨折伴有后方损伤。

- 一些横形骨折和后柱骨折。

- 如有必要，它还可以改为传统的科赫尔 – 兰氏入路。

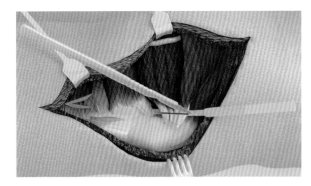

图 19.7　科赫尔 – 兰氏入路 5

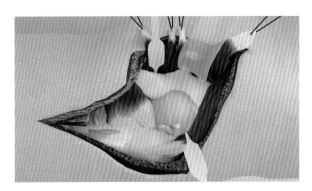

图 19.8　科赫尔 – 兰氏入路 6

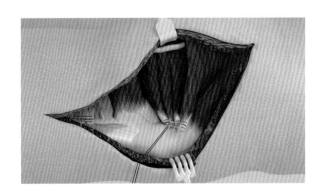

图 19.9　科赫尔 – 兰氏入路 7

19.2.2 改良吉布森（Gibson）入路

改良吉布森入路是对科赫尔 – 兰氏入路方法的改良，其有助于显露髂骨翼和髋臼上方和前方时。改良吉布森入路对肥胖或肌肉发达患者也有一定应用价值。

（1）适应证

- 与科赫尔 – 兰氏入路相似。

患者体位：俯卧位或侧卧位。类似科赫尔 –

兰氏入路，也可以使用牵引床。

（2）解剖标志

- 髂嵴。

- 大转子和股骨的外侧部分。

（3）步骤

- 做 20 ～ 30cm 长的直切口。起于股骨近端的外侧面，与骨干平行，越过大转子尖端，直到髂嵴的水平（图 19.10）。

- 分离皮下组织，显露阔筋膜和髂胫束。通过穿阔筋膜并走行于臀大肌和中间肌之间的臀上动脉分支来辨认臀大肌前缘。

- 筋膜切开必须从大转子外侧开始，朝向髂嵴，位于臀大肌前缘。

- 在此水平分离臀肌中肌与筋膜，向后拉开臀大肌。必要时可松解臀大肌部分止点（图 19.11）。

- 此时最深层已暴露，接下来可按科赫尔 - 兰氏入路进行手术操作（图 19.12）。

（4）优势

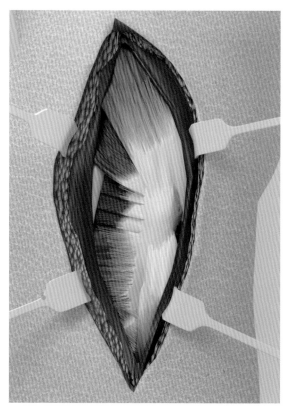

图 19.11　吉布森入路 2

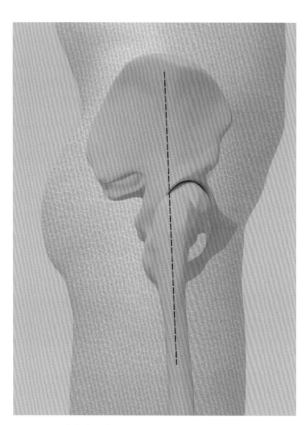

图 19.10　吉布森入路 1

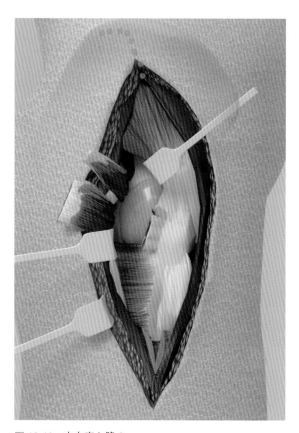

图 19.12　吉布森入路 3

- 利于显露髋臼的前上部分。
- 降低支配臀大肌神经的医源性损伤风险。
- 减少了对大转子截骨术的必要性，必要时也可截骨。
- 美容效果更好，尤其是对于肥胖女性。

（5）缺点

- 当需要暴露坐骨大切迹时应避免使用该入路。

19.2.3 摩尔（Moore's）入路

该入路是对哈里斯（Harris's）入路的改良。目前它是用于髋关节置换手术最常用的入路之一，由于不损伤外展肌肉，因此术后可以快速康复。

（1）适应证

- 全髋关节置换术。
- 全髋关节翻修置换术，需要股骨暴露。
- 半髋置换术。
- 髋臼横行骨折或其后柱骨折的复位内固

术。

- 髋关节后脱位的开放复位术。
- 关节切开术和髋关节感染引流术。
- 带血管的骨移植术。
- 患者的体位：俯卧位或侧卧位。
- 解剖标志：大转子和髂后上棘。

（2）步骤

- 切口起于距髂后上棘约 10cm 处，朝远端、外侧，平行于臀大肌纤维走行，以避免损伤臀上血管。该线延伸到大转子后缘。此时改变切口方向，平行股骨干向远端行进，总长度为 7 ～ 12cm（图 19.13）。
- 切开阔筋膜并分离臀大肌以暴露外旋肌群。用昌利（Chanley）拉钩向后拉开臀大肌（图 19.14）。
- 必须辨认并保护位于入路后方的坐骨神经，其紧靠外旋肌群内侧上方（图 19.15）。
- 靠止点处切断梨状肌和短旋肌群（上、下孑肌和闭孔内肌），并采用缝线标记以助于术中辨认和术后缝合（图 19.16）。

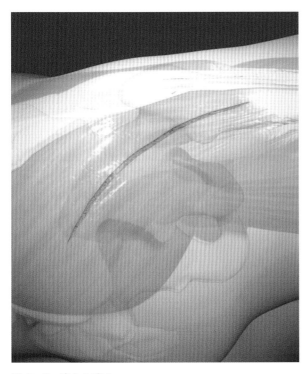

图 19.13　摩尔入路 1

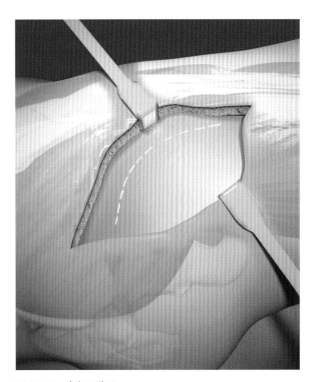

图 19.14　摩尔入路 2

• 一旦旋转肌群被拉向内侧，就可显露后方关节囊。旋转肌和关节囊经常一起被切开，但是它们也可以分开切开并于术后分开修复（图

19.17）。

• "H"或"U"形切开关节囊，并通过屈曲和内旋髋关节使股骨头脱位（图 19.18）。

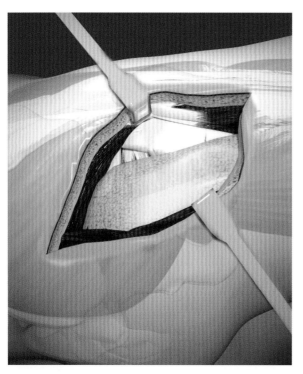

图 19.15　摩尔入路 3

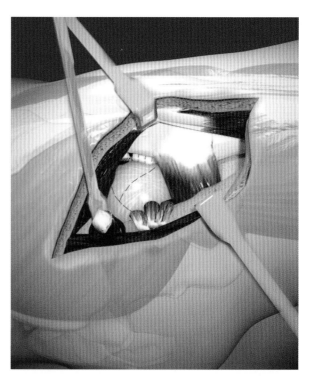

图 19.17　摩尔入路 5

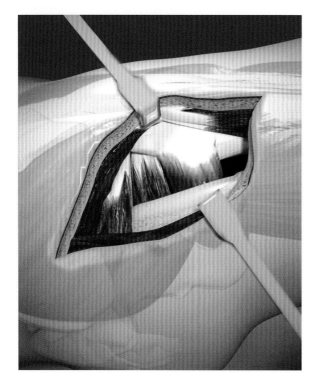

图 19.16　摩尔入路 4

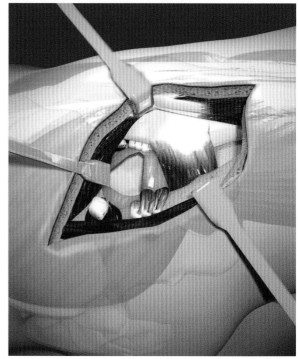

图 19.18　摩尔入路 6

- 此时，通过小心放置髋臼拉钩，进行股骨头截骨，可充分暴露髋臼。

（3）优势

- 可重复性。
- 它允许外科助手也充分地直视术野。
- 良好的关节暴露。
- 可延长性。

（4）缺点

- 髋关节后方不稳定。
- 旋股内侧动脉出血。

（5）并发症

- 臀中肌损伤。
- 坐骨神经损伤。

该入路虽然可以延长，但是它向近端延长有限，因为距离大转子尖端约 5cm 有臀下神经。在远端，一旦拉起肌肉层，包括分离臀大肌，就可以很好地暴露股骨。

19.3 臀区深部间隙和坐骨－股骨间隙

19.3.1 腘绳肌修复的开放入路

适应证：腘绳肌近端或止点的损伤。

绝对适应证：腘绳肌损伤，回缩大于 3cm。

患者体位：俯卧位，膝关节屈曲 30°～40°，可在踝处放置一个枕头以获得足够的屈曲。

解剖标志

- 坐骨。
- 臀沟。

（1）开放手术

- 切口位于臀沟处。根据病变类型，可以选择水平或纵向切口（图 19.19a）。
- 如果腘绳肌止点有回缩，则切口必须是纵向的，以便显露臀部远端进行探查，如果没有缩回，则采用水平切口。
- 分离皮下组织，辨认臀大肌的下缘（图

19.19b）。

- 于臀大肌下缘筋膜做扩大切口，以便于牵拉近端，在放置拉钩时要小心（图 19.19c）。
- 辨认坐骨以及位于坐骨结节外侧和后侧面的腘绳肌止点（图 19.19d）。
- 在开始任何修复操作之前，必须辨认并保护位于肌肉止点外侧的坐骨神经和股后皮神经。
- 将肌腱周围组织切开以评估损伤程度。
- 在没有回缩的损伤中，进行骨质打磨以准备骨床进行肌腱修补。
- 需要强调的是腘绳肌止点不是坐骨结节，而是其外侧近端 2cm 处。
- 使用缝合锚钉或骨隧道进行肌腱止点再固定。
- 逐层严密地缝合切口，以降低由于接近肛周区域而感染的风险。

优势

- 切口可以延长至大腿后方，并且可以定位和修复任何向远端回缩的病变。
- 便于探查坐骨神经直到腘窝。

缺点

- 由于接近肛周区域有感染的风险。
- 臀下神经和（或）血管损伤的风险。
- 术后坐下困难。

并发症

- 感染。
- 臀下动脉或神经损伤。

（2）开放手术：镜下辅助微创手术

适应证：腘绳肌近端止点损伤，回缩小于 3cm。

患者体位：俯卧位，可透视手术床，膝关节屈曲 30°~40°。

解剖标志

- 触诊坐骨和臀沟。
- 透视定位坐骨－股骨间隙和坐骨结节。

技术

- 于坐骨－股骨间隙和坐骨之间自外上向内下的横切口（约 8cm）（图 19.20a）。
- 分离皮下组织，暴露臀大肌筋膜。

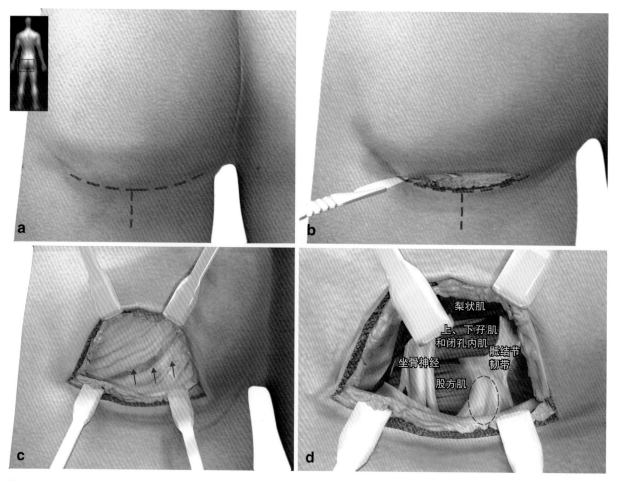

图 19.19 （a）开放式入路，坐骨和腘绳肌。（b）开放式入路，红色虚线：臀大肌下缘。（c）开放式入路。红色虚线：臀大肌下缘；红色箭头：腱膜切开后拉向近端的臀大肌。（d）开放式入路，虚线：联合腱止点（半腱肌和股二头肌）和半膜肌止点（更靠外侧）

• 在臀大肌近端 2/3 和远端 1/3 间交界处沿着肌纤维走行做一个纵向切口，直到坐骨外侧缘（图 19.20b）。

• 用深部拉钩维持空间。

• 置入内镜（30°或 70°），并识别病变（图 19.20c）。

• 必要时通过开放和内镜技术结合来完成必要的操作（图 19.20d）。

• 清理和显露骨床，如在开放手术中那样采用缝合锚钉进行肌腱修复。

优势

• 手术技术要求低于全镜下技术要求。

• 使用内镜可更详细地观察病变。

• 更多的植钉角度。

• 与开放技术相比，感染的风险较小（风险类似全镜下感染风险）。

• 允许在手术过程中直视和保护坐骨神经。

• 没有液体外渗的风险。

缺点

• 对于大的病变和（或）在伴有回缩的情况下，显露不充分。

并发症

• 血管损伤。

• 感染。

建议

• 切口必须成角，并通过 X 线透视引导。

• 手术开始时必须进行坐骨神经探查以及术中神经监测以降低神经损伤的风险。

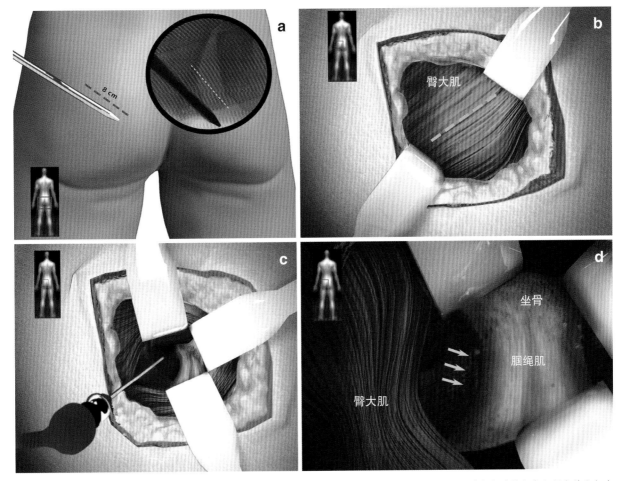

图 19.20　（a）镜下辅助微创手术，坐骨和腘绳肌、坐骨和小转子在 X 线透视下定位。8cm 的切口（红色虚线）方向是自外上向内下。（b）镜下辅助微创手术，绿色虚线：沿肌肉纤维分离臀大肌，直到坐骨的外缘。（c）镜下辅助微创手术，置入内镜。（d）镜下辅助微创手术，蓝色箭头：坐骨外缘

• 严密缝合切口，以减少由于肛周区域附近感染的风险。

（3）内镜技术

适应证

• 修复腘绳肌近端止点急性或慢性病变，回缩很少（小于 3cm）。

• 坐骨结节滑囊切除。

• 坐骨神经卡压症。

1）关节镜技术 1

患者体位：俯卧位，可透视手术床，膝关节屈曲 30° ~ 40°。

解剖标志

• 坐骨结节。

• 臀沟。

步骤

• 建立两个入路：首先是外侧入路，位于坐骨结节外侧 2 ~ 3cm（图 19.21a）。

• 通过臀大肌采用交换棒进行钝性分离，获得一个肌肉下空间。

• 交换棒指向坐骨，其内侧和外侧即可形成空间。

• 建立内侧入路，位于坐骨结节内侧 2 ~ 3cm（图 19.21b）

• 始终在坐骨的内侧和中央区域进行坐骨间隙内外侧分离，以避免坐骨神经损伤。

• 一旦确定坐骨的内侧和外侧边界，便可暴露股骨外侧，并通过钝性分离探查坐骨神经和股后侧皮神经（图 19.21c）。

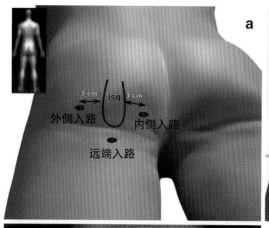

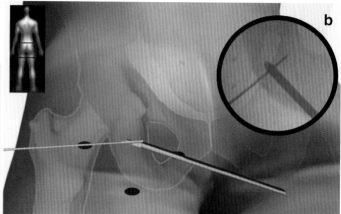

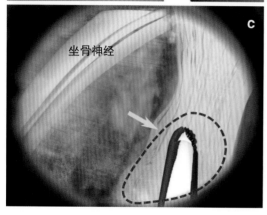

图 19.21 （a）坐骨和坐骨－股骨通道关节镜方法。（b）坐骨和坐骨－股骨通道关节镜方法，通过透视确认内外侧入路。（c）坐骨和坐骨－股骨通道关节镜方法，红色虚线：坐骨上的腘绳肌；黄色箭头：坐骨外侧面

• 最后，建立距离坐骨结节 4cm 的远端入路。此入路作为辅助入路。

• 请注意，腘绳肌止点包括一个位于半腱肌和股二头肌长头总腱外侧近端的椭圆形止点，以及一个位于半膜肌内侧远端的"半月"形止点。

• 所有入路建立后，就可以继续处理病变了。

优势

• 通过该方法可处理回缩较小（小于 3cm）的腘绳肌慢性和急性病变。

建议

• 入路必须相对坐骨结节保持等距。

• 坐骨与入路之间的距离可以根据肌肉大小和臀部大小而变化。

• 重要的是保持最小灌注压力以保持干净的视野并避免液体外渗。

2）关节镜技术 2

患者体位：俯卧位，可透视手术床，膝关节屈曲 20° ～ 30°。

解剖标志

• 坐骨结节。

• 臀沟。

步骤

• 建立两个臀沟水平的入路。

• 一个刚好位于坐骨结节上的后方入路和后外侧入路。

• 使用钝性交换棒建立肌肉下空间，并辨认和界定坐骨结节。

• 可以在直视和透视下建立后方入路。

优势

• 由于入路位于臀沟的水平，因此该入路可以转换到开放技术。

• 始终可以在透视下采用穿刺针建立几个额外的辅助入路，特别是用于植入锚钉时。

• 对解剖结构的影响最小。

• 由于视野清晰，可以充分评估病变。

• 出血风险较低。

缺点

• 潜在的神经损伤风险，特别是在建立第一个入路时（无透视下完成）。

• 需要很高的手术技能要求。

• 手术时间较长，学习曲线长。

普遍并发症

• 坐骨神经、股后侧皮神经和臀下神经的损伤。

• 血管损伤。

• 灌注液向骨盆外渗。

19.3.2　坐骨 – 股骨间隙的入路

（1）坐骨 – 股骨间隙的开放式入路

患者体位：半俯卧位。

解剖标志和皮肤界线：切口位置在患者站立位时的臀沟处，术后效果更美观。这样可获得更好的美观效果。

步骤

• 在臀沟处切开以到达臀大肌，分离皮下组织到臀大肌下缘的筋膜。

• 分离臀大肌下缘，分离需足够深以触及坐骨结节。

• 对结节和坐骨外侧分离以暴露坐骨神经，小心拉开臀大肌。请注意该操作可能会损伤臀下神经血管束。

• 必须辨认股后侧皮神经，它可能位于坐骨神经的内侧或上表面。

• 一旦辨认并保护了所有神经，就可以继续辨认腘绳肌和坐骨 – 股骨间隙。

• 去除炎性组织或滑囊。

• 确定腘绳肌外缘和坐骨神经的内侧缘，并且如果需要，进行坐骨神经松解。必须保持坐骨神经的正常活动性。

• 如果需要扩大坐骨 – 股骨间隙，可以辨认股方肌以触摸小转子，并通过中央开口进行小转子的切除。

• 注意位于股方肌下部分的第一穿动脉和走行于其上缘的旋股内动脉分支。

• 评估肌腱形态，寻找明显的病变部位并切除病变区域。

• 用可吸收线逐层缝合切口。

（2）坐骨 – 股骨间隙的关节镜入路

适应证

• 坐骨 – 股骨间隙的坐骨神经卡压。

• 坐骨 – 股骨撞击综合征。

体位

• 仰卧或侧卧于骨科手术床，先将下肢置于旋转中立位，然后最大内旋并外展 20°。

步骤

• 平行于股骨后缘，以小转子为中心，相距约 5cm，建立近端和远端两入路并进入转子周围间隙（图 19.22）。

• 使用 30° 和 70° 关节镜观察转子周围间隙和坐骨 – 股骨间隙进行减压。

• 进入股骨近端后方的转子周围间隙，可见臀肌悬吊体和坐骨神经（位于股骨后方和外侧）（图 19.22e）。

• 用钝性交换棒轻柔地解剖剥离和触诊组织，以改善视野。

• 辨认股方肌，在其内侧 1/3 处开口。必须注意保护避免损伤旋股内侧血管，该血管沿着股方肌上缘走行，在肌腱水平分叉（图 19.22f）。

• X 线透视下确定小转子的相对位置。

• 然后下肢内旋 20° ～ 40°，使小转子进入视野。

• 通常在近端入路放置镜子，在远端入路进入器械，保护旋股内外血管的灌注（图 19.22g）。

• 坐骨神经位于工作通道的后方，可保持在坐骨神经前面放置器械，以避免损伤坐骨神经。

• 小转子后方的切除是通过渐进、仔细的打磨实现的，切除的程度取决于股骨后方骨皮质骨质状态。

• 通过透视指导切除。

• 这种特殊的骨膜下入路能够保留髂腰肌肌腱在小转子和股骨前方的止点。

优势

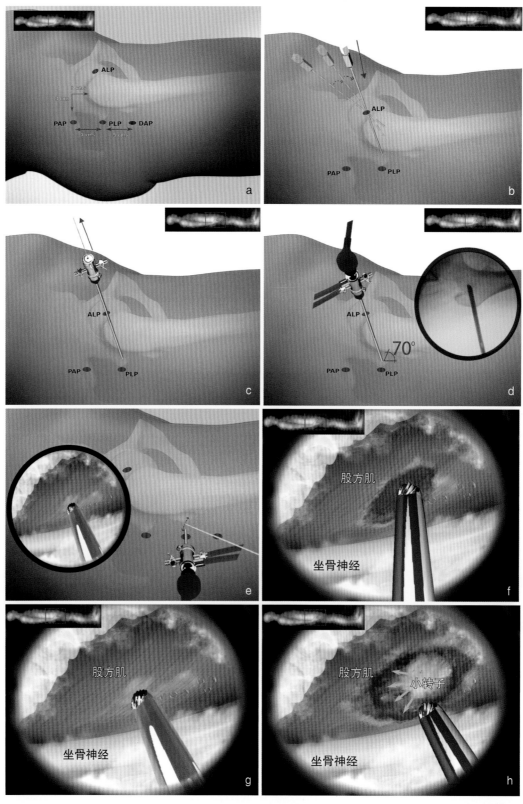

图 19.22　（a）坐骨 – 股骨间隙关节镜入路。AIP：前外侧入路；PAP：近端辅助入路；PLP：后外侧入路；
DAP：远端辅助入路。（b）坐骨 – 股骨间隙关节镜入路，从转子周围进入，直到大转子的后方。（c）关节镜下
坐骨 – 股骨间隙。（d）关节镜下坐骨 – 股骨间隙，透视定位关节镜。（e）关节镜下坐骨 – 股骨间隙，确定坐骨
神经和股方肌。（f）关节镜下坐骨股骨间隙，确定股方肌在其内侧 1/3 处开孔，以避免损伤旋股内侧血管。（g、h）
关节镜下坐骨 – 股骨间隙、股方肌、小转子和髂腰肌止点的显露

- 保护小转子前方的髂腰肌肌腱止点。
- 同时处理其他髋关节疾病。
- 对于小转子截骨量的把握，提供了稳定的和高度重复的参考。

缺点
- 坐骨神经损伤的风险。
- 旋股内外侧血管损伤的风险。
- 股骨转子下过度截骨的风险。

19.3.3 臀后方神经损伤的入路

（1）大腿后方和臀部神经损伤的开放入路

可以暴露经坐骨大切迹进入大腿后方区域的坐骨神经。

适应证
- 骨盆外坐骨神经、股后皮神经和阴部神经卡压。
- 位于臀下间隙的软组织肿瘤和血管组织肿瘤。

体位
- 俯卧于可透视手术床上。

解剖标志
- 髂后上棘。
- 大转子。
- 臀沟。

步骤
- 切口始于髂后上棘，沿臀大肌纤维方向斜向远端到股骨大转子。
- 距大转子内侧约 2.5cm，切口开始向中线弧形弯曲，穿过臀沟中心点后向远端延伸。
- 切口可沿大腿后方延伸至腘窝皮皱近端约 10cm（图 19.23）。
- 在臀大肌下缘水平识别和保护股后皮神经。
- 切开臀大肌筋膜，分离臀大肌。
- 自臀沟纵向切开大腿筋膜，远端分离臀大肌与髂胫束附着（图 19.24）。
- 向内侧牵拉臀大肌及其神经血管束，暴露坐骨神经和梨状肌，切开梨状肌肌腱（图 19.25）。

- 当神经损伤位于坐骨远端时，必须扩大皮肤切口，从臀沟延伸到大腿的后方，保护深筋膜下的股后皮神经。

优势
- 从坐骨大切迹到大腿后方可广泛充分地暴露神经。
- 保留了血管界面。

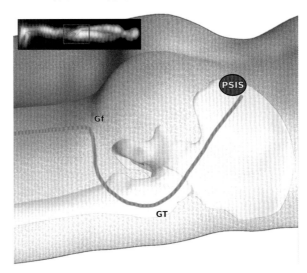

图 19.23 坐骨神经开放入路 A.。PSIS：髂后上棘；GT：大转子；Gf：臀沟

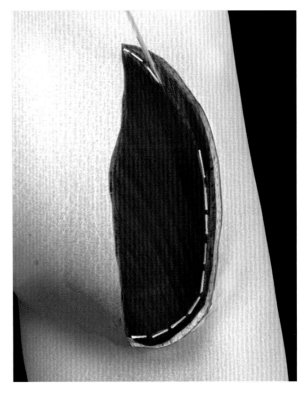

图 19.24 坐骨神经开放入路 B。白色虚线：切口臀大肌筋膜，分离臀大肌

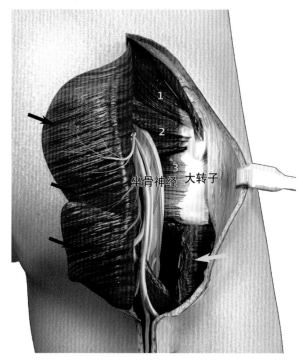

图 19.25　坐骨神经开放入路 C。黑箭头：臀大肌及其神经血管束拉向内侧；黄色箭头：分离臀大肌远端；1：梨状肌；2：闭孔内肌和上下孖肌；3：股方肌

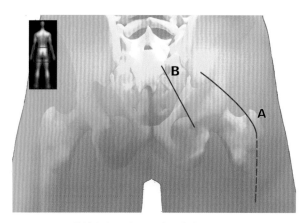

图 19.26　坐骨神经经臀大肌入路（蓝线）。A：经臀大肌显露坐骨神经和梨状肌；B：经臀大肌显露阴部神经

缺点

• 臀大肌的广泛剥离是一个耗时的过程，且通常需要使用臀部固定器

• 如果术中损伤臀部血管，会收缩到骨盆，如无法控制出血，可能需要行剖腹手术来控制出血。

（2）臀部和大腿后方神经损伤经臀大肌入路
所有的后方入路本质上都是经臀大肌技术。治疗臀部以下坐骨神经损伤最常用的两个入路是

科赫尔 – 兰氏（Kocher–Langenbeck）入路和摩尔（Moore）入路，显露迅速，术后恢复快。

分离臀大肌能够充分显露穿过坐骨大切迹的股后皮神经和坐骨神经，但是对于远端神经血管结构的暴露有限，在臀大肌分离过程中，为了避免臀上、下神经和血管的损伤，需采取必要的保护措施（图 19.26）。

19.3.4　经臀大肌坐骨神经开放入路

适应证

• 坐骨神经松解。

• 梨状肌腱切断。

体位

• 侧卧位。

• 解剖标志。

• 大转子。

步骤

• 切口始于大转子尖的后外侧边界，向后沿臀大肌纤维方向走行。

• 切开、分离臀大肌筋膜和肌纤维（图 19.27）。

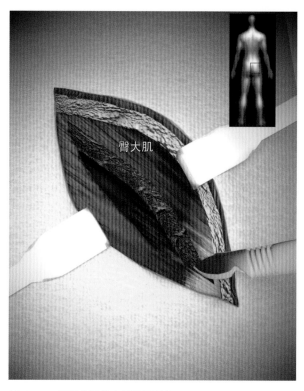

图 19.27　经臀大肌的坐骨神经入路

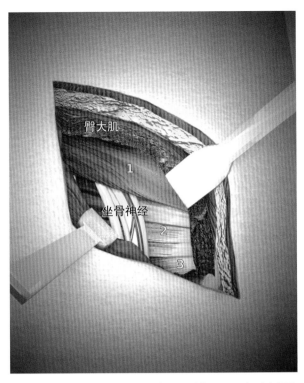

图 19.28　坐骨神经经臀大肌入路。1: 梨状肌；2: 闭孔内肌和上下孖肌；3: 股方肌

- 寻找并标记梨状肌肌腱，在大转子的止点切断肌腱，向近端分离直到穿过坐骨大切迹（图19.28）。
- 从坐骨大切迹开始，钝性分离坐骨神经。
- 冲洗和止血。
- 分层缝合。

（1）臀下间隙坐骨神经关节镜入路

适应证

- 坐骨神经从坐骨大切迹出口到股方肌水平的卡压。

体位

- 仰卧于牵引床上，标准髋关节镜准备，不需要牵引。

解剖标志

- 大转子。
- 臀沟。

步骤

- 使用 70° 镜在转子周围间隙建立两个标准髋关节镜入路（前外侧入路和后外侧入路）（图19.29a）。

- 由大转子尖向近端和后方各 3cm，建立另一个辅助入路，以提供良好的视野。
- 确认臀大肌和股方肌的股骨止点，从远端到近端松解坐骨神经（图 19.29b）。
- 屈髋和伸髋位内外旋以评估坐骨神经的活动性。
- 一旦神经卡压的原因确定，可以钝性剥离松解（图 19.29c）。

优势

- 便于同时处理伴随的臀部病变。
- 坐或者躺下时患者感觉会更舒适。
- 美观。

（2）阴部神经损伤入路

1）经阴部入路

这是首次提出的用于此类型损伤的入路。

适应证

- 神经远端卡压［阿尔科克管（Alcock）远端］。

体位

- 俯卧位，截石位。全麻或硬膜外麻醉。

步骤

- 在肛门和坐骨结节之间的皮肤做垂直切口。
- 用手术剪打开坐骨直肠窝。
- 识别和探查（使用手指）直肠下神经直到阿尔科克管。
- 打开阿尔科克管（这种技术不打开骶棘韧带与骶结节韧带之间连接部）。
- 控制止血。
- 用尼龙线缝合皮肤，下引流管

缺点

- 需要深层解剖坐骨直肠窝的脂肪，此处血供丰富。
- 难以到达骶结节韧带和骶棘韧带的交界处（撞击区），这可能会影响关键压迫区的松解效果。
- 术区感染的风险。
- 肛门周围瘢痕诱发下坐时疼痛。

2）阴部神经经臀肌入路

法国 Robert 教授首次描述这一入路，它可能是最常用的阴部神经松解方法。

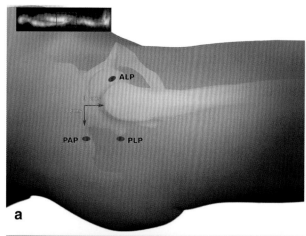

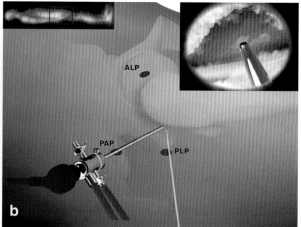

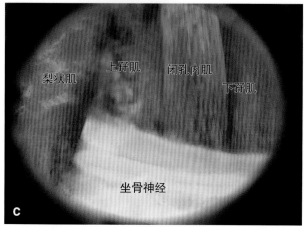

图 19.29　(a) 臀下间隙关节镜入路。ALP：前外侧入路；PAP：近侧辅助入路；PLP：后外侧入路。(b) 臀下间隙关节镜入路，进入转子周围间隙的后方，确定坐骨神经和股方肌，定位坐骨神经出口。(c) 臀下间隙关节镜入路

适应证
• 骨盆内外的阴部神经卡压。
体位
• 俯卧或胸膝位。
步骤
• 以尾骨上缘线为中心的臀部斜切口（与臀大肌纤维方向一致），长约 7cm（图 19.30）。
• 从骶结节韧带分离臀肌，剥离止点（图19.31，图 19.32）。
• 在坐骨棘水平横行切开骶结韧带。
• 观察阴部神经血管束，从骶棘韧带背侧松解。
• 使用分隔器向内侧牵拉坐骨直肠窝脂肪，暴露阴部管。
• 手指钝性松解神经。
• 如果闭孔筋膜增厚或镰形突起，通过切开松解。

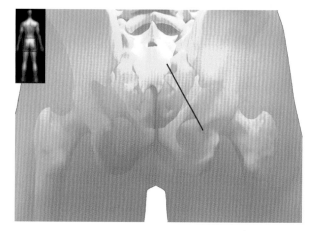

图 19.30　阴部神经的经臀入路

• 切断骶棘韧带，神经转位到坐骨棘前方。
• 必须评估神经的直径、形状和走行，是否存在纤维化以及星状静脉扩张。
• 逐层关闭。
牺牲这两个韧带不会严重影响骶髂关节。一

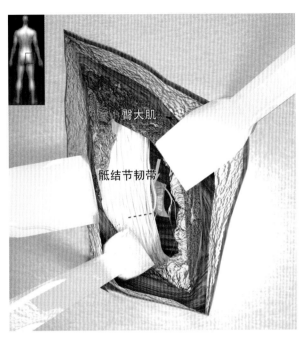

图 19.31　阴部神经经臀肌入路。绿色箭头：阴部神经；红色虚线：切开骶结节韧带

些外科医生使用改良版的经臀大肌入路，避免切断韧带，但影响视野。一些作者描述了同种异体跟腱移植重建韧带。

优势

- 更好的视野。
- 更低出血风险。
- 更低感染风险。

19.4 骶骨和骶髂关节

19.4.1 骶髂关节入路

适应证

- 骶髂关节脱位或骨折。
- 骶髂关节炎。

体位

- 俯卧位。

解剖标志

- 髂骨翼后方部分。
- 髂后上棘。

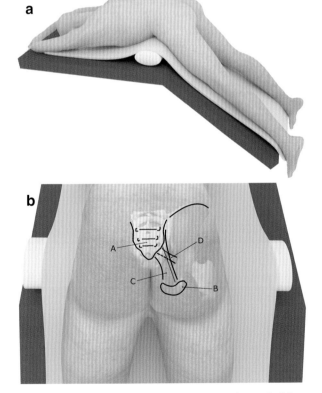

图 19.32　经臀肌入路暴露阴部神经。(a) 将患者置于俯卧位，髋部屈曲。(b) 髋关节后解剖标志：骶骨 (A)，坐骨结节 (B)，骶结节韧带 (C)，骶棘韧带 (D)

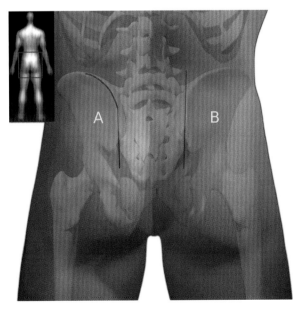

图 19.33　骶髂关节入路。解剖标志，B: 垂直皮肤切口，12 ~ 15cm 长，位于髂后上棘外侧 2cm。A: 如果需要向后髂骨翼方向延伸，切口沿着髂骨翼方向弯曲

- 骶骨中线（骶骨背侧）（图 19.33）。
改良的手术技术步骤
- 髂后上棘外侧 2cm 的垂直切口，12 ～ 15cm 长。有需要时向后髂骨翼延伸，切口呈弧形，沿髂骨翼向外侧延伸，能够暴露坐骨大切迹和骶髂关节的下半部。还必须便于内侧筋膜下足够的剥离，以分离臀大肌在骶骨上的附着。
- 切口必须足够深，以达到臀大肌的筋膜，形成全厚的筋膜皮瓣（不同于传统皮瓣，在臀大肌筋膜表面，后续形成无效腔）。
- 内侧筋膜下分离时需谨慎，仔细从筋膜下剥离臀大肌。
- 大约每 10mm，臀大肌筋膜有筋膜向肌肉延伸。必须特别注意保持正确的解剖平面，不伤及筋膜和尽量减少肌肉损伤。维持完整的筋膜对于解剖闭合是必要的。当可以确定臀大肌的骶骨起点时，向内侧分离完成。
- 一旦臀大肌的起点确定，分离胸腰筋膜、髂嵴、髂后上棘、多裂肌筋膜。接下来，从骶骨嵴分离臀大肌，以便更好地显露。保留足够的肌腱部分利于解剖修复。
- 如果骨折类型需要暴露坐骨大切迹，必须谨慎，以避免损伤臀上血管和神经，其出口通常位于梨状肌上方。
- 可见到骶髂关节前方，触诊腹侧骶孔，用弯曲的骨膜剥离器从骶骨前方剥离梨状肌，评估复位情况。
- 如果需要固定骨折，可将竖嵴肌和多裂肌从骶骨背侧表面剥离向内侧牵拉，以获得足够的显露，术中必须注意保留多裂肌在髂后上棘和骶髂韧带的多股肌束。
- 清理失活的肌肉，并仔细冲洗术区，在切口外侧的皮肤上另做切口，在外展肌层面放置引流管，然后缝合。
- 首先臀肌远端附着点与骶骨背内侧和内侧残余骨膜缝合，臀肌近端附着点与多裂肌筋膜使用可吸收线缝合，之后将臀大肌的近端附着缝合到胸腰筋膜上。
- 必须使用几条加强缝合线来避免臀大肌起

点撕脱，可能的话，恢复内侧臀大肌筋膜，这是筋膜瓣的一部分，尽可能减少潜在的无效腔。
- 于臀大肌表面和筋膜下放置第二枚引流管，用可吸收线修复臀大肌筋膜。最后，常规关闭皮下间隙、真皮下和皮下层。
优势
- 解剖标志容易识别。
- 整体和向外侧的臀大肌骨膜下牵拉，避免臀上神经的损伤。
- 通过截骨充分暴露骶髂关节。
缺点
- 切口的位置可能会干扰仰卧位时的休息。
- 组织瓣剥离形成无效腔。
- 臀上血管和神经受伤的风险。
- 邻近肛周。
并发症
- 如果入路超过了髂骨翼，有臀上血管和神经损伤风险。
- 感染。

19.4.2 骶髂关节或骶骨共同入路（Mears and Rubash's 改良入路）

适应证
- 不稳定双侧骶髂关节脱位。
- 垂直粉碎性骶骨骨折，骨盆环被破坏。
体位
- 俯卧位。
解剖标志
- 髂骨翼后方。
- 髂后上棘。
- 骶骨中线。
步骤
- 髂后上棘下 1cm 做横行直切口，经过骶骨中线（图 19.34）。
- 如果需要探查一侧或两侧坐骨神经，切口的末端向远端弯曲，以便于显露从骶骨到坐骨大切迹的坐骨神经。
- 切开深筋膜，显露髂骨翼后方的双侧臀大

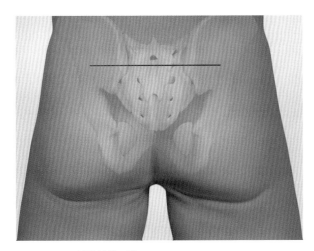

图 19.34　双骶髂关节入路

肌起点上部。

• 提起椎旁肌，对髂后上棘行由内向外截骨。必须小心避免损伤臀大肌起点。

• 必要时对骶骨棘进行截骨。

• 如果需要暴露骶髂关节，必要时把臀大肌切开或者在其起源的髂后上棘做一个向外侧的切口，方便显露髂骨后方和行髂骨翼大的截骨。

优点

• 同时显露骶髂关节和骶骨体。

• 可暴露韧带和骶孔。

缺点

• 切口的位置接近肛门。

• 可能会影响仰卧位休息。

• 存在无效腔形成的风险。

• 臀上血管和神经损伤的风险。

• 由于切除后骶髂韧带引发的不稳定。

并发症

• 感染。

• 皮瓣坏死。

• 血肿。

19.4.3 骶髂关节的关节镜入路（关节融合术的辅助技术）

适应证

• C 型骨盆骨折（Tile 分型），CT 检查中可见骶髂关节脱位合并耻骨联合分离、闭孔骨折等

特征

体位

• 俯卧在可透 X 线的外科手术床上，不需要牵引，在骨盆下使用缓冲袋屈髋 30°。

步骤

• 最初的入路距离中线 2.5cm，指向骶髂关节间隙。通过触诊髂骨翼后方，然后在矢状面上倾斜 60° 确定入路的方向。

• 在矢状面，远近端的位置会随着探查的区域不同而变化，通过 X 线透视确定器械入路的合适位置。

• 关节显露后，插入另一个刚性套管建立工作通道。这些通道可互换，以便改进对关节操作。

• 以腰骶关节为中心做一切口，植入 L5、S1 和 S2 椎弓根螺钉。

• 分离皮下间隙直达竖脊肌起点的后髂骨翼筋膜组织，允许分离至接近骶髂关节。

优点

• 在可能污染区域微创入路。

• 实现骶髂关节前部的清理。

• 允许在直视下骨移植。

缺点

• 手术技术要求比较高。

• 可重复性不高。

• 疗效不确切。

并发症

• 器械损伤。

19.4.4 尾骨和骶尾联合入路

适应证

• 尾骨的部分或全部切除。

体位

• 俯卧（Kraske 位），臀部分开，胶带牢固固定，方便暴露尾骨。

解剖标志

• 必须做纵向切口，始于骶尾关节，远端距离肛门不少于 4cm。

手术技术（Gardner 改良式）步骤

- 距肛门4cm以远，做后正中线臀裂上6～7.5cm的切口。
- 电刀切开，显露至尾骨。
- 通过触诊和直接观察确定不稳定区域，电刀在骨面仔细剥离，显露尾骨侧缘。对尾骨两侧的血管谨慎止血。
- 然后继续显露尾骨的前方，由于非常接近直肠，需要仔细谨慎剥离。从骶尾连接或异常活动节段开始，缓慢地向尾骨尖端推进。许多外科医生更喜欢剥离并保留骨膜下界面，保留前面完整的韧带和肌肉止点，能够明显降低术后感染的风险。
- 尾骨的剩余部分，甚至是骶骨最接近骶尾骨交界部分，都可以凿除。
- 建议分3层关闭切口，负压引流在24h或48h后拔除。
- 最后敷料放置很重要，将手术伤口与肛门边缘隔离。

优点

可处理骶尾关节改变诱发的慢性疼痛。

缺点

- 切口的位置差，易损伤其他组织。
- 这一区域血管丰富，有出血风险。
- 感觉异常的风险。
- 高污染风险。

并发症

- 直肠损伤。
- 术中出血。
- 切口感染。

19.5 结论

髋后方虽然空间小，但包含许多神经和血管结构，处理这一区域的病变，需要对相关解剖学知识有深入了解。

髋后方的病理或损伤之前章节已经单独描述，本章旨在汇集所有这些独立的主题。

本章主要涉及3个部位，即髋关节、臀区深部间隙、骶骨，以便对每种入路进行更详细的描述和分析。我们希望在该领域能给读者一个独特的指导。

参考文献

[1]Farrell C, et al. Motor nerve palsy following primary total hip arthroplasty. J Bone Joint Surg. 2005;87-A(12):2619–2625.

[2]Carr J, Leach P. Small-incision surgical exposure for select fractures of the acetabulum: the gluteus maximus-splitting approach. J Orthop Trauma. 2006;20(8):573–575.

[3]Matta J. Operative indications and choice of surgical approach for fractures of the acetabulum. Tech Orthop. 1986;1:13–21.

[4]Rommens P. Abordaje de Kocher-Langenbeck para el tratamiento de las fracturas acetabulares. Tec Quir Ortop Traumatol. 2004;13(3):120–131.

[5]Crenshaw A. General principles. Chapter 1 Surgical techniques and approaches. In: Canale ST, Beaty JH, editors. Campbell's operative orthopaedics. 11th ed. Philadelphia: Mosby; 2007. p. 90–91.

[6]Matta J. Operative indications and choice of surgical approach for fractures of the acetabulum. Tech Orthop. 1986;13–21.

[7]Fowler TT, et al. The posterior approach to pelvic ring injuries: a technique for minimizing soft tissue complications. Injury. 2013;44:1780–1786.

[8]Moed BR. The modified Gibson approach to the acetabulum. Oper Orthop Traumatol. 2014;26(6):591– 602. https://doi.org/10.1007/s00064-011-0111-1.

[9]Chechik O, et al. Surgical approach and prosthesis fixation in hip arthroplasty world wide. Arch Orthop Trauma Surg. 2013;133:1595–600. https://doi. org/10.1007/s00402-013-1828-0.

[10]White R, Archibeck M. Abordaje posterolateral. In: Barrack & Rosenberg editores. Master en Cirugía Ortopédica: Cadera. 2nd ed. Madrid: España Marban Libros; 2009. p. 29–41.

[11]Gardner RC. An improved technic of coccygectomy. Clin Orthop Relat Res. 1972;85:143–145.

[12]Gómez-Hoyos J, et al. Dry endoscopic-assisted miniopen

approach with neuromonitoring for chronic hamstring avulsions and ischial tunnel syndrome. Arthrosc Tech. 2015;4(3):e193–199.

[13]Dierckman B, Guanche C. Endoscopic proximal hamstring repair and ischial bursectomy. Arthrosc Tech. 2012;1(2):e201–207.

[14]Domb B, et al. Endoscopic repair of proximal hamstring avulsion. Arthrosc Tech. 2013;2(1):e35–39.

[15]Jackson T, et al. Endoscopic transtendinous repair for partial-thickness proximal hamstring tendon tears. Arthrosc Tech. 2014;3(1):e127–130.

[16]Young Ian J, et al. Surgical release for proximal hamstring syndrome. Am J Sports Med. 2008;36(12):2372–2378.

[17]Howse E, et al. Ischiofemoral space decompression through posterolateral approach: cutting block technique. Arthrosc Tech. 2014;3(6):e661–665.

[18]Jobe Mark T, Martinez Santos F. Peripheral nerve injuries: sciatic nerve. Volume IV, Part XVI, Chapter 59. In: Canale ST, Beaty JH, editors. Campbell's operative orthopaedics. 11th ed. Philadelphia: Mosby; 2007. p. 3691–3692.

[19]Benson ER, Schutzer SF. Posttraumatic piriformis syndrome: diagnosis and results of operative treatment. J Bone Joint Surg Am. 1999;81:941–949.

[20]Patil PG, Friedman AH. Surgical exposure of the sciatic nerve in the gluteal region: anatomic and historical comparison of two approaches. Oper Neurosurg. 2005;56(1):165–171. https://doi.org/10.1227/01. NEU.0000144169.84261.9D.

[21]Martin HD, et al. The endoscopic treatment of sciatic nerve entrapment/deep gluteal syndrome. Arthroscopy. 2011;27(2):172–181.

[22]Shafik A. Pudendal canal syndrome. Description of a new syndrome and its treatment: report of 7 cases. Coloproctology. 1991;13:102–110.

[23]Shafik A, et al. Surgical anatomy of the pudendal nerve and its clinical implications. Clin Anat. 1995;8:110–115.

[24]Robert R, et al. Decompression and transposition of the pudendal nerve in pudendal neuralgia: a 19 Surgical Approaches to the Posterior Hip 326 randomized controlled trial and long-term evaluation. Eur Urol. 2005;47:403–440.

[25]Ould-Slimane M, et al. Sacro-iliac joint arthroscopy for arthrodesis after traumatic dislocation. Cadaver and clinical feasibility study. Orthop Traumatol Surg Res. 2014;100:159–163.

[26]Nathan T, Fisher BE, Robert CS. Coccydynia. A review of pathoanatomy, aetiology, treatment and outcome. J Bone Joint Surg. 2010;92-b(12):1622–1627.

[27]Beaton LE, Anson BJ. The relation of the sciatic nerve and its subdivisions to the piriformis muscle. Anat Rec.1937;70:1–5.

第 20 章　髋后方疾病的物理治疗和康复

RobRoy L. Martin, Ryan P. McGovern, Ricardo Gonçalves Schröder, Benjamin R. Kivlan

殷庆丰　译

髋后方疼痛的康复治疗通常从标准且全面的查体评估开始，查体不仅是为了进一步明确诊断，也是为了更好地将不同的患者进行分类，制订不同的康复治疗策略，同时明确哪些病损可以通过物理治疗来解决，因此康复是以诊断为基础，遵循一定框架和流程的系统治疗方式。评估的主要内容包括髋部肌力、关节柔韧度、关节活动度、神经肌肉控制、生物力学异常等方面，后者包括下肢不等长、负重状态下的膝关节动态外翻、小腿过度旋前。对于髋后方疼痛患者的康复治疗，还应当具有动态和静态肢体力线方面的考量，并综合考虑来自脊柱腰骶、关节内、关节外等病变。

20.1 腰骶部疼痛

评估髋后方的疼痛时，需要考虑是否有腰骶部来源的放射性疼痛，髋关节病变引起的步态和姿势异常反过来会影响脊柱腰椎的力线和功能。腰骶部的查体项目包括骨盆解剖标志的对称性、腰椎的活动度、腰骶关节局部活动度、腰部激惹症状，以及一些骶髂关节的特异性检查。如果明确了髋后疼痛与腰骶部相关，相应的物理治疗包括关节松动治疗、关节稳定治疗，以及特定运动方向练习（屈曲、伸直、侧移）的治疗方案。

关节松动治疗是针对腰骶部活动度差或腰骶部查体有功能障碍的患者。具体的技术包括向疼

痛侧的弯曲和偏离疼痛侧的转动，治疗师一手固定住患侧的髂前上棘施加向后的力量，用 5 级的手法进行躯体的扭转（图 20.1），进行松动治疗的患者同时需要进行腰骶活动度和肌力练习。稳定治疗是针对那些腰骶脊椎活动度大，周围肌肉力量不足，存在腰骶部不稳定的患者。肌肉强化和稳定性练习是治疗重点。特定运动方向练习，

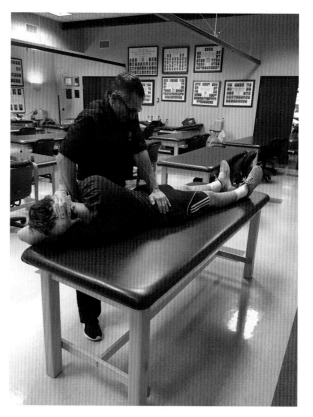

图 20.1　关节松动治疗技术

指患者自诉向某方向反复活动可以缓解症状，如腰椎反复屈曲、背伸、侧弯，这样的锻炼也可以成为全面康复方案中的一环。

因为髋关节和腰骶关节密切关联，髋关节和腰骶部病变往往共存。针对腰骶部进行康复治疗干预之后，需要对症状和体征进行再评估，以明确病情是否得到改善，是否存在关节内和关节外的致痛因素。

20.2 髋关节内与关节外疼痛

完成腰椎骶髂关节评估之后，医生需要明确是否有关节内或关节外来源的症状。屈曲外展外旋试验、极度内旋试验、屈曲内收内旋试验、研磨试验等是用于关节内病变查体的试验。如果这些查体试验能重复诱发患者的症状，则应当考虑

髋后疼痛可能来自关节内。

20.3 关节内疼痛

后撞击可能是髋后方疼痛的关节内原因之一，外侧和后方髋臼挤压试验可重复引发典型的疼痛。这种情况通常需要进行关节松动治疗，以消除关节运动学障碍和活动度受限。屈髋同时进行向下的关节滑动，可以增加髋关节屈曲活动度（图 20.2）。使用物理治疗绑带辅助的牵引关节松动术，可以增加关节无痛活动度，特别是内旋活动度（图 20.3）。松动技术除了增加关节活动度，还可刺激关节的物理感受器，从而减轻疼痛。若关节内撞击诱发试验无法重复引发疼痛症状，则需要考虑关节外因素。

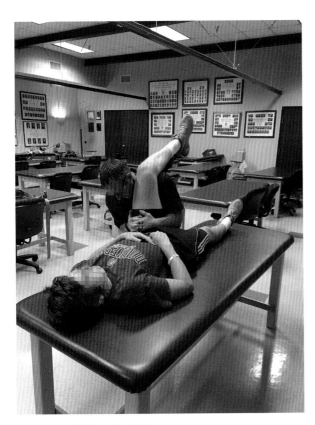

图 20.2　髋关节向下滑动技术

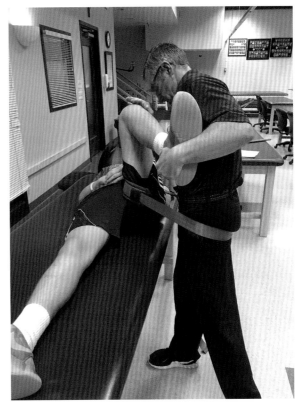

图 20.3　髋关节牵引松动技术

20.4 关节外疼痛

肌肉肌腱病变、神经受压以及骨性撞击都可能是髋后疼痛的关节外病因，需要全面的体格检查来对关节外致痛原因进行恰当的评估。

20.5 肌肉、肌腱病变

肌肉、肌腱病变通常在进行触诊、被动拉伸和抗阻发力时出现症状。与髋后疼痛相关的肌肉包括臀大肌、梨状肌、深部外旋肌群（闭孔内肌、股方肌、上孖肌、下孖肌）内收肌和腘绳肌。肌肉、肌腱病变的症状也可在步行和日常功能动态活动中反复诱发，例如坐骨通道综合征和腘绳肌近端病变患者，在步态周期的负重初期和摆动末期可能出现疼痛，而臀中肌病变的患者可能会在步态周期的站立期出现疼痛并会伴有骨盆的过度摆动。

针对存在肌肉和肌腱病变的患者，康复技术的选择要以损伤修复阶段划分（急性炎症期、亚急性期和慢性改建期）为基础。急性炎症期是以红肿热为特点，急性期的患者通常不能进行完全的抗重力主动活动，该阶段的康复策略主要是促进愈合，减轻疼痛和炎症，以及较大力度的等长练习、被动活动度练习，腰椎骨盆的稳定练习也应包含其中，所有这些治疗应当是在基本无痛的情况下进行。如果患者达到正常活动度，并完成向心运动，则可进入到下一阶段的康复，亚急性期通常进行向心运动练习，这包括功能性的闭链活动、负重练习，康复的进阶包括更多的腰椎－骨盆稳定练习和广泛拉伸，以及进一步的平衡练习。进入到慢性改建期的标准是患侧活动度接近健侧，肌力恢复到健侧的75%，抗阻练习感轻微疼痛。慢性改建期的治疗方案侧重离心运动和运动特异性训练。

软组织手法治疗也可用于肌肉、肌腱病变，

该治疗的目标应当是增加活动度、减轻疼痛、减轻水肿、增加柔韧性、增加肌肉力量。这包括传统的手法按摩、痛点按摩等。软组织技术包括使用特殊的器械进行软组织松动，诱发组织生理性状改变如瘢痕吸收和软组织再生。同时松解限制组织滑动的结构。

20.6 神经受压

髋后疼痛可能由臀区深部间隙的神经受压引起，压迫神经的结构包括梨状肌、臀肌、腘绳肌、孖肌－闭孔内肌，以及该区域的纤维条索。若疼痛位于外旋肌群和梨状肌部位，则可能提示坐骨神经在此部位受压；若疼痛位于坐骨外侧，则提示股骨－坐骨撞击并累及坐骨神经；若坐骨结节内侧疼痛，则提示阴部神经受累。坐姿触诊可以鉴别损伤和疼痛来源，嘱患者坐在检查者手上，检查者进行3个部位的触诊包括：①梨状肌（外/上）以及外旋肌；②坐骨结节的腘绳肌；③坐骨内侧的闭孔内肌和软组织。

针对神经受压的康复治疗方案包括神经滑动、软组织松动、拉伸以及肌肉强化练习，有氧练习，以及认知和行为教育。神经滑动是一项专门的技术，旨在恢复神经与周围组织的活动度，从而提高神经动态控制。神经滑动术理论上可促进神经正常活动，减轻神经粘连，促进积液的吸收，减轻神经内水肿，增加神经血管化，增加神经轴浆的流动。该技术还可以降低疼痛对脊髓的刺激。神经滑动技术需要治疗师了解神经－运动学理论，例如，坐骨神经滑动技术中要求同时进行屈髋伸膝和踝背屈（图20.4），医生需要使患者缓慢、无痛地进行滑动，从而避免过度牵拉神经。

除了神经滑动技术，软组织松动术也可以起到对神经和周围软组织进行物理松解的目的。不管是患者自行拉伸还是医生辅助的拉伸，都可以通过拉伸挛缩的肌肉、肌腱结构起到松解神经的

目的。一项针对坐骨神经的治疗手法是屈髋、外展、外旋诱发症状，而后髋关节内收、内旋和伸

髋，这个动作可以松解到臀深部的坐骨神经，同样在治疗计划中的还有腰骶部和髋部的肌肉强化

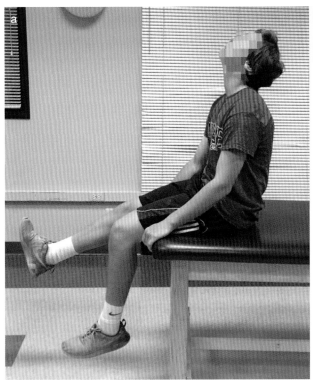
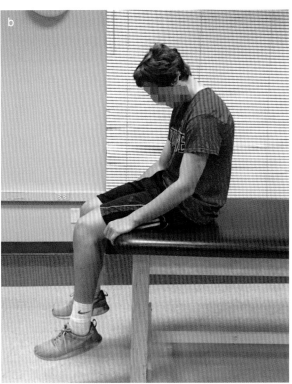

图 20.4　（a、b）坐骨神经滑动技术

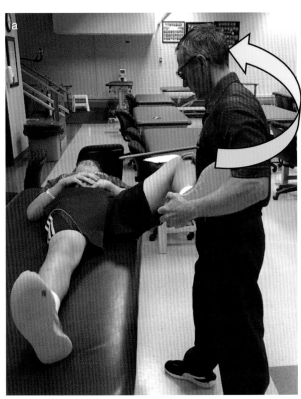
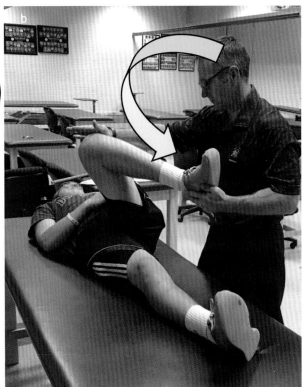

图 20.5　（a、b）坐骨神经松动练习

锻炼（图 20.5）。这些锻炼的目标是在促进脊柱骨盆下肢之间能够进行合理的应力传递和神经肌肉控制。

20.7 坐骨 – 股骨撞击综合征

坐骨 – 股骨撞击综合征引起的髋后方疼痛源自股骨小转子与坐骨之间的组织挤压损伤。这个间隙的组织包括股方肌、腘绳肌、坐骨神经。跨大步试验和坐骨 – 股骨撞击试验具有良好的诊断准确率。如果髋关节周围肌肉力弱，特别是外展肌力弱，可能导致骨盆的不稳定，引起在步态的患侧站立期的髋内收，这可能是坐骨 – 股骨撞击的机制之一。

对于坐骨 – 股骨撞击综合征的患者，治疗重点应该是促进腰椎 – 骨盆 – 髋关节的稳定和良好对线。坐骨 – 股骨撞击综合征通常与髋关节伸直

受限有关，后者可能导致腰椎的代偿前凸，进而发展为下腰痛。纠正行走过程中的骨盆过度内收和伸髋的受限应当成为康复治疗的重点，这包括臀中肌的负重强化训练。另外由于股方肌和坐骨神经也可能受累，因此神经滑动技术和软组织松动技术也应当在康复治疗的范畴内。

20.8 基于损伤的查体

临床查体不仅可以用来明确诊断，还可以用来明确引起髋后疼痛的病损。一项全面的查体应当评估整个下肢运动链条，这包括肌力、关节活动度、柔韧度、神经肌肉障碍以及生物力学障碍。查体的详细情况在图 20.6 中呈现。对于髋后疼痛的查体，需要特别关注腰椎脊柱、髋关节活动度，以及臀中肌、臀小肌、梨状肌、腘绳肌、髂胫束和髂腰肌柔韧度，以及外展、伸直、外旋和

| 姓名：_____ | 日期：_____ | 年龄：_____ | 性别：_____ | 身高：_____ | 体重：_____ |

症状发作日期：_____ 患侧： 右 左 双侧 优势侧： 右 左 不清楚

患者信息

主诉：	职业：
受伤机制：	运动水平：
疼痛部位：	健康状态：
受伤或治疗史：	系统症状：

步态

	是 / 否	左 / 右
疼痛步态		
骨盆倾斜		
膝外翻		
过度旋前		

+/–

长步试验	

步态周期中的疼痛：初始触地 – 承重反应期 – 站立中段 – 站立末段 – 摆动前期 – 摆动中期 – 摆动末期

图 20.6 髋关节查体

站姿

	右	左
肩关节高度		
髂棘高度		
肢体长度		

腰椎	活动度	+/- 疼痛
屈曲		
后伸		
右侧弯		
左侧弯		

持续反复活动的反应

	+/- 右	左
站立屈髋试验		
	右	左

侧卧 / 俯卧

侧卧	活动度	肌力	疼痛	活动度	肌力	疼痛
	右			左		
外展						
内收						

+/-	右	左
欧博（Ober）试验		
梨状肌主动试验		
外侧髋臼试验		
坐骨 – 股骨撞击试验		

俯卧	活动度	肌力	疼痛	活动度	肌力	疼痛
后伸						
外旋						
内旋						

	右	左
卧姿内旋试验		

坐姿

	右			左		
	活动度	肌力	疼痛	活动度	肌力	疼痛
外旋						
内旋						

	右 / 左	+/-
坐姿触诊试验		
坐姿梨状肌试验		

仰卧

	右			左		
	活动度	肌力	疼痛	活动度	肌力	疼痛
屈曲						
后伸						
外展						
内收						

	+/- 右	左
屈曲内收内旋试验		
外展外旋内旋试验		
极度内旋		
研磨试验		
动态外展外旋撞击试验		
动态内收内旋撞击试验		
后边缘试验		
托马斯试验		
直抬腿试验		
骶髂挤压试验		
骶髂分离试验		

功能表现试验

深蹲	
内跳测试	
外跳测试	
三跳测试	
单腿站立和平衡	

图 20.6　（续）

屈髋的肌力，同时肢体长度差异、动态膝外翻、小腿过度旋前等都应该进行评估。

静态力线和动态力线的考量对髋后方疼痛的认识也很重要，例如腘绳肌损伤的患者可能在矢状面存在骨盆对线不良，过度的骨盆后倾则可能是腘绳肌僵硬所引起的。下肢动态控制不良，可能在步态中发生髋关节过度内旋和内收，这称为动态膝外翻，同时会导致梨状肌和外旋肌在收缩时存在过度负荷。纳入这方面的教育有助于姿态控制的强化训练，也是康复的重要部分。

功能表现性测试是评估关节活动度、柔韧度、肌力、平衡、本体觉和神经肌肉控制的相互作用和综合表现的最佳测试方法，这包括平衡测试、跳跃测试、灵活性测试，这些都可以用于髋后疼痛的患者。深蹲测试、单腿平衡测试和内侧三跳测试在评估髋关节病变方面具有很好的作用。深蹲测试能够测试患者进行最大屈髋屈膝状态的能力，这一过程需要足够的肌肉控制和下肢躯干的姿态控制能力（图 20.7）。单腿平衡测试

是静态姿势控制的评估，这需要足够的臀中肌激活来对抗骨盆的重力倾斜。单腿站立时如果诱发疼痛则可能提示存在臀中肌和臀小肌病变。内、外跳跃试验测量单跳或多跳的距离，外跳相当于模拟在侧向和变向中的应力，内侧三跳测试对髋痛患者有很好的检验效力。

20.9 基于损伤的治疗计划

髋后疼痛的康复治疗应该具有问题指向性，旨在解决肌力、活动度、灵活度以及神经肌肉控制方面的不足，还要考量可能存在的生物力学和静态、动态力线问题。肌力的强化练习，活动度练习和灵活度练习是比较常见的，下肢神经肌肉控制训练也不能忽视。

20.10 肌力

髋后疼痛患者的康复中需要注重肌肉的强化训练，主要是解决肌肉的功能表现问题，具体分为强度、力度和耐久性，以及肌肉向心运动、离心运动、等长收缩方面的问题。至于哪一方面需要特别加强，则需要根据肌肉纤维类型和肌肉收缩类型，以及运动时肌肉的激活参与情况来判断。肌肉纤维分为Ⅰ型和Ⅱ型。Ⅰ型纤维主要参与耐力活动，适合低负重多次数的训练；Ⅱ型纤维主要是参与需要力量的活动，适合大负重少次数的训练。选择训练方式时，还应当选择最大程度激活（根据肌电图显示）的训练模式。其中臀中肌和臀大肌以及竖脊肌是最容易在髋部病变患者中受累的肌肉，因此也是训练的重点，已有研究很好揭示了这些肌肉纤维构成和常规运动中的肌电图检查结果。

臀中肌是髋关节病变中最常受累的肌肉之一，臀中肌的主要作用是髋关节外展，单腿站立

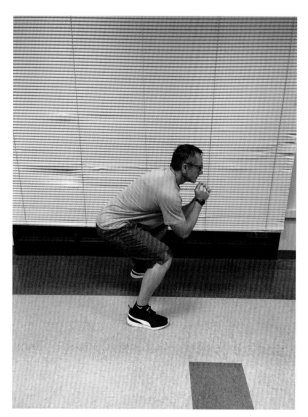

图 20.7　深蹲试验

时稳定骨盆。该肌肉主要构成是Ⅰ型纤维，因此适合小重量多次数的训练。很多研究对臀中肌在运动中的活跃情况进行了探索，据表 20.1，最能锻炼到臀中肌（肌电最活跃）的是侧卧平板练习，单腿蹲功能练习同样也有很高的肌电活动度（图20.8）。

臀大肌是髋关节康复过程中另外一个重要的肌肉，臀大肌是主要的伸髋肌，同时具有外旋和外展作用。当下肢固定的情况下，臀大肌将发挥稳定躯干的作用，使骨盆后倾并保持。另外，臀大肌的收缩可能增加骶髂关节的压力，因此强化臀大肌肌力有助于骶髂关节的稳定。对于臀大肌的肌纤维类型组成比例存在较大争议，Ⅰ型和Ⅱ型纤维比例差不多，这可能提示对于臀大肌的锻炼应该囊括两种锻炼模式。臀大肌在不同运动中的活跃程度也在表 20.1 中进行了总结。俯卧平板支撑训练伸髋动作可以很好地锻炼到臀大肌，

侧方的登阶练习也有很高的肌电活动，同时也是单腿功能练习（图 20.8）。需要注意到的是训练中的骨盆位置，骨盆后倾比骨盆前倾更有助于臀大肌的激活。

从髋后疼痛和腰髋位置关联的角度看，竖脊肌是不可忽视的一环。竖脊肌主要负责脊柱伸直和旋转，同时维持腰椎的动态稳定。该肌肉主要是Ⅰ型纤维，因此小重量多次数的训练更有帮助。"四点跪姿抬腿抬臂练习"和"早安练习"（负重坐起练习）是很有效的（图 20.8）。

总而言之，应当通过髋后方疼痛的查体明确受损肌群，并进行相应的强化练习。强化练习方式包括大负重少次数和小负重多次数，还有向心运动和离心运动以及等长练习收缩等多种不同模式的锻炼。最实用的锻炼应为基于对患者的运动需求及运动模式分析，并选择能模拟这种肌肉运动及收缩类型的练习。

表 20.1　针对臀大肌和臀中肌治疗性康复练习的等长收缩所呈现的最强肌电活动度（%）

臀中肌		臀大肌	
侧平板（优势侧在下）	103	平板伸髋	106
侧平板（优势侧在上）	89	侧登阶	90
单腿蹲	82	臀肌收缩	81
侧卧髋外展抬腿	81	旋转单腿蹲	78
髋关节蚌式进阶4	77	站立弹力带抗阻外展	73
平板伸髋	75	侧平板外展（优势腿在上）	73
侧桥锻炼	74	侧平板外展（优势腿在下）	71
单腿仰卧桥式（稳定平面）	73	单腿蹲	71

20.11　柔韧度和活动度

当进行肌群不平衡的评估时，医生需要意识到不存在单一肌群的独立收缩。肌肉、肌腱、韧带分散应力并维持关节的稳定和活动，同时感觉运动系统负责运动控制。柔韧性和活动度不佳的患者可以进行静态拉伸和动态拉伸，以及收缩-放松-反向拉伸（Contract-relax Stretching）练习。

拉伸的目标是克服软组织的被动阻力，从而增加活动度。静态拉伸（<30s）通过提高肌肉弹性及改善力学行为来增加活动度以及肌肉柔韧性，这会临时改变肌肉的弹性。静态拉伸常用于锻炼后的恢复，从而使柔韧度达到更持久的改变。静态拉伸不应当在高速度、爆发力、敏捷度及肌力强化练习前进行，因为长时间拉伸（90s）将降低肌肉反应的敏感性，降低最大自发收缩强度和激活潜力。

动态拉伸包括在活动范围或超过范围的主动活动，可以用于高水平运动前。动态拉伸可以提

臀中肌

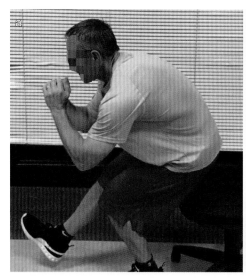
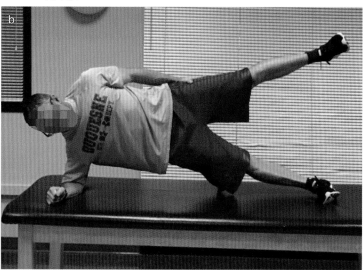

臀大肌

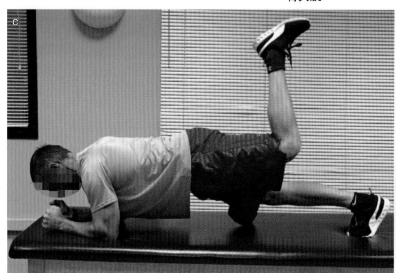
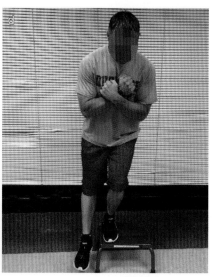

竖脊肌

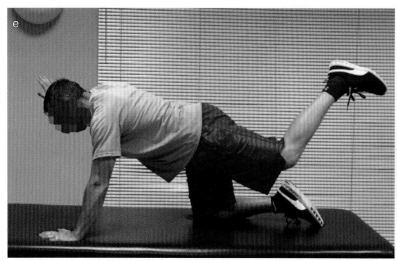
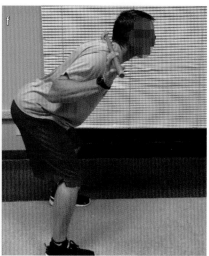

图 20.8 （a～f）臀中肌和臀大肌以及竖脊肌锻炼

高肌肉的表现，因为它可以提高肌肉温度和体温，促进拉伸肌群的活化后增益，降低拮抗肌肉的抑制，在运动前的准备阶段，动态拉伸优于静态拉伸。

神经肌肉本体感觉促进技术（Proprioceptive Neuromuscular Facilitation，PNF）通过肌肉牵拉来增强拉伸的效果。收缩 – 放松和维持 – 放松的 PNF，分别通过等张力收缩和等长收缩的方式进行。拉伸之前的肌肉收缩可以通过刺激肌腱的高尔基器官（肌腱牵着张感受器）降低肌张力。这种机制降低了拉伸的阻力，并能有助于增加活动度。

对于髋后方的疼痛，腘绳肌、梨状肌、深部外旋肌（闭孔内肌、股方肌、上孖肌 / 下孖肌）是拉伸锻炼的常见目标肌群。交叉腿部拉伸是梨状肌和深部外旋肌的拉伸动作（图 20.9）。需要注意的是，与肌肉增强练习类似，增加活动度和柔韧度的康复应当基于查体明确受限肌群并进行活动度及柔韧性的康复测试。最佳的关节活动范围和柔韧性康复包括静态拉伸、动态拉伸和 PNF 拉伸技术。

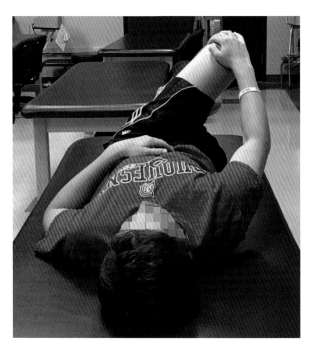

图 20.9　针对梨状肌和深部外旋肌的交叉腿拉伸练习

20.12 神经肌肉控制

神经肌肉控制是针对运动、肌力、稳定性的干预措施。神经肌肉康复训练通常是根据患者情况来设定，以满足个体的功能需求。神经肌肉控制练习始于静态平衡活动，进阶是动态活动。其他因素包括活动台面及运动模式的复杂性都可能决定神经控制的挑战难度。神经肌肉控制练习最好始于稳定台面上的锻炼，然后逐渐过渡到在不稳台面上的锻炼，或者逐渐从双腿站过渡到单腿站。进阶的标准包括在稳定表面上建立合适的静态对线，逐渐过渡到整个下肢运动链的神经肌肉控制锻炼。

20.13 生物力学异常

生物力学异常可能是肌肉、活动度、柔韧度、神经肌肉异常的潜在原因。生物力学异常可以分为可纠正异常和不可纠正异常，可纠正异常包括肢体不等长、动态膝外翻，以及过度旋前。临床遇到的肢体长不等长问题，大约一半可以通过加鞋垫来解决。确定动态膝关节外翻后，可以通过外旋外展肌肉强化练习和神经肌肉控制的运动练习纠正。过度的足旋前可以通过足位指数 –6 来评估，可以通过抗旋前贴布技术进行干预。使用贴布技术的有效的患者，也能通过佩戴支具获得改善。不可纠正异常包括骨性结构异常（例如股骨扭转），可能是保守康复潜在预后的因素。

20.14 结论

全面的查体评估是明确诊断和治疗选择的基础，同时也有助于明确需要针对性进行物理治疗的病变。以物理治疗为基础的评估流程和疾病分类，应当包括对腰骶部、关节内、关节外因素的评估，在诊断框架内有针对性地纠正肌肉的异常状态，改善活动度，进行柔韧性锻炼，以及纠正神经肌肉控制和生物力学异常。

参考文献

[1]Martin RL, Enseki KR. Nonoperative management and rehabilitation of the hip. In: Sekiya JK, Safran MR, Ranawat AS, Leunig ML, editors. Techniques in hip arthroscopy and joint preservation surgery. Philadelphia: Elsevier Saunders; 2011. p. 67–73.

[2]Martin RL, Kivlan BR. Classification-based treatment of hip pathology in older adults. Top Geriatr Rehabil. 2013;29(4):218–226.

[3]Delitto A, Erhard RE, Bowling RW. A treatment-based classification approach to low back syndrome: identifying and staging patients for conservative treatment. Phys Ther. 1995;75(6):470–85. Discussion 85-89.

[4]Fritz JM, George S. The use of a classification approach to identify subgroups of patients with acute low back pain. Interrater reliability and short-term treatment outcomes. Spine. 2000;25(1):106–114.

[5]Clohisy JC, Knaus ER, Hunt DM, Lesher JM, Harris-Hayes M, Prather H. Clinical presentation of patients with symptomatic anterior hip impingement. Clin Orthop Relat Res. 2009;467(3):638–644.

[6]Johnston TL, Schenker ML, Briggs KK, Philippon MJ. Relationship between offset angle alpha and hip chondral injury in femoroacetabular impingement. Arthroscopy. 2008;24(6):669–675.

[7]Maslowski E, Sullivan W, Forster Harwood J, Gonzalez P, Kaufman M, Vidal A, et al. The diagnostic validity of hip provocation maneuvers to detect intra-articular hip pathology. PM & R. 2010;2(3):174–181.

[8]Philippon M, Schenker M, Briggs K, Kuppersmith D. Femoroacetabular impingement in 45 professional athletes: associated pathologies and return to sport following arthroscopic decompression. Knee Surg Sports Traumatol Arthrosc. 2007;15:908–914.

[9]Sutlive TG, Lopez HP, Schnitker DE, Yawn SE, Halle RJ, Mansfield LT, et al. Development of a clinical prediction rule for diagnosing hip osteoarthritis in individuals with unilateral hip pain. J Orthop Sports Phys Ther. 2008;38(9):542–550.

[10]Tannast M, Kubiak-Langer M, Langlotz F, Puls M, Murphy SB, Siebenrock KA. Noninvasive three-dimensional assessment of femoroacetabular impingement. J Orthop Res. 2007;25(1):122–131.

[11]Paungmali A, O'Leary S, Souvlis T, Vicenzino B. Hypoalgesic and sympathoexcitatory effects of mobilization with movement for lateral epicondylalgia. Phys Ther. 2003;83(4):374–383.

[12]Tyler TF, Nicholas SJ, Campbell RJ, McHugh MP. The association of hip strength and flexibility with the incidence of adductor muscle strains in professional ice hockey players. Am J Sports Med. 2001;29(2):124–128.

[13]Kivlan BR, Carcia CR, Clemente FR, Phelps AL, Martin RL. The effect of Astym(R) therapy on muscle strength: a blinded, randomized, clinically controlled trial. BMC Musculoskelet Disord. 2015;16:325.

[14]McCormack JR. The management of bilateral high hamstring tendinopathy with ASTYM(R) treatment and eccentric exercise: a case report. J Man Manipulative Ther. 2012;20(3):142–146.

[15]Looney B, Srokose T, Fernandez-de-las-Penas C, Cleland JA. Graston instrument soft tissue mobilization and home stretching for the management of plantar heel pain: a case series. J Manipulative Physiol Ther. 2011;34(2):138–142. R. L. Martin et al. 339.

[16]Martin HD, Shears SA, Johnson JC, Smathers AM, Palmer IJ. The endoscopic treatment of sciatic nerve entrapment/deep gluteal syndrome. Arthroscopy. 2011;27(2):172–181.

[17]Schmid AB, Nee RJ, Coppieters MW. Reappraising entrapment neuropathies – mechanisms, diagnosis and management. Man Ther. 2013;18(6):449–457.

[18]Kassarjian A, Tomas X, Cerezal L, Canga A, Llopis E. MRI of the quadratus femoris muscle: anatomic considerations and pathologic lesions. AJR Am J Roentgenol. 2011;197(1):170–

174.

[19]Hatem MA, Palmer IJ, Martin HD. Diagnosis and 2-year outcomes of endoscopic treatment for ischiofemoral impingement. Arthroscopy. 2015;31(2):239–246.

[20]Kivlan BR, Martin RL, Christoforetti JJ. Functional testing for hip dysfunction in the performing arts. International Society of Hip Arthroscopy, Boston, MA; 2012.

[21]Lequesne M, Mathieu P, Vuillemin-Bodaghi V, Bard H, Djian P. Gluteal tendinopathy in refractory greater trochanter pain syndrome: diagnostic value of two clinical tests. Arthritis Rheum. 2008;59(2):241–246.

[22]Kivlan BR, Carcia CR, Clemente FR, Phelps AL, Martin RL. Reliability and validity of functional performance tests in dancers with hip dysfunction. Int J Sports Phys Ther. 2013;8(4):360–396.

[23]Sirca A, Susec-Michieli M. Selective type II fibre muscular atrophy in patients with osteoarthritis of the hip. J Neurol Sci. 1980;44(2–3):149–159.

[24]Boren K, Conrey C, Le Coguic J, Paprocki L, Voight M, Robinson TK. Electromyographic analysis of gluteus medius and gluteus maximus during rehabilitation exercises. Int J Sports Phys Ther. 2011;6(3):206–223.

[25]Simenz CJGL, Lutsch BN, Suchomel TJ, Ebben WP. Electromyographical analysis of lower extremity muscle activation during variations of the loaded step-up exercise. J Strength Cond Res. 2012;26(12):3398–3405.

[26]Distefano LJ, Blackburn JT, Marshall SW, Padua DA. Gluteal muscle activation during common therapeutic exercises. J Orthop Sports Phys Ther. 2009;39(7):532–540.

[27]Webster KA, Gribble PA. A comparison of electromyography of gluteus medius and maximus in subjects with and without chronic ankle instability during two functional exercises. Phys Ther Sport. 2013;14(1):17–22.

[28]Brandt M, Jakobsen MD, Thorborg K, Sundstrup E, Jay K, Andersen LL. Perceived loading and muscle activity during hip strengthening exercises: comparison of elastic resistance and machine exercises. Int J Sports Phys Ther. 2013;8(6):811–819.

[29]Ekstrom RA, Donatelli RA, Carp KC. Electromyographic analysis of core trunk, hip, and thigh muscles during 9 rehabilitation exercises. J Orthop Sports Phys Ther. 2007;37(12):754–762.

[30]Philippon MJ, Decker MJ, Giphart JE, Torry MR, Wahoff MS, LaPrade RF. Rehabilitation exercise progression for the gluteus medius muscle with consideration for iliopsoas tendinitis: an in vivo electromyography study. Am J Sports Med. 2011;39(8):1777–1785.

[31]Snijders CJ, Vleeming A, Stoeckart R. Transfer of lumbosacral load to iliac bones and legs. Part 1: Biomechanics of self-bracing of the sacroiliac joints and its significance for treatment and exercise. Clin Biomech (Bristol, Avon). 1993;8(6):285–294.

[32]Johnson MA, Polgar J, Weightman D, Appleton D. Data on the distribution of fibre types in thirtysix human muscles. An autopsy study. J Neurol Sci. 1973;18(1):111–129.

[33]Queiroz BC, Cagliari MF, Amorim CF, Sacco IC. Muscle activation during four Pilates core stability exercises in quadruped position. Arch Phys Med Rehabil. 2010;91(1):86–92.

[34]Jorgensen K, Nicholaisen T, Kato M. Muscle fiber distribution, capillary density, and enzymatic activities in the lumbar paravertebral muscles of young men. Significance for isometric endurance. Spine (Phila Pa 1976). 1993;18(11):1439–1450.

[35]Mannion AF, Dumas GA, Cooper RG, Espinosa FJ, Faris MW, Stevenson JM. Muscle fibre size and type distribution in thoracic and lumbar regions of erector spinae in healthy subjects without low back pain: normal values and sex differences. J Anat. 1997;190(Pt 4):505–513.

[36]Sirca A, Kostevc V. The fibre type composition of thoracic and lumbar paravertebral muscles in man. J Anat. 1985;141:131–137.

[37]Kim JS, Kang MH, Jang JH, Oh JS. Comparison of selective electromyographic activity of the superficial lumbar multifidus between prone trunk extension and four-point kneeling arm and leg lift exercises. J Phys Ther Sci. 2015;27(4):1037–1039.

[38]Vigotsky AD, Harper EN, Ryan DR, Contreras B. Effects of load on good morning kinematics and EMG activity. PeerJ. 2015;3:e708.

[39]Reid DA, McNair PJ. Passive force, angle, and stiffness changes after stretching of hamstring muscles. Med Sci Sports Exerc. 2004;36(11):1944–1948.

[40]Taylor DC, Dalton JD Jr, Seaber AV, Garrett WE Jr. Viscoelastic properties of muscle-tendon units. The biomechanical effects of stretching. Am J Sports Med. 1990;18(3):300–309.

[41]Behm DG, Chaouachi A. A review of the acute effects of static and dynamic stretching on performance. Eur J Appl Physiol. 2011;111(11):2633–2651.

[42]Kokkonen J, Nelson AG, Cornwell A. Acute muscle stretching inhibits maximal strength performance. Res Q Exerc Sport. 1998;69(4):411–415.

[43]Young WB, Behm DG. Effects of running, static stretching and practice jumps on explosive force production and jumping performance. J Sports Med Phys Fitness. 2003;43(1):21–27.

[44]Fletcher IMJB. The effect of different warm-up stretch protocols on 20 meters sprint performance in trained rugby union players. J Strength Cond Res. 2004;18(4):885–888.

[45]Hough PA, Ross EZ, Howatson G. Effects of dynamic and static stretching on vertical jump performance 20 Physical Therapy and Rehabilitation in Posterior Hip Pathology 340 and electromyographic activity. J Strength Cond Res. 2009;23(2):507–512.

[46]Torres EM, Kraemer WJ, Vingren JL, Volek JS, Hatfield DL, Spiering BA, et al. Effects of stretching on upper-body muscular performance. J Strength Cond Res. 2008;22(4):1279–1285.

[47]Jaggers JR, Swank AM, Frost KL, Lee CD. The acute effects of dynamic and ballistic stretching on vertical jump height, force, and power. J Strength Cond Res. 2008;22(6):1844–189.

[48]Gribble PA, Guskiewicz KM, Prentice WE. Effects of static and hold-relax stretching on hamstrings range of motion using the flex LE1000. J Sport Rehabil. 1999;8(3):195–208.

[49]Magnusson SP, Simonsen EB, Aagaard P, Dyhre-Poulsen P, McHugh MP, Kjaer M. Mechanical and physical responses to stretching with and without preisometric contraction in human skeletal muscle. Arch Phys Med Rehabil. 1996;77(4):373–378.

[50]Moore MA, Hutton RS. Electromyographic investigation of muscle stretching techniques. Med Sci Sports Exerc. 1980;12(5):322–329.

[51]Redmond AC, Crosbie J, Ouvrier RA. Development and validation of a novel rating system for scoring standing foot posture: the Foot Posture Index. Clin Biomech (Bristol, Avon). 2006;21(1):89–98.

第 21 章　盆底疾病

Valerie L. Bobb, Lorien Hathaway, Cyndi Hill

陈光兴　译

由于具体髋部疼痛病因的明确十分具有挑战，因此对于髋关节后侧综合征的保守治疗需要多学科及多模式的管理。骨盆内查体及治疗是整体的诊断性评估及良好预后的重要部分。髋关节与骨盆内外侧结构存在密切的解剖关联，髋关节后侧疾病常伴发盆内问题，甚至被误当作盆内疾病进行诊治。掌握盆内的神经、肌肉系统解剖及功能情况，才能对该疾病的患病人群进行充分及准确的治疗。盆底的物理检查是通过骨盆周围骨骼肌的系统检查来提出专业检查结果的；因此，需要通过专科医生对盆内的泌尿系统及妇科脏器疾病进行适当的鉴别诊断，如感染及脏器性疼痛，尤其考虑到盆底疾病常合并泛发性的骨盆及会阴部疼痛、下尿路症状、排便功能紊乱、尾椎痛、直肠及骨盆带疼痛、性生活困难及性功能障碍等一系列症状。

21.1 解剖

21.1.1 骨骼、肌肉及韧带

在认识盆底的功能解剖学时，必须了解盆底是由骨性结构、肌腱、筋膜、神经与盆内脏器共同形成的静态支撑整体结构。Per Wei 和 De Lancey 等对于盆底的定义为盆腔内所有对骨盆起支撑作用的结构，具体包括腹膜、盆腔内筋膜、盆底深部肌肉组织、会阴膜及浅表的盆底肌肉组织。另外，起支撑作用的盆底脏器有膀胱、尿道、子宫、前列腺及直肠。盆底肌间连接和肌肉本身，盆内筋膜及筋膜间连接，以及骨性结构的静态支持共同形成了支撑盆腔内容物的结构及功能系统。

骨盆本身是骨性结构通过骨盆内或邻近的软骨、韧带与肌腱组织间的连接形成的环状结构。骨盆的骨性结构可吸收与传递来自脊柱及下肢的应力。骨盆的骨性及韧带结构对盆腔内肌肉组织形成了支持作用。盆膈由提肛肌群及尾骨肌组成。此外，闭孔内肌具有稳定髋关节及构成骨盆壁筋膜结构的双重功能。

提肛肌群主要由 3 组配对肌群组成：耻尾肌群、髂尾肌群与耻骨直肠肌群。耻尾肌起源于耻骨联合外侧、上耻骨的后表面及闭孔内肌的筋膜层，然后向后移行并穿入坐骨和尾骨内层之间。作为骨盆与闭孔内肌的筋膜腱弓的联合面，髂尾肌起源于坐骨棘。闭孔内肌的筋膜或腱弓穿入肛尾韧带和尾椎之间。耻骨直肠肌起于耻骨上、下支。当耻骨直肠肌越过中线至直肠后方时，可形成围绕直肠的肌肉悬垂吊。尾骨肌是三角形小肌肉，起源于坐骨棘，穿过骶骨下部和尾骨并附着在尾骨外表面，直达骶棘韧带。会阴体或会阴中央腱在肛门和泌尿生殖三角之间形成纤维肌肉体，作为女性阴道和肛管的锚点提供了重要的盆底支撑。骨盆肌肉、肛门外括约肌和阴道后壁都附着于会阴体。更表浅的盆底肌群和骨盆或泌尿生殖膈、球海绵体肌、坐骨海绵体肌、会阴横断面浅表及尿道括约肌也附着于此。浅表骨盆肌群或会阴横膈膜通常辅助深部盆膈肌发挥其括约肌及支持的功能。另外，肛门外括约肌与肛门提肌协同调节排便。盆底肌群通过附着于会阴体、盆腔侧壁和骨盆可支撑盆腹腔内容物以及维持盆腔脏器的位置。它们可因腹内压升高反射性收缩并协助对尿道、直肠以及阴道适当施压。这些肌肉收缩时协助排便，舒张时协助排尿，同时参与性功能。

两个韧带结构在骨盆内结构的检查中尤为重要：骶结节韧带和骶棘韧带。这两个韧带负责连接同侧的骶骨和坐骨。通过直接筋膜附着于腘绳肌肌腱与胸背侧筋膜，骶结节韧带吸收和传递应力至下肢。骶结节韧带为宽而平的纤维结构，横跨了骶骨外侧与坐骨结节之间的空间。骶结节韧带前表面部分与骶棘韧带及梨状肌联合。在某些人群中，阴部神经实际上可能附着在骶结节韧带的深面，位于坐骨后区的坐骨大切迹的下内侧。在坐骨结节处，骶结节韧带变成密集、扇形带，称为镰状突。骶棘韧带从骶骨和尾骨外侧向内移行并附着于坐骨棘。骶棘韧带上缘即为坐骨大孔下缘，而其下缘则勾勒出整个坐骨小孔。内侧的阴部血管和神经通过坐骨小孔神经进入骨盆。

21.1.2 神经

由于盆底下运动神经元通过皮质脊髓束与骶髓、自主神经系统和皮质的联系，在盆底疾病的诊疗过程中要客观地寻找具体累及的周围神经往往十分困难，因此掌握盆内神经的解剖关系十分重要。自主神经系统弥漫性的神经和血管丛样的分布被认为是盆腔内外组织疼痛的重要来源。骨盆区域会聚的感觉和躯体信息传入经过神经的交叉敏化可导致神经通路的功能障碍及神经系统的中枢致敏作用。这个中枢致敏或"全身或侧扩散过敏性病理状态"可导致盆腔内外的肌肉或脏器功能障碍。肌肉问题包括肌筋膜触发点、肌肉静息高张力状态，以及肌力降低。脏器症状包

括盆腹腔弥散性疼痛以及肠道和膀胱刺激症状。直肠附于盆腔内位于骶、尾骨的表面，止于盆底肌群上方。由于位于直肠背侧及骶骨和梨状肌的腹侧，骶髂关节和腰骶椎近端的神经丛被认为是疼痛的潜在来源。长期便秘的干硬大便可引起肠腔内压力增加，从而导致骶髂关节周围神经、关节和软组织的激惹。由于组织压迫、创伤性应激反应及长期反复的组织受压，端坐疼痛，便秘或经阴道分娩史也许与骶丛中 S3 ～ S4 神经的累及有关。盆腔内损伤在坐骨大切迹处可压迫刺激到 L5 ～ S2 神经。

如此复杂的系统需要详细采集患者泌尿科和妇科病史，以检查有无任何骨盆内神经卡压迹象。月经痛、子宫内膜异位症病史、性生活疼痛、膀胱或肠道疾病，或盆腹腔手术史有助于判断盆腔内神经压迫是否功能障碍的病因。与临床症状相关的重要的盆底或其周围神经分支包括坐骨神经、闭孔神经、股外侧皮神经和阴部神经。但是，对于髋后方疼痛，与盆内症状主要相关的是坐骨和阴部神经。

S4（有时 S5）神经根从骶骨孔外侧穿出后向骶骨外侧移行。离开骶孔后，神经根贴附于骨盆后表面，其外侧，前侧分别为梨状肌与子宫主韧带。穿过子宫主韧带后，骶神经于梨状肌上方移行或穿过梨状肌，至坐骨大切迹的远端，在这里汇聚形成坐骨神经，位于梨状肌下的臀区深部间隙。骨盆内，坐骨神经主要受该间隙的上下方组织影响。坐骨神经与臀部和髂血管邻近的解剖位置关系使其容易受到压迫。坐骨神经受压的激发症状可伴臀静脉曲张、先天性盆腔动静脉畸形和主动脉远端动脉瘤以及髂动脉与骨盆内动脉症状。此外，子宫内膜异位症或盆腔内妇科手术引起的损伤可导致坐骨神经在坐骨大切迹或骶神经根处受压。脊髓外，骨盆内坐骨神经受压的症状包括骨盆和下肢疼痛、感觉障碍（感觉异常或迟钝）、肌无力、步态障碍和神经反射受损。

阴部神经由骶神经丛腹侧分支的神经纤维束组成。阴部神经首先从坐骨棘上方穿过坐骨大孔。阴部神经在坐骨棘处于骶棘韧带表浅与骶结

节韧带深部游走。然后阴部神经沿坐骨直肠窝侧壁经坐骨小孔与经阴道或阿尔科克管的阴部血管共同进入骨盆。阿尔科克管由闭孔内肌筋膜层分裂形成。闭孔内肌部分增厚纤维化并附着于骶结节韧带的镰状突。在进入阿尔科克管之前，阴部神经分出直肠下支进入坐骨直肠窝。在进入坐骨直肠窝之前，直肠下支偶尔会直接发自骶神经丛在阿尔科克管头端外侧与阴部神经汇合。在阿尔科克管中段，阴部神经分为会阴支和阴蒂/阴茎神经的背支。两支一起移行至阿尔科克管尾端。离开阿尔科克管后，会阴支进一步分为会阴感觉分支与控制盆底浅肌群以及肛门外和尿道括约肌的运动支。也有学者认为阴部神经发出分支控制盆地深部的肛提肌，尽管有证据表明这些分支主要是经骶神经丛发出的。阴蒂/阴茎神经的背支是控制阴茎背部和耻骨下区域的感觉末梢神经。

阴部神经卡压的典型症状为坐骨内侧的疼痛感，可表现为烧灼或撕裂样疼痛、刺痛或触电般锐痛或枪击痛。常见症状还包括患者坐姿时异物感加重，但坐马桶时异物感减轻，站立通常能缓解症状，睡醒时症状可消失。阴部神经刺激或卡压的症状还包括阴部神经支配的所有或部分区域疼痛和麻木感，尤其是会阴部或马鞍区、下臀部内侧，尿道末端和（或）大腿近端内侧。此外，由于阴部神经症状导致的直肠或泌尿生殖系统功能障碍可包括粪尿潴留和排泄功能障碍，如大小便失禁、便秘，以及尿急、尿频和阻塞性排尿。性功能障碍包括女性持续性高潮、性生活困难，男性勃起功能障碍和睾丸疼痛。

21.1.3 闭孔内肌

在骨盆中至关重要的解剖结构是闭孔内肌（Obturator Internus，OI）。闭孔内肌肌腹位于盆腔内，其腱性部分通过坐骨小孔移行出骨盆。控制闭孔内肌的神经起自骶丛的 L5 ～ S2 神经，在骶棘韧带后侧表面移行，然后经坐骨大孔进入骨盆支配骨盆表面肌群。闭孔内肌沿着闭孔和闭孔膜起自耻骨内表面。闭孔内肌大部分贴附在坐骨内壁，经坐骨小孔离开骨盆后肌肉逐渐变狭小和腱性化，在坐骨周处转向，向前外侧移行至坐骨神经处。闭孔内肌继续向后移行至坐骨结节处，然后 120° 变向向上与上、下孖肌共同止于股骨大转子内侧。有趣的是，解剖研究发现还有另外一条髋关节深部外旋肌，下孖肌起于坐骨结节外表面，在骨盆内其起点位于闭孔内肌下方，被骶结节韧带的镰状突所覆盖。闭孔内肌与梨状肌止点相同，在一些解剖研究中，两个肌腱可形成联合腱止于大转子。一项研究发现，在 112 例研究对象中，有 48 例闭孔内肌和梨状肌融合，提示梨状肌，闭孔内肌与坐骨神经关系密切，相互影响。当闭孔内肌腱张力异常时，尤其是屈髋早期，坐骨神经和股骨后侧皮肤神经病变可因此而加重。另外，当髋关节内旋时，闭孔内肌受压可导致坐骨神经与血管在其骨盆出口处受压迫而出现神经病变。症状可表现为坐骨结节外侧触痛，放射性至小腿后侧。

闭孔内肌筋膜的内侧有助于阿尔科克管的形成。如前所述，阴部神经经此进入盆腔。闭孔内肌张力异常或痉挛有很大概率存在于有阴部神经症状的个体中。闭孔内肌及其肌腱张力异常可导致阴部神经血管束在阿尔科克管内出现畸形和在坐骨棘处受压引起的水肿。在坐骨结节内侧进行深部触诊，如出现坐骨内侧痛，可提示阴部神经卡压。此外还可出现坐骨切迹下方的坐骨边缘疼痛或不适，以及髋关节大转子触痛。坐位时内收大腿，被动内、外旋髋关节，以及髋关节屈曲和内旋时做外展抗阻试验可激惹出相似症状。据 Per Travell 和 Simons 报道，髋部后侧和大转子上方 1/3 的深触痛可由髋关节外旋肌造成，如闭孔内肌。闭孔内肌导致的神经卡压可表现为大转子后侧疼痛。在坐骨切迹位置闭孔内肌的转折处，可发现闭孔内肌肌腱深处滑囊。此外，闭孔内肌滑囊偶尔可存在于肌腱与关节囊的联合腱性部分中。当滑囊出现激惹或炎症时，也可引起髋部后侧和坐骨管疼痛。

21.1.4 解剖小结

　　成功的盆底诊疗需要了解骨盆内外解剖结构及其整体的结构和功能关系。骨盆内症状往往由髋关节和骨盆病变共同引起。盆底功能障碍因应力负荷改变可导致髋部后侧功能障碍。先天性骨骼肌系统疾病导致的骨盆内疼痛和功能障碍可引起髋关节肌群整体发生针对骨盆肌群协调性丢失、过度活跃、肌力减弱的代偿性募集。相反，当骨盆 – 髋 – 脊柱复合体出现结构性病变可导致盆底的功能性调整，因此可导致盆底肌群的过度激活、疲劳及失平衡而继发骨盆疼痛。髋关节不稳患者做髋关节旋转动作时，须使用更多髋关节旋转、内收和外展肌群以维持关节稳定。这可导致骨盆外髋部肌肉疲劳和（或）肌肉长度、肌力和协调组性失衡，最终导致闭孔内肌和盆底肌群的静息高张力和过度活跃，以及可能的神经激惹或卡压，最终引起髋部后侧与外侧、臀部和骨盆内疼痛。

21.2 功能

　　盆底肌肉有的功能多样，不同专业的视角下有不同的分析。但是，盆底作为一个功能单位，在没有充分了解目的的情况下，不应被区分为多个单一的功能单元。

　　在横断面上，盆底的"碗状"形态对盆腔内的所有脏器起到支撑作用。骨盆可保持括约肌的收缩而防止粪尿排泄物的漏出。当横隔下降至腹腔时，盆底会轻度下降，以维持腹内压的稳定，但同时保持肌肉张力，以维持大小便控制。在腹腔活动中，为了适应上升的腹内压，盆底肌肉的收缩程度也会改变。当在举重物而需要激活更多的维稳肌群时，为了适应上升的腹内压，盆底肌肉会增加的收缩强度以实现系统的自我调节与稳定。

　　闭孔内肌作为单独的功能单位与其他外旋肌群一起运作。有研究人员指出，闭孔内肌的主要作用为与臀中肌的内旋肌束及其他深在外旋肌群共同维持髋关节稳定。这些肌群是维持股骨头在髋臼内的稳定的主角，同时调整髋关节松紧度，及髋关节的细微本体感觉，并对股骨头及髋臼表面提供适当应力。作为髋关节局部稳定肌肉，由于闭孔内肌的解剖特点，生物力学与生理学的优势，使其尽管肌肉长度很短，但仍有较好的肌肉力量。此外，闭孔内肌可有效提供股骨头在髋臼内压力，更有研究人员指出，闭孔内肌贴附关节囊，进一步支持了其本体感觉调节功能的假说。由于主要为慢肌纤维束构成，闭孔内肌更适合强直性收缩，因此更加能抗疲劳收缩。当髋关节病变导致了疼痛及活动模式的改变时，闭孔内肌会长期处于静息状态，当机体处于过度活动或防卫状态时，闭孔内肌就会过度激惹而导致疼痛。

　　Diane Lee 将盆底描述为躯干"核心"的底部。解剖研究表明，当盆底肌群收缩时，骶髂关节和腰椎的闭合应力将增加。更重要的是，盆底肌群的作用不仅只是收缩，还体现在与腹横肌、臀中肌、梨状肌和臀大肌的相互协调。盆底肌群的激活取决于该系统的负荷水平，活动量需求，预期功能，真实存在的或感知的风险。通过静态共收缩使所有肌群张紧，是最简单的策略，并让失误最小化。当任务为难预料及大应力负荷，而机体感知高风险时，中枢神经系统将依赖于这一策略。这可导致压力和能量消耗增加，以及腹内压升高。当从事低风险、可预测、低负荷工作时，机体将依赖于允许高活动性、低压力及腹内压减少的动态策略。中枢神经系统依赖于各种来源的精确输入（力学感受器，视觉输入），包括过去的经验和信仰。疼痛的个体可能认为活动比实际情况更具威胁性，因此更多地依赖于共收缩策略，导致肌肉负荷过重和运动及呼吸模式的改变。

　　这个系统会因髋关节功能发生障碍而改变，尤其见于盆底功能障碍病史的患者中（见"病史"部分）。充分的盆底查体有助于完善臀区深部综合征的诊断。因为盆底增加了动态和静态姿势的稳定性，当髋关节力量减弱时，腰椎 – 骨盆 – 髋复合体中的盆底肌群会过度代偿。不良运动模式和协调性差可导致盆底肌群的过度活跃代偿。随着时间的推移，盆底可能紧缩，或患者可能因丢失肌群间的协调性而无法自主放松盆底肌群。这可能导致盆腔疼痛综合征，以及应激或急迫性尿失禁。经验丰富的医生可通过充分查体以确定盆底还是盆腔内受累，并鉴别盆底缩短和盆底肌群协调性缺乏。盆底短缩的特点是症状急 / 频繁和穿透性疼痛、触诊僵硬，无法进一步查体以及查体耐受力低。因肌群协调性缺乏而过度活跃的盆底肌群也以症状急 / 频繁和穿透性疼痛为特征，并且还包括大、小便失禁症状。查体时，盆底触诊柔软，进行需要肌肉放松的查体试验时肌群松弛度较差（压下、抬离、呼吸）且腹肌紧张。

盆底肌群也可能一开始就因为肌力弱而导致与髋周肌群协调性的丢失，从而增加臀区深部和神经的张力。尽管这并不太可能发生，然而，适当的查体将有助于为理疗师提供合理治疗方案。

21.3 检查

盆底是骨盆中最大的结构，但在骨盆和髋部疼痛的诊断评估中往往被忽略。盆底肌肉群是重要的疼痛源，很容易在查体中被涉及。盆底内部检查应由受过专门培训的医生完成。

21.3.1 病史

在进行体格检查前，应全面掌握患者病史信息。由于很多引起髋部 / 骨盆区域疼痛的神经（如生殖股神经、髂腹股沟神经与髂腹下神经）源于腹部，了解腹部及骨盆的所有相关病史显得尤为重要。应彻底追问患者所有腹部手术史（随后查体时应触诊所有切口区域有无粘连并反复诱发出疼痛）。对于女性患者，应询问有无妇科病史，盆腔及泌尿生殖道系统感染史，以及孕产史。对于有分娩史的患者，应仔细查问分娩的方式、时间，推压时间，器械的使用，以及分娩时有无任何撕裂伤或脏器受损。对于男性患者，应全面了解其泌尿生殖系病史，包括手术和感染。这有助于临床医生鉴别腹部和骨盆的急慢性损伤。

21.3.2 骨科查体

全面体格检查对象通常包括脊柱、骨盆和髋部。理疗师试图对功能障碍程度进行量化评估并且查找影响病情的肌肉骨骼或神经肌肉因素，如盆腔倾斜、下肢长度不一致、髋部活动不平衡、骶髂关节半脱位，或坐骨神经痛等。以下查体试验用于诊断或排除引起患者主诉的功能障碍，但并不局限于此：

- 斯托克试验：评估骨盆的应力传递情况。
- 主动直腿提高试验：评估应力传递情况。
- 骶髂关节压缩 / 牵张应力试验：通过对骶髂关节施以压缩牵引应力，观察骶髂关节是否存在病变引起患者不适。如出现性质相似的疼痛，可进一步深入关于骶髂关节的查体。
- 盖斯兰试验：提示有无骶髂关节损伤，耻骨联合不稳定，或髋关节病变。
- 屈曲内收内旋试验（Flexion,Adduction, Internal Rotation，FAIR）：也称为梨状肌试验，鉴于坐骨神经穿过或在梨状肌下方走行，用于检查有无因梨状肌病变引起的坐骨神经的张力升高或病变。
- 屈曲外展外旋试验（Flexion,Abduction, External Rotation，FABER）：也称为帕特里克测验；提示髋关节或骶髂关节的病变或骨盆后带疼痛。
- 髋关节摆动检查：无特异性。
- 90–90 直腿抬高试验：评估腘绳肌肌腱张力。

21.3.3 盆底外侧体格检查

当上述体格检查完成后，阴道或直肠内检查有助于量化骨盆或髋部肌群静息状态张力，可有助于发现疼痛和功能障碍的病因。

盆底肌群为穹隆状肌肉复合体，可在 3 个平面上收缩。尽管目前没有单一的标准评估盆底肌群的功能状况，但在阴道或直肠指检时将查体专注于某一方面往往有助于诊断评估，包括肌肉张力的评估、触痛点、症状激惹试验，以及患者盆底肌群的自主收缩和舒张能力（协调性）。

体格检查从视诊开始，检查部位包括外阴、会阴和肛门。临床医生应观察有无任何组织的颜色改变，有无分泌物或痔疮。然后是观察肌群活动。嘱患者进行盆底肌群的自主收缩（即收缩肌肉停止小便或排气）。有效时，肌群收缩可导致会阴和肛门向上提起或者阴茎的运动。患者应自主舒张盆底肌群，然后嘱患者用力以检查协调性和盆底延长的活动度。最后嘱患者咳嗽，患者应只有轻微的盆底收缩或无运动，咳嗽时盆底肌群隆起提示缺乏协调性。

泌尿系生殖三角区的外触诊内容包括坐骨海绵体肌、球海绵体肌、会阴横肌和会阴体。临床医生在触诊时应询问患者有无压痛或症状的激惹，以及检查肌肉组织质量（正常肌肉组织、张力增加等）。如患者诉外阴灼伤感，应进行拭子试验以排除前庭痛。

肛门眨眼试验通常用于评估骶神经根的功能，通过使用棉签搔刮肛门外括约肌完成试验。完整的肛门反射（通过"肛门眨眼"证明）提示神经回路完整。如反射消失，则提示骶骨病变或括约肌失神经支配。

21.3.4 盆底内侧体格检查

女性的盆底内侧查体，首先测试阴道口的敏感性以及有无症状激惹，然后转移至双侧肛提肌深部，注意有无挛缩、痉挛或压痛。临床医生应从后外侧方向触诊肛提肌最厚的部分。当触诊到"悬崖"样落空感时稍微回退，以接近深部的肛提肌。为了进一步准确地触诊，临床医生可以嘱患者"将膝关节抵住检查者的手"激活闭孔内肌。闭孔内肌的收缩有助于定位，检查者手指往

浅表触诊可估计肛提肌深部的位置。收缩盆底肌肉（"挤提"停止排尿）有助于确认肛提肌的位置（图 21.1）。

盆底内侧深部首先的检查项目是压痛和痉挛。肛提肌痉挛部分常常可以检查到，触诊时肌肉内存在类似于吉他弦样挛缩带或局部扳机点。患者常诉挛缩带触痛，然后继续检查有无瘢状的激惹。注意观察有无瘢痕形成。

嘱患者收缩与放松盆底肌肉群，便于临床医生评价深肛提肌的肌力和耐力，也有助于评估盆底肌群收缩与舒张的协调性及本体感觉控制。可参照 Laycock 所述方法对肌力、耐力和协调进行测量。对于疼痛患者，应特别注意其肌群整体的活动和舒张能力。

由于其肌腹在收缩时易触及，闭孔内肌有利于检查者进一步的盆底内侧查体时进行解剖定位。往外侧触诊时，临床医生可嘱屈髋、屈膝，然后对抗阻力内收膝关节。髂尾肌覆盖了闭孔内肌的下方 2/3。沿着闭孔内肌往后侧移行可触及坐骨棘。手指沿着坐骨棘的后外侧及前侧触诊可触及梨状肌。当患者盆底肌群正常时，触诊肛提肌、梨状肌时患者可诉挤压感，而盆底肌群痛患者则诉显著疼痛感。该疼痛性质与患者主诉一致。查体的另一个典型表现为明显的左右盆膈不对称。这个挛缩的盆膈与疼痛侧一致。

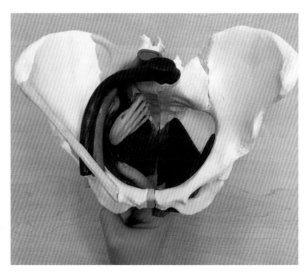

图 21.1 肛提肌触诊点

沿着闭孔内肌向前下移动可触及阿尔科克管内位于腱弓下方的阴部神经。内旋患者下肢可牵拉阴部神经，有助于检查有无疼痛。疼痛可表现为烧灼感、瘙痒及刺痛等，放射至腹股沟、腹部、下肢和臀部。还应进行蒂内尔试验以检查阴部神经的敏感性，如沿着阴部感觉神经走行患者诉尖锐刺痛，则为阳性。于阿尔科克管处、坐骨棘及背支的内外侧均可触及阴部神经。

直肠检查不仅可检查肛门括约肌，还可检查尾骨肌、肛提肌、骶尾部韧带及骶骨和尾骨端的止点，对男性和女性都尤为重要。对于男性患者，直肠指检可触及所有的肌肉组织。

伴或不伴功能障碍的顽固髋关节疼痛患者，往往可能患有盆底功能障碍。在髋关节疾病的诊疗过程中，彻底的盆底查体有助于更深入地了解疼痛和骨骼肌系统功能障碍的病因，从而提供有效的治疗方案。

21.4 治疗

临床上，髋关节功能障碍如果累及盆底，患者往往表现为盆底肌群过度活跃。因此本章重点介绍过度活跃或者疼痛的盆底疾病的治疗方案。

21.4.1 呼吸

对于累及盆底的臀区深部综合征患者，应将姿势及呼吸力学机制的恢复作为初步治疗的一部分。大多数慢性疼痛患者已适应代偿性的呼吸模式，包括依赖上副呼吸肌的浅呼吸。恢复正确姿势有助于盆底肌群和筋膜层恢复至适当长度。恢复正常的横膈膜呼吸有助于盆底肌群在每次呼吸而轻微伸展。这有助于改善神经活动，改善血液循环和下调神经敏感性，增加淋巴回流，以及恢复正常活塞关系。正确姿势的目的是使盆底肌群中受控部分获得一定的牵伸，而不是加重不良习惯。在第一次就诊中应予患者横膈膜呼吸教育并嘱患者每日锻炼。

21.4.2 手法治疗

据文献报道，手法治疗是一种减少肌肉和筋膜层约束的有效途径。本章介绍的手法治疗目的与传统手法治疗相似。目标是改善血液循环，适当恢复组织完整性，减少组织和神经缺血以及周围神经的张力。恢复各组织系统的正常尤为重要。如果结缔组织活动受限，可导致进一步的肌肉张力升高及营养摄入变化，神经腱鞘狭窄导致周围神经症状。完成充分查体后，临床医生应将盆底内外侧受限区域全部松解。常见的治疗方法包括前后侧的筋膜推拿（皮肤卷捏），从膝关节到横膈，临床医生可使用其他技术如肌筋膜松解或扳机点释放（图 21.2）。临床医生可根据自己判断借助或不借助辅助工具，如 Graston 进行肌筋膜层的手法松解或扳机点释放。扳机点常见于髋关节后方肌群、腹肌及盆底肌群。所有腹肌瘢痕的挛缩应该被松解。持续盆底内侧施压和（或）大范围运动有助于松解扳机点，改善盆底活动性。对于女性患者中，该操作可在阴道内完成。对于男性患者，即可在直肠内完成。闭孔内肌如被发现是疼痛源应予以松解。然而，重要的是应追溯软组织限制的病因，而不仅仅是用手治疗松解软组织。通过查体，临床医生应检查是否存在肌力

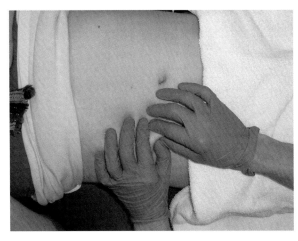

图 21.2　筋膜推拿

减弱，肌群协调性缺乏或不良运动模式等因素导致软组织功能障碍，适当时应一并予以治疗。

如果有坐骨神经或阴部神经受累，应用手法治疗进行神经滑动或牵动。受过培训的盆底理疗师可以将神经搓动并入其治疗方案。神经搓动是沿着预期的神经走行以手法活动其周围的筋膜组织。理疗师可根据患者活动度调整手法活动的强度，从轻柔至更具侵略性。应嘱患者回家坚持神经滑动以保持新的活动度。由于阴部神经不能直接活动，可通过坐骨神经滑动、深呼吸联合深蹲或半深蹲伸展骨盆完成。神经滑行开始于患者部分深蹲，然后根据患者的耐受性，使其稳定在一个平面上。如患者诉不适，可抬起下巴来缓解。双髋、双足之间应保持较大距离并轻微外旋。基于患者耐受性，嘱患者继续缓慢下蹲以打开坐骨结节间距。要记住这是一个滑行运动，不应加力。同样重要的是要根据患者的主诉调整髋部位置和下蹲深度。

21.4.3 其他治疗方式

作为辅助疗法，也可以使用其他疗法。表面肌电（Surface EMG，SEMG）生物反馈常用于临床治疗。表面肌电通过直肠内或阴道内置入传感器完成，需接触良好。该操作需调动患者主观能动性，并且患者能根据指引读懂机器的输出信息。SEMG 只显示了肌肉的激惹情况，并不能测试肌力。对于大多数累及盆底的髋患者，治疗师专注于放松盆底肌群，或张力减弱训练。患者通常保持盆底肌群紧张，增加静息的肌张力或肌群无法协调放松。对于一些患者，表面肌电可通过视觉（或）听觉输出帮助"连接"患者与他 / 她的盆底，是很有价值的治疗工具。张力减弱训练的目标是降低肌电图的电输出，可通过横膈膜呼吸提示、放松方式的可视化、分离坐骨结节，会阴主动膨隆，或收缩 / 舒张肌肉。肌力减弱训练通常被认为比肌力增强训练更困难。

如果肌肉无法适当放松，理疗师则可咨询医生肌肉注射药物相关事宜。对于盆底区域触发点

肉毒杆菌注射，需医生开具处方。理疗师不可执行这些干预操作，但也许可以第一个发现患者有此需求。

21.4.4 神经肌肉系统的恢复

随着盆底正常活动的恢复，应并行神经肌肉系统的再教育和加强锻炼以强化正常肌肉组织及协调盆底肌群及与之相关的所有协同肌群。这应该与之前章节中描述的髋关节进展性抗阻训练共同进行。重要的是应专注于协调盆底肌群与腹横肌和髋部后侧肌群以维持姿势与运动的稳定性（图 21.3~ 图 21.5）。

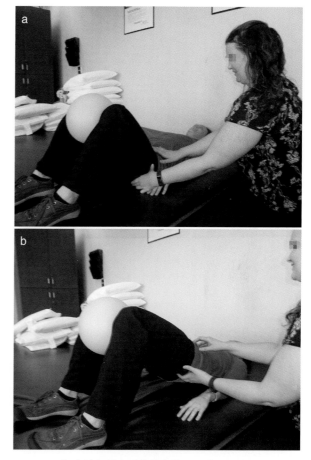

图 21.3 （a）神经肌肉系统教育的开始阶段。针对盆底肌群的拱桥训练。（b）完成动作

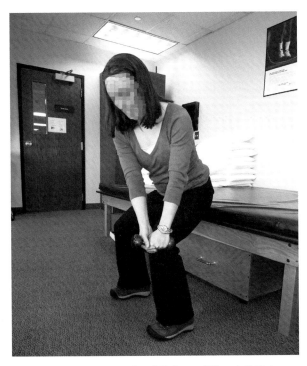

图 21.4 神经肌肉系统的进一步教育——转换至功能活动

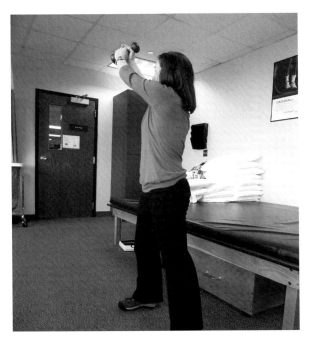

图 21.5 针对盆底肌群收缩的伐木动作

21.4.5 治疗小结

最后，在慢性疼痛患者的诊治过程中理疗师切记不能忽略敏感的神经系统。许多操作可减少慢性疼痛患者的交感神经反射。此类患者可从组织功能障碍治疗及神经系统调节的综合治疗中获益。Vandyken 和 Hilton 提出了持续性骨盆疼痛的综合治疗方案。

疼痛教育：就大脑在慢性疼痛中的调节作用（神经生理学）对患者进行教育已被临床前瞻性研究证实为改变疼痛认知与提高身体素质的有效途径。

结缔组织活动：活动结缔组织不仅有助于组织功能障碍，而且直接影响自主神经系统。

深呼吸：侧肋和横膈膜呼吸的再训练。

放松训练：减少焦虑和提高自尊。

心血管运动：有证据表明降低心血管疾病发生率的运动会降低一个人的应激反应。

引导想象：利用想象力减少焦虑。

瑜伽：用于治疗患者的功能障碍，治疗身体感知和协调呼吸和平衡。

肯定 / 积极思考：思想是能引起痛苦的神经冲动；积极的肯定思想可以减轻焦虑，恢复患者的控制。

解决睡眠障碍：良好的睡眠卫生可改善心情、生活质量和康复。

理疗师应予以患者方面的教育和（或）与专家合作或向其咨询相关专业领域的问题。

一位擅长治疗盆底疾病的理疗师对于将盆底治疗融入髋部后侧疾病的治疗尤为重要。因此重要的是首先找到一位可进行全面查体及充分手法治疗并且了解盆底对髋部后侧及腰椎结构影响的理疗师。

参考文献

[1]Cox JM, Bakkum BW. Possible generators of retrotrochanteric gluteal and thigh pain: the gemelli–obturator internus complex. J Manip Physiol Ther. 2005;28(7):534–538.

[2]George SE, Clinton SC, Borello-France DF. Physical therapy management of female chronic pelvic pain: anatomic considerations. Clin Anat. 2013;26(1):77–88. Fig. 21.4 Advanced

neuromuscular education—transition to functional activity Fig. 21.5 Woodchop with PFM contraction V. L. Bobb et al. 353.

[3]Doggweiler R, Stewart AF. Pelvic floor therapies in chronic pelvic pain syndrome. Curr Urol Rep. 2011;12(4):304–311.

[4]Wei JT, De Lancey JO. Functional anatomy of the pelvic floor and lower urinary tract. Clin Obstet Gynecol. 2004;47(1):3–17.

[5]Hartmann D, Sarton J. Chronic pelvic floor dysfunction. Best Pract Res Clin Obstet Gynaecol. 2014;28(7):977–990.

[6]Prather H, Dugan S, Fitzgerald C, Hunt D. Review of anatomy, evaluation, and treatment of musculoskeletal pelvic floor pain in women. PM&R. 2009;1(4):346–358.

[7]Irion J, Irion G. Women's health in physical therapy: principles and practices for rehabiliation professionals. Philadelphia, PA: Lippincott-Williams & Wilkins; 2009.

[8]Neumann DA. Kinesiology of the hip: a focus on muscular actions. J Orthop Sports Phys Ther. 2010;40(2):82–94.

[9]Retchford T, Crossley K, Grimaldi A, Kemp J, Cowan S. Can local muscles augment stability in the hip? A narrative literature review. J Musculoskelet Neuronal Interact. 2013;13(1):1–12.

[10]Aung HH, Sakamoto H, Akita K, Sato T. Anatomical study of the obturator internus, gemelli and quadratus femoris muscles with special reference to their innervation. Anat Rec. 2001;263(1):41–52.

[11]Filler AG. Diagnosis and treatment of pudendal nerve entrapment syndrome subtypes: imaging, injections, and minimal access surgery. Neurosurg Focus. 2009;26(2):E9.

[12]Devor M. Pathophysiology of damaged nerves in relation to chronic pain. In: Textbook of pain. Philadelphia, PA: Elsevier; 1999. p. 129–164.

[13]Possover M, Forman A. Neuropelveological assessment of neuropathic pelvic pain. Gynecol Surg. 2014;11(2):139–144.

[14]Possover M, Schneider T, Henle K. Laparoscopic therapy for endometriosis and vascular entrapment of sacral plexus. Fertil Steril. 2011;95(2):756–758.

[15]Lemos N, Possover M. Laparoscopic approach to intrapelvic nerve entrapments. J Hip Preserv Surg. 2015;2(2):92–8. hnv030.

[16]Barton PM. Piriformis syndrome: a rational approach to management. Pain. 1991;47(3):345–352.

[17]Wyant GM. Chronic pain syndromes and their treatment II. Trigger points. Can Anaesth Soc J. 1979;26(3):216–219.

[18]Martin HD, Reddy M, Gómez-Hoyos J. Deep gluteal syndrome. J Hip Preserv Surg. 2015;2(2):99–107.

[19]Torriani M, Souto SC, Thomas BJ, Ouellette H, Bredella MA. Ischiofemoral impingement syndrome: an entity with hip pain and abnormalities of the quadratus femoris muscle. Am J Roentgenol.2009;193(1):186–190.

[20]Ailianou A, Fitsiori A, Syrogiannopoulou A, Toso S, Viallon M, Merlini L, et al. Review of the principal extra spinal pathologies causing sciatica and new MRI approaches. Br J Radiol. 2014;85(1014):672–681.

[21]Gajraj NM. Botulinum toxin a injection of the obturator internus muscle for chronic perineal pain. J Pain. 2005;6(5):333–337.

[22]Schraffordt SE, Tjandra JJ, Eizenberg N, Dwyer PL. Anatomy of the pudendal nerve and its terminal branches: a cadaver study. ANZ J Surg. 2004;74(1–2):23–26.

[23]Martin HD. Subgluteal space and associated disorders. In: Operative hip arthroscopy. Berlin: Springer; 2013. p. 309–329.

[24]Popeney C, Ansell V, Renney K. Pudendal entrapment as an etiology of chronic perineal pain: diagnosis and treatment. Neurourol Urodyn. 2007;26(6):820–827.

[25]Possover M, Forman A. Voiding dysfunction associated with pudendal nerve entrapment. Curr Bladder Dysfunct Rep. 2012;7(4):281–285.

[26]Berman JR, Goldstein I. Female sexual dysfunction. Urol Clin North Am. 2001;28(2):405–416.

[27]Pink L, Rancourt V, Gordon A. Persistent genital arousal in women with pelvic and genital pain. J Obstet Gynaecol Can. 2014;36(4):324–330.

[28]Martin HD, Shears SA, Johnson JC, Smathers AM, Palmer IJ. The endoscopic treatment of sciatic nerve entrapment/deep gluteal syndrome. Arthroscopy. 2011;27(2):172–181.

[29]Lee SC, Rha DW, Kim HJ, Yang HM, Lee SH, Koh D. Ultrasound-guided injection of the intrapelvic portion of the obturator internus in a cadaver model. Reg Anesth Pain Med. 2014;39(4):347–350.

[30]Murata Y, Ogata S, Ikeda Y, Yamagata M. An unusual cause of sciatic pain as a result of the dynamic motion of the obturator internus muscle. Spine J. 2009;9(6):e16–18.

[31]Shinohara H. Gemelli and obturator internus muscles: different heads of one muscle? Anat Rec. 1995;243(1):145–150.

[32]Meknas K, Christensen A, Johansen O. The internal obturator muscle may cause sciatic pain. Pain. 2003;104(1–2):375–380.

[33]Valovska A, Zaccagnino MP, Weaver MJ, Valovski I, Kaye AD, Urman RD. Intrapelvic obturator internus muscle injections: a novel fluoroscopic technique. Pain Physician. 2015;18:E237–243.

[34]Smith J, Wisniewski SJ, Wempe MK, Landry BW, Sellon JL. Sonographically guided obturator internus injections: techniques and validation. J Ultrasound Med. 2012;31(10):1597–1608.

[35]Swezey RL. Obturator internus bursitis: a common factor in low back pain. Orthopedics. 1993;16(7):783– 5. Discussion 785-786.

[36]Dalmau-Carola J. Myofascial pain syndrome affecting the piriformis and the obturator internus muscle. Pain Pract. 2005;5(4):361–363.

[37]Rohde RS, Ziran BH. Obturator internus tendinitis as a source of chronic hip pain. Orthopedics. 2003;26(4):425–426.

[38]Hatem MA, Palmer IJ, Martin HD. Diagnosis and 2-year outcomes of endoscopic treatment for ischiofemoral impingement. Arthroscopy. 2015;31(2):239–246. 21 The Pelvic Floor 354.

[39]Prather H, Spitznagle TM, Dugan SA. Recognizing and treating pelvic pain and pelvic floor dysfunction. Phys Med Rehabil Clin N Am. 2007;18(3):477–496.

[40]Laycock J, Jerwood D. Pelvic floor muscle assessment: the PERFECT scheme. Physiotherapy. 2001;87(12):631–642.

[41]Spitznagle TM, Robinson CM. Myofascial pelvic pain. Obstet Gynecol Clin N Am. 2014;41(3):409–432.

[42]Lee D. The pevlic girdle an integration of clinical experience and research. Amsterdam: Elsevier; 2011.

[43]Washington University Program in Physical Therapy. Diagnosis dialog: pelvic floor conditions. 2015. https://dxdialog.wusm. wustl.edu/ Presentations%20and%20Publications/Forms/ AllItems.aspx?RootFolder=%2fPresentations%20 and%20 Publications%2fSection%20on%20 Women%27s%20 Health%20%2d%20Table%20 of%20Pelvic%20Floor%20 Conditions&FolderCTID =&View=%7bA55622A3%2dED08 %2d4684%2d8C 32%2d116BFC4546E4%7d. Accessed 28 Feb 2016.

[44]Swisher E, Rich J, Weiss PM. Pelvic floor spasm the missing link in chronic pelvic pain. Contemp OB GYN. 2012;57(10):38–46. 9p.

[45]Vleeming A, Albert HB, Ostgaard HC, Sturesson B, Stuge B. European guidelines for the diagnosis and treatment of pelvic girdle pain. Eur Spine J. 2008;17(6):794–819.

[46]Mens JM, Vleeming A, Snijders CJ, Koes BW, Stam HJ. Reliability and validity of the active straight leg raise test in posterior pelvic pain since pregnancy. Spine (Phila Pa 1976). 2001;26(10):1167–1171.

[47]Laslett M, Aprill CN, McDonald B, Young SB. Diagnosis of sacroiliac joint pain: validity of individual provocation tests and composites of tests. Man Ther. 2005;10(3):207–218.

[48]Dutton M. Orthopaedic examination, evaluation and intervention. 2nd ed. New York: McGraw Hill; 2008.

[49]Flynn T, Cleland J, Whitman J. Users' guide to the musculoskeletal examination: fundamentals for hte evidence-based clinician. Louisville, KY: Evidence in Motion; 2008.

[50]Faubion SS, Shuster LT, Bharucha AE. Recognition and management of nonrelaxing pelvic floor dysfunction. Mayo Clin Proc. 2012;87(2):187–193.

[51]Bø K, Sherburn M. Evaluation of female pelvicfloor muscle function and strength. Phys Ther. 2005;85(3):269–282.

[52]Messelink B, Benson T, Berghmans B, Bø K, Corcos J, Fowler C, et al. Standardization of terminology of pelvic floor muscle function and dysfunction: report from the pelvic floor clinical assessment group of the International Continence Society. Neurourol Urodyn. 2005;24(4):374–380.

[53]Shelley B, Neville C, Strauhal M, Jenkyns P. Pelvic physical therapy level I. American Physical Therapy Association Section on Women's Health 2010.

[54]Doughty D. Urinary & fecal incontinence: current management concepts. 3rd ed. St Louis: Elsevier; 2006.

[55]Laycock J, Haslem J. Therapeutic management of incontinence and pelvic pain. 2nd ed. London: Springer; 2008.

[56]FitzGerald MP, Kotarinos R. Rehabilitation of the short pelvic floor. I: background and patient evaluation. Int Urogynecol J Pelvic Floor Dysfunct. 2003;14(4):261–268.

[57]Hibner M, Desai N, Robertson LJ, Nour M. Pudendal neuralgia. J Minim Invasive Gynecol. 2010;17(2):148–153.

[58]Rummer E, Prendergast S. The role of physical therapy in treating myofascial pelvic pain syndrome. In: IASP SIG on pain of urogenital origin-Newsletter, vol. 1(2); 2009.

[59]Busch V, Magerl W, Kern U, Haas J, Hajak G, Eichhammer P. The effect of deep and slow breathing on pain perception, autonomic activity, and mood processing-an experimental study. Pain Med. 2012;13(2):215–228. 14p.

[60]Wiebe J. The pelvic floor piston:foundation for fitness; 2014. DVD.

[61]Prendergast S, Rummer E. The role of physical therapy in the treatment of pudendal neuralgia. IPPS Vision. 2007;15(1):1–4.

[62]Padoa A, Rosenbaum TY, editors. The overactive pelvic floor. Berlin: Springer; 2016.

[63]Butler D. The sensitive nervous system. Adelaide: NOI Group; 2000.

[64]Vandyken C, Hilton S. The puzzle of pelvic pain: a rehabilitation framework for balancing tissue dysfunction and central sensitization II: a review of treatment considerations. J Womens Health Phys Ther. 2012;36(1):44–54. 11p.

[65]Moseley GL, Nicholas MK, Hodges PW. A randomized controlled trial of intensive neurophysiology education in chronic low back pain. Clin J Pain. 2004;20(5):324–330.